临床神经外科
鉴别诊断与治疗

主编 苗红星 王 亮 吴明忠 孙希鹏

王顺利 滕 路 冯鲁乾

上海科学技术文献出版社

Shanghai Scientific and Technological Literature Press

图书在版编目（CIP）数据

临床神经外科鉴别诊断与治疗 / 苗红星等主编 .--
上海：上海科学技术文献出版社,2023
ISBN 978-7-5439-8962-7

Ⅰ.①临… Ⅱ.①苗… Ⅲ.①神经外科学－疾病－诊疗 Ⅳ.①R651

中国国家版本馆CIP数据核字（2023）第199161号

组稿编辑：张 树
责任编辑：王 珺
封面设计：宗 宁

临床神经外科鉴别诊断与治疗
LINCHUANG SHENJINGWAIKE JIANBIEZHENDUAN YU ZHILIAO
主　　编：苗红星　王　亮　吴明忠　孙希鹏　王顺利　滕　路　冯鲁乾
出版发行：上海科学技术文献出版社
地　　址：上海市长乐路746号
邮政编码：200040
经　　销：全国新华书店
印　　刷：山东麦德森文化传媒有限公司
开　　本：787mm×1092mm 1/16
印　　张：21.5
字　　数：550千字
版　　次：2023年8月第1版　2023年8月第1次印刷
书　　号：ISBN 978-7-5439-8962-7
定　　价：198.00元

编委会

◎ **主 编**

苗红星　王　亮　吴明忠　孙希鹏

王顺利　滕　路　冯鲁乾

◎ **副主编**

许良胜　幸文利　晁　鑫　贾军生

周之珍　马升曾

◎ **编　委**（按姓氏笔画排序）

马升曾（嘉祥县人民医院）

王　亮（滕州市中心人民医院）

王顺利（济宁市第二人民医院）

冯鲁乾（贵州医科大学附属医院）

许良胜（梁山县人民医院）

孙希鹏（安丘市中医院）

李海龙（四川现代医院）

吴明忠（冠县新华医院）

幸文利（遂宁市中心医院）

苗红星（邹平市人民医院）

周之珍（微山县人民医院）

贾军生（聊城市茌平区人民医院）

晁　鑫（新泰市第二人民医院）

郭松波（郑州大学第一附属医院）

黄晓成（江阴市中医院）

滕　路（烟台毓璜顶医院）

前 言
FOREWORD

　　神经外科是在以手术为主要治疗手段的基础上，应用独特的神经外科学研究方法，研究人体神经系统和与之相关的附属组织的损伤、炎症、肿瘤、畸形，以及某些遗传代谢障碍或功能紊乱等疾病的一门高、精、尖学科。进入 21 世纪以来，神经外科学的临床基础研究和新技术的推广应用，都有了迅速发展和巨大改变。对神经系统的复杂病症来说，正是这些发展与新技术的应用，才使得这些疾病的诊断率与治愈率有了很大提升。作为一名神经外科临床医师，必须适应现代医学的发展趋势，不仅要具备扎实的神经外科学基础知识与实践训练，而且还要掌握专业领域内新的诊疗技术、治疗药物和手术方法。为此，我们邀请多位神经外科学领域的专家编写了《临床神经外科鉴别诊断与治疗》一书。

　　本书由编者结合多年的临床经验，通过理论联系实际，精心编写而成。内容以神经外科常见疾病的最新诊断与治疗方法为中心，展开介绍了神经系统感染性疾病、神经系统功能性疾病、脑血管疾病、颅脑损伤、颅内肿瘤等，并对各疾病的病因与发病机制、临床表现、实验室检查、诊断与鉴别诊断、治疗与预后等内容进行了详细讲解。本书结构严谨、层次分明、重点突出、逻辑性强，将循证医学的思想贯穿其中，体现了较高的临床实用价值。本书可供各医院神经外科临床医师在实际工作中参考使用，同时也适用于基层医务工作者和医学院校相关专业的师生。

　　由于编者编写经验不足，加之编写时间有限，书中存在的疏漏与错误之处，还望广大读者不吝指正，以期再版时予以修订、完善。

《临床神经外科鉴别诊断与治疗》编委会

2023 年 5 月

目 录
CONTENTS

第一章

神经系统体格检查

第一节 一般检查

一、意识状态

意识状态是反映病情轻重的重要指标,应进行详细的观察和检查。

(一)清醒

患者意识清楚。

(二)嗜睡

嗜睡是指精神倦怠或持续睡眠,但唤醒后可正确回答问题。

(三)意识模糊或朦胧

反应迟钝,思维和语言不连贯,回答问题不正确,不能配合检查,但自己可在床上翻身。

(四)半昏迷或浅昏迷

意识大部分丧失,但对强烈痛刺激有痛苦表情,或有些防御性动作,角膜、瞳孔、咽反射等可引出或较迟缓,腱反射情况不定。

(五)昏迷

意识完全丧失,无大脑皮质功能。角膜、瞳孔对光反射,咽、咳嗽反射等大多消失或明显减弱,腱反射和病理反射可以存在,但深度昏迷时也均消失。

二、生命体征

(一)呼吸

应严密观察患者呼吸的节律和深度,如潮式呼吸、叹息样双吸气呼吸或呼吸暂停等呼吸节律不整,常为深昏迷患者的晚期或是脑干中枢性呼吸衰竭的一种表现。呼吸深而慢同时伴有脉搏徐缓有力和血压升高,为颅内压增高的表现。如有呼吸困难,其原因可能是黏痰坠积、呕吐物堵塞或深昏迷患者舌后坠等引起呼吸道梗阻所致,亦可能为严重肺部感染、肺不张和继发性肺水肿等引起。

(二)脉搏

脉搏徐缓有力常见于颅内压增高者,脉速则常见于脑疝前期、脑室或脑干出血、继发感染、癫痫、缺氧等。

(三)血压

颅内压增高常引起血压增高,而外周循环衰竭、严重的酸中毒、脑干或下丘脑受损或疾病恶化等常引起血压下降。

(四)瞳孔

动眼神经、滑车神经和展神经检查。

(五)体温

下丘脑体温调节中枢受损可引起中枢性高热或体温不升。躯干及四肢汗腺分泌和散热功能受损(如高颈段病变)或感染等亦可引起高热。患者衰竭或临终时,其体温下降或不升。

三、智力

(一)理解力

询问患者姓名、年龄及工作、学历、生活等情况,观察其理解和回答情况,了解其分析和判断能力。

(二)记忆力

如患者遗忘很早发生的事和物,称远记忆丧失;对近几日或几小时发生的情况不能记住,称近记忆丧失;如颅脑损伤患者不能记忆起负伤前一段时间和负伤当时的情况,称逆行性遗忘。

(三)定向力

对人物、时间和地点不能识别,称定向力障碍。

(四)计算力

根据患者的文化程度,给一些数字令其进行加、减、乘、除计算,判断其计算能力。

检查中,若发现患者智力与年龄、文化程度很不相称,为智力障碍;若讲话幼稚,上述能力均有明显或严重障碍,则为痴呆。

四、语言

观察患者回答问题是否流利。若优势半球的语言中枢受损,则患者言语困难;若小脑和锥体外系受损,则患者语言讷吃。

五、精神状态

检查患者有无幻觉、错觉、妄想、猜疑、欣快、易激动、稚气、淡漠、缄默不语和强迫哭笑等。

六、身体各部位检查

身体各部位检查与一般内科检查相同,但应特别注意脑膜刺激征的检查,亦应注意头颅大小,头面部瘢痕、杂音,小儿前囟门大小和张力,面部形状、表情动作,耳鼻有无流液、流血,颈动脉搏动情况及四肢有无畸形等。

（滕　路）

第二节 感觉功能检查

感觉障碍是神经系统常见的临床症状,对神经系统受损的水平提供了有价值的线索。通过细致检查,不仅可以了解支配病变区的皮神经,而且可以确定其所属脊髓节段。检查结果一般分为正常、过敏、减退、消失或异常。

一、检查方法

(一)触觉
令患者闭目,用棉絮或毛笔轻触其皮肤,并询问是否觉察及其灵敏程度。每次轻触皮肤时应注意在一个脊神经分布区,不能划过两个脊神经分布区。

(二)痛觉
令患者闭目,以针尖轻刺其皮肤,并询问有无痛感及疼痛程度。若发现有感觉障碍区,检查应由感觉障碍区向正常区方向进行,并测定其范围。对于意识不清的患者,应根据针刺时肢体回缩、面部表情等反应来判断。

(三)温度觉
以分别盛冷水(0～10 ℃)和温水(45 ℃左右)的试管,紧贴患者皮肤,询问其是否有冷热感及其程度。

(四)运动觉和位置觉
嘱患者闭目,轻轻移动其指、趾、踝、腕,甚至整个肢体,令其回答是否觉察移动及方向。

(五)震动觉
将震动的音叉置于体表骨骼浅面或突起部位(如足的内踝、胫骨前面、髂前上棘、桡骨茎突等),询问是否有震动感及程度。

(六)实体觉
令患者闭目后,用手辨别物体形状(立方、长方、三角、圆柱形等)、大小、硬度、质地(粗糙、平滑)、材料(绸子、布)等。

(七)两点辨别觉
以两脚规的尖端接触身体不同部位,测定患者两点分辨的能力。其正常值为手指掌面1.1 mm,手掌6.7 mm,手背31.5 mm,前臂和小腿40.5 mm,面颊11.2 mm,上臂和大腿67.7 mm。

(八)图形觉
在患者皮肤上写数字或画十字、圆形等简单图形,让其在闭目的情况下予以辨识。

二、临床意义

(一)感觉障碍的性质
1.感觉过敏
轻微的刺激引起强烈的感觉,为神经末梢和神经干的刺激症状。

2.自发性疼痛

未受外界刺激而发生的疼痛。

(1)局部性疼痛:疼痛感觉的区域与病变位置相符,如多发性末梢神经炎,在肢体末端出现局部性疼痛。

(2)放射性疼痛:疼痛沿神经受刺激部位的远端放射,如腰椎间盘突出压迫坐骨神经根,疼痛放射到腿和足的外侧部。

(3)扩散性疼痛:疼痛从病变神经分布区扩散到邻近神经分布区,如三叉神经痛可从一支分布区扩散到另一支分布区。

(4)牵涉性疼痛:又称感应性痛,内脏患病时,脏器疼痛冲动可扩散到脊髓后角,引起躯体相应区域疼痛,如心绞痛引起左上肢痛。

3.感觉减退或消失

感觉减退或消失为周围和中枢神经损伤不同程度的症状。如神经分布区内所有感觉的缺失,为完全性感觉障碍;一种感觉正常而另一种感觉缺失,为分离性感觉障碍。

4.感觉异常

感觉异常为感觉神经或脊髓受刺激的一种表现,如麻木感、蚁行感等。

5.压痛

压痛为压迫病变表浅部位或其邻近的骨性突起而引起的疼痛,如椎间盘突出患者的椎旁压痛。

6.神经牵拉痛

牵拉病变神经时引起的疼痛,如脑膜炎行克氏征检查时引起的神经根牵拉痛。

7.感觉倒错

对刺激产生的错误感觉,如把触觉误认为是疼痛等。

(二)感觉障碍的定位诊断

1.周围神经损害

在其相应分布区有综合性的感觉障碍,并常伴有下运动神经元麻痹,见于神经炎和周围神经损伤等。

2.脊神经节损害

有其相应的根分布区,患病初期有疼痛和带状疱疹,见于脊神经节炎。

3.脊神经后根损害

有按节段分布的感觉缺失、减退或过敏,常伴有放射性疼痛,亦可引起深部组织的自发性疼痛。由于相邻神经根的重叠分布,故在一个后根受损时,其感觉障碍不易查出,如小的脊髓外肿瘤、椎间盘突出等。

4.脊髓后角损害

引起同侧节段性分离性感觉障碍,即节段内痛、温觉消失,而触觉仍存在,因为脊神经后根进入脊髓后,只有痛、温觉纤维进入后角,而触觉和关节运动觉纤维则进入后索上行。

5.脊髓中央部损害

引起双侧对称性、相应节段性分离性感觉障碍,因为仅痛、温觉纤维在前白质连合交叉,见于脊髓空洞症、脊髓内肿瘤或出血等。

6.脊髓横断性损害

(1)半侧损害:患侧损伤部位以下深感觉和识别觉障碍,并伴有患侧痉挛性截瘫,腱反射亢进,病理反射阳性,健侧痛、温觉障碍,而触觉无明显障碍,见于脊髓刺伤。

(2)后索损害:损伤部位以下深感觉消失而痛、温觉正常,临床表现为感觉性共济失调步态,走路不知深浅,龙贝格征阳性,见于梅毒或该部肿瘤。

(3)完全横断性损害:损伤平面以下各种感觉均消失,并伴有痉挛性截瘫。

7.脑干损害

一侧损害引起交叉性感觉障碍,即病灶同侧面部及对侧躯体的感觉减退或消失。根据该侧脑干损害完全与否,可产生分离性或完全性感觉障碍,见于该部位血栓形成、肿瘤等。

8.内囊损害

对侧半身感觉障碍;并伴有偏瘫和偏盲等,见于该部出血、血栓形成等。

9.丘脑损害

对侧半身感觉障碍,并伴有对侧自发性疼痛、感觉过度、共济失调、不自主运动、一过性轻偏瘫,称丘脑综合征,见于丘脑血栓形成和肿瘤等。

10.大脑皮质中央后回损害

一般产生部分性对侧偏身麻木,深部感觉和实体感觉障碍较重,而浅感觉障碍较轻。其分布多不完整,可为一肢体或半侧身体,亦可有单瘫,局灶性感觉性或运动性癫痫,见于血栓形成、肿瘤和外伤等。

(王顺利)

第三节　运动功能检查

一、检查方法

(一)肌体积

观察肢体肌肉有无萎缩或肥大,并将两侧肌肉互相比较,必要时测量肢体周径,并记录。

(二)肌张力

肌张力是指肌肉为随时准备实现收缩运动而在静止状态下维持的一定程度的紧张度。检查时,嘱患者放松肢体,检查者用手触摸其肌肉,观察其肌肉硬度和肢体在被动运动时的阻力强弱。一般以肌张力正常、增强(齿轮状或铅管状、折刀状抵抗)和降低来表示。

(三)肌力

观察各关节自主运动的力量、幅度和速度,以及抵抗阻力的力量和握力的大小等。对于肌力轻度减弱的患者,可用下述方法检查:①分指试验,令患者伸直双臂,两手掌相对而不接触,用力伸开五指,肌力减弱侧指间隙较小;②Barre 征,令患者平举双臂,肌力减退侧下垂;或令患者俯卧屈腿呈直角,肌力减弱侧小腿下垂或摇摆不定,即阳性;③Magazini 征,令患者仰卧,并抬腿使膝、髋关节均屈呈直角,肌力减弱侧下肢逐渐下垂或摇摆不定,即阳性。

对于昏迷患者,则给予刺激,观察其肢体活动情况。

肢体瘫痪程度一般分为6级:0级,肌肉完全不能收缩;1级,可见肌肉收缩,但无肢体运动;2级,在床面上可自主移动,但不能作抵抗重力运动;3级,能克服重力做自主运动;4级,能抵抗外加阻力而自主运动,但较正常肌力减弱;5级,正常肌力。

(四)不自主运动

不自主运动是指不受主观意志支配的动作。

1.震颤

震颤为肢体的一部分或全部迅速而有节律的颤动,又可分为静止性震颤和运动(意向)性震颤两种。前者特点是在肢体休息时出现,情绪激动时加重,运动时减轻或消失,入睡时消失;后者则在肢体运动时出现,越接近目标,震颤越重,静止时减轻或消失。检查时,注意观察震颤的节律性、幅度、部位及其变化情况。

2.肌纤维震颤和肌纤维束颤

肌纤维震颤是单个或一组(比肌束小)肌纤维的连续细小的颤动样收缩,一般要肌电图检查才可以发现。肌纤维束颤是脊髓前角细胞和脑神经核所支配的肌束细而快的收缩,可在皮肤表面观察到。

3.痉挛

痉挛为一种阵发性、有节律、不自主的肌肉收缩。检查时,注意其为局限性还是全身性,是阵挛性还是强直性。

4.抽搐

抽搐为一组肌群的刻板样而重复的急促抽动,其产生和某些周围刺激有关。检查时应注意其部位、范围及伴随的症状等。

5.舞蹈动作

舞蹈动作为某一或某些肌群的一种快速抽动,引起身体的某部位不自主、无节律性的急速跳动,在受刺激或激动时加重。

6.手足徐动症

手足徐动症为肢体一种间歇性、缓慢而不规则的蠕动样动作。检查时,应注意其发生部位、波及范围、肌张力的变化等。

(五)伴随运动

伴随运动又称联合运动,是指患者在走动时伴随的动作,如走路时两手前后摆动和姿势的维持等。检查时,应注意伴随动作是否适当、协调。

(六)共济运动

共济运动是指在完成某一动作时,肢体的主动肌、拮抗肌和辅助肌的配合与协调,如有障碍则称共济失调。

1.运动性共济运动

(1)指鼻试验:令患者用手指指鼻尖,若动作笨拙、不准,则为共济失调。

(2)对指试验:令患者两手示指互相对指,或一手指与检查者手指对指,动作不准确为共济失调。

(3)轮替试验:令患者两手做迅速地旋前、旋后的交替动作,两手动作笨拙、快慢不一为共济失调。

(4)跟膝胫试验:令患者仰卧,抬高一侧下肢,将一足跟置于另一侧膝上,然后沿胫前下滑,抬腿过高或下滑不稳、不准,为共济失调。

(5)精细动作检查:令患者扣衣扣或系鞋带等,若动作笨拙、困难,则为共济失调。

2.平衡性共济运动

令患者闭目直立,双足并拢,双臂平伸,若身体摇摆且向一侧倾倒即为昂白试验阳性;或令患者沿直线行走,若足迹向一侧偏斜,则示平衡有障碍。

(七)姿势与步态

观察患者行、立、坐、卧时的姿势及行走的步态。根据病变和临床表现的不同,可分为蹒跚(醉汉)步态、偏瘫步态、剪刀步态、慌张步态、肌无力步态和拖拽步态等。

二、临床意义

(一)肌体积异常

1.肌萎缩

肌萎缩见于下运动神经元或周围神经损害,上运动神经元损害或肢体长期不活动引起的失用性肌萎缩。

2.假性肌肥大

假性肌肥大见于进行性肌营养不良。

(二)肌张力异常

1.肌张力减低

肌张力减低见于下运动神经元损伤、小脑疾病、休克或深昏迷时及深层感觉障碍等。

2.肌张力增高

肌张力增高见于锥体束或锥体外系受损害。前者多呈"折刀样"增高,即刚开始活动时阻力较大,至一定程度后则阻力突然消失,这种肌张力增高在上肢屈肌和下肢伸肌表现明显。后者多呈齿轮状肌张力增高,在屈伸关节时有如扳动齿轮的顿挫感,伸肌和屈肌均较明显。

(三)瘫痪

按肌力障碍程度可分为完全性和不完全性瘫痪,按照其损害部位的不同,又可分为上运动神经元瘫痪和下运动神经元瘫痪。按瘫痪范围和部位的不同,可分为以下6种类型。

1.单肢瘫

单肢瘫见于大脑皮质运动区的局限性损害。

2.偏瘫

偏瘫常见于一侧大脑半球运动区或内囊的损害。

3.交叉性瘫痪

交叉性瘫痪见于一侧脑干病变,引起病灶侧脑神经弛缓性瘫痪及对侧上下肢的上运动神经元性瘫痪。

4.截瘫

截瘫多于脊髓横贯性损害,亦可见于矢状窦中1/3的损害。

5.二肢瘫

二肢瘫可见于矢状窦中1/3损害。

6.四肢瘫

四肢瘫多见于颈段脊髓损害,亦可见于矢状窦中1/3损害。

(四)不自主运动

不自主运动包括：①肌纤维震颤，见于失神经支配的肌肉；②肌纤维束颤，为脊髓前角细胞和脑干运动核受刺激的表现，见于脊髓内肿瘤、脊髓空洞症和脊髓前角灰白质炎等；③震颤，静止性震颤见于纹状体、苍白球损害，如帕金森病；运动性震颤常见于小脑病变；④痉挛，见于大脑皮质运动区受刺激时，亦可见于癫痫等；⑤抽搐，见于某些脑部器质性病变，低血钙等亦可引起手足抽搐；⑥舞蹈动作，见于纹状体为主的基底核损害；⑦手足徐动症，见于尾状核为主的纹状体损害。

(五)共济失调

1.小脑性共济失调

小脑性共济失调由于小脑及其传入、传出纤维损害所致。小脑蚓部病变主要引起躯干(平衡性)共济失调；小脑半球病变则主要引起同侧肢体运动性共济失调。该共济失调还常伴有蹒跚步态，眼球震颤，言语滞涩、忽高忽低，肌张力降低等。

2.大脑性共济失调

大脑性共济失调由大脑半球病变引起额叶脑桥小脑束和颞叶脑桥小脑束受损所致。其表现与对侧小脑半球病变引起的失调相似，主要为对侧肢体运动性共济失调。其区别在于大脑性共济失调表现在病变对侧肢体，且伴有肌张力增高和病理反射阳性，而小脑性共济失调则表现在病变同侧肢体，且伴有肌张力减低和病理反射阴性。

3.前庭、迷路性共济失调

前庭、迷路性共济失调由前庭、迷路系统受损所致。主要表现为平衡障碍、眩晕、眼球震颤，且睁眼时减轻，闭眼时加重。

4.脊髓性共济失调

脊髓性共济失调由脊髓后根、后索及脑干内侧丘系受损引起深感觉系统传导障碍所致。患者不能了解肢体的确切位置及运动方向，故走路抬脚高，落脚重，睁眼时平衡性和肢体运动性共济动作尚正常，而闭眼时则难以完成。

(六)姿势及步态异常

1.蹒跚(醉汉)步态

蹒跚(醉汉)步态见于小脑损害。

2.偏瘫步态

走路时瘫侧上肢屈曲内旋，下肢僵直，迈步抬腿困难，膝关节不能屈曲，下肢向内划圈，见于颅脑损伤、脑血管意外等引起的一侧上运动神经元受损而偏瘫的患者。

3.剪刀步态

剪刀步态又称截瘫步态，行走时两腿交替地向内划圈，两侧膝关节前后交叉呈剪刀状，见于脊髓病变和先天性脑性瘫痪等所致双腿上运动神经元瘫痪者。

4.慌张步态

慌张步态又称帕金森病步态，行走时躯干稍前倾，双臂不动，小步疾速向前，难于立刻止步，见于帕金森综合征等。

5.肌无力步态

肌无力步态又称"鸭步"，因两腿肌无力，肌张力减低，难以持重，故行走时迈步困难，两腿分开，髋关节和躯干左右摇晃，见于马尾神经损伤、肌营养不良等。

6.拖拽步态

行走时患脚举足无力,足尖下垂,拖拽前进,见于腓神经损伤。

（苗红星）

第四节　脑神经功能检查

一、嗅神经

(一)检查方法

在患者清醒、鼻腔无阻塞的情况下,用樟脑丸、香水等刺激性较小的挥发性物质分别测试两侧鼻孔的嗅觉。

(二)临床意义

嗅觉减退或消失,表明嗅觉通路受损,多见于鼻黏膜病变、颅前窝骨折、颅底脑膜炎、额叶底部肿瘤、鞍上肿瘤、癔症等。钩回和海马回刺激性病变可引起幻嗅(钩回发作),多为癫痫发作的先兆。

二、视神经

(一)检查方法

1.视力

根据视力障碍程度不同,分别以视力表、手指数、指动和光感依次检查而定。

2.视野

用手试法或视野计检查,后者较准确。以白色视标测定时,正常视野颞侧90°,鼻侧60°,上方60°,下方70°。色视野则白色＞蓝色＞红黄色＞绿色。

3.眼底

用眼底镜检查,应注意视盘颜色、形状、边界、生理凹陷及突出度,血管的充盈度、弹性、反光强度,静脉搏动,动静脉比例(正常2∶3),视网膜色素、渗出物、结节、出血等情况。

4.视反射

乘患者不备时,试者突然将手指置于患者眼前,可见立即闭目和躲避现象。

(二)临床意义

1.全盲

全盲多示病变直接侵犯神经,见于球后视神经炎、视神经损伤、视神经肿瘤和蝶鞍附近肿瘤等。

2.双颞侧偏盲

双颞侧偏盲提示病变侵犯视交叉中部,见于垂体肿瘤和鞍上肿瘤。

3.双鼻侧偏盲

双鼻侧偏盲提示病变侵犯视交叉两外侧非交叉纤维,少见,但可见于两侧颈内动脉瘤或颈内动脉硬化。

4.同侧偏盲

同侧偏盲有完全半侧性和不全的 1/4（象限性）盲，提示病变累及视束或视辐射，多见于视束、颞叶、顶叶或枕叶病变，如脑血管病或肿瘤等。视束和视辐射病变，其黄斑视野（中心视野）不保留。枕叶视皮质病变有黄斑回避（中心视野保留）现象。

5.向心性视野缩小

向心性视野缩小见于视神经萎缩、多发性硬化和癔症。

6.视盘水肿

视盘水肿见于颅内肿瘤、脑脓肿、脑出血等引起颅内压增高的疾病。

7.视神经萎缩

视神经萎缩见于垂体或视交叉肿瘤、视神经损伤、脱髓鞘疾病等。

8.Foster-Kennedy 综合征

Foster-Kennedy 综合征即病变侧为原发性视神经萎缩，而对侧为视盘水肿，见于额叶底部、蝶骨嵴内 1/3 的肿瘤。

9.动脉粥样硬化

视网膜动脉狭窄变细，光反射增强，动脉横过静脉处有交叉征。

10.视反射消失

视反射消失见于反射通路损害，外侧膝状体水平以上的颞、顶、枕叶病变不影响瞳孔对光反射，但有视野缺损。

三、动眼神经、滑车神经和展神经

（一）检查方法

1.眼裂

注意两侧眼裂是否对称、等大，局部有无瘢痕、外伤和炎症等。

2.眼球运动

令患者正视前方，注意有无斜视，然后嘱患者随检查者手指向上、下、左、右各方向注视，观察其眼球运动有无受限和受限的方向及程度，询问其有无复视。

3.检查眼球

有无外突和内陷。

4.眼球震颤

用肉眼或眼震图观察，如有眼震，请注意其方向、幅度、频率与形式（水平、垂直、旋转），以快相为准。

5.瞳孔

注意大小、形状、位置、边缘及两侧的对称性。检查瞳孔反射：①光反射，用电筒照射一侧瞳孔，观察同侧（直接反应）和对侧（间接反应）瞳孔的收缩情况。②调节和集合反射，请患者先向远处平视，然后注视距眼数厘米处的近物，正常时两眼内聚（集合运动），双侧瞳孔缩小（调节反射）。③睫脊反射，即抓捏下颌部或颈外侧皮肤时引起瞳孔扩大。其传入神经为三叉神经下颌支或 $C_{2\sim3}$，传出神经为颈交感神经。

(二)临床意义

1.眼裂改变

眼裂变窄或上睑下垂,有真性和假性之分。前者为提上睑肌麻痹,由动眼神经受累引起,常伴有其他眼肌麻痹和瞳孔散大;后者是睑板肌麻痹,为交感神经麻痹所致,常伴有瞳孔缩小,称霍纳综合征,亦可见于重症肌无力。眼裂变宽可见于面神经麻痹,亦可见于甲状腺功能亢进,常伴有眼球突出,多为双侧性。

2.眼外肌麻痹

眼外肌由动眼神经、滑车神经、展神经支配。

(1)动眼神经损害:患侧眼球向外下斜视与向上、向下、向内运动受限,双眼向健侧注视时出现复视,同时伴有上睑下垂、眼裂变小、瞳孔散大、对光反射消失。

(2)展神经损害:患侧眼球内斜,外展受限,双眼向患侧注视时出现复视。

(3)滑车神经损害:少见,且不易查出。

(4)动眼神经、展神经、滑车神经同时受损则出现全眼麻痹,其表现为上睑下垂、瞳孔散大、光反射和调节反射消失、眼球固定不动,可见于脑底、眶上裂及眶内的感染、外伤、肿瘤及血管性疾病等。

(5)核上性损害可产生眼球同向运动障碍,如一侧皮质刺激性病变引起双眼向健侧凝视,而皮质毁坏性病变引起双眼向患侧凝视。松果体肿瘤等四叠体附近的病变可引起两眼向上同向运动障碍。

(6)动眼神经核损害:仅一部分该神经支配的眼肌发生麻痹,可见于脑干肿瘤、弥散性脑炎等。

(7)展神经核损害常伴有面神经麻痹,见于脑干肿瘤、脑炎、延髓空洞症等。

(8)眼球突出见于眶内或眶上裂附近肿瘤、海绵窦血栓形成、颈动脉海绵窦瘘和颅内压增高等,眼球内陷则见于交感神经麻痹。

3.瞳孔改变

(1)瞳孔扩大:一侧瞳孔扩大多为动眼神经麻痹的表现,可见于颅脑损伤、肿瘤、脑疝、颅底感染、动脉瘤等。双侧瞳孔扩大多见于双目失明、深昏迷、缺氧性脑病、颠茄药物中毒、癫痫大发作等。

(2)瞳孔缩小:一侧瞳孔缩小见于同侧脑干、颈交感神经损伤或封闭后所致的交感神经麻痹,并伴有同侧眼裂变小,面部少汗或无汗,时有结合膜充血,即霍纳综合征。双侧针尖样瞳孔缩小见于脑桥损伤、出血、肿瘤或脑室出血,亦可见于吗啡、哌替啶或冬眠药物中毒等。

(3)光反射消失:一侧视神经损害引起同侧直接光反射和对侧间接光反射消失;一侧动眼神经损害引起同侧直接和间接光反射消失,但对侧的间接光反射存在。光反射消失,调节反射存在,瞳孔缩小且不规则,称阿罗瞳孔,由神经梅毒、脑炎、肿瘤等引起中脑被盖中间神经元受损所致。

四、三叉神经

(一)检查方法

1.感觉

在三叉神经分布区内以棉丝轻触试触觉,以针轻刺试痛觉,以金属或玻璃试管盛冷水(5～10 ℃)、热水(40 ℃)试温度觉。如有障碍,应注意其分布情况、性质及程度。

2.运动

令患者咀嚼,检查者用手触颞肌及咀嚼肌以测试其肌力,观察颞肌与咀嚼肌有无萎缩。令患者张口,观察其下颌有无偏斜。

3.反射

(1)角膜反射:以棉丝从侧方轻触角膜,观察同侧(直接反应)及对侧(间接反应)眼睛的闭合运动。该反射传入支为三叉神经眼支,传出支为面神经的一小分支。

(2)下颌反射:令患者微张口,检查者将拇指置于其颏部,用叩诊锤轻叩拇指,正常可引起下颌轻微闭合。

(二)临床意义

(1)三叉神经任何一支或数支发生感觉过敏或自发性疼痛,并常有激发点,见于三叉神经痛、半月节与小脑脑桥角肿瘤及上颌窦疾病等。

(2)三叉神经周围性损害:该神经任何一支损害,可引起同侧颜面部及口腔黏膜相应区域感觉减退或消失,眼支损害还可见角膜反射减退或消失,见于颅中或后窝肿瘤、外伤、海绵窦和眶上裂病变及脑膜炎等。

(3)三叉神经脊束核损害:引起面部分离性感觉改变,即痛、温觉丧失而触觉保留。此核下部腹外侧受损仅可引起同侧眼支分布区的感觉改变;核的中部受损则引起眼支与上颌支分布区的感觉改变;损害再向上则引起所有3支分布区的感觉改变,见于小脑下后动脉血栓形成、脑干肿瘤和延髓空洞症等。

(4)三叉神经运动根损害:患侧颞肌萎缩,咀嚼肌肌力减弱,张口时下颌向患侧倾斜,见于颅底肿瘤、颅中窝骨折或半月节手术损伤等。下颌支受刺激可引起下颌强直性收缩或咀嚼肌痉挛,见于脑桥或颅后窝炎症、破伤风等。

(5)反射消失:角膜反射消失见于该反射通路受损,如三叉神经眼支的损伤或面神经麻痹,亦见于深昏迷。下颌反射消失见于三叉神经下颌支或脑桥运动核损害,该反射亢进则常见于假性延髓性麻痹等的双侧锥体束损害。

五、面神经

(一)检查方法

1.面肌运动

观察患者两侧鼻唇沟及前额皱纹深浅,两侧眼裂大小是否对称,鼻及口角有无㖞斜,注意患者皱额、挤眉、闭眼、鼓颊吹气、露齿、笑等动作时双侧是否对称。

2.味觉

棉签蘸有味(酸、甜、咸、苦)试液少许分别测试舌两侧前2/3味觉。

(二)临床意义

1.周围性面瘫

上、下两组面肌均出现瘫痪,表现为患侧鼻唇沟变浅或消失、眼裂变宽、额纹变浅或消失、闭眼无力或不能、嘴歪向健侧。

(1)面神经核性损害:常与同侧展神经麻痹并发,可见于脑桥肿瘤及血管性疾病等。

(2)小脑脑桥角损害:常与三叉神经和听神经损害并存,并伴有患侧舌前2/3味觉障碍,见于小脑脑桥角病变及蛛网膜炎等。

（3）内耳孔处的损害：因与听神经同时受损，故可伴有耳鸣、耳聋、前庭功能减退等，也可引起泪腺、唾液腺分泌障碍。

（4）膝状神经节损害：伴有舌前 2/3 味觉及泪腺分泌障碍，见于膝状神经节炎或疱疹性面神经炎。

（5）面神经管损害：伴有舌前 2/3 味觉障碍、唾液腺分泌缺乏等，见于面神经炎及中耳炎等。

2.中枢性面瘫

因面神经核上部接受两侧锥体束支配，面神经核下部接受对侧锥体束支配，故一侧锥体束受损时，仅出现对侧下组面肌瘫痪，无萎缩、无电变性反应，见于大脑半球及内囊部血管疾病、肿瘤、外伤等。双侧锥体束损害则引起双侧面肌瘫痪、表情呆板，故又称面具脸，为假性延髓性麻痹的症状之一。

六、听神经

（一）检查方法

1.听力

可用音叉、电听力计等方法测试。

（1）Rinne 试验：比较一侧骨导与气导的时间。将振动的音叉置于患者一侧乳突处，待听不到声音时，再立即置于其耳前测气导，如能听到，则气导大于骨导为阳性，表示正常；听不到为阴性，表示气导障碍。

（2）Weber 试验：比较两侧骨导的强度。将振动的音叉置于患者前额部中央，正常人两耳声响大小相等，称试验居中。如两耳声响大小不等，称试验偏向一侧，表示有听力障碍。在传导性耳聋时患侧声响强，神经性耳聋时健侧声响强。

（3）Schwabach 试验：比较患者与检查者听力的差别。以震动的音叉置于患者的乳突部，待其听不到声响时即刻置于检查者乳突部，与检查者的正常骨导相比较。传导性耳聋骨导较正常人长，神经性耳聋则骨导比正常人短。

（4）听力计检查：应用电流振荡发生不同频率和强度的纯音，更精确进行的一种听力检查。检查时，依照患者听到的最低强度做记录，将每一频率所得的单位（dB）记录在表格上，所得结果成曲线，即听力曲线。如曲线靠近零度线，则听力正常，距零度线越远，表示听力损失越大。传导性耳聋，听力损失为低频音的气导；神经性耳聋，听力下降为高频音气导和骨导。

2.前庭功能

应询问患者有无眩晕，观察有无眼球震颤及身体倾倒，必要时可做下列前庭功能试验检查。

（1）旋转试验：患者坐旋转椅内，闭目，头前倾 30°，在 20 秒内转 10 圈，然后突然停止，睁眼后观察患者有无眼球震颤、倾倒、自主神经反应等，并询问患者有无眩晕。该试验因同时检查两侧外侧或后半规管（检查时头前倾 120°或后仰 60°），且幕上病变可诱发癫痫，故神经外科少用。

（2）冷热水试验（Hapllpike 法）：冷水 30 ℃，热水 44 ℃（均与体温相差 7 ℃）。盛水吊筒距耳高度70 cm，患者仰卧，头高 30°，两眼注视屋顶或对面墙上顶点，以导管或注射针头向外耳道内注入冷水250～300 mL，40 秒后出现眼球震颤。冷水试完后休息 5 分钟再试热水。进行正常冷水试验时，眼球震颤持续 2 分钟，热水时持续100 秒，如不出现眼球震颤，即说明前庭功能障碍。

(二)临床意义

1.耳鸣

耳鸣为内耳听神经的刺激症状,见于听神经损害的早期,如听神经瘤、梅尼埃综合征、椎-基底动脉供血不足及神经官能症、疲劳、药物中毒等。

2.耳聋

神经性耳聋见于听神经瘤、小脑脑桥角蛛网膜炎、颅内压增高、颅中窝骨折、药物中毒、迷路炎等。传导性耳聋见于中耳炎、耳硬化症及外耳道堵塞等。混合性耳聋兼有两者的临床特点。

3.眩晕

眩晕为前庭神经刺激症状,患者自觉周围景物或自身旋转不稳,常伴有呕吐、耳鸣、耳聋、颜面苍白、出汗等,见于脑干肿瘤、炎症、外伤或延髓空洞症、药物中毒及梅尼埃综合征等。

4.眼球震颤

眼球不自主、有节律的往复运动,依据眼球运动方向,可分为水平性、垂直性、旋转性、斜向或混合性眼球震颤。往复速度可相同,亦可不同(即快、慢相),不同时则以快相的方向表示眼球震颤的方向。

(1)眼性眼球震颤:见于屈光不正或先天性眼病,其临床特点多为钟摆样,无快、慢相之分,不伴旋转性眩晕,但可觉外环境来回摆动,闭眼时可消失。

(2)前庭性眼球震颤:多为水平-旋转性眼球震颤,幅度较大,常伴有眩晕或听力减退,闭眼时眩晕不减轻,见于迷路炎、迷路水肿与外伤等。

七、舌咽神经和迷走神经

(一)检查方法

注意患者发音有无鼻音或声音嘶哑,了解其有无吞咽困难或饮水呛咳。让患者张口,用压舌板压舌,观察静止和发"啊"音时,软腭上举是否有力,腭垂是否居中,腭弓两侧是否对称等。咽反射:用棉签或压舌板分别轻触两侧咽后壁,正常可引起作呕反应。必要时应检查舌后1/3的味觉和一般感觉。注意呼吸、脉搏和肠蠕动情况。

(二)临床意义

1.核及核下损害

一侧损害引起腭垂偏向健侧,患侧腭弓下垂、声音嘶哑、吞咽呛咳及咽反射消失等,因内脏为双侧支配,故无内脏障碍,见于颅底肿瘤、脑桥小脑角肿瘤、脑底脑膜炎等;双侧受损引起真性延髓性麻痹,患者严重吞咽呛咳、发音困难、咽反射消失,见于脑干肿瘤、延髓出血、延髓空洞症和脑底脑膜炎等。

2.核上损害

因疑核受双侧锥体束支配,故一侧锥体束或皮质受损不引起症状。双侧损害引起假性延髓性麻痹,患者双侧软腭麻痹,发音及吞咽不能,但有较迟钝的咽反射,可伴有双侧面肌及四肢瘫痪、精神症状及脑干病理反射(掌颏、吸吮反射)等,见于脑血管病、脑炎、颅脑损伤等。

八、副神经

(一)检查方法

检查者以手抚摸两侧的胸锁乳突肌和斜方肌,再令患者做转头和耸肩动作,并用手抵抗之,比较两侧是否对称,肌力是否相等。

(二)临床意义

一侧副神经或其脊髓核受损时,同侧胸锁乳突肌和斜方肌瘫痪、萎缩,下颏转向患侧,用力向对侧转头时无力,患侧肩下垂,耸肩不能,见于脊髓肿瘤、脊髓空洞症及肌萎缩性侧索硬化症等。双侧受损时,患者头向后仰,并常伴迷走神经与舌咽神经受损,见于颅后窝或枕大孔区肿瘤、颅脑损伤及炎症等。

九、舌下神经

(一)检查方法

令患者将舌伸出并向左、右和向上运动,观察有无偏斜,舌肌有无萎缩或纤维震颤。亦可令患者以舌尖抵住一侧颊部,检查者用手指在颊部外按压,以试其肌力。

(二)临床意义

1.核及核下损害

一侧损害引起患侧舌肌萎缩,有时见肌纤维震颤(核性)或肌束震颤(核下性),伸舌偏向患侧;双侧损害时,则舌无运动,进食及构音困难,并可引起呼吸困难。因面神经的口轮匝肌运动纤维系由舌下神经核发出,故该核受损时可出现口唇变薄、不能吹口哨等,见于枕骨大孔区肿瘤或炎症及延髓空洞症等。

2.核上损害

一侧锥体束受损,伸舌偏向健侧,无舌肌萎缩和纤维震颤,多伴有中枢性面瘫。双侧锥体束受损时舌全瘫、伸出困难、舌肌萎缩,见于脑血管病、脑干肿瘤及感染等。

(孙希鹏)

第二章

神经系统疾病常见症状与体征

第一节 头 痛

头痛(headache)一般是指眉以上至枕下部的头颅上半部之疼痛。大多数头痛是由头颅的疼痛感受器受到某种致痛因素(物理性或化学性)刺激,形成异常神经冲动,经痛觉传导通路传递到人脑皮质而产生痛觉。头部的致痛结构:颅外的有头皮、肌肉、帽状腱膜、骨膜、血管及末梢神经,其中以动脉、肌肉、末梢神经最敏感;颅内的有血管(脑底动脉环及其分支、脑膜动脉、静脉窦及其引流静脉)、硬脑膜(特别是颅底部)、颅神经(主要是三叉、舌咽、迷走神经)和 $C_{1\sim3}$ 脊神经分支。

一、常见原因

(一)原发性头痛

偏头痛、丛集性头痛、紧张型头痛。

(二)继发性头痛

1.颅腔内疾病

(1)炎症性疾病:脑膜炎、脑炎、脑脓肿、蛛网膜炎。

(2)占位性病变:颅内肿瘤、寄生虫性囊肿及肉芽肿。

(3)脑血管疾病:脑血管意外、高血压脑病、动脉瘤、静脉窦血栓形成。

(4)头颅外伤:脑震荡、脑挫裂伤、硬脑膜外及硬脑膜内出血、脑震荡后综合征。

(5)颅内低压性头痛。

(6)头痛型癫痫、癫痫后头痛。

2.颅腔邻近结构的病变

(1)骨膜炎、骨髓炎。

(2)三叉神经、舌咽神经、枕大神经、枕小神经。

(3)青光眼、屈光及调节障碍,副鼻窦炎、鼻咽癌,中耳炎及内耳炎,齿髓炎。

(4)颈椎病。

(5)颞动脉炎。

3.全身及躯体某些系统疾病

(1)传染病:流行性感冒、伤寒、肺炎、疟疾等。

（2）中毒：一氧化碳、乙醇、颠茄、鸦片、铅、汞等。

（3）内脏疾病：尿毒症、糖尿病、痛风、心脏病、肺气肿、高血压、贫血、更年期综合征、甲状腺功能亢进。

4.精神性因素

抑郁症、神经症。

二、诊断

头痛是临床上最常见的一种症状，涉及头痛的疾病很多，其病因及发病机制非常复杂，应详细收集病史资料，并进行必要的检查，加以客观分析，大多数可获明确的诊断。

（一）病史

详细了解头痛发生的诱因和形式、部位、性质及伴随症状，可提供进一步检查的线索，有助于诊断。询问病史时必须注意下列几方面。

1.头痛的部位

由于病变刺激不同的神经而形成疼痛部位的差异。颅外组织的疼痛一般是局限性的，多在受刺激处或其神经支配的区域。颅内幕上敏感结构所致的疼痛由三叉神经传导，常出现在额、颞、顶区；幕下结构所致的疼痛由舌咽、迷走神经及 $C_{1\sim3}$ 脊神经传导，出现于枕部、上颈部、耳和咽喉部。

2.头痛的时间

各种原因头痛的发作时间各不相同。突然发生，持续时间极短，多为功能性疾病，神经痛可短至数秒或数十秒，频繁发作；偏头痛常持续数小时或1～2天；慢性持续性头痛以器质性病变多见，如头部邻近器官（眼、鼻、耳）的疾病，可持续多日；而持续性进行性头痛，则可见于颅内压增高、占位性病变；但神经症的头痛可长年不断，波动性较大，随着情绪或体内外因素而变化；早晨头痛加剧者，主要是颅内压增高所致，但也可见于炎性分泌物蓄积的额窦炎或筛窦炎；丛集性头痛多在每天睡眠中发生。

3.头痛的性质

一般不同原因的头痛各有特性。如电击样或刀割样的放射性疼痛多为神经痛；搏动性跳痛，常见于血管性头痛，尤以偏头痛为典型；眼、耳、鼻疾病所伴发者，大多数是胀痛或钝痛；抑郁症、神经症则是隐隐作痛，时轻时重。

4.头痛的程度

头痛严重程度不能直接反映病变的严重程度，但可受病变部位、对痛觉敏感结构的侵害情况、个体反应等因素的影响。通常剧烈头痛见于神经痛、偏头痛、脑膜炎、蛛网膜下腔出血等；中等度头痛，主要出现于占位性病变；轻度头痛，可见于神经症及某些邻近器官（耳、眼、鼻）病变。

5.头痛发生的速度及影响因素

急性突发性头痛，多为脑出血、蛛网膜下腔出血等；亚急性发生的头痛可见于颅内感染；缓慢发生的头痛见于紧张型头痛；而呈进行性加重者，多为颅内占位性病变；反复发作的头痛多为血管性头痛。咳嗽、用力或头部转动，常使颅内压增高而头痛加剧；直立位可使紧张型头痛、低颅内压性头痛等加重，而使丛集性头痛减轻；压迫颞、额部动脉或颈总动脉可使血管性头痛减轻。

6.伴随症状

头痛时伴恶心、呕吐、面色苍白、出汗、心悸等自主神经症状，主要见于偏头痛；头痛伴进行性加剧的恶心、呕吐,常为颅内压增高的征兆;体位变化时出现头痛加重或意识障碍,见于脑室内肿瘤、后颅窝或高颈段病变;头痛发作时伴有视力障碍、复视,多为偏头痛;头痛伴眼底视盘水肿或出血,常为颅内压增高或高血压性脑病;头痛伴明显眩晕,多见于后颅窝病变;在头痛早期出现精神症状,如淡漠或欣快,可能为额叶病变。

7.其他病史

必须注意全身其他系统器官的病史,尚应该了解清楚家族史、用药史、外伤史、手术史、月经及烟酒嗜好等情况。

(二)体征

可以引起头痛的疾病甚多,临床检查比较复杂,通常必须包括下列几方面。

1.内科检查

许多内脏器官或系统的疾病可发生头痛,除了测量体温、血压、呼吸等一般项目外,应按系统详细检查。如高血压、感染性疾病的发热、中暑、缺氧(如一氧化碳中毒)、慢性肺部疾病的高碳酸血症、严重贫血或红细胞增多症等,均可因脑血流增加而致头痛;而内源性和外源性毒素作用、大量饮酒,则可因脑血管扩张而出现头痛。

2.五官检查

头部邻近器官的疾病也是头痛常见的原因,因此,对头痛患者应仔细检查五官的情况,以便及时查出有关的疾病。如在眼部的视神经炎、儿童的屈光不正、青光眼、眼部表浅炎症(结膜炎、角膜炎、睑板腺炎、泪囊炎等)及眶部组织的炎症;在耳鼻喉方面有鼻炎、鼻旁窦炎、咽炎、中耳炎或鼻咽部肿瘤,另外,颞颌关节病及严重的牙病也可反射性引起头痛。

3.神经系统检查

颅内许多疾病均可引起头痛,故全面的神经系统检查是非常重要的,必须逐项进行,其中头颈部及颅神经尤应仔细检查。通过对阳性体征的综合分析,大多可推断病变的部位,如颅内占位性病变、急性脑血管病、脑或脑膜的炎症等。

4.精神检查

有不少精神科疾病可伴有头痛。神经症是最常见的,头痛部位多变,疼痛的程度与心境的好坏密切相关;隐匿性抑郁症的情绪症状可被躯体症状所掩盖,常呈一些包括头痛在内的全身不典型的疼痛,有些患者拒绝探讨心理和情绪的问题,仅以头痛为唯一主诉。因此,在排除了器质性病变后还应考虑到某些精神因素,需经过仔细的精神检查才能发现其原因。

(三)辅助检查

为了彻底查明引起头痛的病变原因,必须进行有关的辅助检查,但应根据患者的具体情况和客观条件来选择性地应用。

1.颅脑方面

为排除或明确颅内病变,通常根据病情和医疗单位的条件来选择相应的检查,如颅 X 线摄片(包括颅底、内听道)、脑电图、经颅多普勒超声检查、脑血管造影、放射性核素脑扫描、CT 或磁共振成像检查等。必须指出脑脊液检查,对确定颅内炎症和出血(特别是蛛网膜下腔出血)有重要价值,但若怀疑肿瘤等占位性病变,特别是后颅窝的占位性病变,务必谨慎从事,防止导致脑疝的危险。

2.内科方面

依据临床表现及体格检查所提供的线索,根据需要选择必要的检查,如血常规、尿常规、血糖、红细胞沉降率、尿素氮、肝功能、血气分析、心电图及内分泌功能等检查。

3.五官方面

主要是眼、耳、鼻、喉及口腔等专科检查,以检查出可能引起头痛的有关疾病。

三、鉴别诊断

头痛病因众多,多以病因结合发病机制来分类,诊断时首要根据临床特点来决定的。

(一)原发性头痛

1.偏头痛

青年女性多见,多有家族史,特征为突然发作性头部剧烈疼痛,可自行或药物缓解,间歇期无症状,易复发。

(1)有先兆的偏头痛:临床较少见,多有家族史,常在青春期发病,呈周期性发作,发作过程分4期。①先兆期:在头痛发作前10~20分钟出现视觉先兆,如闪光、暗点、黑蒙,少数可出现烦躁、眩晕、言语含糊、口唇或手指麻木等。②头痛前期:颅外动脉扩张引起的搏动性头痛,多位于一侧的前头部,也可为双侧或两侧交替。③头痛极期:头痛剧烈,范围可扩散,伴面色苍白、恶心、呕吐、畏光,症状持续数小时或1~2天,数天不缓解者,称偏头痛持续状态。④头痛后期:头痛渐减轻,多转为疲劳感、思睡,有时见兴奋、欣快,1~2天后消失。

(2)无先兆的偏头痛:临床最多见,先兆症状不明显,头痛程度较有先兆的偏头痛轻,持续时间较长,可持续数天。

(3)特殊类型偏头痛:临床上很少见。①基底动脉型偏头痛:常见于青年女性,与经期有密切关系,先兆症状累及脑干、小脑和枕叶,类似基底动脉缺血的表现,如视力障碍、眩晕、耳鸣、共济失调、构音障碍等,数分钟至半小时后出现枕部搏动性头痛,伴恶心、呕吐,甚至出现短暂意识障碍。②眼肌瘫痪型偏头痛:头痛以眼眶和球后部为主,头痛减轻后出现同侧眼肌瘫痪,常表现为动眼神经麻痹,数小时至数周内恢复。③偏瘫型偏头痛:头痛发作的同时或过后出现同侧或对侧肢体不同程度的瘫痪,并可持续一段时间,脑电图可见瘫痪对侧半球出现慢波。

2.丛集性头痛

丛集性头痛以青壮年男性多见,多无家族史。特征为无先兆的突然一侧头痛,起于眶周或球后,向同侧颅顶、颜面部扩散,伴同侧结膜充血、流泪、鼻塞、面红。多在夜间睡眠中突然发生,每次持续数十分钟至数小时;每天一至数次,并规律地在相同的部位和每天相同的时间出现,饮酒、精神紧张或服用血管扩张剂可诱发,丛集期持续3~6周。间隔数月或数年后再发。

3.紧张型头痛

紧张型头痛是慢性头痛中最常见的一种。主要是由于精神紧张或因特殊头位引起的头颈部肌肉的持久性收缩所致。可发生于枕部、双颞部、额顶部或全头部,有时还可扩散至颈、肩及背部,呈压迫、沉重、紧束样钝痛,颈前后屈伸可诱发,局部肌肉可有压痛和僵硬感。头痛虽然可影响日常生活,但很少因头痛而卧床不起。通常持续数天至数月,常伴紧张、焦虑、烦躁及失眠,很少有恶心、呕吐。

(二)继发性头痛

1.颅内压变动性头痛

颅内压变动性头痛是由于颅内压改变,牵引颅内疼痛敏感结构(主要是血管)引起的头痛。颅内压增高性头痛大多为全头痛,在晨间和疲劳后加剧,咳嗽、喷嚏、低头、屏气用力时,促使头痛加重,幕上占位性病变常以额颞部头痛为多,幕下占位性病变以后枕部头痛为著。颅内低压性头痛常见于腰穿后,偶见于脱水、禁食、腹泻后,部分患者原因不明,为额部或枕部持续性胀痛、钝痛,直立时加剧,平卧后减轻或消失,卧床和补盐可使症状消失。

2.颅脑损伤性头痛

颅脑损伤性头痛多为受伤部位的头皮、脑膜神经受损或压迫所致,如颅骨骨折、继发性蛛网膜下腔出血、硬脑膜下血肿等。

3.感染引起的头痛

中枢神经系统或全身性感染性疾病均可出现头痛,多为枕部痛,后转为全头痛,性质为钝痛或搏动性,活动后加剧,下午和夜间较重,体温、血常规和病原学检查常可提供感染的证据。脑膜炎的头痛可因直立或屈颈而加剧,卧位时减轻,随炎症消退而缓解。

4.头部邻近器官组织病变的头痛

头部附近的器官病变也可引起头痛,常有扩散性疼痛,如眼部病变多在眶及额部疼痛,鼻、鼻窦及咽部所致多为额部或额颞部疼痛,严重牙痛也扩散至同侧额颞部。

5.全身性疾病的头痛

发热、中毒、缺氧、高血压、高碳酸血症均可通过增加脑血流,甚至扩张脑血管而引起头痛,同时具有全身各系统功能障碍的征象。常为持续性全头部搏动性疼痛,早晨较重,低头或屏气用力时加剧。

6.脑血管病变导致的头痛

脑血管病变导致的头痛见于脑出血、颅内动脉瘤、脑动脉炎、脑动脉硬化、脑血管畸形,可伴有相应的定位体征。颞动脉炎常呈持续性和搏动性颞部疼痛,平卧位时加剧,常有视力损害,颞动脉明显扩张、隆起、压痛。

7.精神性头痛

神经症、抑郁症等,经常出现头痛,部位不定,性质多样,呈钝痛、胀痛,易受环境和情绪的影响,持续数周甚至数年,常伴记忆力、注意力及睡眠等精神方面的症状。

四、治疗

(一)风寒头痛
主证:头痛时作,痛连项背,恶风畏寒,遇风尤剧、常喜裹头,口不渴、苔薄白、脉浮。
治则:疏风散寒。
方药:川芎茶调散——川芎、荆芥、薄荷、羌活、细辛、白芷、防风、甘草。兼有寒邪侵犯厥阴,用吴茱萸汤去人参、大枣,加姜半夏、藁本、川芎等。

(二)风热头痛
主证:头痛面胀,甚则头痛如裂,发热恶风,面红目赤,口渴欲饮,便秘溲黄,舌质红苔黄,脉数。
治则:疏风清热。
方药:芎芷石膏汤——川芎、白芷、石膏、菊花、藁本、羌活。兼有热盛者加黄芩、薄荷、山栀;热盛伤津加知母、石斛、天花粉;大便秘结,口鼻生疮合用黄连上清丸加大黄、芒硝。

(三)风湿头痛
主证:头痛如裹,肢体困重,纳呆胸闷,小溲不利,大便或溏,苔白腻,脉濡。

治则:祛风胜湿。

方药:羌活胜湿汤——羌活、独活、川芎、蔓荆子、防风、甘草。若湿重纳呆,胸闷便溏者加苍术、厚朴、枳壳、陈皮。若恶心呕吐加半夏、生姜。头痛发于夏季,暑湿内侵,身热汗出,口渴胸闷者可用黄连香薷饮去扁豆加藿香、佩兰、蔓荆子、荷叶、竹茹、知母等。

(四)肝阳头痛

主证:头痛而眩,心烦易怒,夜眠不宁或兼胁痛,面红目赤,口苦舌红,苔薄黄,脉弦有力。

治则:平肝潜阳。

方药:天麻钩藤饮——天麻、钩藤、石决明、川牛膝、桑寄生、杜仲、山栀、黄芩、益母草、朱茯神、夜交藤。若肝肾阴虚加生地、何首乌、女贞子、枸杞子、旱莲草、石斛。肝火偏旺加龙胆草、山栀、夏枯草。

(五)肾虚头痛

主证:头痛且空,眩晕,腰痛酸软,神疲乏力,遗精带下,耳鸣,舌红少苔,脉细无力。

治则:养阴补肾。

方药:大补元煎——人参、炒山药、熟地、龟板、猪脊髓;兼有外感寒邪可用麻黄附子细辛汤。

(六)血虚头痛

主证:头痛头晕,心悸不宁,神疲乏力,面色苍白,舌淡苔薄白,脉细弱。

治则:滋阴养血。

方药:加味四物汤——当归、白芍、川芎、蔓荆子、菊花、黄芩、甘草。气虚明显者加黄芪、白术。肝血不足、肝阳上亢加钩藤、石决明、牡蛎、女贞子。

(七)痰浊头痛

主证:头痛昏蒙,胸脘满闷,呕吐痰涎,舌苔白腻,脉滑或弦滑。

治则:化痰降逆。

方药:半夏白术天麻汤——半夏、白术、天麻、陈皮、茯苓、甘草、生姜、大枣。痰湿久郁化热去白术加黄芩、竹茹、枳实。

(八)瘀血头痛

主证:头痛经久不愈,痛处固定不移,痛如椎刺,或有头部外伤史,舌质紫,脉细或细涩。

治则:活血化瘀。

方药:通窍活血汤——赤芍药、川芎、桃仁、麝香、老葱、鲜姜、大枣、酒。兼有寒邪加细辛、桂枝,以温经通络散寒。

五、预防调护

(1)平时生活应有规律,起居有常,参加体育锻炼,增强体质,避免精神刺激,保护情志舒畅。

(2)饮食有节,宜食清淡,以免过食肥甘,损伤脾胃,聚湿生痰。痰浊中阻,清阳不展,肝阳上亢者,禁食公鸡、猪头肉、螃蟹、虾等以免动风,使病情加重。

(3)头痛剧烈者,宜卧床休息,环境要清静,光线不要过强。

(苗红星)

第二节 眩 晕

眩晕是临床常见症状,多为自身或周围物体沿一定方向与平面旋转,或为摇晃浮沉感,属运动性或位置性幻觉,是一种人体空间定位平衡障碍。患者自觉自身或外界物体呈旋转感或升降、直线运动、倾斜、头重脚轻感,有时主诉头晕常缺乏自身或外界物体的旋转感,仅表现为步态不稳、头重脚轻感。正常情况下,机体在空间的平衡由视觉、本体感觉及前庭迷路感觉的相互协调与配合来实现,视觉认识并判断周围物体的方位及其与自身的关系,深感觉了解自身的姿势、位置、运动的范围及幅度,前庭系统辨别肢体运动的方向及所处的位置,并经相关大脑皮质及皮质下结构的整合不断调整偏差平衡人体的空间定位。

一、发生机制

人体平衡与定向功能依赖于视觉、本体觉及前庭系统,以前庭系统对躯体平衡的维持最为重要。前庭系统包括内耳迷路末梢感受器(半规管中的壶腹嵴、椭圆囊和球囊中的位觉斑)、前庭神经、脑干中的前庭诸核、小脑蚓部、内侧纵束及前庭皮质代表区(颞叶)。前庭神经起源于内耳的前庭神经节的双极细胞,其周围突分布于3个半规管的壶腹嵴、椭圆囊斑和球囊斑,中枢突组成前庭神经,与耳蜗神经一起经内听道至脑桥尾部终止于4个前庭核。一小部分纤维直接进入小脑,止于顶核及绒球小结,前庭核通过前庭小脑束与小脑联系;前庭核又发出纤维形成前庭脊髓束参与内侧纵束,与眼球运动神经核、副神经核、网状结构及脊髓前角等联系。

前庭受到刺激时可产生眩晕、眼球震颤和平衡失调等症状。前庭系统中神经递质,如乙酰胆碱、谷氨酸、去甲肾上腺素和组胺等参与了眩晕的发生与缓解。正常时,前庭感觉器在连续高强频率兴奋时释放神经动作电位,并传递至脑干前庭核。单侧的前庭病变迅速干扰了一侧紧张性电位发放率,引起左右两侧前庭向脑干的动作电位传递不平衡,导致眩晕。

眩晕的临床表现、症状的轻重及持续时间的长短与起病的快慢、单侧或双侧前庭损害、是否具备良好的前庭代偿功能等因素有关。起病急骤,自身的前庭代偿功能来不及建立,患者眩晕重,视物旋转感明显,稍后因自身调节性的前庭功能代偿,眩晕逐渐消失,故前庭周围性眩晕大多呈短暂性发作;双侧前庭功能同时损害,如耳毒性药物所致前庭病变,两侧前庭动作电位的释放在低于正常水平下基本维持平衡,通常不产生眩晕,仅表现为躯干平衡不稳和摆动幻觉,但因前庭不能自身调节代偿,症状持续较久,恢复慢。前庭核与眼球运动神经核之间有密切联系,前庭感受器受到病理性刺激时常出现眼震。前庭各核通过内侧纵束、前庭脊髓束及前庭-小脑-红核-脊髓等通路,与脊髓前角细胞相连接。因此,前庭损害时可出现躯体向一侧倾倒及肢体错误定位等体征;前庭核还与脑干网状结构中的血管运动中枢、迷走神经核等连接,损害时伴有恶心、呕吐、苍白、出汗,甚至有血压、呼吸、脉搏等改变。前庭核对血供和氧供非常敏感,内听动脉供应前庭及耳蜗的血液。该动脉有两个分支:大的耳蜗支供应耳蜗和前庭迷路的下半部分,小的前庭动脉支供应前庭迷路上半部包括水平半规管和椭圆囊,两支血管在下前庭迷路水平有吻合,但在前庭迷路的上半部则无吻合。由于前庭前动脉的血管径较小,又缺乏侧支循环,前庭迷路上半部分选择性地对缺血更敏感,故颅内血管即使是微小的改变(如狭窄或闭塞)后血压下降,均影响前庭系统的功能而出现眩晕。

二、病因

根据病变部位及眩晕的性质,眩晕可分为前庭系统性眩晕及非前庭系统性眩晕。

(一)前庭系统性眩晕

由前庭系统病变引起。

1.周围性眩晕

周围性眩晕见于梅尼埃病、前庭神经元炎、中耳炎、迷路炎、位置性眩晕等。表现:①眩晕突然出现,左右上下摇晃感,持续时间短(数分钟、数小时、数天),头位或体位改变症状加重,闭目症状不能缓解。②眼球震颤是指眼球不自主有节律的反复运动,可分急跳型和摇摆型两型。急跳型是眼球先缓慢向一个方向运动至眼窝极限,即慢相;随后出现纠正这种偏移的快动作,即快相。因快相较慢相易识别,临床上以快相方向为眼震方向。周围性眩晕时眼震与眩晕同时并存,为水平性或水平加旋转性眼震,绝无垂直性,眼震幅度细小,眼震快相向健侧或慢相向病灶侧。向健侧注视眼震加重。③平衡障碍:站立不稳,上下左右摇晃、旋转感。④自主神经症状:伴严重恶心、呕吐、出汗和脸色苍白等。⑤伴明显耳鸣、听力下降、耳聋等症状。

2.中枢性眩晕

因前庭神经颅内段、前庭神经核、核上纤维、内侧纵束及皮质和小脑的前庭代表区病变所致,多见于椎-基底动脉供血不足、小脑、脑干及第四脑室肿瘤、颅内高压、听神经瘤和癫痫等。表现:①持续时间长(数周、数月甚或数年),程度较周围性眩晕轻,常为旋转或向一侧运动感,闭目后症状减轻,与头位或体位变化无关。②眼球震颤:粗大,持续存在,与眩晕程度不一致,眼震快相向健侧(小脑病变例外)。③平衡障碍:站立不稳,摇晃、运动感。④自主神经症状:不明显,可伴有恶心、呕吐。⑤无耳鸣,听力减退、耳聋等症状,但有神经系统体征。

(二)非前庭系统性眩晕

非前庭系统性眩晕由前庭系统以外的全身系统疾病引起,可产生头晕眼花或站立不稳,无眩晕、眼震,不伴恶心、呕吐。常由眼部疾病、贫血、血液病、心功能不全、感染、中毒及神经功能失调。视觉病变(屈光不正、眼肌麻痹等)出现假性眼震,即眼球水平来回摆动、节律不整、持续时间长。很少伴恶心、呕吐。深感觉障碍引起的是姿势感觉性眩晕,有深感觉障碍及闭目难立征阳性。

三、诊断

(一)询问病史

仔细询问病史,了解眩晕发作的特点、眩晕的程度及持续的时间、发作时伴随的症状、有无诱发因素、有无耳毒性药物及中耳感染等相关病史,应鉴别真性或假性眩晕及周围性或中枢性眩晕(表 2-1)等。

(二)体格检查

对神经系统作详细检查尤其应注意有无眼震,眼震的方向、性质和持续时间,是自发性或诱发性。伴有眼震多考虑前庭、迷路和小脑部位的病变,检查眼底有无视盘水肿、有无听力减退和共济失调等。注意血压、心脏等情况。

表 2-1　周围性眩晕与中枢性眩晕的鉴别要点

鉴别要点	周围性眩晕	中枢性眩晕
1.起病	多较快,可突然发作	较缓慢,逐渐加重
2.性质	真性眩晕,有明显的运动错觉(中毒及双侧神经则以平衡失调为主)	可呈头晕,平衡失调,阵发性步态不稳
3.持续时间	多较短(中毒及炎症除外)数秒(位置性眩晕)至数小时(梅尼埃病一般20分钟至数小时)	多持续较长(轻度椎-基底动脉供血不足也可呈短暂眩晕)
4.消退	逐渐减轻,消退	多持续不退,逐渐加重
5.间歇(缓解期)	梅尼埃病有间歇期,间歇期无眩晕或头晕,中毒及炎症无间歇期	无间歇期,但可持续轻晕,阵发性加重或突然步态歪斜
6.听力症状	可伴耳鸣、耳堵及听力下降,梅尼埃病早期呈波动性听力下降	桥小脑角占位病变可有耳鸣及听力逐渐下降,以高频为重也可呈听力突降,其他中枢性眩晕也可无听力症状
7.自主神经性症状	眩晕严重时伴冷汗、苍白、唾液增多、恶心、呕吐、大便次数增多(迷走神经症状及体征)	可无自主神经性症状
8.自发性眼震	在眩晕高潮时出现,水平型或旋转型,有快慢相之分,方向固定,持续时间不长	如伴眼震,可持续较长时间,可出现各种类型眼震,如垂直型、翘板型等,可无快慢相之分,方向不固定,可出现凝视性眼震
9.眼震电图	无过冲或欠冲现象,固视抑制正常,视动性眼球震颤(OKN)正常,诱发眼震方向及类型有规律可循,可出现前庭重振现象	可出现过冲或欠冲现象,固视抑制失败,OKN可不正常,可出现错型或错向眼震,可出现凝视性眼震
10.其他中枢神经系统	无其他中枢神经系统症状和体征,无意识丧失	可同时伴有展神经、三叉神经、面神经症状与体征,可伴意识丧失
11.周围其他情况	梅尼埃病患者血压可偏低,脉压小	可有高血压、心血管疾病、贫血等

(三)辅助检查

疑有听神经瘤应做内听道摄片,颈源性眩晕摄颈椎片,颅内占位性病变、脑血管病变选择性行头颅 CT 或 MRI 扫描,任何不能用周围前庭病变解释的位置性眩晕和眼震均应考虑中枢性病变,应行颅后窝 MRI 检查,还应做前庭功能、脑干听觉诱发电位检查及贫血、低血糖、内分泌紊乱等相关检验。

四、治疗

眩晕是一大综合征,包括许多疾病,但患者一般发病较急,需要立即果断处理,以减轻症状。

(一)临时一般处理

(1)应立刻卧床,给予止晕、止吐。常用药物东莨菪碱 0.3 mg 或山莨菪碱 10 mg 肌内注射。地西泮可减轻患者眩晕、紧张、焦虑。口服地芬尼多(眩晕停)或茶苯海明等抗组胺药,控制眩晕。

(2)输液,纠正水、电解质失衡。

(3)脱水:适用用于颅内压增高、梅尼埃病、内分泌障碍而致水潴留等引起的眩晕,如 20% 甘露醇静脉滴注,呋塞米 20 mg 静脉注射或口服。

(4)血管扩张剂:用于脑血管供血不足引起的眩晕,如盐酸培他定 500 mL 静脉滴注,5% 碳酸氢钠250 mL静脉滴注。对锁骨下盗血综合征,禁用血管扩张剂和降压药,以免"盗血"加重。

(5)肾上腺皮质激素:适用于梅尼埃病、颅内压增高、脱髓鞘疾病等。

(二)病因治疗

积极寻找原发病,如为中耳炎引起,可抗感染或耳科手术治疗;由颅内占位引起,应尽快手术,解除压迫;颈椎病引起者,经对症处理效果不好,可考虑颈椎牵引或手术。

(三)中医治疗

1.肝阳上亢

治法:平肝潜阳,滋养肝肾。

方剂:天麻钩藤汤。

加减:肝火过旺加龙胆草、丹皮;手足麻木,甚则震颤,有肝动化风之势,加龙骨、牡蛎镇肝息风;发生突然昏倒、不省人事、半身不遂、语言不利等,改用羚羊钩藤汤加全蝎、地龙、蜈蚣、僵蚕等虫类搜风药。

2.气血亏虚

治法:补养气血,健运脾胃。

方剂:归脾汤。

加减:食少便溏,加砂仁、炒麦芽;伴心悸不宁,失眠者,加酸枣仁、生龙牡;气血亏虚日久则使中气不足,清阳不升,表现为眩晕兼见气短乏力,纳差神疲,便溏下坠,脉象无力,治宜补中益气,方用补中益气汤。

3.肾精不足

治法:补肾填精,偏阴虚者兼滋阴,偏阳虚者兼温阳。

方剂:偏阴虚者用左归丸加减,偏阳虚者用右归丸加减。

加减:五心烦热,舌红,脉细数,加知母、黄檗、地骨皮;眩晕心悸,心烦不寐,腰酸足软,耳鸣健忘,遗精口干,五心烦热,舌红少苔,脉细而数,治宜滋阴降火,清心安神,方用六味地黄丸合黄连阿胶汤;眩晕身肿,腰以下肿甚,按之凹陷不起,心悸气短,腰部酸重,尿量减少,四肢厥冷,怯寒神疲,舌质淡胖,苔白,脉沉细,治宜温肾助阳,化气行水,方用济生肾气丸合真武汤。

4.痰浊中阻

治法:燥湿祛痰,健脾和胃。

方剂:半夏白术天麻汤。

加减:呕吐频作,加旋覆花、代赭石、竹茹;眩晕心悸,时发时止,失眠多梦,口干口苦,大便秘结,小便短赤,舌红苔黄腻,脉弦滑,治宜清安神,方用黄连温胆汤。

(苗红星)

第三节　昏　迷

一、诊断思路

昏迷是脑功能衰竭的突出表现,是各种病因引起的觉醒状态与意识内容及身体运动均完全丧失的一种极严重的意识障碍,对剧烈的疼痛刺激也不能觉醒。

意识是自己处于觉醒状态,并能认识自己与周围环境。人的意识活动包括"觉醒状态"与"意识内容"两个不同但又相互有关的组成部分。前者是指人脑的一种生理过程,即与睡眠呈周期性交替的清醒状态,属皮质下激活系统的功能;后者是指人的知觉、思维、情绪、记忆、意志活动等心理过程(精神活动),还有通过言语、听觉、视觉、技巧性运动及复杂反应与外界环境保持联系的能力,属大脑皮质的功能。意识正常状态即意识清醒,表现为对自身与周围环境有正确理解,对内外环境的刺激有正确反应,对问话的注意力、理解程度及定向力和计算力都是正常的。意识障碍就是意识由清醒状态向着昏迷转化,是指觉醒水平、知觉、注意、定向、思维、判断、理解、记忆等许多心理活动一时性或持续性的障碍。尽管痴呆、冷漠、遗忘、失语等,都是意识内容减退的表现,但只要在其他行为功能还能做出充分和适当的反应,就应该认为意识还是存在的。

按照生理与心理学基础可将意识障碍分为觉醒障碍和意识内容障碍两大类。根据检查时刺激的强度和患者的反应,可将觉醒障碍区分为以下5级:①嗜睡。主要表现为病理性睡眠过深,患者意识存在,对刺激有反应,瞳孔、角膜、吞咽反射存在,唤醒后可作正确回答,但随即入睡,合作欠佳。②昏睡或蒙眬。这是一种比嗜睡深而又较昏迷稍浅的意识障碍。昏睡时觉醒水平、意识内容及随意运动均减至最低程度。患者不能自动醒转,在持续强烈刺激下能睁眼、呻吟、躲避,意识未完全丧失,对刺激反应时间持续很短,浅反射存在,可回答简单问题,但常不正确。③浅昏迷。仅对剧痛刺激(如压迫眶上神经)稍有防御性反应,呼之偶应,但不能回答问题,深浅反射存在(如吞咽、咳嗽、角膜和瞳孔光反射)。呼吸、血压、脉搏一般无明显改变。④中度昏迷。对强烈刺激可有反应,浅反射消失,深反射减退或亢进,瞳孔光反射迟钝,眼球无转动,呼吸、血压、脉搏已有明显改变,常有尿失禁。⑤深昏迷。对一切刺激均无反应,瞳孔光反射迟钝或消失,四肢张力消失或极度增高,并有尿潴留,呼吸不规则,血压下降。

意识内容障碍常见于以下3种:①意识混浊。包括觉醒与认识两方面的障碍,为早期觉醒功能低下,并有认识障碍、心烦意乱、思考力下降、记忆力减退等。表现为注意力涣散,感觉迟钝,对刺激的反应不及时,不确切,定向不全。②精神错乱。患者对周围环境的接触程度障碍,认识自己的能力减退,思维、记忆、理解与判断力均减退,言语不连贯并错乱,定向力亦减退。常有胡言乱语、兴奋躁动。③谵妄状态。表现为意识内容清晰度降低,伴有睡眠-觉醒周期紊乱和精神运动性行为。除了上述精神错乱以外,尚有明显的幻觉、错觉和妄想。幻觉以视幻觉最为常见,其次为听幻觉。幻觉的内容极为鲜明、生动和逼真,常具有恐怖性质。因而,患者表情恐惧,发生躲避、逃跑或攻击行为。患者言语可以增多,不连贯,或不易理解,有时则大喊大叫。谵妄或精神错乱状态多在晚间加重,也具有波动性,发作时意识障碍明显,间歇期可完全清楚,但通常随病情变化而变化,持续时间可数小时、数天甚至数周不等。

(一)病史和检查

任何原因所致的弥漫性大脑皮质和/或脑干网状结构的损害或功能抑制均可造成意识障碍和昏迷。因此,对昏迷的诊断需要详询病史、细致而全面的体检及必要的辅助检查。

1.病史

病史应着重了解:①发生昏迷的时间、诱因、起病缓急、方式及其演变过程。如突然发生、进行性加剧、持续性昏迷者,常见于急性出血性脑血管病、急性感染中毒、严重颅脑损伤等;缓慢起病、逐渐加重多为颅内占位性病变、代谢性脑病等。②昏迷的伴随症状及相互间的关系。如首先症状为剧烈头痛者要考虑蛛网膜下腔出血、脑出血、脑膜炎;高热、抽搐起病者结合季节考虑乙型脑炎、流行性脑脊髓膜炎;以精神症状开始应考虑脑炎、额叶肿瘤等;老年患者以眩晕起病要考虑小脑出血或椎-基底动脉系的缺血。③昏迷发生前有无服用药物、毒物或外伤史,既往有无类似发作,如有则应了解此次与既往发作的异同。④既往有无癫痫、精神疾病、长期头痛、视力障碍、肢体运动受限、高血压和严重的肝、肾、肺、心脏疾病及内分泌代谢疾病等。

2.检查

体格检查时,应特别注意发现特异性的体征,如呼吸气味(肝臭、尿臭、烂苹果、乙醇、大蒜等)、头面部伤痕、皮肤瘀斑、出血点蜘蛛痣、黄疸、五官流血、颈部抵抗、心脏杂音、心律失常、肺部哮鸣音、水泡音、肝大、腹水征等,以及生命体征的变化。全面的神经系统检查应偏重于神经定位体征和脑干功能的观察:①神经定位体征。肢体瘫痪如为单肢瘫或偏瘫则为大脑半球病变,如为一侧脑神经麻痹(如面瘫)伴对侧偏瘫即交叉性瘫则为脑干病变。双眼球向上或向下凝视,为中脑病变;眼球一上一下,多为小脑病变;双眼球向偏瘫侧凝视,为脑干病变,向偏瘫对侧凝视,为大脑病变;双眼球浮动提示脑干功能尚存,而呈钟摆样活动,提示脑干已有病变(如脑桥出血),双眼球固定则示脑干功能广泛受累;水平性或旋转性眼球震颤见于小脑或脑干病变,而垂直性眼球震颤见于脑干病变。②脑干功能观察。主要观察某些重要的脑干反射及呼吸障碍类型,以判断昏迷的程度,也有助于病因诊断。双侧瞳孔散大,光反射消失,提示已累及中脑,也见于严重缺氧及颠茄、氰化物中毒;一侧瞳孔散大,光反射消失,提示同侧中脑病变或颞叶钩回疝;双侧瞳孔缩小见于安眠药、有机磷、吗啡等中毒及尿毒症,也见于脑桥、脑室出血。垂直性头眼反射(头后仰时两眼球向下移动,头前屈时两眼球向上移动)消失提示已累及中脑;睫毛反射、角膜反射、水平性头眼反射(眼球偏向头转动方向的对侧)消失,提示已累及脑桥。吞咽反射、咳嗽反射消失,提示已累及延髓。呼吸障碍如潮式呼吸提示累及大脑深部及脑干上部,也见于严重心力衰竭;过度呼吸提示已累及脑桥,也见于代谢性酸中毒、低氧血症和呼吸性碱中毒;叹息样抑制性呼吸提示已累及延髓,也见于大剂量安眠药中毒。③其他重要体征包括眼底检查、脑膜刺激征等。实验室检查与特殊检查应根据需要选择进行,但除三大常规外,对于昏迷患者,血液电解质、尿素氮、二氧化碳结合力(CO_2CP)、血糖等应列为常规检查;对病情不允许者必须先就地抢救,视病情许可后再进行检查。脑电图、头部 CT 和 MRI,以及脑脊液检查对昏迷的病因鉴别有重要意义。

(二)判断是否为昏迷

临床上可见到特殊类型的意识障碍,呈现意识内容活动丧失而觉醒能力尚存。患者表现为双目睁开,眼睑开闭自如,眼球无目的地活动,似乎给人一种意识清醒的感觉;但其知觉、思维、情感、记忆、意识及语言等活动均完全丧失,对自身及外界环境不能理解,对外界刺激毫无反应,不能说话,不能执行各种动作命令,肢体无自主运动,称睁眼昏迷或醒状昏迷。常见于以下 3 种情况。

1.去大脑皮质状态

去大脑皮质状态是由于大脑双侧皮质发生弥漫性的严重损害所致。特点是皮质与脑干的功能出现分离现象:大脑皮质功能丧失,对外界刺激无任何意识反应,不言不语;而脑干各部分的功能正常,患者眼睑开闭自如,常睁眼凝视(即醒状昏迷),痛觉灵敏(对疼痛刺激有痛苦表情及逃避反应),角膜与瞳孔对光反射均正常。四肢肌张力增高,双上肢常屈曲,双下肢伸直(去皮质强直),大小便失禁,还可出现吸吮反射及强握反射,甚至伴有手足徐动、震颤、舞蹈样运动等不随意运动,双侧病理征阳性。

2.无动性缄默

无动性缄默或称运动不能性缄默,以不语、肢体无自发运动,但却有眼球运动为特征的一种特殊类型意识障碍。可由于丘脑下部-前额叶的多巴胺通路受损,使双侧前额叶得不到多巴胺神经元的兴奋冲动而引起。但临床上以间脑中央部或中脑的不完全损害,使正常的大脑皮质得不到足够的脑干上行网状激活系统兴奋冲动所致者更为常见。有人把前者原因所致者称无动性缄默Ⅰ型,后者称无动性缄默Ⅱ型。主要表现为缄默不语或偶有单语小声稚答语,安静卧床,四肢运动不能,无表情活动,但有时对疼痛性刺激有躲避反应,也有睁眼若视、吞咽等反射活动,有觉醒-睡眠周期存在或过度睡眠现象。

3.持续性植物状态

严重颅脑损伤后患者长期缺乏高级精神活动的状态,能维持基本生命功能,但无任何意识心理活动。

神经精神疾病所致有几种貌似昏迷状态:①精神抑制状态常见于强烈精神刺激后或癔症性昏睡发作,患者表现出僵卧不语,对刺激常无反应,双眼紧闭,扳开眼睑时有明显抵抗感,并见眼球向上翻动,放开后双眼迅速紧闭,瞳孔大小正常,光反射灵敏,眼脑反射和眼前庭反射正常,无病理反射,脑电图呈现觉醒反应,经适当治疗可迅速复常。癔症性昏睡,多数尚有呼吸急促,也有屏气变慢,检查四肢肌张力增高,对被动活动多有抵抗,有时四肢伸直、屈曲或挣扎、乱动。常呈阵发性,多属一过性病程,在暗示治疗后可迅速恢复。②闭锁综合征是由于脑桥腹侧的双侧皮质脊髓束和支配第Ⅴ对脑神经以下的皮质延髓束受损所致。患者除尚有部分眼球运动外,呈现四肢瘫,不能说话和吞咽,表情缺乏,就像全身被闭锁,但可理解语言和动作,能以睁眼、闭眼或眼垂直运动示意,说明意识清醒,脑电图多正常。多见于脑桥腹侧的局限性小梗死或出血,亦可见于颅脑损伤、脱髓鞘疾病、肿瘤及炎症,少数为急性感染后多发性神经变性、多发性硬化等。③木僵常见于精神分裂症,也可见于癔症和反应性精神病。患者不动、不语、不食,对强烈刺激也无反应,貌似昏迷或无动性缄默,实际上能感知周围事物,并无意识障碍,多伴有蜡样弯曲和违拗症等,部分患者有发绀、流涎、体温过低和尿潴留等自主神经功能失调,脑干反射正常。④发作性睡病是一种睡眠障碍性疾病。其特点是患者在正常人不易入睡场合下,如行走、骑自行车、工作、进食、驾车等时均能出现难以控制的睡眠,其性质与生理性睡眠无异,持续数分钟至数小时,但可随时唤醒。⑤昏厥:仅为短暂性意识丧失,一般数秒至1分钟即可完全恢复;而昏迷的持续时间更长,一般为数分钟至若干小时以上,且通常无先兆,恢复也慢。⑥失语:完全性失语的患者,尤其是伴有四肢瘫痪时,对外界的刺激均失去反应能力,如同时伴有嗜睡,更易误诊为昏迷。但失语患者对给予声光及疼痛刺激时,能睁眼,能以表情来示意其仍可理解和领悟,表明其意识内容存在,或可有喃喃发声,欲语不能。

(三)昏迷程度的评定

目前国内外临床多根据格拉斯哥昏迷评分(Glasgow coma scale,GCS)进行昏迷计分(表2-2)。

表 2-2　GCS 昏迷评分标准

项目	分值	项目	分值	项目	分值
自动睁眼	4	正确回答	5	按吩咐动作	6
呼唤睁眼	3	错误回答	4	刺痛能定位	5
刺痛睁眼	2	语无伦次	3	刺痛时躲避	4
不睁眼	1	只能发音	2	刺痛时屈曲	3
不能言语	1	刺痛时过伸	2	肢体不动	1

1.轻型

GCS 13～15 分,意识障碍 20 分钟以内。

2.中型

GCS 9～12 分,意识障碍 20 分钟至 6 小时。

3.重型

QCS 3～8 分,意识障碍至少 6 小时以上或再次昏迷者。有人将 QCS 3～5 分定为特重型。

昏迷的判定以患者不能按吩咐动作,不能说话,不能睁眼为标准。一旦能说话或睁眼视物就是昏迷的结束。除外因醉酒、服大量镇静剂或癫痫发作后所致的昏迷。

(四)脑死亡

脑死亡又称不可逆性昏迷,是颅内结构的最严重损伤,一旦发生,即意味着生命的终止。许多国家制订出脑死亡的诊断标准,归纳起来如下:①自主呼吸停止。②深度昏迷,患者的意识完全丧失,对一切刺激全无知觉,也不引起运动反应。③脑干反射消失(眼脑反射、眼前庭反射、光反射、角膜反射和吞咽反射、瞬目和呕吐动作等均消失)。④脑生物电活动消失,EEG 呈电静止,AEP 和各波消失。如有脑生物活动可否定脑死亡诊断,但中毒性等疾病时,EEG 可呈直线而不一定是脑死亡。上述条件经 6～12 小时观察和重复检查仍无变化,即可确立诊断。

二、病因分类

昏迷的病因诊断极其重要,通常必须依据病史、体征和神经系统检查,以及有关辅助检查,经过综合分析,作出病因诊断。

(一)确定是颅内疾病或全身性疾病

1.颅内疾病

颅内疾病位于颅内的原发性病变,在临床上通常先有大脑或脑干受损的定位症状和体征,较早出现意识障碍和精神症状,伴明显的颅内压增高和脑膜刺激征,提示颅内病变的有关辅助检查如头 CT、脑脊液等通常有阳性发现。①主要呈现局限性神经征,如脑神经损害、肢体瘫痪、局限性抽搐、偏侧锥体束征等,常见于脑出血、梗死、脑炎、外伤、占位性病变等。②主要表现为脑膜刺激征而无局限性神经体征,最多见于脑膜炎、蛛网膜下腔出血等。

2.全身性疾病

全身性疾病又称继发性代谢性脑病。其临床特点:先有颅外器官原发病的症状和体征,以及相应的实验室检查阳性发现,后才出现脑部受损的征象。由于脑部受损为非特异性或仅是弥散性功能障碍,临床上一般无持久和明显的局限性神经体征和脑膜刺激征,主要是多灶性神经机能缺乏的症状和体征,且大多较对称。通常先有精神异常,意识内容减少。一般是注意力减退,记忆和定向障碍,计算和判断力降低,尚有错觉、幻觉,随病程进展,意识障碍加深。脑脊液改变不显著,头部 CT 等检查无特殊改变,不能发现定位病灶。常见病因有急性中毒、内分泌与代谢性疾病、感染性疾病、物理性与缺氧性损害等。

(二)根据脑膜刺激征和脑局灶体征进行鉴别

1.脑膜刺激征(＋),脑局灶性体征(－)

(1)突发剧烈头痛:蛛网膜下腔出血(脑动脉瘤、脑动静脉畸形破裂等)。

(2)急性发病:以发热在先,如化脓性脑膜炎、乙型脑炎、其他急性脑炎等。

(3)亚急性或慢性发病:真菌性、结核性、癌性脑膜炎。

2.脑膜刺激征(一),脑局灶性体征(＋)

(1)突然起病者:如脑出血、脑梗死等。

(2)以发热为前驱症状:如脑脓肿、血栓性静脉炎、各种脑炎、急性播散性脑脊髓炎、急性出血性白质脑病等。

(3)与外伤有关:如脑挫伤、硬脑膜外血肿、硬脑膜下血肿等。

(4)缓慢起病:颅内压增高、脑肿瘤、慢性硬脑膜下血肿、脑寄生虫等。

3.脑膜刺激征(一),脑局灶性体征(一)

(1)有明确中毒原因:如乙醇、麻醉药、安眠药、一氧化碳中毒等。

(2)尿检异常:尿毒症、糖尿病、急性尿卟啉症等。

(3)休克状态:低血糖、心肌梗死、肺梗死、大出血等。

(4)有黄疸:肝性脑病等。

(5)有发绀:肺性脑病等。

(6)有高热:重症感染、中暑、甲状腺危象等。

(7)体温过低:休克、乙醇中毒、黏液性水肿昏迷等。

(8)头部外伤:脑挫伤等。

(9)癫痫。

根据辅助检查进一步明确鉴别。

三、急诊处理

(一)昏迷的最初处理

1.保持呼吸道通畅

窒息是昏迷患者致死的常见原因之一。通常引起缺氧窒息的原因有头部位置不当、咽气管分泌物填塞、舌后坠及各种原因引起的呼吸麻痹等。有效方法:①仰头抬颏法。食指和中指托起下颏,使下颏前移,舌根离开咽喉后壁,气道即可通畅。简单易行,效果好。②仰头抬颈法。一手置于额部使头后仰,另一手抬举后颈,打开气道。③对疑有颈部损伤者,仅托下颏,以免损伤颈髓。④如有异物,需迅速清除,或在其背后猛击一下。如仍无效,则采用Heimlich动作。⑤放置口-咽通气道。⑥气管插管或气管切开。⑦清除口腔内异物。⑧鼻导管吸氧或呼吸机辅助呼吸。

2.维持循环功能

脑血灌注不足影响脑对糖和氧等能源物质的摄取与利用,加重脑损害。因此,尽早开放静脉,建立输液通路,以利抢救用药和提供维持生命的能量。

3.使用纳洛酮

纳洛酮是吗啡受体拮抗剂,能有效地拮抗 β-内啡肽对机体产生的不利影响。应用纳洛酮可使昏迷和呼吸抑制减轻。常用剂量每次 0.4～0.8 mg,静脉注射或肌内注射,无反应可隔 5 分钟重复用药,直达效果。亦可用大剂量纳洛酮加入 5% 葡萄糖液缓慢静脉滴注。静脉给药 2～3 分钟(肌内注射 15 分钟)起效,持续 45～90 分钟。

(二)昏迷的基本治疗

1.将患者安置在有抢救设备的重症监护室

原则上应将患者安置在有抢救设备的重症监护室内,以便于严密观察,抢救治疗,加强护理。

2.病因治疗

针对病因采取及时果断措施是抢救成功的关键。

3.对症处理

对症处理包括：①控制脑水肿、降低颅内压。②维持水、电解质和酸碱平衡。③镇静止痉（抽搐、躁动者）。

4.抗生素治疗

预防感染，及时做痰、尿、血培养及药敏试验。

5.脑保护剂应用

脑保护剂能减少或抑制自由基的过氧化作用，降低脑代谢从而阻止细胞发生不可逆性改变，形成对脑组织起保护作用。

6.脑代谢活化剂应用

临床上主要用促进脑细胞代谢、改善脑功能的药物，即脑代谢活化剂。

7.改善微循环，增加脑灌注

对无出血倾向，由于脑缺氧或缺血性脑血管病引起的昏迷，可用降低血液黏稠度和扩张脑血管的药物，以改善微循环和增加脑灌注，帮助脑功能恢复。

8.高压氧治疗

高压氧治疗提高脑组织与脑脊液的氧分压，纠正脑缺氧，减轻脑水肿，降低颅内压，促进意识的恢复。

9.冬眠低温治疗

冬眠低温治疗使自主神经系统及内分泌系统处于保护性抑制状态，防止机体对致病因子的严重反应，以提高机体的耐受力；同时在低温下，新陈代谢降低，减少耗氧量，提高组织对缺氧的耐受性；且可改善微循环，增加组织血液灌注，从而维护内环境的稳定，以利于机体的恢复。

10.防治并发症

积极防治各种并发症。

（许良胜）

第四节　意 识 障 碍

意识（consciousness）在医学中指大脑的觉醒程度，是中枢神经系统（CNS）对内、外环境刺激做出应答反应的能力，或机体对自身及周围环境的感知和理解能力。意识内容包括定向力、注意力、感知力、思维、记忆力、情感和行为等，是人类的高级神经活动，可通过语言、躯体运动和行为等表达出来。

一、概念

意识障碍（disorders of consciousness）包括意识水平（觉醒或清醒）受损，如昏迷和急性意识模糊状态；意识水平正常而意识内容（认知功能）改变，如痴呆和遗忘等。本节讨论的内容是指意识水平下降所致的意识障碍。

二、临床分类

意识水平异常以觉醒障碍为特点,可为上行性网状激活系统或双侧大脑半球急性病变所致。

(一)根据意识障碍程度分类

1.嗜睡

嗜睡是意识障碍早期表现,唤醒后定向力基本完整,能配合检查,常见于颅内压增高患者。

2.昏睡

昏睡是指处于较深睡眠,较重的疼痛或言语刺激方可唤醒,模糊地作答,旋即熟睡。

3.昏迷

昏迷是指意识水平严重下降,是一种睡眠样状态,患者对刺激无意识反应,不能被唤醒。患者的起病状态、症状体征可能提示昏迷的病因。例如,突然起病的昏迷常提示为血管源性,特别是脑干卒中或蛛网膜下腔出血;数分钟至数小时内,由半球体征如偏瘫、偏身感觉障碍或失语等迅速进展至昏迷是颅内出血的特征;较缓慢(数天至1周或更长)出现的昏迷可见于肿瘤、脓肿、脑炎或慢性硬脑膜下血肿等;先有意识模糊状态或激越性谵妄、无局灶性体征的昏迷可能由于代谢紊乱或中毒所致。临床可分为浅、中、深昏迷(表2-3)。

表 2-3　昏迷程度的鉴别

昏迷程度	对疼痛刺激	无意识动作	腱反射	瞳孔对光反射	生命体征
浅昏迷	有反应	可有	存在	存在	无变化
中昏迷	重刺激有反应	很少	减弱或消失	迟钝	轻度变化
深昏迷	无反应	无	消失	消失	明显变化

(二)特殊类型的意识障碍

1.无动性缄默症(akinetic mutism)

无动性缄默症是指患者对外界刺激无意识反应,四肢不能动,出现不典型去脑强直姿势,肌肉松弛,无锥体束征,无目的睁眼或眼球运动,觉醒-睡眠周期保留或呈过度睡眠,伴自主神经功能紊乱,如体温高、心律或呼吸节律不规则、多汗、尿便潴留或失禁等。因脑干上部或丘脑网状激活系统及前额叶-边缘系统损害所致。

2.去皮质综合征(decorticate syndrome)

去皮质综合征是指患者无意识地睁眼闭眼,瞳孔对光反射、角膜反射存在,对外界刺激无意识反应,无自发言语及有目的动作,呈上肢屈曲、下肢伸直的去皮质强直姿势,常有病理征,保持觉醒-睡眠周期,可无意识地咀嚼和吞咽。见于缺氧性脑病、脑血管疾病及外伤等导致的大脑皮质广泛损害。

3.谵妄(delirium)状态

谵妄是指患者的觉醒水平、注意力、定向力、知觉、智能和情感等发生极大紊乱,常伴激惹、焦虑、恐怖、视幻觉和片段妄想等,可呈间歇性嗜睡,有时彻夜不眠;可伴发热,乙醇或药物依赖者戒断性谵妄易伴癫痫发作;常见于急性弥漫性脑损害、脑炎和脑膜炎、感染中毒性脑病等。

4.模糊(confusion)状态

起病较缓慢,定向力障碍多不严重,表现淡漠、嗜睡、注意力缺陷,见于缺血性卒中、肝肾功能障碍引起代谢性脑病、感染、发热及高龄术后患者等。

三、鉴别诊断

临床上，昏迷须注意与闭锁综合征（locked-in syndrome）鉴别。后者由于双侧皮质脊髓束及皮质延髓束受损，导致几乎全部运动功能丧失，脑桥及以下脑神经均瘫痪，表现不能讲话和吞咽，四肢瘫，可睁闭眼或用眼球垂直活动示意，看似昏迷，实为清醒。脑电图检查正常。多见于脑血管病或脑桥中央髓鞘溶解症引起脑桥基底部病变。当检查疑诊昏迷患者时，可让患者做"睁开你的眼睛""向上看""向下看"等动作来进行鉴别。

四、治疗

（一）急救处理

1. 体位

一般取平卧位，头偏向一侧。如颅内压增高的患者可抬高床头 30°～45°。

2. 保持呼吸道通畅

患者头偏向一侧，及时清除口、鼻腔的分泌物及呕吐物，深昏迷患者可行气管插管，必要时气管切开。若患者呼吸急促或缓慢时，无论是否伴发绀，都应吸氧，必要时可予人工气囊辅助呼吸。

3. 定时监测生命体征

定时监测体温、脉搏、呼吸及血压的变化。维持有效的呼吸循环功能。

4. 病因治疗

明确病因，积极治疗原发病。休克的患者，应首先纠正休克，给予患者保暖，静脉补充液体，保持有效的微循环，必要时应用抗休克药物。药物中毒者应及时催吐洗胃、导泻，大量输液以促进毒物的排除。颅内占位病变者如有手术指征应尽快手术治疗。严重感染性疾病应及时应用抗生素，必要时进行药敏试验以提高疗效。对低血糖昏迷应立即静脉输注高渗葡萄糖；对高血糖性昏迷应用胰岛素、补液等治疗。脑血管意外应判断是脑梗死还是脑出血，并分别进行处理。

5. 对症处理

如颅内压增高者行脱水治疗，高热者降温，水、电解质紊乱者及时纠正。

（二）一般护理

1. 维持正常的排泄功能

昏迷患者一般要留置导尿管，在导尿或更换尿袋时注意无菌技术操作并做好相关护理，防止尿路感染；有便秘者可给予开塞露，服缓泻药或灌肠。

2. 维持身体的清洁与舒适

定时翻身、被动活动肢体并保持肢体位于正常的功能位置、保持床单整洁、防止压疮形成。

3. 五官护理

每天 2 次口腔护理，眼睑不能闭合者，涂四环素软膏。

4. 预防坠积性肺炎

定时翻身、叩背，及时吸痰。

5. 预防发生意外伤害

及时修剪指甲，避免抓伤皮肤；躁动不安的患者要使用床挡，必要时可适当使用约束带，以防止受伤或自我伤害。

(三)辨证论治

1.清热开窍法

方药：安宫牛黄丸，紫雪散，局方至宝丹。

2.温通开窍法

苏合香丸、通关散。

3.针灸

主穴：百会、人中、十二井穴、神阙。

配穴：四神聪、风池、大椎、关元。

（郭松波）

第五节 感 觉 障 碍

感觉是作用于各感受器对各种形式的刺激在人脑中的直接反映。其可分为两类：①普通感觉包括浅感觉、深感觉和复合感觉（皮质感觉）。浅感觉指皮肤、黏膜感受的外部感觉，包括痛觉、温度觉和触觉；深感觉指来自肌肉、肌腱、骨膜和关节的本体感觉，如运动觉、位置觉和振动觉；复合感觉包括实体觉、图形觉、两点辨别觉、皮肤定位觉和重量觉。②特殊感觉如嗅觉、视觉、味觉和听觉。

一、临床分类

感觉障碍根据其病变的性质可分以下两类。

(一)刺激性症状

感觉径路刺激性病变可引起感觉过敏（量变），也可引起感觉障碍如感觉倒错、感觉过度、感觉异常及疼痛（质变）。

1.感觉过敏

感觉过敏是指轻微的刺激引起强烈的感觉，如较强的疼痛感受。

2.感觉倒错

感觉倒错是指非疼痛刺激却诱发疼痛感觉。

3.感觉过度

感觉过度一般发生在感觉障碍的基础上，感觉刺激阈增高，达到阈值时可产生一种强烈的定位不明确的不适感，且持续一段时间才消失，见于丘脑和周围神经损害。

4.感觉异常

感觉异常是指在无外界刺激的情况下出现的麻木感、肿胀感、沉重感、痒感、蚁走感、针刺感、电击感、束带感和冷热感等。

5.疼痛

依病变部位及疼痛特点可分为局部性疼痛、放射性疼痛、扩散性疼痛和牵涉性疼痛。

(1)局部性疼痛：如神经炎所致的局部神经痛。

(2)放射性疼痛：神经干、神经根及中枢神经刺激性病变时，疼痛可由局部扩展到受累感觉神经的支配区,如脊神经根受肿瘤或突出的椎间盘压迫,脊髓空洞症引起的痛性麻木。

(3)扩散性疼痛:疼痛由一个神经分支扩散到另一分支支配区产生的疼痛,如手指远端挫伤,疼痛可扩散到整个上肢。

(4)牵涉性疼痛:实属一种扩散性疼痛,是由于内脏和皮肤的传入纤维都汇聚到脊髓后角神经元,故内脏病变的疼痛,是由于内脏和皮肤的传入纤维都汇聚到脊髓后角神经元,故内脏病变的疼痛冲动可扩散到相应的体表节段而出现感觉过敏区,如心绞痛时引起左胸及左上肢内侧痛,胆囊病变引起右肩痛。

(二)抑制性症状

感觉径路受破坏时出现的感觉减退或缺失。同一部位各种感觉均缺失称完全性感觉缺失;同一个部位仅某种感觉缺失而其他感觉保存,则称分离性感觉障碍。

二、临床表现

感觉障碍的临床表现多种多样,病变部位不同,其临床表现各异。

(一)末梢型

肢体远端对称性完全性感觉缺失,呈手套或袜子状分布,可伴有相应区的运动及自主神经功能障碍。见于多发性神经病。

(二)周围神经型

感觉障碍局限于某一周围神经支配区,如桡神经、尺神经、腓总神经、股外侧皮神经等受损;神经干或神经丛受损时则引起一个肢体多数周围神经的各种感觉障碍,多发性神经病变时因病变多侵犯周围神经的远端部分故感觉障碍多呈袜子或手套状分布,且常伴有运动和自主神经功能障碍。

(三)节段型

1.单侧节段性完全性感觉障碍(后根型)

后根型见于一侧脊神经根病变(如脊髓外肿瘤),出现相应支配区的节段性完全性感觉障碍,可伴有后根放射性疼痛,如累及前根还可出现节段性运动障碍。

2.单侧节段性分离性感觉障碍(后角型)

后角型见于一侧后角病变(如脊髓空洞症),表现为相应节段内痛、温度觉丧失,而触觉、深感觉保留。

3.双侧对称性节段性分离性感觉障碍(前连合型)

前连合型见于脊髓中央部病变(如髓内肿瘤早期及脊髓空洞症)使前连合受损,表现双侧对称性分离性感觉障碍。

(四)传导束型

1.脊髓半切综合征

脊髓半切综合征表现病变平面以下对侧痛、温觉丧失,同侧深感觉丧失及上运动神经元瘫痪;见于髓外肿瘤早期、脊髓外伤。

2.脊髓横贯性损害

脊髓横贯性损害是指病变平面以下传导束性全部感觉障碍,伴有截瘫或四肢瘫、尿便障碍;见于急性脊髓炎、脊髓压迫症后期。

（五）交叉型

交叉型表现为同侧面部、对侧偏身痛温觉减退或丧失，并伴其结构损害的症状和体征。如小脑后下动脉闭塞所致的延髓背外侧（Wallenberg）综合征，病变累及三叉神经脊束、脊束核及对侧已交叉的脊髓丘脑侧束。

（六）偏身型

脑桥、中脑、丘脑及内囊等处病变均可导致对侧偏身（包括面部）的感觉减退或缺失，可伴有肢体瘫痪或面舌瘫等。丘脑病变时深感觉重于浅感觉，远端重于近端，常伴有自发性疼痛和感觉过度，止痛药无效，抗癫痫药可能缓解。

（七）单肢型

因大脑皮质感觉区分布较广，一般病变仅损及部分区域，故常表现为对侧上肢或下肢感觉缺失，有复合感觉障碍为其特点。皮质感觉区刺激性病灶可引起局部性感觉性癫痫发作。

三、处理

总的说来，感觉障碍的处理有以下两类方式。

（一）代偿法

代偿法指就是采用各种措施，补偿患者已减退或丧失的感觉功能，使之免受不良刺激的伤害。

（二）感觉刺激法

感觉刺激法是指使用各种感觉刺激以图促进感觉通路功能的恢复或改善。如触觉刺激、实体觉训练等。要遵循的要点：①刺激要反复给予。②刺激的种类要多样化。③根据感觉障碍的恢复情况，循序渐进地进行刺激，不可操之过急。④配合使用视觉、听觉和言语刺激。以加强效果。⑤对有些患者，在刺激后可能会产生不适，应注意其反应，如有无眩晕、恶心、呕吐、出汗；是否有情绪变化或异常行为出现等。如有不适反应，则应立即停止刺激。⑥实施感觉刺激前，应先向患者解释清楚以获得其合作。⑦尽可能把感觉刺激融会在日常活动中进行，如在洗脸时，配合做触觉刺激。

四、一般感觉的训练

（一）皮肤感觉的训练

皮肤感觉包括痛、温、触觉，对这些感觉功能进行训练的目的，主要为了使患者学会保护自己不受有害物的伤害。

1.有痛、温觉障碍的患者

对有痛、温觉障碍的患者一定要告诫他们，有些物体会在他们没有痛苦知觉的情况下造成伤害。如洗澡时用热水，可能会因温度过高而造成烫伤。因此一定要学会通过水蒸气的有无或多少来辨别水温的高低，而且在入浴前一定要用健手或让家人试探水温的高低。

2.进行触觉的刺激与训练

进行触觉的刺激与训练可使用的材料：①柔软的物品，如法兰织布、羽毛、气球等。②可塑性强的物质，如水、黏土、沙等。③手感粗糙的物品，如各种沙子等。④感觉压力的器材，如把垫子、棉被或治疗球压在身上等。

训练中，可用上述材料在患者身上摩擦或让其触摸、把玩，以体验对各种物体的不同感觉。

需要注意的是,训练中,刺激的强度要从最小开始,逐渐增大,要避免过强的刺激,否则会使患者生厌。同时,刺激的部位应从较不敏感的肢体末端开始,慢慢移向肢体近端和躯体。

(二)躯体感觉意识的训练

有些患者有自身的感觉的障碍,从而导致一系列的动作困难,包括:①对自己身体部位的认识和识别困难,因而不能意识身体的哪部分在动,不能有意识地控制身体动作。②对自己身体特有的空间认识不够完整,因此很难区别宽窄、大小等。③偏侧忽略,即忽略一侧的身体或环境,仿佛那一侧不存在,并由此导致左、右辨认障碍等。④躯体动作缺乏直辖市性和节奏性,导致动作笨拙。⑤手-眼协调不良。⑥不能模仿他人动作。

培养躯体感觉意识的方法:①触觉刺激法,如前所述。②本体感受器刺激法,通过被动运动、挤压和牵伸等手段刺激手腕或肘关节、踝关节、膝关节等处的本体感受器;以加强患者对这些部分的空间位置和运动的意识程度。③身体运动法,如摇晃、旋转、跳跃等活动,可帮助培养平衡感觉,学习空间关系,增强运动觉、前庭觉和本体觉。④使用视、听觉代偿法,配合言语刺激,让患者找中身体各个部分,并反复让其练习辨认和命名躯体的各个部位。

(李海龙)

第六节 共 济 失 调

一、概述

共济失调是指因小脑、本体感觉及前庭功能障碍所致的运动笨拙和不协调,可累及四肢、躯干及咽喉肌,引起姿势、步态和语言障碍。小脑对完成精巧动作起着重要作用。每当大脑皮质发出一次随意运动的指令,总是伴有小脑发出的制动性冲动,如影随形,以完成准确的运动或动作。上述任何部位的损害均可出现共济失调。

(一)临床分类

共济失调依其病变部位不同,可分为小脑性、大脑性、感觉性及前庭性共济失调 4 类。

(二)相关解剖生理

1.小脑系统

小脑位于后颅窝,通过 3 对小脑脚(绳状体、桥臂、结合臂)与大脑、基底核、脑干、前庭、脊髓等密切联系(图 2-1),是皮质下一个重要的运动调节中枢。小脑并不直接发起运动,而是通过对支配下运动神经元主要是红核及网状结构的下行通路,以维持躯体的平衡和自主运动的准确、协调,称共济运动。因此,有人认为,小脑像计算机一样能扫描和协调感觉传入并调节运动传出。

2.大脑-脑桥-小脑系统

大脑额、颞、顶、枕叶与小脑半球之间有皮质桥束(额桥束、颞枕桥束)及脑桥小脑纤维相联系,故当大脑损害时使这一调节精细随意运动的反馈通路中断而出现共济失调,但大脑性共济失调通常不如小脑性共济失调症状明显,较少伴发眼球震颤。

3.感觉系统

在此不再详述。

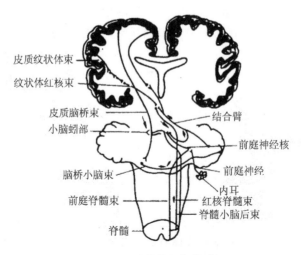

图 2-1　小脑的传导纤维联系

4.前庭系统

在此不再详述。

二、临床表现

(一)小脑性共济失调

小脑性共济失调表现为随意运动的速度、节律、幅度和力量的不规则,即协调运动障碍,还可伴有肌张力减低、眼球运动障碍及言语障碍。

1.平衡障碍

平衡障碍表现为站立不稳,两足分开,足基底变宽,左右摇晃不定,并举起上肢以维持平衡,如令其坐于板凳上亦见躯干摇晃不稳而四肢平衡障碍不明显,此谓躯干性共济失调,又称姿势性共济失调,严重躯干共济失调患者甚至难以坐稳。多见于小脑蚓部病变。上蚓部受损易向前倾倒,下蚓部受损易向后倾倒,小脑半球损害时行走则向患侧倾斜。

2.步态异常

步态异常表现为行走时两足分开,足基底增宽,步幅小不规则,不能走直线,左右摇晃不定,呈醉汉步态。患者行走每一步时都非常小心谨慎,头和躯干常呈前倾的姿势。

3.协调运动障碍

协调运动障碍表现为随意运动的协调性障碍,一般上肢较下肢重,远端比近端重,精细动作比粗大动作影响明显,运动的速度、节律、幅度和力量不平稳。如令患者两指拾取针线等细小物品,则患者两指张展奇阔,与欲取之物品体积不相称,此为辨距不良;如令患者做指鼻试验,刚开始就有震颤待食指接近鼻尖时出现明显的震颤,此为意向性震颤;若不能协调地进行复杂的精细动作,称协同不能;此外,患者尚有轮替运动异常、书写障碍等。

4.言语障碍

因发音器官唇、舌、喉肌共济失调,可使说话缓慢,含糊不清,发音量的大小和强弱均不相等或不同,声音呈断续、顿挫及暴发式,表现为吟诗样语言和暴发性语言。

5.眼震

眼球运动肌协同失调可出现粗大的共济失调性眼球震颤。小脑病变时出现眼震多为水平性,旋转性和垂直性眼震较少见。小脑病变时眼震可以逆转,即眼震初向病变侧,经过一段时间后眼震转向对侧,亦可由水平性眼震变为旋转性眼震;再就是出现位置性眼震。

6.肌张力减低

小脑急性病变时,于病变同侧肌张力减低。可导致姿势或体位维持障碍,较小的力量即可使肢体移动,运动幅度增大,行走时上肢摆动的幅度增大;膝腱反射呈钟摆样,上肢回弹现象阳性。

(二)大脑性共济失调

1.额叶性共济失调

出现于额叶或额桥小脑束病变时,较小脑性共济失调表现轻,单侧性,常见体位性平衡障碍、步态不稳、向后或向一侧倾倒,伴有腱反射亢进、肌张力增高、病理反射阳性,以及精神症状、强握反射和强直性跖反射等额叶损害表现。

2.顶叶性共济失调

顶叶性共济失调表现对侧患肢不同程度的共济失调,常伴有深感觉障碍但多不重或呈一过性,闭眼时症状明显。如累及旁中央小叶可出现大小便障碍。

3.颞叶性共济失调

颞叶性共济失调较轻,可表现为一过性平衡障碍,临床不易被发现。

(三)感觉性共济失调

患者不能辨别肢体的位置及运动方向,表现为站立不稳,迈步不知远近,落脚不知深浅,踏步明显,常目视地面,在黑暗处步行更加不稳。其特点是睁眼时共济失调不明显,闭眼时明显,洗脸因闭眼身体易向前倾倒,即视觉辅助可使症状减轻;闭目难立(Romberg)征阳性,闭眼时身体立即向前后左右各方向摇晃,且幅度越来越大,甚至倾倒;音叉震动觉及关节位置觉缺失;跟-膝-胫试验阳性。脊髓后索损害时症状最明显。

(四)前庭性共济失调

前庭性共济失调系因前庭损害时失去身体空间定向功能所致。其表现除伴有眩晕、眼震外,主要以平衡障碍为主,特点是站立或步行时躯体易向病侧倾斜,摇晃不稳,沿直线行走时更为明显,改变头位可使症状加重,四肢共济运动多正常。前庭功能检查如内耳变温(冷热水)试验或旋转试验反应减退或消失。病变越接近内耳迷路,共济失调症状越明显;闭目难立征阳性,患者闭眼后躯体并不立即出现摇晃,须经过一定时间后才出现躯体摇晃,且摇晃程度逐渐增强。

（王顺利）

第三章

神经系统感染性疾病

第一节 脑 脓 肿

脑脓肿是指各种病原菌侵入颅内引起感染,并形成脓腔,是颅内一种严重的破坏性疾病。脑脓肿由于其有不同性质的感染、又生长于不同部位,故临床上表现复杂,患者可能是婴幼儿或老年,有时有危重的基础疾病,有时又有复杂的感染状态。因此,对脑脓肿的判断,采用什么方式治疗,以何种药物干扰菌群等,许多问题值得探讨。

一、流行病学趋向

在 21 世纪开始之初,有人将波士顿儿童医院的神经外科资料,对比了 20 年前脑脓肿的发病、诊断和疗效等一些问题,研究其倾向性的变化。他们把 1981—2000 年的 54 例脑脓肿病例和 1945—1980 年的病例特点进行了比较,发现婴儿病例从 7% 增加到 22%,并证实新出现以前没有的枸橼酸杆菌和真菌性脑脓肿,前者现在见于新生儿,后者则是免疫抑制患者脑脓肿的突出菌种。过去的鼻源性或耳源性脑脓肿从 26% 下降到现在的 11%,总的病死率则呈平稳下降,从 27% 降至 24%。

过去罕见的诺卡菌脑脓肿、曲霉菌脑脓肿发病率也有增加,而艾滋病(AIDS)患者的神经系统弓形虫病则报道更多,其中少数也形成脑脓肿,甚至多发性脑脓肿。这表明一些原属于机会性或条件性致病菌(病原生物)现在变得更为活跃。另一方面,在广谱抗生素和激素的广泛使用中,耐药人群普遍增加,同时,大量消耗病、恶性病患者的免疫功能受损、吸毒人群增加等,脑脓肿的凶险因素在增加,脑脓肿菌群变化的概率也在上升。

二、病原学

(一)脑脓肿病菌的变化

脑脓肿的病原生物虽有细菌、真菌和原虫,但主要病原是细菌。在过去 50 年中,脑脓肿的致病菌有较大的变化,抗生素应用以前,金黄色葡萄球菌占 25%～30%,链球菌占 30%,大肠埃希菌占 12%。20 世纪 70 年代葡萄球菌感染下降,革兰阴性杆菌上升,细菌培养阴性率达 50% 以上。认为此结果与广泛应用抗生素控制较严重的葡萄球菌感染有关。国内的这方面变化也类似。天津科研人员调查,从 1980—2000 年的细菌培养阳性率依次为链球菌 32%,葡萄球菌 29%,变形杆菌 28%,与 1952—1979 年的顺序正好相反,这主要与耳源性脑脓肿减少有关。

其次,20世纪80年代以来厌氧菌培养技术提高,改变了过去50％培养阴性的结果。北京研究人员曾统计脑脓肿16例,其中厌氧菌培养阳性9例,未行厌氧菌培养7例,一般细菌培养都阴性。厌氧菌培养需及时送检,注意检验方法。目前,实际培养阳性率仍在48％～81％。

(二)原发灶与脑脓肿菌种的关系

原发灶的病菌是脑脓肿病菌的根源。脑脓肿的菌种繁多,南非最近一组121例脓液培养出细菌33种,50％混合型。但各种原发灶的病菌有常见的范围。耳、鼻源性脑脓肿以链球菌和松脆拟杆菌多见;心源性则以草绿色链球菌、厌氧菌、微需氧链球菌较多;肺源性多见的是牙周梭杆菌、诺卡菌和拟杆菌;外伤和开颅术后常是金黄色葡萄球菌、表皮葡萄球菌及链球菌(表3-1)。事实上,混合感染和厌氧感染各占30％～60％。

表 3-1　原发灶、病原体、入颅途径及脑脓肿定位

原发灶、感染途径	主要病菌	脑脓肿主要定位
一、邻近接触为主		
中耳炎、乳突炎;邻近接触;血栓静脉炎逆行感染	需氧或厌氧链球菌、松脆拟杆菌(厌氧)、肠内菌群	颞叶(多)、小脑(小)(表浅、单发多);远隔脑叶或对侧
筛窦炎、额窦炎(蝶窦炎)	链球菌、松脆拟杆菌(厌氧)、肠内菌群、金色葡萄球菌、嗜血杆菌	额底、额板(垂体、脑干、颞叶)
头面部感染(牙、咽等)	牙周梭杆菌、松脆拟杆菌(厌氧)、链球菌	额叶多(多位)
二、远途血行感染		
先天性心脏病(心内膜炎)	草绿链球菌、厌氧菌、微需氧链球菌(金色葡萄球菌、溶血性链球菌)	大脑中动脉分布区(可见各种部位)深部,多发,囊壁薄
肺源性感染(支气管扩张、脓胸等)	牙周梭杆菌、放线菌拟杆菌、星形诺卡菌	同上部位
其他盆腔、腹腔脓肿	肠内菌群、变形杆菌混合	同上部位
三、脑膜开放性感染		
外伤性脑脓肿	金色葡萄球菌、表皮葡萄球菌	依异物、创道定位
手术后脑脓肿	链球菌、肠内菌群、梭状芽孢杆菌	脑脊液瘘附近
四、免疫源性脑脓肿		
艾滋病、恶性病免疫抑制治疗等	诺卡菌、真菌、弓形虫、肠内菌群	似先心病
新生儿	枸橼酸菌、变形杆菌	单或双额(大)
五、隐源性脑脓肿	链球菌、葡萄球菌、初油酸菌	大脑、鞍区、小脑

(三)病原体入颅途径和脑脓肿定位规律

1.邻近结构接触感染

(1)耳源性脑脓肿:中耳炎经鼓室盖、鼓窦、乳突内侧硬脑膜板入颅,易形成颞叶中后部、小脑侧叶前上部脓肿最为多见。以色列一组报道中提到,28例中耳炎颅内并发症8种,依次是脑膜炎、脑脓肿、硬脑膜外脓肿、乙状窦血栓形成、硬脑膜下脓肿、静脉窦周脓肿、横窦和海绵窦血栓形成。表明少数可通过逆行性血栓性静脉炎,至顶叶、小脑蚓部或对侧深部白质形成脓肿。

(2)鼻窦性脑脓肿:额窦或筛窦炎易引起硬脑膜下或硬脑膜外脓肿,或额极、额底脑脓肿。某医院1例小儿筛窦炎引起双眶骨膜下脓肿,后来在MRI检查发现脑脓肿,这是局部扩散和逆行性血栓性静脉炎的多途径入颅的实例。蝶窦炎偶尔可引起垂体、脑干、颞叶脓肿。

（3）头面部感染引起：颅骨骨髓炎、先天性皮窦、筛窦骨瘤、鼻咽癌等可直接伴发脑脓肿；牙周脓肿、颌面部蜂窝织炎、腮腺脓肿等可以通过面部静脉与颅内的吻合支；板障静脉或导血管的逆行感染入颅。斯洛伐尼亚1例患者换乳牙时自行拔除，导致了脑脓肿。

2.远途血行感染

（1）细菌性心内膜炎：由菌栓循动脉扩散入颅。

（2）先天性心脏病：感染栓子随静脉血不经肺过滤而直接入左心转入脑。

（3）发绀型心脏病：易有红细胞增多症，血黏度大，感染栓子入脑易于繁殖。此类脓肿半数以上为多发、多房，少数呈痈性，常在深部或大脑各叶，脓肿相对壁薄，预后较差。

（4）肺胸性感染：如肺炎、肺脓肿、支气管扩张、脓胸等，其感染栓子扩散至肺部毛细血管网，可随血流入颅。

（5）盆腔脓肿：可经脊柱周围的无瓣静脉丛，逆行扩散到椎管内静脉丛再转入颅内。柏林1例肛周脓肿患者，术后1周出现多发性脑脓肿，探讨了这一感染途径。

3.脑膜开放性感染

外伤性脑脓肿和开颅术后脑脓肿属于这一类。外伤后遗留异物或脑脊液时，偶尔会并发脑脓肿，常位于异物处、脑脊液瘘附近或在创道的沿线。

4.免疫源性脑脓肿

自从1981年发现艾滋病的病原体以来，其普遍流行的程度不断扩大，影响全球。一些艾滋病患者继发的机会性感染，特别是细菌、真菌、放线菌及弓形虫感染造成的单发或多发性脑脓肿日渐增多。这不仅限于艾滋病，许多恶性病和慢性消耗病如各种白血病、中晚期恶性肿瘤、重型糖尿病、顽固性结核病等，其机体的免疫力低下，尤其是在城市患者的耐药菌种不断增加，炎症早期未能控制，导致脑脓肿形成的观察上升。

5.隐源性脑脓肿

临床上找不到原发灶，此型有增加趋势。天津有学者长期进行对照研究发现，本型已从过去10％上升到42％，认为与抗生素广泛应用和标本送检中采取、保存有误有关。一般考虑还是血源性感染，只是表现隐匿。另外，最近欧美、亚洲都有一些颅内肿瘤伴发脑脓肿的报道，似属隐源性脑脓肿。

鞍内、鞍旁肿瘤合伴脓肿，认为属窦源性；矢状窦旁脑肿瘤，暗示与窦有关；1例颞极脑膜瘤的瘤内、瘤周白质伴发脓肿，术后培养出B型链球菌和冻链球菌，与其最近牙槽问题有关，可能仍为血行播散；小脑转移癌伴发脓肿，曾有2例分别培养出初油酸菌、凝固酶阴性型葡萄球菌，其中1例，尸检证实为肺癌。

三、病理学基础

脑脓肿的形成因细菌毒力不同有很大差异。斯坦福大学的Britt、Enrmann等分别以需氧菌（α-溶血性链球菌）和厌氧混合菌群（松脆拟杆菌和能在厌氧条件下生长的表皮葡萄球菌）做两种试验研究，并以人的脑脓肿结合CT检查和临床进行系统研究。认为脑肿瘤的分期为自然形成，各期紧密相连而重点有别，但影响因素众多，及早而有效的药物治疗可改变其进程。

（一）需氧菌脑脓肿4期的形成和发展

1.脑炎早期（1～3天）

化脓性细菌接种后，出现局限性化脓性脑炎，血管出现脓性栓塞，局部炎性浸润，中心坏死，周围水肿,周围有新生血管。第 3 天 CT 强化可见部分性坏死。临床以急性炎症突出,卧床不起。

2.脑炎晚期(4~9 天)

坏死中心继续扩大,炎性浸润以吞噬细胞,第 5 天出现成纤维细胞,并逐渐成网包绕坏死中心。第7天,周围新生血管增生很快,围绕着发展中的脓肿。第 5 天 CT 扫描可见强化环,延迟 CT,10~15 分钟显强化结节。临床有缓解。

3.包囊早期(10~13 天)

10 天形成薄囊,脑炎减慢,新生血管达最大程度,周围水肿减轻,反应性星形细胞增生,脓肿孤立。延迟 CT 的强化环向中心弥散减少。

4.包囊晚期(14 天以后)

包囊增厚,囊外胶质增生显著,脓肿分 5 层:①脓腔;②成纤维细胞包绕中心;③胶原蛋白囊;④周围炎性浸润及新生血管;⑤星形细胞增生,脑水肿。延迟强化 CT 增强剂不弥散入脓腔。临床突显占位病变。

(二)厌氧性脑脓肿的 3 期

从厌氧培养的专门技术发现,脑脓肿的脓液中厌氧菌的数量大大超过需氧菌。松脆拟杆菌是最常见的责任性厌氧菌,是一个很容易在人体内形成脓肿和造成组织破坏的细菌。过去从鼻旁窦、肺胸炎症、腹部炎症所造成的脑脓肿中分离出此细菌,但最多是从耳源性脑脓肿中分离出来的,其毒力很大,显然不同于上述需氧性链球菌。

1.脑炎早期(1~3 天)

这一厌氧混合菌组接种试验动物后,16 只犬出现致命感染,是一种暴发性软脑膜炎,甚至到晚期都很重。其中 25% 是广泛性化脓性脑炎,其邻近坏死中心的血管充血及血管周围出血,或血栓形成,周围积存富含蛋白的浆液及脑炎早期的脑坏死和广泛脑水肿。

2.脑炎晚期(4~9 天)

接着最不同的是坏死,速度很快,脑脓肿破入脑室占 25%(4~8 天),死亡达 56%(9/16),这在过去链球菌性脑脓肿的模型中未曾见到,表明其危害性和严重性。

3.包囊形成(10 天以后)

虽然在第 5 天也出现成纤维细胞,但包囊形成明显延迟,3 周仍是不完全性包囊,CT 扫描证实,故研究人员在包囊形成阶段不分早晚期,研究的关键是失控性感染。另外,松脆拟杆菌属内的几个种,能产生 β-内酰胺酶,可以抗青霉素,应引起临床医师的重视。

四、临床表现

脑脓肿的症状和体征差别很大,与原发病的病情,脑脓肿的病期,脑脓肿的部位、数目,病菌的毒力,宿主的免疫状态均有关。

(一)原发病的变化

脑脓肿都是在常见原发病的基础上产生的,故在耳咽鼻喉、头面部、心、肺及其他部位的感染,或脓肿后出现脑膜刺激症状,就应提高警惕,特别应该引起重视的如原来流脓的中耳炎突然停止流脓,应注意发生有脓入颅内的可能性。

(二)急性脑膜脑炎症状

任何脑脓肿都是从脑膜脑炎开始,最早可表现为头痛伴发高热,甚至寒战等全身不适和颈部活动受限。突出的头痛可占 70％～95％，常为病侧更痛，局部叩诊时有定位价值，更多的是全头痛，药物难以控制。半数患者可伴颅内压增高，表现尚有恶心、呕吐，常有嗜睡和卧床不起。

(三)脑脓肿的局灶征

在脑脓肿取代脑膜脑炎的过程中，体温下降，精神好转，不出数天，因脓肿的扩大，又再次卧床不起。一方面头痛加重、视盘水肿、烦躁或反应迟钝；另一方面局灶性神经体征突出，50％～80％出现偏瘫、语言障碍、视野缺损、锥体束征或共济失调的小脑病变特征。依脓肿所在部位突出相应额、顶、枕、颞的局灶征，少部分患者出现癫痫，极少数脑干脓肿可表现在本侧脑神经麻痹、对侧锥体束征。发生率依次为脑桥、中脑、延脑。近年增多的不典型"瘤型"脑脓肿可达 14％，过去起伏 2 周的病期，可延缓至数月，大部分被误诊为胶质瘤，值得注意。

(四)脑脓肿的危象

1.脑疝综合征

脑疝是脑脓肿危险阶段的临界信号，都是脑脓肿增大到一定体积时脑组织横形或纵形移位，脑干受压使患者突然昏迷或突然呼吸停止而致命。关键是及早处理脑脓肿，识别先兆症状和体征，避免做使颅内压增高的动作，避免不适当的操作，特别要严密和善于观察意识状态。必要时应积极锥颅穿刺脓肿或脑室，迅速减压。

2.脑脓肿破裂

脑脓肿的脑室面脓肿壁常较薄，在不适当的穿刺或穿透对侧脓壁时，可自发性破裂，破入脑室或破入蛛网膜下腔。出现反应时，伴有头痛、高热、昏迷、角弓反张等急性室管膜炎或脑膜炎症状，应及时脑室外引流，积极抢救，以求逆转症状。

五、特殊检查

(一)CT 和 MRI 扫描

1.脑炎早晚期(不足 9 天)

CT 平扫，1～3 天，就出现低密度区，但可误为正常。重复 CT 见低密度区扩大。CT 增强，3 天后即见部分性强化环。MRI 扫描长 T_2 的高信号较长 T_1 的低信号水肿更醒目。4～9 天，CT 见显著强化环。延迟 CT 扫描(30～60 秒)强化剂向中心弥散，小的脓肿显示强化结节。

2.包囊晚期(超过 10 天)

CT 平扫，低密度区边缘可见略高密度的囊壁，囊外为水肿带。MRI T_1 见等信号囊壁，囊壁内外为不同程度的长 T_1；T_2 的低信号囊壁介于囊壁内外的长 T_2 之间，比 CT 清晰。CT 增强，见强化囊壁包绕脓腔。延迟 CT(30～60 秒)，强化环向中央弥散减少，14 天以后不向中央弥散。T_1 用 Gd-DTPA 增强时，强化囊壁包囊绕脓腔比 CT 反差更明显。

3.人类脑脓肿的 CT 模式

早年 8 例不同微生物所致人类脑脓肿的 CT 模式可供参考。上述图型各取自系列 CT 扫描之一，但处于脑脓肿的不同阶段。①不同微生物：细菌性脑脓肿(A、D、E、G、H)；真菌性脑脓肿(C、F)；原虫性脑脓肿(B)。②不同时期：脑炎早期(A、B、C)；脑炎晚期(D)；包囊早期(E、F)；包囊晚期(G、H)。③不同数量：单发脑脓肿(D～G)；多发脑脓肿(A～C，H)。④各种脑脓肿：星形诺卡菌脑脓肿(A)；弓形虫性脑脓肿(B)；曲霉菌脑脓肿(C)；肺炎链球菌脑脓肿(D)；微需氧链球菌脑脓肿(E)；红花尖镰孢霉菌脑脓肿(F)；牙周梭杆菌脑脓肿(G)；分枝杆菌、绿色链球菌、肠菌性多发性后颅凹脑脓肿(H)。

(二)DWI 及 MRS 检查

1.弥散加权磁共振扫描(DWI)

脑脓肿的诊断有时与囊性脑瘤混淆。近年来,有多篇报道用 DWI 来区别。土耳其一组研究人员收集脑脓肿病例 19 例,其中 4 例 DWI 是强化后高信号,由于水分子在脓液和囊液的弥散系数(ADC)明显不同,脓液的 ADC 是低值,4 例平均为(0.76 ± 0.12)mm/s;8 例囊性胶质瘤和 7 例转移瘤的 DWI 是低信号,ADC 是高值,分别为(5.51 ± 2.08)mm/s 和(4.58 ± 2.19)mm/s,$(P=0.003)$。当脓液被引流后 ADC 值升高,脓肿复发时 ADC 值又降低。

2.磁共振波谱分析(MRS)

这是利用磁共振原理测定组织代谢产物的技术。脑脓肿和囊肿都可以检出乳酸,许多氨基酸是脓液中粒细胞释放蛋白水解酶,使蛋白水解成的终产物;而胆碱又是神经脂类的分解产物,因此,MRS 检出后两种即标志着脓肿和肿瘤的不同成分。印度一组研究显示,42 例脑部环状病变,用 DWI、ADC 和质子 MRS(PMRS)检查其性质。29 例脑脓肿的 ADC 低值为(0.9 ± 1.3)mm/s,PMRS 出现乳酸峰和其他氨基酸峰(琥珀酸盐、醋酸盐、丙氨酸等);另 23 例囊性肿瘤的 ADC 高值 (1.7 ± 3.8)mm/s,PMRS 出现乳酸峰及胆碱峰。结果表明脓肿和非脓肿显然不同。

(三)其他辅助检查

1.周围血常规

白细胞计数、红细胞沉降率、C 反应蛋白升高,属于炎症。

2.脑脊液

白细胞计数轻度升高,蛋白升高显著是一特点。有细胞蛋白分离趋势。

3.X 线

可查原发灶。过去应用的脑血管造影、颅脑超声波、同位素扫描等现已基本不用。

六、诊断及特殊类型脑脓肿

典型的脑脓肿诊断不难,一个感染的病史,近期有脑膜脑炎的过程,发展到颅内压增高征象和局灶性神经体征,加上强化头颅 CT 和延时 CT 常可确诊。必要时可做颅脑 MRI 及 Gd-DTPA强化。对"瘤型"脑脓肿,在条件好的单位可追加 DWI、MRS 进一步区别囊型脑瘤。条件不够又病情危重则有赖于直接穿刺或摘除,以达诊治双重目标。脑结核瘤,都有脑外结核等病史,可以区别。耳源性脑积水、脓性迷路炎都有耳部症状,无脑病征,CT 无脑病灶。疱疹性局限性脑炎,有时突然单瘫,CT 可有低密度区,但范围较脓肿大,CSF 以淋巴增高为主,无中耳炎等病灶,必要时活检区别。

鉴于病原体的毒力、形成脑脓肿快慢、患者的抵抗力等有很大差异,特别是近年一些流行病学的新动向,简单介绍几种特殊类型的脑脓肿,便于加深对某些特殊情况的考虑和鉴别。

(一)硬脑膜下脓肿

脑膜瘤是脑瘤的一种,硬脑膜下脓肿也应该是脑脓肿的一种,但毕竟脓肿是在硬脑膜下腔,由于这一解剖特点脓液可在腔内自由发展,其速度更快,常是暴发性临床表现,很快恶化,在 1949 年前悉数死亡,是脑外科的一种严重急症。

硬脑膜下脓肿 2/3 由鼻旁窦炎引起,多见于儿童。最近,澳洲一组报道显示 10 年内颅内脓肿 46 例,儿童硬脑膜下脓肿 20 例(43%),内含同时伴脑脓肿者 4 例。

典型症状是鼻旁窦炎、发热、神经体征的三联征。鼻旁窦炎所致者眶周肿胀$(P=0.005)$和

45

畏光($P=0.02$)。意识变化于 $24\sim48$ 小时占一半，头痛、恶心、呕吐常见，偏瘫、失语、局限性癫痫突出，易发展到癫痫持续状态，应迅速抗痫，否则患者病情很快恶化。诊断基于医师的警觉，CT 扫描可能漏诊，MRI 冠状位、矢状位能见颅底和突面的新月形 T_2 高信号灶更为醒目。英国 66 例的经验主张开颅清除，基于：①开颅存活率高，该文开颅组 91％ 存活，钻颅组 52％ 存活。②钻颅残留脓多，他们在 13 例尸检中 6 例属于鼻窦性，其中双侧 3 例，在纵裂、枕下、突面、基底池周围 4 个部位残留脓各 1 例。另 1 例耳源性者脓留于颅底、脑桥小脑角和多种部位。③开颅便于彻底冲洗，他们提出，硬脑膜下脓液易凝固，超 50％ 是厌氧菌和微需氧链球菌混合感染，用含氯霉素 1 g/50 mL 的生理盐水冲洗效果较好。另外，有医师认为症状出现后 72 小时内手术者，终残只有 10％；而 72 小时以后手术者，70％ 非残即死。有一种亚急性术后硬脑膜下脓肿，常在硬脑膜下血肿术后伴发感染，相当少见。

（二）儿童脑脓肿

儿童由于其抵抗力弱，一旦发生脑脓肿较成人更危险。一般 15 岁以下的小儿占脑脓肿总数的 1/3 或小半。据卡拉其、Atig 等的报道儿童脑脓肿的均龄在 (5.6 ± 4.4) 岁。北京一组病例显示平均为 6.68 岁，小于 10 岁的可占 4/5，两组结果类似。以上两组均以链球菌为主。

儿童脑脓肿的表现为发热、呕吐、头痛和癫痫的四联征。北京组查见视盘水肿占 85％，显示儿童的颅内压增高突出，这与小儿病程短（平均约 1 个月）、脓肿发展快、脓肿体积大有关（$3\sim5$ cm 占 50％，$5\sim7$ cm 占 32％，大于 7 cm 占 18％）。另外，小儿脑脓肿多见的是由发绀型先天性心脏病等血行感染引起，可占 37％。加上儿童头面部吻合静脉逆行感染及肺部感染，或败血症在 Atig 组就占 23％，故总的血源性脑脓肿超过 50％，因而多发性脑脓肿多达 30％～42％，这就比较复杂。总之，由于小儿脑脓肿的自限能力差、脓肿体积大、颅内压高、抵抗力又弱等特点，应强调早诊早治。方法以简单和小儿能承受的为主。手术切除在卡拉其的 30 例中占 6 例，但 5 例死亡。故决定处理方式应根据经验、技术条件、患者情况等全面考虑。

（三）新生儿脑脓肿

新生儿脑脓肿在 100 年前已有报道，但在 CT 启用后发现率大增。巴黎研究人员一次报道新生儿脑脓肿 30 例，90％ 为变形杆菌和枸橼酸菌引起。有人认为此种新生儿脑脓肿是上述两菌所致的白质坏死性血管炎，脑坏死是其特殊表现。另外，此种新生儿脑脓肿 67％（20/30）伴广泛性脑膜炎，43％（13/30）伴败血症。由于脑膜炎影响广泛，所以较一般新生儿脑脓肿（链球菌、肠内菌引起）更为严重。

新生儿脑脓肿在生后 7 天发病占 2/3（20/30），平均 9 天（$1\sim30$ 天）。癫痫为首发症状占 43％，感染为首发症状占 37％，而急性期癫痫增多达 70％（21/30），其中呈持续状态占 19％（4/21），说明其严重性。脑积水达 70％（14/20），主要是脑膜炎性交通性脑积水。CT 扫描 28 例中多发性脑脓肿 17（61％），额叶 22（79％），其中单侧 12 例，双侧 10 例，大多为巨大型，有 2 例贴着脑室，伸向整个大脑半球。

处理：单纯用药物治疗 5 例，经前囟穿吸注药 25 例（83％）。经前囟穿吸注药 1 次治疗 56％（14/25），平均 2 次（$1\sim6$ 次）。其中脑内穿刺 15 例（60％），仅 20％ 合并脑积水；脑后穿刺 10 例，内 70％ 合并脑积水。单纯用药 5 例（不穿刺），其中 4 例发展成脑积水。上述巴黎的 30 例中，17 例超过 2 年的随访，只有 4 例智力正常，不伴发抽风。CT 扫描显示其他患者遗留多种多样的脑出血、梗死和坏死，均属于非穿刺组。从功能上看，早穿刺注药者预后好，不穿刺则差。关于用药，新型头孢菌素＋氨基糖苷的治疗方案是重要改进，他们先用庆大霉素＋头孢氨噻，后来用丁胺卡那＋头孢曲松,均有高效。新德里最近用亚胺培南/西司他汀(泰能)对1例多发性脑脓肿的新生儿治疗,多次穿刺及药物治疗,4周改变了预后。

(四)诺卡菌脑脓肿

诺卡菌脑脓肿原来报道很少,但近20年来,此种机会性致病菌所致的脑脓肿的报道增加很快。诺卡菌可见于正常人的口腔,革兰阳性,在厌氧或微需氧条件下生长。属于放线菌的一种,有较长的菌丝,发展缓慢而容易形成顽固的厚壁脓肿,极似脑瘤,过去的病死率高达75％,或3倍于其他细菌性脑脓肿。但由于抗生素的发展,病死率已迅速降低。

诺卡菌有百余种,引起人类疾病的主要有6种,但以星形诺卡菌最为多见,常由呼吸道开始,半数经血播散至全身器官,但对脑和皮下有特别的偏爱。20世纪50年代有人综合68例中肺占64.7％,皮下32.3％,脑31.8％,互有并发,心、肾、肝等则很少。威斯康星1例13岁女孩,诊为风湿热,脑血管造影定位,整块切除,脓液见许多枝片状菌丝,术后经青霉素治愈。

时至今日,CT、MRI的强化环可精确定位。墨西哥1例DWI的高信号,PMRS检出乳酸峰、氨基酸峰,可定位与定性,用磺胺药(TMP/SMZ)可治愈。欧美有些报道从分子医学定性,通过16S rDNA PCR扩增法及hsp 65序列分析,属诺卡菌基因。

处理:TMP/SMZ可透入CSF,丁胺卡那、亚胺培南/西司他汀(泰能)、头孢曲松、头孢噻肟均有效。由于为慢性肉芽肿性脑脓肿,切除更为安全。

(五)曲霉菌脑脓肿

曲霉菌是一种广泛存在于蔬菜、水果、粮食中的真菌,其孢子可引起肺部感染,是一种条件致病菌,当机体抵抗力低下时,可经血液循环播散至颅内,造成多发或多房脑脓肿。最多见的有烟曲霉菌和黄曲霉菌,可发生于脑的任何部位。广州于近3年报道了2例肺和脑的多发性烟曲霉菌脑脓肿。纽约报道1例眶尖和脑的多发性烟曲霉菌并诺卡菌脑脓肿。此两患者都先有其他疾病,说明抵抗力降低在先。广州的病例先有胆管炎、肺炎、伴胸腔积液,后来发现脑部有11个脑脓肿(2～3 cm居多)。纽约的病例先有脊髓发育不良性综合征、贫血和血小板缺乏症,以后眶尖和脑部出现许多强化环(脑脓肿),先后活检,发现不同的致病菌。病程相当复杂,均出现偏瘫,前者曾意识不清,多处自发性出血;后者有失控性眼后痛,发展成海绵窦炎,表现出第Ⅳ～Ⅵ对脑颅神经麻痹,中途还因坏死性胆管炎手术1次。处理结果尚好,两者都用两性霉素,前者静脉和鞘内并用,脓肿和脑室引流,后者加用米诺环素和亚胺培南/西司他汀(泰能),分别于4个半月和半年病灶全消,但后者于2年后死于肺炎。

曲霉菌脑脓肿的CT、MRI检查与其他脑脓肿类似。麻省总医院曾研究6例,其DWI为高信号,但ADC均值较一般脑脓肿为低,(0.33±0.60)mm/s,此脓液反映为高蛋白液。

处理:主张持积极态度。过去在免疫缺陷患者发生曲霉菌脑脓肿的死亡率近乎100％。加州大学对4例白血病伴发本病患者,在无框架立体定向下切除多发脑脓肿及抗真菌治疗,逆转了病情,除1例死于白血病外,3例有完全的神经病学恢复。最近,英国1例急性髓性白血病伴发本病,用两性霉素,伊曲康唑几乎无效,新的伏立康唑由于其血-脑屏障(BBB)的穿透力好,易达到制真菌浓度而治疗成功。

(六)垂体脓肿

垂体脓肿自首例报道至1995年已经约有100例的记载。最近10年,仅北京两单位报道就有12例。

从发病机制来看,有两种意见,一类是真性脓肿,有人称原发性垂体脓肿,通过邻近结构炎症播散,或远途血行感染,或头面部吻合血管逆行感染,使正常垂体感染形成脓肿,或垂体瘤伴发脓肿;另一类是类脓肿,即继发性垂体脓肿,是指垂体瘤、鞍内颅咽管瘤等情况下,局部血液循环紊乱,瘤组织坏死、液化,也形成脓样物质,向上顶起鞍隔,压迫视路,似垂体脓肿,但不发热,培养也无细菌生长,实际有所不同。

垂体脓肿常先有感染症状,同时有鞍内脓肿膨胀的表现,剧烈头痛和视力骤降是两大特点。Jain 等指出视力、视野变化可占 75%~100%。最近,印度 1 例 12 岁女孩,急性额部头痛,双视力严重丧失,强化 MRI 诊断,单用抗生素治疗。但垂体脓肿大多发展缓慢,1 年以上的占多数,突出表现是垂体功能衰减,尤其是较早出现垂体后叶受损的尿崩症多见。协和医院 7 例垂体脓肿患者中 5 例有尿崩,天坛医院 2 例垂体脓肿患者在 3 个月以内就出现尿崩,其中 1 例脓液培养有大肠埃希菌。日本有 1 例 56 岁男性,垂体脓肿,同时有无痛性甲状腺炎、垂体功能减退和尿崩症,Matsuno 等认为是漏斗神经垂体炎或淋巴细胞性腺垂体炎,但在术前和组织病理检查前鉴别诊断是困难的。这是慢性的真性垂体脓肿。由于垂体瘤的尿崩症只占 10%,故常以此区别两病。另外,垂体脓肿的垂体功能普遍减退是第 3 个特点,协和医院一组的性腺、甲状腺、肾上腺等多项内分泌功能检查低值,更为客观,并需用皮质醇来改善症状。

重庆今年报道 1 例月经紊乱、泌乳 3 个月,催乳素(PRL)457.44 ng/mL,术中抽出黏稠脓液,镜检有大量脓细胞,病理见垂体瘤伴慢性炎症,最后诊断是继发于垂体瘤的垂体脓肿。

鉴别垂体瘤囊变或其他囊性肿瘤,MRI 的 DWI 和 ADC 能显示其优越性。处于早期阶段,甲硝唑和第 3 代头孢菌素就可以对付链球菌,拟杆菌或变形杆菌,若已成大脓肿顶起视路,则经蝶手术向外放脓,电灼囊壁使其皱缩最为合理。

七、处理原则

(一)单纯药物治疗

理想的治疗是化脓性脑膜脑炎阶段消炎,防止脑脓肿的形成。最早是 1971 年有报道单纯药物治疗成功。1980 年加州大学(UCSF)的研究,找出成功的因素是用药早、脓肿小、药效好、CT 观察好。该组 8 例的病程平均 4.7 周。成功的 6 例直径平均 1.7 cm(0.8~2.5 cm),失败的则为 4.2 cm(2~6 cm)($P<0.001$),故主张单纯药物治疗要小于 3 cm。该组细菌以金黄色葡萄球菌、链球菌和变形杆菌为主,大剂量(青、氯、新青)三联治疗[青霉素 1 000 万 U,静脉注射,每天 1 次,小儿 30 万 U/(kg·d);氯霉素 3~4 g,静脉注射,每天 1 次,小儿 50~100 mg/(kg·d);半合成新青Ⅰ、新青Ⅲ大于 12 g,静脉注射,每天 1 次,4~8 周,对耐青者],效果好。CT 观察 1 个月内缩小,异常强化 3 个半月内消退,25 个月未见复发。

归纳指征:①高危患者;②多发脑脓肿,特别是脓肿间距大者;③位于深部或重要功能区;④合并室管膜炎或脑膜炎者;⑤合并脑积水需要脑脊髓液(CSF)分流者。方法和原则同上述成功的因素。

(二)穿刺吸脓治疗

鉴于上述单纯药物治疗的脑脓肿直径都小于 2.5 cm,导致推荐直径大于 3 cm 的脑脓肿就需要穿刺引流。理论是根据当时哈佛大学有学者研究,发现穿透 BBB 和脓壁的抗生素,尽管其最小抑菌浓度已经超过,但细菌仍能存活,此系抗生素在脓腔内酸性环境下失效。故主张用药的同时,所有脓液应予吸除,特别在当今立体定向技术下,既符合微创原则,又可直接减压。另外,还可以诊断(包括取材培养),且能治疗(包括吸脓、冲洗、注药或置管引流)。近年报道,经 1~

2次穿吸,治愈率达80%～90%。也有人认为几乎所有脑脓肿均可穿刺引流和有效的抗生素治疗。钻颅的简化法为床旁锥颅,解除脑疝最快,更受欢迎。

(三)脑脓肿摘除术

开颅摘除脑脓肿是一种根治术,但代价较大,风险负担更重。指征:①厚壁脓肿;②表浅脓肿;③小脑脓肿;④异物脓肿;⑤多房或多发性脓肿(靠近);⑥诺卡菌或真菌脓肿;⑦穿刺失败的脑脓肿;⑧破溃脓肿;⑨暴发性脑脓肿;⑩脑疝形成的脓肿。开颅后可先于穿刺减压,摘除脓肿后可依情况内、外减压。创腔用过氧化氢(双氧水)及含抗生素溶液冲洗,应避免脓肿破裂,若有脓液污染更应反复冲洗。术后抗生素均应4～6周。定期CT复查。

(四)抗生素的联用

脓肿的微生物性质是脑脓肿治疗的基础,脓液外排和有效抗生素的应用是取得疗效的关键,由于近年来大量广谱抗生素的问世,对脑脓肿的治疗确实卓有成效,病死率大为降低。同时,因为脑脓肿的混合感染居多,目前采用的三联、四联用药,疗效尤其突出。

早年的抗生素(青霉素、氯霉素、新青霉素),对革兰阴性、革兰阳性、需氧、厌氧菌十分敏感,从心、肺来的转移性脑脓肿疗效肯定。对耳、鼻、牙源性脑脓肿同样有效。现在常用的抗生素(青霉素、甲硝唑、头孢),由于甲硝唑对拟杆菌是专性药,对细菌的穿透力强,不易耐药,价廉,毒副作用少,在强调厌氧菌脑脓肿的今天,此三联用药已成为首选,加上第三代头孢菌素对需氧菌混合感染也是高效。上两组中偶有耐甲氧西林的金黄色葡萄球菌(MRSA),可将青霉素换上万古霉素,这是抗革兰阳性球菌中最强者,对外伤术后的脑脓肿高效。用甲硝唑、头孢治疗儿童脑脓肿也有高效。伏立康唑治霉菌性脑脓肿,磺胺(TMP/SMZ)治疗诺卡菌脑脓肿,都是专性药。头孢曲松及丁胺卡那治枸橼酸菌新生儿脑脓肿也具有特效,已见前述。亚胺培南/西司他汀(泰能)对老年人、幼儿、免疫力低下者,对绝大多数厌氧、需氧、革兰阴性、革兰阳性菌和多重耐药菌均具强力杀菌作用,是目前最广谱的抗生素,可用于危重患者。脑脓肿破裂或伴有明显脑膜炎时,鞘内注药也是一种方法,其剂量是丁胺卡那每次10 mg,庆大霉素每次2万U,头孢曲松(罗氏芬)每次25～50 mg,万古霉素每次20 mg,半合成青霉素苯唑西林每次10 mg,氯唑西林每次10 mg,小儿减半,生理盐水稀释。

(贾军生)

第二节　脑蛛网膜炎

脑蛛网膜炎是一种继发于颅内非化脓性感染的组织反应性改变,以蛛网膜增厚、粘连和囊肿形成为主要特征。脑蛛网膜因浆液性炎症发生增厚、粘连和囊肿,引起对脑和脑神经的压迫和供血障碍。好发于中青年。其主要病理改变是局限性或弥漫性蛛网膜与软脑膜的慢性反应性炎症,蛛网膜增厚、粘连,部分脑组织、脑血管、室管膜和脉络丛也可有不同程度的炎症改变。因此,以往文献中又称浆液性脑膜炎、局限性粘连性蛛网膜炎、假性脑瘤和良性颅内压增高症。

一、病因与分型

(一)病因

1.感染

(1)颅内感染细菌、真菌、病毒和各种寄生虫病等引起的各种类型脑膜炎、脑脊髓膜炎脓肿等均可引起蛛网膜炎,其中最常见为结核性感染。

(2)颅脑邻近病灶感染蝶窦、额窦等的感染灶易引起视交叉部位的蛛网膜炎,中耳炎与乳突炎易引起颅后窝蛛网膜炎,尚有扁桃体炎、上呼吸道感染等,亦可引起蛛网膜炎。

(3)全身感染可由感冒、风湿热、盆腔炎、败血症等引起。

2.外伤

颅脑损伤、颅脑手术后等。

3.颅内原发病灶并发症

如脱髓鞘疾病、脑血管硬化等血管病变及脑表浅肿瘤。

4.医源性因素

鞘内注射某些药物,如抗生素、抗肿瘤药物、造影剂、麻醉剂等均可引起蛛网膜炎。

(二)分型

1.根据不同病程中组织形态学改变分为3型

(1)炎症型:主要在急性期,表现为炎性细胞浸润,有轻度纤维增殖。

(2)纤维型:多见于亚急性期,主要以网状层纤维增殖为主要表现。

(3)增殖型:主要为内皮细胞增殖,多见于慢性期,此型多见。

2.根据手术所见分为3型

(1)斑点型:蛛网膜上散在白色斑点或花纹。

(2)粘连型:蛛网膜呈不规则增厚,并与软脑膜、脑表面及血管、神经呈片状或条索样粘连。

(3)囊肿型:在蛛网膜粘连的基础上形成囊肿,内含无色透明脑脊液,或黄绿色囊液,囊内可有间隔,囊肿增大可出现占位效应。

上述3型可同时存在,或以某一型为主要表现。

二、临床表现

(一)起病方式

可呈急性、亚急性和慢性起病。

(二)炎症表现

急性、亚急性的患者可有不同程度的发热、全身不适及脑膜刺激征等症状,慢性起病者炎症表现不明显。

(三)脑部受损表现

脑蛛网膜炎的部位不同,临床表现也不同。

1.视交叉区蛛网膜炎

这是颅底蛛网膜炎最常见的受累部位,表现为额部及眶后疼痛,视力、视野障碍,视盘呈炎性改变、水肿,原发性或继发性萎缩,累及丘脑下部时可有垂体机能异常,如嗜睡、轻度尿崩、性机能减退等。多数颅内压正常。

2.颅后窝蛛网膜炎

约占脑蛛网膜炎的 1/3,又分为 3 亚型。

(1)中线型:最常见,侵犯枕大池区,粘连阻塞中孔、侧孔或枕大孔,引起梗阻性脑积水导致颅内压增高,病程发展快,一般病情较重。累及延髓时可发生真性延髓性麻痹。

(2)小脑凸面型:病程可达 1～3 年,表现为慢性颅内压增高及小脑体征。

(3)桥小脑角型:出现脑桥小脑角综合征,如眩晕、眼震、病侧耳鸣及耳聋、周围性面瘫、颜面疼痛及感觉减退、共济失调等。如累及颈静脉孔区,可出现病变侧颈静脉孔综合征,即同侧舌咽、迷走及副神经受累。颅内压增高较少。病程较缓慢,可长达数年。

3.大脑半球凸面蛛网膜炎

病变发展慢,可反复发作,可长达数月或数年,主要累及大脑半球凸面及外侧裂,表现为头痛、精神症状及癫痫发作。无或轻度偏瘫、偏侧感觉障碍及失语等。

4.混合型

以上各型蛛网膜炎可混合存在,如大脑凸面、颅底和环池等广泛粘连,引起交通性脑积水,主要表现颅内压增高,局灶性体征不明显。

(四)脊髓受损表现

脑蛛网膜炎可并发脊髓蛛网膜炎,出现相应的脊髓症状。

三、辅助检查

(一)腰椎穿刺

早期可压力正常,多数患者脑脊液压力有轻度升高,有脑积水者压力多显著增高。急性期脑脊液白细胞计数多稍有增加($50 \times 10^6/L$ 以下),以淋巴细胞为主,慢性期可正常。蛋白定量可稍增高。

(二)CT 扫描

可显示局部囊性低密度改变,脑室系统缩小、正常或一致性扩大。通过扫描可排除其他颅内占位性病变。

(三)MRI 扫描

对颅底、颅后窝显示比 CT 扫描更清晰,排除颅内占位性病变,有助于本病的诊断。

四、诊断

单独依靠临床表现诊断不易,须结合辅助检查、综合分析才能明确诊断。在诊断时,应了解患者是否有引起蛛网膜炎的原发病因如颅内外感染、颅脑损伤及手术、蛛网膜下腔出血等病史。症状常有自发缓解或在感冒、受凉和劳累时加重或复发,局灶体征轻微或呈多灶性,症状多变等特点。

五、鉴别诊断

(一)颅后窝中线区肿瘤

颅后窝中线型蛛网膜炎须与该区肿瘤相鉴别,包括小脑蚓部肿瘤、第四脑室肿瘤。该区肿瘤儿童多见,且常为恶性髓母细胞瘤,症状发展快、病情严重,可出现脑干受压征、小脑体征、脑积水及双侧锥体束征。

(二)脑桥小脑角区肿瘤

脑桥小脑角型蛛网膜炎应与该区肿瘤相鉴别,该区肿瘤多为听神经瘤、脑膜瘤及表皮样囊肿。听神经瘤及脑膜瘤,可早期出现听神经损害症状,随后出现面神经、三叉神经及小脑损害症状;表皮样囊肿早期多出现三叉神经痛症状。颅骨 X 线片,听神经瘤可出现内听道口破坏与扩大,脑膜瘤可有岩骨破坏及钙化。CT 或 MRI 扫描可确定诊断。

(三)鞍区肿瘤

视交叉部位的蛛网膜炎须与该区肿瘤相鉴别,该区最常见肿瘤为垂体腺瘤、颅咽管瘤及脑膜瘤。垂体腺瘤绝大多数早期出现内分泌障碍,眼底及视野改变比较典型;颅咽管瘤多见于儿童,X 线平片鞍上可有钙化;鞍结节脑膜瘤,表现为视神经慢性受压的视力减退和视野障碍,后期出现原发性视神经萎缩。这些病变经 CT 和 MRI 扫描,各有病变特点,鉴别不难。

(四)大脑半球凸面肿瘤

大脑半球凸面蛛网膜炎与大脑半球表浅胶质瘤、血管瘤、转移瘤及结核球等病变相鉴别,这些病变绝大多数可通过 CT 或 MRI 扫描,作出明确诊断。

六、治疗

(一)非手术治疗

1.抗感染治疗

可根据感染灶的部位和感染性质,选择恰当的抗生素治疗。对于结核引起的蛛网膜炎应常规给予抗结核药物治疗。激素也有明显的抗炎作用,并且对预防和治疗蛛网膜粘连均有较好的疗效,尤其是在蛛网膜炎的早期,在应用抗生素的同时,应给予激素治疗,包括适量鞘内应用地塞米松。

2.降低颅内压力

根据颅内压增高的程度,选择口服或静脉应用脱水剂。重复腰椎穿刺,每次缓慢放液 $10\sim20$ mL,也有降低颅内压与减轻蛛网膜粘连的作用。

3.其他药物

适当选择改善脑组织营养及血运的药物,如 ATP、辅酶 A、维生素 B_6、维生素 C、烟酸、地巴唑、山莨菪碱(654-2)、曲克芦丁(维脑路通)等。

(二)手术治疗

1.开颅蛛网膜粘连松解切除术

对颅后窝中线型蛛网膜炎有第四脑室正中孔和小脑延髓池粘连者,可手术分离、松解、切除,疏通正中孔,必要时可切开下蚓部,保证正中孔通畅。对脑桥小脑角和小脑半球的蛛网膜粘连和囊肿,可行剥离松解、切除。对于视交叉部位的蛛网膜炎,经非手术治疗效果不佳或病情恶化者,可开颅行粘连及囊肿分离,切除绞窄性纤维带和压迫神经的囊肿,有效率为 $30\%\sim40\%$,故术后仍应继续各种综合治疗。

2.脑脊液分流术

对于枕大池广泛粘连,无法剥离,可试行第四脑室-枕大池分流术,或先行枕肌下减压术,最后再做脑室-腹腔分流术。弥漫性蛛网膜炎导致梗阻性或交通性脑积水明显者,可行脑室-腹腔分流术。

3.单纯蛛网膜囊肿切除术

此适用于蛛网膜囊肿引起癫痫、颅内压增高或其他神经功能障碍者。

4.腰椎穿刺

术后应反复腰椎穿刺释放脑脊液,并应用激素。每次10～20 mL,亦可同时注入滤过氧或空气10～20 mL。

七、预后

各种治疗方法均有一定疗效,但病灶完全消退者少见。可自行缓解或治疗后好转又复发。因此,患者可能长期存在一些症状,时轻时重。一般不会影响生命。

(贾军生)

第三节　脑真菌性肉芽肿

脑真菌性肉芽肿是一种深部真菌感染,虽不是新生物,但属于颅内占位性病变,所以也引起颅内压增高及局限性脑定位征。真菌感染比细菌感染少见得多,但随着广谱抗生素、肾上腺皮质激素和免疫抑制剂的广泛、长期应用,真菌感染的发生率已有所提高。

一、病因

脑真菌性肉芽肿由引起深部组织感染的真菌侵入脑内而形成。真菌侵入脑的方式,常先从呼吸道吸入,形成肺部病灶,再由肺经血行播散于全身器官和入颅。少数真菌(如曲霉菌、放线菌和芽生菌)可经口腔、鼻腔、鼻旁窦、眼眶、脊椎骨等处的病灶直接侵入中枢神经系统,个别病例可经腰穿、手术植入而发生脑部真菌感染。患有单核-吞噬细胞系统恶性肿瘤、糖尿病等患者较易发生本病。

引起脑真菌性肉芽肿的真菌较多,如放线菌、念珠菌、隐球菌、新型隐球菌、粗球孢子菌、星形诺卡菌、荚膜组织胞浆菌及曲霉菌等。以新型隐球菌及曲霉菌等较多见。其感染主要有3种形式:脑膜炎、脑膜脑炎和肉芽肿。脑膜炎主要影响脑基底部,炎症侵入血管周围间隙即构成脑膜脑炎。当真菌侵入脑内时即形成肉芽肿,常为多发,肉芽肿周围可有包膜。

二、临床表现

(一)年龄、性别

本病可发生于任何年龄,但2/3病例发生在30～50岁,男性多于女性。

(二)病程

本病多慢性或亚急性发展,病程数周至半年,偶有超过1年者,少数病例可有缓解和复发。未经治疗者多死亡。

(三)症状、体征

大多数患者在原发病变症状尚不明显时,即出现神经系统症状。临床表现酷似颅内肿瘤,有颅内压增高和局灶性神经体征。患者一般有低热,首发症状多为头痛,伴恶心、呕吐,有颈项强直等脑膜刺激征,严重者可出现意识障碍,常伴因颅底蛛网膜粘连引起的交通性脑积水。

三、辅助检查

(一)腰椎穿刺和脑脊液检查

大多数颅内压增高,脑脊液可呈无色透明或黄色混浊状,白细胞增多,以淋巴细胞为主,一般在$3×10^8$/L以下,蛋白增高,糖和氯化物皆降低。脑脊液涂片,墨汁染色可找到隐球菌。补体结合试验和乳胶凝集试验,可测定患者脑脊液或血清中抗原和抗体,如脑脊液中含抗原而无抗体,提示病变仍属活动期。

(二)CT 扫描

隐球菌脑膜炎可表现脑基底池模糊变形,不对称,强化明显。脑实质内肉芽肿呈等密度或高密度影。强化扫描显示大小不一、多发、边界清晰的中等强化结节,或呈不均匀性强化或环形强化,周围脑水肿不明显,有时伴有钙化。

(三)MRI 扫描

表现为脑基底池 T_1 和 T_2 弛豫时间略缩短,而脑池的信号增强,强化扫描表现为基底池明显强化,与低信号的脑组织形成明显对比,此为隐球菌性脑膜炎的特点。

四、诊断

本病的重要诊断依据是脑脊液涂片染色、培养和接种或脑组织和肉芽组织标本的病理检查发现病原菌。真菌皮肤试验阳性反应,其他器官、组织发现真菌感染等有辅助诊断价值。根据临床表现,起病缓慢,病程较长,伴有脑膜刺激征、颅内压增高等改变,结合其他辅助检查,可做出诊断,若脑脊液涂片找到真菌即可确诊。

五、鉴别诊断

本病的临床表现和脑脊液检查与结核性脑膜炎相似,故应反复做脑脊液检查和涂片,如查到真菌有助于鉴别诊断。

六、治疗

(一)手术治疗

真菌感染一旦形成肉芽肿,则药物治疗难以消除,手术切除为主要手段,但手术前后都需要用抗真菌药物治疗,并对原发感染灶进行系统治疗。

(二)药物治疗

目前治疗真菌的药物有两性霉素 B、氟康唑、氟胞嘧啶等。

对不同的真菌需用不同的药物,可以合并用药,如两性霉素 B 对隐球菌、球孢子菌、念珠菌等效果较好,制霉菌素对隐球菌、念珠菌等效果较好,克霉唑对念珠菌、球孢子菌等有效,两性霉素 B 和氟康唑合用治疗隐球菌致病疗效更佳,大剂量青霉素、林可霉素、氯霉素对放线菌感染有效。

(1)两性霉素 B 仍是目前治疗中枢神经系统隐球菌感染的首选药物,首次剂量 1 mg/d,静脉滴入,注意本药禁溶于生理盐水中。以后根据患者的耐受性每天增加 2~5 mg,直至 1 mg/(kg・d),但浓度不能超过0.1 mg/mL,每次静脉滴入的时间至少 6 小时,并避光。新型隐球菌合成荚膜时需要维生素 B_1,故应用两性霉素 B 治疗过程中避免使用维生素 B_1,并注意低维生素 B_1 饮食 3 个月以上。由于本药不易透过血-脑屏障,故常同时鞘内给药。

（2）咪康唑为广谱抗真菌药，毒性低，较安全，可鞘内注射，1次用量为20 mg，3～7天1次。

（3）氟尿嘧啶由于能通过血-脑屏障，可与两性霉素B合用。两性霉素B的剂量为0.3 mg/(kg·d)，不但可减少两性霉素B的毒性，还可减少耐药性。全疗程6周。此药的不良反应是抑制骨髓，一旦出现，则只能停用。

上述药物应用的期限要根据脑脊液常规、生化、涂片检查和培养结果决定是否停药。

（贾军生）

第四节 椎管内寄生虫病

椎管内寄生虫病变极为少见，常为脑部寄生虫病变的综合征，但远比脑寄生虫病变为少。常见寄生虫为猪囊虫、狗包虫、血吸虫及肺吸虫等。寄生虫侵入椎管内途径有两种，囊虫、包虫和血吸虫经血液循环（动脉或静脉）而进入椎管内；肺吸虫直接在组织间移行，经椎间孔侵入椎管内。病变早期由于免疫反应的缘故，可引起脊髓及周围组织的急性炎症反应；病变晚期可形成寄生虫肉芽肿或脓肿，从而引起脊髓压迫。

一、脊髓囊虫病

本病是由猪绦虫的蚴虫寄生于脊髓所致。流行于我国北方大部分地区。感染途径主要是经粪-口传播，即人吃了被蚴虫卵污染的食物后，虫卵在胃肠道内被消化成蚴虫，穿过胃肠道黏膜经血液循环而遍布全身，经过2～4个月发育为成虫。本病常并发于脑囊虫病，占神经系统囊虫病的2%～5%。囊虫可造成对脊髓的化学性刺激和机械性压迫，引起脊髓炎、脊膜炎、动脉炎、局部囊肿、局部肉芽肿或脓肿等病理改变。本病多为脑内囊虫向脊髓内播放，故患者除有脑部症状外，还出现脊髓症状。虫体可在脊髓、蛛网膜下腔的任何水平定居，从而引起相应部位以下的运动、感觉和括约肌功能障碍表现。病灶为多发性，术中可见神经根被增厚的蛛网膜和退化的囊肿所包绕。

患者血液或脑脊液的非直接抗囊虫抗原的血球凝集试验和补体结合试验阳性，还可用凝胶沉淀、免疫电泳、计数电泳或免疫荧光等试验检测血液和脑脊液的反应。脊髓造影可显示椎管内梗阻。CT及MRI扫描更有助于诊断。

对本病的治疗应采用药物治疗为主，手术治疗为辅的方法。一般患者对驱虫剂的反应良好，多数可经药物治疗而达痊愈。部分患者在服用药物一段时间后可出现不良反应，此主要是因死亡的囊虫引起的感染反应所致，加服类固醇类药物可防治这种不良反应，目前比较有效的药物为Praziguantel。一般经过药物治疗3个月后病情无好转或出现脊髓受压的情况时，应做手术将囊虫摘除。

二、脊椎棘球蚴病

本病是由狗绦虫的幼虫（六钩蚴虫）侵入脊椎骨内所致。感染途径主要为人吃了被狗绦虫卵污染的食物，虫卵在十二指肠孵化为六钩蚴虫后穿过肠壁进入门静脉系统，随血液循环散步全身。约2%的棘球蚴病发生在骨，而骨棘球蚴病中的50%发生在脊椎，脊椎棘球蚴病约占中枢神经系统棘球蚴病的18%。此病在我国西北的牧区流行。胸椎和腰骶椎是最常见受累部位。虫体在骨小梁间生长并破坏骨质，一旦虫体的破坏突破骨皮质和骨膜，则进入硬脊膜外腔和脊髓周围组织,脊髓将受压迫。一般虫体只在骨膜或韧带下繁殖,故椎间盘很少受累。病灶由大小不等的囊腔组成,囊液内富含包虫的头节。当病变限于骨质内时,病程很长且患者可无任何症状。当病变突破骨皮质而侵犯神经根和脊髓时,可出现疼痛和瘫痪。脊柱 X 线平片检查可见椎体内多处小腔隙样骨质破坏,很少有骨质增生,椎间隙正常。CT 扫描病灶低密度改变,当病变侵入椎管内时,脊髓有低密度区且硬脊膜外间隙增宽。脊髓造影可有蛛网膜炎表现。血和脑脊液补体结合试验阳性。

手术是唯一有效的治疗方法。当病灶局限于骨内时,手术切除效果好。当发生椎管内突破后,不仅要做骨的刮除,也要用高渗盐水作椎管内冲洗、浸泡,目的是用渗透压的改变杀死包虫头节。当脊椎骨缺损较大时,可用身体其他骨做骨移植。手术中囊肿破坏后,囊液中的头节外溢,是造成术后复发的主要原因。

三、脊髓血吸虫病

当人被血吸虫感染后,虫卵可随血液循环到达全身各部位而寄生,虫卵沉积在脊柱静脉丛和脊髓内时,引起本病的发生。病灶多位于腰骶节段。绝大多数病灶内只有虫卵,极少见有成虫。国外报道孟氏血吸虫更易在脊髓内寄生。我国流行的主要是日本血吸虫,尚未见脊髓血吸虫报告。虫卵引起的主要病理改变为急性脊髓炎、脊髓血管炎性反应和寄生虫肉芽肿形成,机体对感染的反应程度与免疫系统功能状态有关,特别是由细胞介导的免疫反应。在急性期,患者可表现有急性发作的共济失调、下肢轻瘫、感觉异常或感觉丧失及括约肌功能障碍。当为慢性病程时(2 个月至 6 年),主要为髓内或脊膜肉芽肿引起的占位效应。患者血液检查可有嗜酸性粒细胞增多,脑脊液细胞数和蛋白含量增高,脊髓造影常显示腰段有梗阻,CT 及 MRI 扫描可有脊髓肿胀或病灶。

对急性脊髓炎型病例,可用抗血吸虫药物治疗。当患者有急性截瘫或全身情况恶化时,应紧急做椎板切除术,对因慢性肉芽肿而有脊髓压迫时,可做椎板切除减压术;对肉芽肿的处理一定要慎重,可做活检而不应切除,以免引起虫卵扩散。

四、椎管内肺吸虫病

本病是肺吸虫成虫穿过膈肌以下的各椎间孔直接进入椎管内所致。当人生食含有肺吸虫囊蚴的蟹或蝲蛄后,囊蚴的外壁被胃液消化,幼虫穿过肠壁进入腹腔,靠其蠕动力穿过软组织而进入椎管内。病灶多位于硬脊膜外腔,也可位于硬脊膜下或脊髓内。本病约占中枢神经系统肺吸虫病的 10%。

由于成虫在椎管内的移行,其代谢产物和虫卵的沉积所引起的炎症反应,其病理改变多样,主要有多隧道的肉芽肿或多房性脓肿形成,脊髓的炎症反应,最终导致占位压迫和脊髓萎缩。病变早期的临床表现呈多样性且不典型,主要为腰背部疼痛和感觉异常;晚期由于脊髓受压、萎缩,可出现肢体瘫痪、感觉障碍和括约肌功能障碍。

临床诊断主要依靠患者有食石蟹和/或蝲蛄史,或有肺部肺吸虫表现,出现进行性脊髓受压的症状和体征,血液嗜酸性粒细胞增高,应考虑有椎管内肺吸虫的可能。血液和脑脊液补体结合试验阳性对诊断有帮助。MRI 和 CT 扫描可显示椎管多囊或脓肿腔改变。药物对椎管内肺吸虫病无显著治疗效果。

对有脊髓受压者,应积极做手术治疗,对肉芽肿和脓肿应予切除和引流;术中应仔细寻找成虫并予以去除;当病灶与脊髓有粘连时,以不损伤脊髓为原则。

(黄晓成)

第四章

神经系统功能性疾病

第一节 特发性面神经炎

一、概述

特发性面神经炎是指原因未明的、茎乳突孔内面神经非化脓性炎症引起的、急性发病的面神经麻痹。发病率为 20.0/10 万～42.5/10 万,患病率为 258/10 万。

二、病因与病理生理

病因未明。可能因受到风寒、病毒感染或自主神经功能障碍,局部血管痉挛致骨性面神经管内的面神经缺血、水肿、受压而发病。

三、诊断步骤

(一)病史采集要点

1.起病情况

急性起病,数小时至 3～4 天达到高峰。

2.主要临床表现

多数患者在洗漱时感到一侧面颊活动不灵活,口角漏水、面部㖞斜,部分患者病前有同侧耳后或乳突区疼痛。

3.既往病史

病前常有受凉或感冒、疲劳的病史。

(二)体格检查要点

(1)一般情况好。

(2)查体可见一侧周围性面瘫的表现:病侧额纹变浅或消失,不能皱额或蹙眉,眼裂变大,闭眼不全或不能,试闭目时眼球转向外上方,露出白色巩膜称贝耳现象;鼻唇沟变浅,口角下垂,示齿时口角㖞向健侧,鼓腮漏气,吹口哨不能,食物常滞留于齿颊之间。

(3)鼓索神经近端病变,可有舌前 2/3 味觉减退或消失,唾液减少。

(4)镫骨肌神经病变,出现舌前 2/3 味觉减退或消失与听觉过敏。

（5）膝状神经节病变，除上述表现外还有乳突部疼痛，耳郭和外耳道感觉减退，外耳道或鼓膜出现疱疹，见于带状疱疹引起的膝状神经节炎，称 Hunt 综合征。

（三）门诊资料分析

根据急性起病，典型的周围性面瘫症状和体征，可以做出诊断。但是必须排除中枢性面神经麻痹、耳源性面神经麻痹、脑桥病变、吉兰-巴雷综合征等。

（四）进一步检查项目

（1）如果疾病演变过程或体征不符合特发性面神经炎时，可行颅脑 CT/MRI、腰穿脑脊液检查，以利于鉴别诊断。

（2）病程中的电生理检查可对预后作出估计。

四、诊断对策

（一）诊断要点

急性起病，出现一侧周围性面瘫的症状和体征可以诊断。

（二）鉴别诊断要点

1.中枢性面神经瘫

局限于下面部的表情肌瘫痪，而上面部的表情肌运动如闭目、皱眉等动作正常，且常伴有肢体瘫痪等症状，不难鉴别。

2.吉兰-巴雷综合征

可有周围性面瘫，但多为双侧性，可以很快出现其他颅神经损害，有对称性四肢弛缓性瘫痪、感觉和自主神经功能障碍，脑脊液呈蛋白-细胞分离。

3.耳源性面神经麻痹

多并发中耳炎、乳突炎、迷路炎等，有原发病的症状和体征，头颅或耳部 CT 或 X 线片有助于鉴别。

4.后颅窝病变

如肿瘤、感染、血管性疾病等，起病相对较慢，有其他脑神经损害和原发病的表现，颅脑 MRI 对明确诊断有帮助。

5.莱姆病

莱姆病是由蜱传播的螺旋体感染性疾病，可有面神经和其他脑神经损害，可单侧或双侧，伴有多系统损害表现，如皮肤红斑、血管炎、心肌炎、脾大等。

6.其他

如结缔组织病、各种血管炎、多发性硬化、局灶性结核性脑膜炎等，可有面神经损害，伴有原发病的表现，要注意鉴别。

五、治疗对策

（一）治疗原则

减轻面神经水肿和压迫，改善局部循环，促进功能恢复。

（二）治疗计划

1.药物治疗

（1）糖皮质激素：起病早期 1～2 周内应用，有助于减轻水肿。泼尼松 30～60 mg/d，连用

5～7天后逐渐减量。地塞米松 10～15 mg/d,静脉滴注,1 周后改口服渐减量。

(2)神经营养药:维生素 B_{12}(每次 500 μg,隔天 1 次,肌内注射)、维生素 B_1(每次 100 mg,每天 1 次,肌内注射)、地巴唑(30 mg/d,口服)等可酌情选用。

(3)抗病毒治疗:对疑似病毒感染所致的面神经麻痹,应尽早使用阿昔洛韦(1～2 g/d),连用10～14 天。

2.辅助疗法

(1)保护眼睛:采用消炎性眼药水或眼药膏点眼,带眼罩等预防暴露性角膜炎。

(2)物理治疗:如红外线照射、超短波透热等治疗。

(3)运动治疗:可采用增强肌力训练、自我按摩等治疗。

(4)针灸和低脉冲电疗:一般在发病 2～3 周后应用,以促进神经功能恢复。

3.手术治疗

病后半年或 1 年以上仍不能恢复者,可酌情施行面-舌下神经或面-副神经吻合术。

(三)治疗方案的选择

对于药物治疗和辅助疗法,可以数种联用,以期促进神经功能恢复,针灸和低脉冲电疗应在水肿消退后再行选用。恢复不佳者可考虑手术治疗。

六、病程观察及处理

治疗期间定期复诊,记录体征的变化,调整激素等药物的使用。鼓励患者自我按摩,配合治疗,早日康复。

七、预后评估

70%的患者在 1～2 个月内可完全恢复,20%的患者基本恢复,10%的患者恢复不佳,再发者约占0.5%。少数患者可遗留有面肌痉挛、面肌联合运动、耳颞综合征和鳄泪综合征等后遗症状。

(孙希鹏)

第二节　三叉神经痛

三叉神经痛是一种原因未明的三叉神经分布区内短暂、突发、反复发作的剧烈疼痛,又可称为原发性三叉神经痛。

一、病因及病理

尚无统一观点。以往认为原发性三叉神经痛无明确的原因和特殊的病理改变。近年在感觉根切除术时活检发现部分纤维脱髓鞘或髓鞘增厚、轴索变细或消失,推测可能为三叉神经脱髓鞘后产生的异位冲动而引起的疼痛。部分患者后颅窝可有小的异常血管团或动脉硬化斑块压迫三叉神经根或延髓外侧面,后者手术治疗效果较好。部分患者手术后可复发,用以上原因难以解释。

二、临床表现

（一）发病年龄

以中老年多见，70％～80％在40岁以上。女性略多于男性，男：女为（2：3）～（1：2）。发病率为4.3/10万。

（二）疼痛的分布

大多数为单侧一支，以第三支受累最多见，其次是第二支，第一支受累最少见。

（三）症状和体征

三叉神经分布区内突发的、剧烈的放射样、电击样、撕裂样或刀割样疼痛而无任何先兆，突然出现突然停止。口角、鼻翼、颊部和舌等部位最敏感，轻触即可诱发，故成为"触发点"或"扳机点"。疼痛可引起反射性面肌抽搐，称为"痛性抽搐"。严重者洗脸、刷牙、说话、咀嚼等均可诱发，以至不敢做以上动作，导致面部不洁和疼痛侧皮肤粗糙。发作持续时间数秒至2分钟。每天可发作数次，持续数天、数周或数月。间歇期完全正常，但很少自愈。神经系统检查一般无局灶性定位体征。

三、诊断和鉴别诊断

（一）诊断

根据疼痛部位、发作特点、疼痛的性质和"扳机点"等特点及神经系统无阳性体征即可确诊。

（二）鉴别诊断

根据是否有神经系统受累局灶体征与其他原因导致的三叉神经痛鉴别。

1.继发性三叉神经痛

多表现为持续性疼痛，客观上可有面部感觉减退和角膜反射迟钝及合并其他颅神经受累的体征。常见的原因有多发性硬化、延髓空洞症、脑桥小脑角肿瘤及转移瘤等。

2.舌咽神经痛

舌咽神经痛是局限在舌咽神经分布区内的发作性剧烈疼痛，疼痛性质和发作持续时间与三叉神经痛相似。另外还应与牙痛鉴别，后者多为持续钝痛、局限在牙龈部、对冷、热食物刺激较敏感，局部X线检查有助于诊断。

四、治疗

（一）药物治疗

1.卡马西平

0.1～0.2 g，每天2～3次，通常0.6～0.8 g/d，最大剂量1.0～1.2 g/d。疼痛停止后逐渐减量。服药时应注意不良反应如眩晕、走路不稳、皮疹、白细胞减少、再生障碍性贫血及肝功能损害等。

2.苯妥英钠

0.1 g，每天3次，0.6 g/d。主要不良反应有牙龈肿胀、皮疹、共济失调及肝功能损害等。

3.氯硝西泮

4～6 mg/d，老年人应注意嗜睡、共济失调及短暂性精神错乱等不良反应，停药后可消失。

4.其他药物

凯扶兰、扶他林、阿司匹林及泰诺等。

(二)局部封闭治疗

疼痛限于上颌支者可行无水乙醇局部封闭。

(三)经皮三叉神经节射频热凝疗法

经皮三叉神经节甘油注射,使神经节破坏,可导致面部感觉障碍。

(四)手术治疗

微血管减压手术、三叉神经感觉根切断术或三叉神经切断术等均可获得止痛效果,近期疗效可达到80%左右。但并发症可有面部感觉减退、听力障碍、滑车和展神经麻痹等。

(孙希鹏)

第三节 舌咽神经痛

舌咽神经痛是一种出现于舌咽神经分布区的阵发性剧烈疼痛。疼痛的性质与三叉神经痛相似,Harris(1921)提出舌咽神经痛是另一种独立的神经痛之前,它和三叉神经痛常被混为一谈。本病远较三叉神经痛少见,为三叉神经的1/85~1/70。男女发病率无差异,多于40岁以上发病。

一、病因与病理

原发性舌咽神经痛的病因,迄今不明,多无明确的病理损害,可能为舌咽及迷走神经的脱髓鞘性病变引起舌咽神经的传入冲动与迷走神经之间发生短路的结果。以致轻微的触觉刺激即可通过短路传入中枢,中枢传出的冲动也可通过短路再传入中枢,这些冲动达到一定总和时,即可激发上神经节及岩神经节、神经根而产生剧烈疼痛。近年来神经血管减压术的开展,发现舌咽神经痛患者椎动脉或小脑后下动脉压迫于舌咽及迷走神经上,解除压迫后症状缓解,这些患者的舌咽神经痛可能与血管压迫有关。舌咽神经根在进出脑桥处,即中枢与周围神经的移行区,有一段神经缺乏施万细胞的包裹,平均长度为2 mm,简称脱髓鞘区,该部位血管搏动性压迫、刺激即可出现舌咽神经分布区阵发性疼痛。造成舌咽神经根部受压的原因可能有多种情况,除血管因素外,还与脑桥小脑角周围的慢性炎症刺激有关,后者致蛛网膜炎性改变逐渐增厚,使血管与神经根相互紧靠,促成神经受压的过程。因为神经根部受增厚蛛网膜的粘连,动脉血管也受其粘连发生异位而固定于神经根部敏感区,致使神经受压和冲击而缺乏缓冲余地。舌咽神经根部与附近血管紧贴现象是本病的解剖学基础。而颈内静脉孔区蛛网膜增厚粘连造成舌咽神经根部的无法缓冲,受其动脉搏动性的压迫是病理学基础。继发性原因可能是脑桥小脑角或咽喉部肿瘤、颈部外伤、茎突过长、茎突舌骨韧带骨化等压迫刺激舌咽神经而诱发。

二、临床表现

舌咽神经痛的部位一般分为两型:①痛区始于咽壁、扁桃体窝、软腭及舌后1/3,而后放射到耳部,此型最多见;②痛区始于外耳、耳道深部及腮腺区,或介于下颌角与乳突之间,很少放射到咽侧,此型少见。偶尔疼痛仅局限在外耳道深部,这是只影响到舌咽神经的鼓支之故。可因吞咽、讲话、咳嗽、打呵欠、打喷嚏、压迫耳屏、转动头部或舌运动等刺激诱发疼痛。疼痛多骤然发生,呈阵发性电击、刀割、针刺、烧灼、撕裂样剧烈疼痛。发作短暂,一般持续数秒至数分钟,每天发作从几次到几十次不等,尤在急躁紧张时发作频繁。总的趋势是越发越频,持续时间越来越长,常有历时不等的间歇期,在此期内患者如一常人。有时在疼痛发作时尚伴有大量唾液分泌或连续不止的咳嗽,发作时患者低头不语。可伴有面红、出汗、耳鸣、耳聋、流泪、血压升高、喉部痉挛、眩晕,偶伴有心律失常如心动过速、过缓,甚或短暂停搏,以及低血压性昏厥、癫痫发作等症状。在外耳、舌根、咽后及扁桃体窝等处可有扳机点,刺激时即可发病,故患者不敢吞咽、咀嚼、说话和做头颈部转动等。疼痛亦可放射至颈或肩部。双侧舌咽神经痛者却极为罕见。神经系统检查常无异常发现,是此病的一个特征。

三、诊断

据疼痛发作的性质和特点,不难做出本病的临床诊断。有时为了进一步明确诊断,可刺激扁桃体窝的扳机点,视能否诱发疼痛。或用1%丁卡因喷雾咽后壁、扁桃体窝等处,如能遏止发作,则足以证实诊断无误。如果经喷雾上述药物后,舌咽处的疼痛虽然消失,但耳痛却仍然如前,则可封闭颈静脉孔,若能收效,说明不仅为舌咽神经痛而尚有迷走神经的耳后支参与。呈持续性疼痛或有阳性神经体征的患者,应当考虑为继发性舌咽神经痛,应做进一步检查明确病因。

四、鉴别诊断

临床上应与三叉神经痛、喉上神经痛、膝状神经痛、蝶腭神经痛、颈肌炎病和颅底、鼻咽部及脑桥小脑角肿瘤等病变引起者相鉴别。

(一)三叉神经痛

两者的疼痛性质与发作情况完全相似,部位亦与其毗邻,第3支痛时易和舌咽神经痛相混淆。二者的鉴别点为三叉神经痛位于三叉神经分布区,疼痛较浅表,扳机点在睑、唇或鼻翼,说话、洗脸、刮须可诱发疼痛发作;舌咽神经痛位于舌咽神经分布区,疼痛较深在,扳机点多在咽后、扁桃体窝、舌根,咀嚼、吞咽常诱发疼痛发作。

(二)喉上神经痛

喉深部、舌根及喉上区间歇性疼痛,可放射到耳区和牙龈,说话和吞咽可以诱发,在舌骨大角间有压痛点,用1%丁卡因卷棉片涂抹梨状窝区及舌骨大角处,或用2%普鲁卡因神经封闭,均能完全制止疼痛,可资鉴别。

(三)膝状神经节痛

耳和乳突区深部痛常伴有同侧面瘫、耳鸣、耳聋和眩晕。发作后耳屏前、乳突区及咽前柱等处可出现疱疹,疼痛呈持续性。膝状神经节痛者,在咀嚼、说话及吞咽时不诱发咽部疼痛,但在叩击面神经时可诱起疼痛发作,无扳机点。

(四)蝶腭神经节痛

此病的临床表现主要是在鼻根、眶周、牙齿、颜面下部及颞部阵发性剧烈疼痛,其性质似刀割、烧灼及针刺样,并向颌、枕及耳部等放射。每天发作数次至数十次,每次持续数分钟至数小时不等。疼痛发作时多伴有流泪、流涕、畏光、眩晕和鼻塞等,有时舌前1/3味觉减退,上肢运动无力。疼痛发作无明显诱因,也无扳机点。用1%丁卡因棉片麻醉中鼻甲后上蝶腭神经节处,5～

10 分钟后疼痛即可消失。

(五)颈肌部炎性疼痛

发病前有感冒、发热史,单个或多块颈肌发炎,引起颈部或咽部痛,运动受限,局部有压痛,有时可放射到外耳,用丁卡因喷雾咽部黏膜不能止痛。

(六)继发性舌咽神经痛

颅底、鼻咽部及脑桥小脑角肿物或炎症等病变均可引起舌咽神经痛,但多呈持续性痛伴有其他脑神经障碍或其他的神经系局限体征。X 线颅底拍片、头颅 CT 扫描及 MRI 等检查有助于病因诊断。

五、治疗

(一)药物治疗

凡治疗原发性三叉神经痛的药物均可应用于本病,可使疼痛发作次数减少或减轻,有的可消失。如卡马西平 100 mg,每天 3 次,以后每天增加 100 mg,直至疼痛停止。最大量不应超过 1 000 mg/d,以后逐渐减少,找到最小有效量,维持服用。不良反应有眩晕、恶心,部分有皮疹、白细胞减少等。苯妥英钠 100 mg,每天 3 次,最大量每天不超过 600 mg。七叶莲片 3~4 片,每天 3 次,其他镇静镇痛剂亦有疗效。

(二)局部注射疗法

经药物治疗效果不理想或症状严重者,可进行药物神经注射治疗。药物可应用无水乙醇 0.5~1.0 mL、654-2 溶液 10~40 mg,维生素 B_{12} 每次 1 000~4 000 μg。注射方法有以下两种。

1. 咽部入路

咽部喷以 1%~2%丁卡因,取长针头,用标志定出 2 cm 长针尖,经扁桃体上极外及钩状突下方进针,如注射右侧,则空针应位于左上双尖齿下方,先进针 1 cm,后再缓慢刺入 1 cm,刺中后患者即感剧烈耳痛,然后注入 2%普鲁卡因 1~2 mL,10 分钟后检查局部疼痛消失,而又无其他脑神经麻痹时,再注入药物。

2. 乳突尖端入路

患侧朝上侧卧位,常规消毒,于同侧下颌角与乳突连线的中点。以 2%普鲁卡因 2~5 mL 垂直注射于皮下 1.0~1.5 cm 深处后,用 9 号腰穿针垂直或稍向前方刺入,深度 4~5 cm,穿刺时患者可感同侧口角、舌、下唇、下颌或咽及颞部稍有麻木感。用空针抽吸无血液后,注入少量 2%普鲁卡因,5~10 分钟后可出现同侧咽壁不同程度瘫痪及感觉障碍,吞咽困难,声嘶,出现同侧 Horner 征或出现同侧抬肩及胸锁乳突肌无力等。再缓慢注入药物。注 654-2 及维生素 B_{12} 时每周治疗 2~3 次,10 次为 1 个疗程。

(三)射频电凝术

Isamat 等(1981)与 Salar 等(1983)报告穿刺颈静脉孔用射频电凝舌咽神经,治疗舌咽神经痛。具体方法是患者仰卧于放射摄片台上,术中在血压及心电监护下施行,当出现血压下降和心率下降时,表明发生了必须予以避免的迷走神经受累。电极作用面积 7 mm^2,穿刺的进针点在口角外侧 35 mm,下方 0.5 mm。术者将定标放在患者口腔控制电极穿刺方向,当遇到骨组织时,摄侧位片和沿电极方向的斜位片。根据摄片中颈静脉孔的位置,在电视下纠正穿刺方向,使电极尖到达颈静脉孔神经部。先用 0.1~0.3 V 低电压刺激,若出现半侧咽、扁桃体和外耳道感觉异常,且无副神经反应和血压与心电图改变,表明穿刺部位正确。于是缓缓持续升温,若无迷走神经反应出现,升温至 65～70 ℃,电凝 60 秒即可造成孤立的舌咽毁损灶。若在升温过程中出现迷走神经反应,应立即停止电凝,并给阿托品 0.5～1.0 mL,数分钟内可恢复,复发后可重复电凝。

(四)手术治疗

舌咽神经痛严重,而保守治疗无效者应考虑手术治疗。

1.延髓束切断术

20 世纪 60 年代初,有人应用延髓束切断术来治疗舌咽神经痛,当时疗效满意。因为这些神经纤维下降的水平不确定,如在近第四脑室下段切断,可产生共济失调步态,靠下则可能得不到需要的麻木范围,故未被普遍采用。

2.舌咽神经根切断术

局麻或全麻下耳后切口,乙状窦下缘入路开颅。打开硬脑膜,放出脑脊液减压,抬起小脑,暴露出颈静脉孔,辨认汇集在该孔的舌咽、迷走及副神经。舌咽神经位于最前方,单根较粗,与迷走神经之间有明显的狭窄间隙。迷走神经由数根细小纤维束所组成。局麻时分离迷走神经时可引起呕吐,用神经钩将舌咽神经钩起,这时将引起剧烈疼痛,如疼痛部位与临床相符,可用钩刀或微型剪刀将神经切断。如疼痛部位涉及外耳深部,为迷走神经耳支影响所致,应同时切断迷走神经前方 1～2 根根丝。切断舌咽神经时少数可有血压上升,切断迷走神经时有时可心脏发生期外收缩、血压下降、心跳停止等不良反应,手术时应密切观察。神经切断后疼痛不再发作,同侧舌后 1/3 味觉丧失,软腭、扁桃体区及舌根部麻木,咽部干燥不适,轻度软腭下垂及短暂性吞咽困难。自神经血管减压术应用临床后,不仅解除了疼痛,又保留了神经的完整,优点较多。但有的患者术中未发现压迫的血管,手术仍有一定的复发率,故神经切断术仍然是本病治疗的有效方法之一。

3.神经血管减压术

麻醉、切口、骨窗形成和硬脑膜切开均与面肌痉挛微血管减压术相同。显露颈静脉孔和舌咽、迷走、副神经,将小脑半球向内上方牵开,刺破蛛网膜,放出脑脊液,待脑压降低后,将小脑半球向后内和上方牵开,找出颈静脉孔和舌咽、迷走、副神经。舌咽和迷走两神经自脑干发出后,向前、向内走行至颈静脉孔、副神经根与脑桥小脑角处向前行走。舌咽神经仅一根,且较迷走神经粗大,单独自蛛网膜包裹,独自穿过一个硬脑膜孔,很容易与迷走神经的根区别。显露压迫神经的血管襻。多在舌咽、迷走神经出脑干处,可见椎动脉或小脑后下动脉压迫神经。在显微镜下细心游离压迫神经的动脉,并在神经与血管间填入适当大小的涤纶片或特氟隆棉(Teflon)。对与舌咽神经粘连的增厚蛛网膜和小脑亦应进行松解。然后使患者试咽口水或饮少许液体,如疼痛消失,手术即告成功。

六、预后

舌咽神经痛如不给予治疗,一般不会自然好转,疼痛发作逐渐频繁,持续时间越来越长,严重影响患者的生活及工作。

(孙希鹏)

第四节 偏侧面肌痉挛

偏侧面肌痉挛指仅限于一侧面部的阵发、不自主的阵挛性抽搐,通常无神经系统其他阳性体征。偏侧面肌痉挛也可以是特发性面神经麻痹的暂时性或永久性后遗症。

一、病因及病理

病因尚不明确,可能与面神经的异位兴奋点传导所致有关。部分患者是由于面神经进入脑干处被异常微血管襻、动脉硬化斑块压迫所致,减压手术可收到明显的疗效。少数患者可由椎-基底动脉系统的动脉瘤或脑桥小脑角肿瘤压迫所致。

二、临床表现

起病隐袭,中年以后多见,女性多于男性,大多数为单侧受累。早期多从眼轮匝肌开始,表现为间歇性轻度抽搐,逐渐缓慢地扩散到一侧面肌,口角肌肉最易受累,口角抽搐也最易引起注意。严重者可累及同侧的颈阔肌。抽搐的程度轻重不等,精神紧张、情绪激动、劳累和自主运动均可使抽搐加重,入睡后抽搐消失。神经系统检查无其他阳性体征。

三、诊断和鉴别诊断

根据本病发作的特点、面肌痉挛的表现和神经系统检查无其他阳性体征即可确诊。但需与以下疾病鉴别。

(一)继发性面肌痉挛
各种原因所致的脑干病变、脑桥小脑角肿瘤、延髓空洞症和颅脑外伤等均可出现面肌抽搐。局限性面肌抽搐也可是部分性运动性癫痫的表现。详细的神经系统检查、头颅 CT 和 MRI 及脑电图检查有助于鉴别。

(二)Meige 综合征
也称特发性眼睑痉挛-口下颌肌张力障碍综合征。好发于老年女性,通常伴有双侧眼睑痉挛、口舌和喉肌张力障碍。

(三)功能性眼睑痉挛
好发于老年女性,通常累及双侧眼睑,而颜面下部不受累。

(四)习惯性面肌抽搐
常见于儿童和青壮年。与精神因素有关,通常表现为双侧短暂的面部肌肉收缩。

(五)药物所致的面肌运动障碍
奋乃静、三氟拉嗪及甲氧氯普胺等可导致面肌不自主运动。服药史是确诊的依据。

四、治疗

(一)药物治疗
(1)氯硝西泮,口服 0.5 mg,每天 2～3 次,逐渐增加剂量至发作控制或出现不良反应,国外成人最大剂量可达 20 mg。

(2)卡马西平,口服 0.1 g,每天 3 次,剂量逐渐增加至 0.8~1.2 g/d,2/3 患者有效。

(3)苯妥英钠,口服 0.1~0.2 g,每天 3 次。

(4)巴氯芬(baclofen),小剂量开始服用,可逐渐加至 30~40 mg/d。

(二)A 型肉毒毒素(botulinum toxin type A,BTX)局部注射

目前是治疗肌张力障碍最安全、有效和常用的方法。疗效平均可维持 3~6 个月。常见的并发症是暂时性眼睑下垂。

(三)乙醇注射疗法

以上治疗无效者,可试用 50%乙醇 1 mL 皮下面神经分支阻滞,或茎乳孔处面神经干注射 0.3~0.4 mL 阻滞。

(四)手术治疗

(1)面神经主干或分支切断术,其目的是破坏面神经的传导功能,使其瘫痪,有肯定的疗效,但也有复发。

(2)微血管减压手术,治愈率可达 60%。

(孙希鹏)

第五节　交感神经疾病

交感神经是自主神经系统的一部分,受脑内交感中枢调控,同时有其自主性活动。丘脑下部的后部与延髓内的蓝斑是交感神经的中枢,丘脑下部的前部是副交感的中枢。交感神经支配内脏、心血管与腺体的功能。交感神经的初级中枢位于 $T_{1~2}$ 和腰髓的灰质外侧角内,周围部分包括椎旁节和由其分支组成的交感干、椎前丛和骶前节,以及位于内脏器官内的终节与分支。

临床上一些疾病的病因与交感神经功能失调有关,常见的有灼性神经痛、红斑性肢痛症、闭塞性脉管炎、多汗症等。此类疾病发病机制不明,但采用交感神经切除术治疗效果良好。

一、手掌多汗症

(一)概述

手掌多汗症简称手汗症,是东方人的常见病,女性(57.2%)多于男性(42.7%),发病年龄 15~44 岁,平均 24.5 岁,家族遗传发生率 13%。患者除手掌多汗外,身体其他部位均健康。多汗现象常与情绪有关,精神紧张、恐惧、焦虑时加重,患者可伴发手足发凉、发绀现象。

(二)诊断

手汗症的诊断多无困难,患者常同时出现足底多汗、腋窝多汗,多数患者左右手症状对称,部分不对称。患者掌指皮肤可出现浸渍、角化过度,足部可发生恶臭,并发真菌感染。

(三)治疗

1.药物治疗

常用抗乙酰胆碱类药物,能抑制汗液分泌,减轻症状,不良反应为口干、视物模糊,严重者可并发青光眼、惊厥和毒性红斑。如溴丙胺太林,7.5 mg,3 次/天;格隆溴铵,1 mg,3 次/天。但药物治疗效果多不理想,且不能持久。

2.A 型肉毒素注射

将 A 型肉毒素注射到汗腺,作用于周围胆碱能末梢,阻断乙酰胆碱释放,暂时中断汗腺的分泌,从而达到治疗目的。病情复发时需重复注射。在应用肉毒素有效治疗掌部多汗症后,并不引起未治疗部位皮肤出现代偿性多汗。

3.电视内镜胸交感神经节切除术

手术切除 T_2 交感神经节治疗手汗症疗效肯定,同时对头部多汗症和腋部臭汗症也有一定的疗效。随着现代内镜技术的发展,电视辅助内镜 T_2 神经节切除已成为一项安全、有效的微创手术,该术式精确度高、损伤小、污染机会小。胸交感神经节或交感神经干切除是目前治疗手汗症唯一有效而持久的方法。

T_2 神经节的主体位置比较恒定,位于第 2 肋间,紧邻第 3 肋骨上缘、第 2 肋间神经的下方。手术切除 T_2 神经节及其交通支后,80% 患者手温会升高 2 ℃以上。若切除 T_2 神经节后手温升高未达到预期值,或企图同时治疗腋下多汗症或臭汗症,则需同时加切第 3 节段或第 1 节段下端。

代偿性多汗是胸腔镜交感神经切除术后的最常见的并发症,其发生率为 20.0%～98.5%。其他并发症有 Horner 综合征及术后血、气胸,应予以积极防治。

二、雷诺病

(一)定义

雷诺病是肢端小动脉间歇性痉挛或功能闭塞引起皮肤苍白、发绀和潮红局部缺血现象,1862年法国学者 Raynaud 首先报道本病,命名为雷诺病。病因不明。本病可能是由于支配血管的交感神经功能紊乱,引起肢端血管痉挛,局部缺血。

(二)诊断

1.检查

根据寒冷或情绪紧张后程序性的出现肢端皮肤苍白、发绀、潮红伴感觉异常,可初步诊断雷诺病,常用下列检查。

(1)局部血流测定:应用激光多普勒血流测定法和应变计体积描记法测定手指正常时和冷刺激后血流变化。

(2)冷激发试验:将患指(趾)浸入 4 ℃凉水 4～5 分钟,3/4 患者可诱发发作。

(3)动脉造影:可发现患肢动脉管腔变窄,内膜欠光滑,严重的可闭塞,动脉内注射盐酸妥拉唑啉后再次造影可见血管痉挛解除。

2.临床表现

雷诺病多见于青年妇女,四肢肢端均可发作,而以双侧手指对称性发作多见。寒冷刺激、情绪激动可诱发肢端小动脉痉挛,引起缺血,每次发作均程序性的经历三个阶段。

(1)缺血期:由于肢端动脉痉挛血流减少或停止,出现手指或足趾、鼻端、耳轮等处突然苍白、发僵、出冷汗、刺痛、麻木,桡动脉或足背动脉搏动正常或减弱,持续数分钟至数小时。

(2)缺氧期:局部持续缺血,肢端缺氧、发绀,皮温下降,伴感觉异常、疼痛,症状持续数小时至数天。

(3)充血期:痉挛解除后指(趾)动脉舒张,管腔完全再开放,皮肤转为潮红,脉搏有力。病情反复发作或严重晚期患者,可出现指(趾)端对称性坏疽,慢性患者可伴肢端硬化征、硬指征,并出现轻度肌肉、骨质萎缩。

(三)治疗

雷诺病的治疗包括药物治疗、手术治疗、血浆置换、肢体负压治疗等。此外,加强锻炼,增强体质,提高机体耐寒能力,减少肢体在寒冷环境中暴露的机会,注意保暖,避免精神紧张,戒烟等也是十分必要的治疗手段。

1.药物治疗

(1)钙通道阻滞剂:常用的有硝苯地平、地尔硫草、尹拉地平、氨氯地平等。硝苯地平,10～20 mg,3 次/天。地尔硫草,30～120 mg,3 次/天。

(2)血管扩张剂:常用的有盐酸妥拉唑啉,25～50 mg,3 次/天;利血平,0.25 mg,3 次/天;草酸萘呋胺,0.2 g,3 次/天。

(3)前列腺素类:依前列醇(PGI2)与前列地尔(PGE1)具有较强的血管扩张和抗血小板聚集作用,对难治患者疗效较好。

2.手术治疗

(1)电视内镜胸交感神经切除术:手术在电视胸腔镜下切除第 2、3、4 胸交感神经。

(2)指掌侧动脉末梢交感神经切除:在每一手指两侧靠近掌指关节的第一指节掌侧 1/3 处切开皮肤1.5 cm,找到指掌侧固有神经,镜下找出掌侧固有动脉,拨出进入动脉壁的神经纤维及其外膜约 1 cm。术后手指皮温升高,冷激发试验转为阴性。

三、红斑性肢痛症

(一)定义

红斑性肢痛症(EMA)是一种少见的微血管疾病,常在双侧足趾或足部对称部位产生烧灼痛,肢端小动脉扩张、充血,皮肤潮红,皮温升高,上述症状常呈发作性。红斑性肢痛症病因不明,可能是自主神经功能紊乱引起的外周血管舒张功能失调,引起肢端小动脉扩张,局部充血。EMA 的病因在于血小板的升高,血小板介导了血管的炎症及血栓。

(二)诊断

(1)根据反复发作的病史及典型的症状体征即可诊断。实验室检查可见血小板升高。局部皮肤活检可见小血管或小动脉的肌纤维增生及血栓性闭塞,且无既往曾患血管病的表现。

(2)临床表现青年患者多见,亦可见于老年人,男性患者多于女性。发作时由于皮内小动脉和毛细血管极度扩张,四肢远端充血,温度升高引起剧痛,下肢为重,皮肤潮红、发热、肿胀,双侧对称,足趾与足底烧灼、针刺样感觉。红、肿、热、痛四大症状可随环境因素、局部因素、精神状态而改变。每次发作持续数分钟至数天,反复发作,病程数年,甚至持续终生。查体可见局部皮肤潮红,压之褪色,皮温升高,超过31 ℃时就易发作。足背动脉脉搏宏大,皮肤湿润多汗。慢性患者可见皮肤萎缩、溃疡,趾甲变形。

(三)治疗

1.药物治疗

阿司匹林,每天 100 mg 以下,部分青少年治疗无效者可改用硝普钠。血管收缩类药物可收缩肢端扩张的血管以缓解症状,如甲基麦角丁醇酰胺、麻黄碱、肾上腺素等。糖皮质激素的冲击治疗可减轻症状。联合应用利血平与氯丙嗪可缓解发作。

2.局部神经阻滞疗法

于踝上做环状封闭,或行骶管硬脊膜外封闭,也可做两侧腰交感神经节阻滞,在 10 mL 的 2％利多卡因溶液内加入 0.25％丁哌卡因溶液 5 mL 和醋酸泼尼松龙 2 mL。

3.手术治疗

对于交感神经普鲁卡因组织有效的患者,如无手术禁忌,可做胸或腹交感神经切除术,手术可在腔镜下进行。其他手术方式还有脊髓后根入口区切开术、脊髓后柱电刺激术和丘脑立体定向手术。

四、灼性神经痛

(一)定义

灼性神经痛是神经创伤后的一种特殊性疼痛,多见于战伤,多为周围神经不完全损伤引起。可能是由于周围神经创伤早期,束内压力高,或慢性斑痕压迫,使交感神经纤维和感觉纤维过度兴奋,向上传导激惹丘脑和大脑皮质感觉区,产生局部剧烈的灼烧样疼痛。

(二)诊断

1.患者有明确的周围神经损伤史

伤后出现损伤区域内剧烈的灼烧样痛,有典型的症状、体征即可诊断。此外,借助相关的特殊检查有助于治疗方案的制订。

(1)交感神经阻滞:上肢灼性神经痛做颈胸神经节阻滞,下肢做腰交感神经节阻滞,比较阻滞前后疼痛程度、性质的变化及皮温变化,根据阻滞的结果制订治疗方案。

(2)酚妥拉明试验:静脉注射酚妥拉明后,每 5 分钟观察患者自发性疼痛的变化,或用刺激诱发疼痛发作。酚妥拉明试验可替代交感神经阻滞试验。试验后如果患者疼痛减轻50％,表明交感神经在疼痛中占主要成分。

2.临床表现

半数患者于伤后 24 小时内发病,其余患者多在伤后 1 个月内起病。患者出现受损神经所支配区域末梢的持续性灼烧性疼痛,也可是刺痛或刀割样痛,部分患者疼痛可超越该神经支配区,波及整个肢体。伤肢出现痛觉过敏,声音或光亮刺激也可加重疼痛。疼痛剧烈时患者坐卧不安、大汗、瞳孔散大。慢性患者常发生心理变态,患肢关节强直、肌肉失用性萎缩或纤维化。患肢皮肤潮红温度升高,部分表现为皮肤湿冷、多汗、发绀、营养障碍、毛发脱落等。

(三)治疗

患者病情不同,治疗方案则不同。如交感神经阻滞与酚妥拉明试验证实疼痛是由于交感神经引起,可做交感神经阻滞、药物治疗和肢体功能锻炼;若疼痛为炎症引起,可行交感神经阻滞与类固醇激素区域静脉内阻滞复合治疗;对于交感神经阻滞无效者,可行药物治疗与物理治疗,无效者可考虑手术治疗。

1.药物治疗

主要用于治疗灼性神经痛的多发疼痛、水肿、血流障碍、骨萎缩、抑郁、失眠等。对于疼痛症状可用卡马西平;可用三环、四环抗抑郁药及精神兴奋药治疗抑郁、失眠。此外,钙通道阻滞剂也可用于灼性神经痛的治疗。

2.神经阻滞

上肢灼性神经痛做颈胸神经节阻滞;颈段做硬脊膜外阻滞;下肢做腰段硬脑膜外阻滞。此外,还可做区域静脉内交感神经阻滞。对于交感神经阻滞无效的患者应考虑手术治疗。

3.手术治疗

对于药物及神经阻滞治疗无效的患者应进行手术治疗,手术方式有交感神经切断术、交感神经节切除术及丘脑立体定向手术。手术修复受损神经,进行束间松解减压,用生物膜包裹损伤段神经。

在进行交感神经节切除时,病变位于上肢的可在电视内镜胸下切除 T_2、T_3、T_4 交感神经节及颈胸神经节。下肢病变可经腹手术切除 $L_{1\sim4}$ 和 T_{12} 交感神经节。

(孙希鹏)

第六节　痉挛性斜颈

一、概述

痉挛性斜颈是肌张力障碍在颈部的表现,又称颈部肌张力障碍。患者的颈肌受到中枢神经的异常冲动造成不可控制的痉挛或阵挛,患者十分痛苦,严重患者几乎陷于残疾状态,生活不能自理。这种异常冲动起源于锥体外系统,或者起源于某处经过锥体外系统传递到周围神经。

痉挛性斜颈是锥体外系统一种独立性疾病,属于局限性肌张力障碍范畴,其发病率为 15/30 万。

二、简史

16 世纪 Rabelais 首先研究此病,描述这是一种比死都难受的疾病,命名为"斜颈"。18 世纪 Wepfer(1992)撰文报道本病,称其为一种"特殊性抽搐"。20 世纪初法国学者 Cruchet 认为斜颈是一种精神源性疾病。20 世纪 40 年代在 Wilson 所著神经病学中依旧认为"精神变态是本病最重要的病因"。

1929 年,Foerster 提出斜颈由纹状体病变引起。1941 年,Hyslop 提出一种折中意见:斜颈的病因究竟属精神性抑或器质性,可能各占天秤的一端。

1959 年,Folz 用脑定向术在猴脑干被盖中红核旁作一毁损灶,立即能造成猴持久性痉挛性斜颈后,于是人们一致承认本病是一种器质性病变,结束了两种不同观点的长时间争论。

1929 年,Foerster,Dandy 创立颈硬脊膜下双侧 $C_{1\sim3}$ 或 C_4 前根及副神经根切断术来解除颈肌痉挛。尽管手术疗效差,并发症多,半个世纪来几乎在各国的神经外科著作中都视为一种传统的"标准手术"。

20 世纪 50 年代随着脑定向术的兴起,各国学者企图采用定向术来改变斜颈的疗效,先后在苍白球、丘脑探索治疗靶点,但结果令人失望。1999 年,有学者率先提出斜颈由一组特定的颈肌痉挛引起,不需要做双侧神经根麻痹术,介绍一种手术方法,即头夹肌切断及副神经切断术,1991 年,他提出斜颈的四种临床类型和四种相应手术方法(选择性颈肌切除及神经切断术),手术优良率为83.3%,降低了并发症,还保留了头的正常运动。1982 年,加拿大蒙特利尔大学 Bertrand 也赞同上述观点,提出另一种手术方法即选择性周围神经切断术,并取得较满意的疗效。

20 世纪 80 年代,Hornykiewicz 和 Jankovic 等根据少数肌张力障碍患者的尸解脑基底核的生化分析,提出本病的病理生理与神经介质有关,进行了药物治疗研究,选用的药物有抗胆碱能药、多巴胺能药、抗多巴胺能药等,但成效甚微。令人振奋的是几乎在同一年代,甲型肉毒毒素用于临床,改变了药物治疗局限性肌张力障碍的局面,只要对颈部主要痉挛肌肉做局部注射便能暂时缓解斜颈症状,被认为是治疗局限性肌张力障碍一项重要进展。

20 世纪 90 年代介绍三联术(一侧头夹肌或肩胛提肌切断,$C_{1\sim6}$ 后支切断和对侧副神经切断)治疗严重旋转型和侧屈型斜颈。到 1998 年手术病例累积达 362 例,是迄今国际上治疗这种疾病最大的病组。

三、病因及病理

痉挛性斜颈在临床可分为原发性和继发性两种。原发性的病因至今尚不明。

斜颈虽然至今尚无明确的病理基础,但斜颈患者的临床表现几乎与一些病理已明确的锥体外系器质性疾病相同。例如,异常运动可在入睡后消失,情绪紧张时加重,用手指抵触下颌或头部其他位置时,肌痉挛便会松弛下来,头位迅即转正,症状随之消失(本体感受反射)。

原发性斜颈当前多认为是一种基底核病变,究竟是器质性抑或功能性,至今仍未查明。然而多数倾向于基底核内神经介质活动障碍,引起脑干内中间神经元网状组织失控。

四、临床表现

在 381 例斜颈病例中,男女之比为 1.41∶1.51,患者多在 30~49 岁起病,平均发病年龄是 39 岁,多数患者(75.3%)隐匿起病(原发性),其中一部分患者在发病前 1~2 个月内有精神创伤、焦虑、忧伤等病史。少数患者有明确的诱因(继发性),如严重颅脑外伤(2.6%)、高热(1.7%)、CO 中毒(0.3%)和服抗精神病药物(2.6%)。

多数患者缓慢起病,在出现斜颈前有颈部发僵、胀痛、“落枕”等先兆症状,1~2 周后逐渐出现头向一侧偏斜,或由旁人指出后才发现。少数患者可急性起病。

斜颈患者的临床症状一般是晨起轻,午后重,活动或情绪波动时加剧,这种症状起伏规律与其他锥体外系统疾病类似。根据有学者 381 例分析,斜颈的临床表现可分成五种类型。

(一)旋转型(75.6%)

旋转型是斜颈中最常见的一种类型,表现为头绕身体长轴向一侧做强直性或阵挛性旋转。依据头与长轴有无倾斜可细分为三种亚型。

1.水平旋转

单纯的旋转,头与长轴无倾斜,颈前和颈后旋转肌力均等。

2.前屈旋转

头的姿势由旋转和后仰两种成分组成,颈的后伸旋转肌的肌力大于前屈旋转肌。

3.后仰旋转

头的姿势由旋转和前屈两种成分组成,颈的前屈旋转肌的肌力大于后伸旋转肌。

三种亚型中以水平型多见,后仰型次之,前屈型少见。这三种型别与肌肉的痉挛强度、分布多寡有关。

(二)头双侧后仰型(7.5%)

头双侧后仰型又称后仰痉挛,患者表现为间歇性头向背侧中线做强直性后伸,颜面仰天,行走时尤为困难,因视线不能扫及地面必须用双手扶枕对抗痉挛肌群,一松手头便如弹簧般迅速向后过伸。患者为了腾出双手常常将后枕部使劲顶在墙上，待不支时头又向后拉了过去，如此这般周而复始，坐卧不宁，度日如年，机体几乎完全陷于残废之中。

（三）侧屈型（12.8％）

头的长轴向一侧侧屈，耳向肩峰靠近，很多患者伴随同侧肩部向上抬举，加近了两者的距离，鼻基本上不离身体长轴。依据头有无向前或向后倾斜可细分为三种亚型。

1.单纯侧屈型

头向肩峰正向侧屈，无向前或向后倾斜，颈前和颈后侧屈肌肌力均等。

2.前屈侧屈型

头的姿势由侧屈和前屈两种成分组成，颈的前屈侧屈肌（斜肩肌、胸锁乳突肌等）肌力大于后伸侧屈肌（肩胛提肌、夹肌等）。

3.后仰侧屈型

头的姿势由侧屈和后伸两种成分组成，颈的后伸侧屈肌肌力大于前倾侧屈肌。

（四）头双侧前屈型（1.3％）

头持续向前屈曲，颏紧贴胸前。重者除头前屈外尚有向前移伸现象，且伴随双肩上举，构成一种特殊姿态。阵挛型者表现为一种持续不断的"点头"状态。

（五）混合型（2.8％）

混合型是一种以两种型别相间出现的斜颈，常见的是旋转和后仰，患者间而旋转、间又后仰。

在临床症状学中根据肌肉收缩的频率又可划分为强直型和阵挛型两种。强直型者头持久地偏向一侧；阵挛型者头有节律的反复抽动。少数患者在强直或阵挛的基础上还混有震颤，个别表现为急促的、猛地一抽，有的在强直基础上加杂有阵挛。

成人起病的斜颈一般都比较稳定，肌痉挛始终局限在颈部，属于局限性肌张力障碍范畴。然而，少数患者的肌痉挛可向颈的邻近部位扩散，称为节段性肌张力障碍，向上向脸部肌肉扩散者称为颈-颅型；向下向肩及上肢肌肉扩散称为颈-臂型；累及胸背部肌肉者称为颈-体轴型。个别患者在严重颅脑损伤后可出现颈、躯干同向一侧侧屈（偏身侧屈症）。

此外，成人起病的斜颈大多数表现为一种慢性病程，一般经过一段时间的演变，临床症状就停留在某个水平上，处于一种静止状态，如有所改善也是暂时的。有一部分患者的病程中可出现症状自动消失（8.4％），缓解期往往长短不一，可自数月至数年，最后不免复发。在结束缓解期后多数患者仍保持起病初期时的型别，少数则改变为另一种型别（6.3％），或更换类别（1.5％），或加型（0.3％）。有一部分患者手术后告别了原来的型别，令人烦恼的是经过一定时日，对侧又出现和原来相同的病型，或表现为另一种病型，如旋转型改为双侧后仰型。

五、诊断

痉挛性斜颈患者由于颈无休止的不随意运动，颈、肩部肌肉特别肥厚，望诊时便能得到颈部特别粗壮、肌肉发达的初步印象。

颈部触诊是确定一些比较浅表痉挛肌肉最可靠的方法，如胸锁乳突肌、夹肌、肩胛提肌、斜方肌和头半棘肌等，可以根据各肌的走向和体表投影位置用手指扪触、捏夹。如旋转型斜颈，尤其是消瘦的患者，一侧胸锁乳突肌多有肥厚增粗，触之张力高、失弹性，犹如拉紧了的弦。随头位转正，肌肉转为松软，恢复弹性。待痉挛再起，又复出现上述现象。在对侧乳突内下方可触及隆起的夹肌，也表现为粗厚、张力高、失弹性，触之如同软骨。早期或轻型患者，此肌一旦被捏紧时可出现头位自动复正现象(捏夹试验阳性)。颈部肌电图描记可以帮助医师了解哪些肌肉参与痉挛。检查时分别了解松弛时和随意收缩时的肌电活动,双侧同名肌同时描记可以更清楚地显示左右活动情况,可以发现一些拮抗肌组完全处于废用后抑制状态,特别是胸锁乳突肌,可以提醒医师术后要对这些肌肉进行体疗,发挥其原有的旋头功能。肌电图检查还可以帮助医师发现一些不曾被怀疑的肌肉,如侧屈型中的斜方肌,前屈旋转型中的同侧胸锁乳突肌等,必要时可对这些肌肉用1%利多卡因溶液(不加肾上腺素或甲型肉毒毒素)做暂时性麻痹,了解它们在头的异常运动中所起的作用。有时对一些复杂的混合型斜颈患者,如侧屈-后仰型可以对颈后肌群做局部封闭,以了解对侧伸肌群在头后仰中的作用,以便医师设计手术方案,调整手术内容。又如侧屈型斜颈,如怀疑同侧斜方肌也参与痉挛,可以在肌电图监视下进行封闭,以了解此肌在举肩、固定肩胛活动中的作用。

斜颈患者的神经系统检查,不论是脑神经、锥体系统、锥体外系统、共济运动及周身感觉系统均在正常范围之内。EEG及脑脊液检查都在正常范围之内。

病情分级法:不论是何种型别的斜颈都是两组(痉挛肌群和拮抗肌群)肌力强度差异的结果。参与痉挛的肌肉越多,分布范围越广,时日越长,或者拮抗侧肌力越弱,废用的时间越久,头的偏斜越甚,病情越重,纠正的能力便越差,最后造成脊柱、关节失去正常弧度,半脱位或前庭功能障碍,致使恢复困难。

六、鉴别诊断

(一)继发性肌张力障碍

继发性肌张力障碍的临床特征是异常运动常在静止时显现,运动时反见好转。引起肌张力障碍的常见的疾病有脑炎、颅脑外伤、进行性豆状核变性(威尔逊病)、围产期脑损伤(窒息)、核黄疸、脑瘤、舞蹈病、基底核梗死或出血、多发硬化、帕金森病、中毒(锰、一氧化碳、甲醇中毒等)等。

(二)药物引起的斜颈

也可归类在继发性肌张力障碍范畴内,是一种医源性运动性疾病,可分为急性和迟发性两种。急性运动障碍患者多因摄入过量治疗神经系统疾病的药物或大剂量止吐药后,常到服药后数小时至数天出现间歇性或持久性肌痉挛,临床除了表现有斜颈外,眼睑、脸部及咽喉也可出现症状,如舌连续重复运动,外伸、卷曲、扭转,双唇做噘嘴、吸引、咂嘴、咀嚼和做鬼相,其他如躯干、肢体不随意运动较少见,以儿童和年轻成人较多。轻微患者常被忽视。治疗可用抗胆碱能药物做静脉滴注或肌内注射可迅速控制。轻型患者口服苯海拉明和地西泮一样有效,待症状消失后再维持1～2天。

另一种为迟发性运动障碍,是长期(3～6个月)用大剂量抗精神病药阻滞了基底核多巴胺受体引起,常见的药物有吩噻嗪类(氯丙嗪、三氟拉嗪、奋乃静)、丁酰苯类(氟哌啶醇、氟哌利多)、硫杂蒽类(氯普噻吨、氟哌噻吨)和舒托必利等,临床症状往往在停药或减量后出现。如肌痉挛局限在颈部则与原发性斜颈毫无区别,症状持久不消。肌痉挛也可在周身、颜面和四周出现。

(三)急性感染性斜颈

自1959年以来,国内发现一种以感染和斜颈为特征的发作性疾病,截至1985年底文献报告共312例。本病以春、秋发病较高,女性略多于男性。前驱期一般为上呼吸道感染症状和消化道症状,持续1～4天。临床最重要的症状是发作性痉挛性斜颈,包括头后仰痉挛、旋转痉挛,每次发作数分钟至半个小时,重者可持续1天。身体其他部位也可出现肌痉挛,常伴随自主神经系统功能紊乱及精神症状。病程一般为3~10天,痉挛后不留后遗症,一般认为该病与肠道病毒感染有关,主要侵犯锥体外系及下丘脑,阻抑多巴胺受体,胆碱能系统功能增强,多巴胺与乙酰胆碱平衡失调所致。

(四)癔症性斜颈

本病多与精神创伤连在一起,其特征是骤然发病,头的位置或异常运动变化多端,不论是临床或肌电图检查确也存在肌痉挛现象,即使临床表现是一种固定的型别,但常夹杂一些额外的、相矛盾的、不协调、不合乎生理解剖的动作,而且症状在某一些背景下易变。癔症性斜颈常常在无人注意时、思想涣散或高度集中场合(打牌、骑车)时症状缓解,头位自然复正。斜颈症状也可被一些暗示所抑制,患者对某种新的治疗常抱着极大的希望和信心,如一种"特殊的静脉输液"暗示和心理治疗可能会收到戏剧性疗效。相反,情绪波动、紧张和焦虑会使症状扩张、升级。癔症性斜颈有时很难与原发性斜颈鉴别,病程可延绵很久,必须做系统的观察。

(五)假性斜颈

假性斜颈泛指非由颈肌痉挛引起的斜颈,可因脊柱骨骼畸形、眼外肌麻痹、颈肌挛缩等造成。常见的疾病有先天性短颈、先天性寰椎-枕骨融合症、颈椎楔形畸形、自发性寰枢椎半脱位、先天性肌性斜颈、先天性眼性斜颈和代偿性斜颈等,可均表现为斜颈。

七、治疗

痉挛性斜颈目前有三种治疗方法:药物、甲型肉毒毒素注射及外科手术。

(一)药物治疗

药物治疗的目的是重建平衡,由于肌张力障碍的神经生化、神经药理尚不明了,当前药物治疗尚处于摸索阶段。

1.抗胆碱能药物

抗胆碱能药物是一种抗副交感神经药物,可对抗纹状体内乙酰胆碱系统的兴奋功能,阻断中枢毒蕈碱型乙酰胆碱受体,相应提高多巴胺的效应,缓解肌张力障碍。

(1)盐酸苯海索(安坦):对成人局限性肌张力障碍的疗效不明显。Burke对儿童期起病的患者用大剂量安坦,平均40 mg/d(5~120 mg),有62%患者获改善。

(2)甲磺酸苯扎托品:Lal对13例斜颈用甲磺酸苯扎托品2 mg静脉注射作急性治疗试验,结果6例进步,其中5例在以后继续做口服治疗中取得进步。

(3)比哌立登(安克痉):Povlsen用本品2.0~2.5 mg静脉注射治疗成人肌张力障碍,50%患者取得客观进步。成人肌张力障碍经过急性治疗试验后改用抗胆碱能药治疗时必须用大剂量才能取得一些疗效(9%~40%),不论是儿童或成人服药后只要不出现不良反应,坚持治疗便能从抗胆碱能药物中获得最大效果,剂量宜逐渐增加,急速加量会引起昏睡、意识模糊等。抗胆碱能药物品种繁多,剂量各家差异很大,没有统一准则,如安坦的量,儿童可自5 mg/d到120 mg/d,又如爱普杷嗪成人剂量可自50 mg/d到800 mg/d,平均为283 mg/d。抗胆碱能药物周围不良反应如瞳孔散大、视物模糊、便秘、口干、面红、出汗及尿潴留,大剂量可引起青光眼发作。治疗可用吡斯的明或毛果芸香碱眼药水。中枢不良反应包括近记忆力障碍、神志模糊及精神症状,使剂量受到限制,有的患者可出现烦躁不安、舞蹈动作,使原抽搐加重,抗胆碱能药的疗效儿童优于成人,可能儿童承受大剂量的能力较好,症状性肌张力障碍(迟发性和产伤后)如果患者能承受大剂量也能取得一定疗效。

2.多巴胺能药物

应用多巴胺能药物治疗肌张力障碍,在部分患者中有效。常用药物有左旋多巴(500~900 mg/d)、脱羧酶抑制剂(平均250 mg/d)、溴隐亭(80 mg/d)、金刚烷胺(200 mg/d)和麦角乙脲(1~3 mg/d)等。Lang广泛收集世界文献综述了有关多巴胺能药治疗肌张力障碍的疗效:全身肌张力障碍的治疗结果,进步35%,很少取得显著进步,恶化19%;局限性肌张力障碍(斜颈、Meige综合征)的治疗结果为进步11%,恶化9%。Lang的结论认为,肌张力障碍可试用多巴胺能药物,可能有效,可能无效,可是儿童起病的Segawa变异性肌张力障碍用左旋多巴治疗效果确切,用量宜逐步增大直到出现疗效或不良反应时,多数患者能耐受多巴胺能药物,少数患者可发生恶心、直立性低血压、神志模糊,幻觉及多巴源性运动障碍。

3.抗多巴胺能药物

当体内多巴胺过剩、乙酰胆碱功能减退时临床可出现肌张力障碍,用抗多巴胺能药物使之恢复平衡,抗多巴胺能药可分两类:第一种是阻滞多巴胺受体的药物,常用的如丁酰苯类中的氟哌啶醇及吩噻嗪类中的氯丙嗪、奋乃静及哌米清;第二种是阻止中枢储藏多巴胺的药物,如利血平及丁苯喹嗪。

(1)氟哌啶醇:氟哌啶醇回顾性疗效为46%(Green),超过其他多巴胺拮抗药(20%)或丁苯喹嗪(11%)(Lang)。但不少患者因不能承受药物反应中止治疗。

(2)哌米青:治疗斜颈的量为4~6 mg/d,结果进步为44%(4/9);另一组用6 mg/d,双盲评分,结果只有1例进步,2例恶化,余都无效(Girotti)。

(3)丁苯喹嗪(多巴胺耗竭剂):各家报道的疗效不一,收集文献中随访超过一年的病例,用量为25~300 mg/d,结果为全身性患者进步为53%(10/19例),颅面部为26%(16/62例),局限性为24%(6/25例),Lang用量为25~2 000 mg/d,显效仅为11%(4/35例)。Asher的量为175 mg/d,显效2例,进步11例,恶化1例。

(4)联合疗法:Marsden报告用三种药物组合在一起治疗严重肌张力障碍,剂量如下。哌米清6~25 mg/d,丁苯喹嗪15~150 mg/d,苯海索6~20 mg/d。结果成人的显效为75%(9/12例),儿童显效1例,都持续超过2年。一般认为症状性肌张力障碍用抗多巴胺能药物较有利,而迟发肌张力障碍以多巴胺耗竭剂如利血平、丁苯喹嗪较好。经验证明抗多巴胺能药物较多巴胺能药物有效(Segawa变异性肌张力障碍除外),不过,一切抗多巴胺能药物(丁苯喹嗪例外)都会阻断基底核的D2受体引起锥体外系症状,如帕金森病,表现为静坐不能、急性肌张力反应、抑郁症、淡漠嗜睡、直立性低血压,迫使治疗中断,不幸的是服药后肌张力障碍未见好转,却反增加了药物性帕金森病,临床症状较原来更坏,在原有的肌张力障碍基础上又增添了迟发性肌张力障碍,不过要鉴别是疾病本身进展的结果抑或药物引起,小剂量也许是一种姑息的预防措施。一旦发生,可在减量的基础上适量加用抗胆碱药,如金刚烷胺或左旋多巴等。丁苯喹嗪至今尚未见有发生迟发性综合征的报道,利血平的效果与丁苯喹嗪一样有效,但直立性低血压是常见的不良反应,近发现氯氮平对迟发性肌张力障碍效果很好,并发迟发性综合征和帕金森综合征的机会很小。

4.苯二氮䓬类

常用的是地西泮(100 mg/d)和氯硝(4~6 mg/d)。氯硝西泮对成人和儿童肌张力障碍疗效为14%,地西泮及其他苯二氮䓬类为16%。

5.巴氯芬

巴氯芬是GAGB的衍生物,可以降低脊髓内中间神经元及运动神经元的兴奋性。Fahn用巴氯芬治疗成人肌张力障碍(面肌痉挛及 Meige 综合征),剂量 78.5 mg/d,结果 47% 获得进步,随访中有 17 例(21%)因疗效欠佳或不良反应停药中止治疗。只剩下 18%(11/60 例)患者因继续用巴氯芬治疗,平均剂量为 105 mg/d。经过平均 30.6 月的治疗,11 例中有 9 例需要增加其他药物。其他学者的治疗结果与上相仿。

6.卡马西平

卡马西平在治疗癫痫过程中偶会出现肌张力障碍,令人费解的是它确能改善 segawa 变异性肌张力障碍,但不能达到左旋多巴那种疗效水平,个别患者对左旋多巴无效,却对卡马西平有效。剂量是 300~1 200 mg/d,发作性运动源性肌张力障碍用卡马西平、苯妥英钠或其他抗惊厥药效果十分明显。

7.其他药物

文献中曾试用过如下药物:三环抗忧郁药、丹曲林(肌松药)、普萘洛尔、苯妥英钠、可乐定、单胺氧化酶(MAO)抑制药物、巴比妥类、苯丙胺、GABA 能药物、抗组胺药物、赛庚啶、5-羟色胺及锂等。

(二)A 型肉毒毒素治疗

20 世纪 80 年代初,A 型肉毒毒素(BTX-A)在治疗斜视及其他眼外肌痉挛取得成功后,适应证逐渐延伸至神经系统疾病,如局限性肌张力障碍、偏侧面肌痉挛及痉挛性斜颈,也用治疗锥体外系疾病的肌张力障碍及锥体束病损引起的肌痉挛,如脑瘫引起的肢体肌强直、括约肌功能障碍、肌痛以及药物引起的迟发性肌张力障碍。注射后可暂时缓解症状。BTX-A 被认为是近年来治疗局限性肌张力障碍的重要进展。

1.作用机制

A 型肉毒毒素由一条单一的多肽链组成,经过蛋白水解而激活裂解为重链(分子量 10 000 Da)和轻链(分子量 5 000 Da)。重链羟基端先与胆碱能神经末梢的突触前膜受体结合,其氨基端为通道形成区域,随着轻链进入细胞内,借助酶效应抑制乙酰胆碱囊泡的量子性释放使肌肉收缩力减弱,在有痉挛的肌腹内直接注射微量 BTX-A 便能使症状得到暂时缓解。但 BTX-A 对乙酰胆碱的阻滞作用是短暂的、可逆的,突触性乙酰胆碱传递通过关键的突触前蛋白的逆转或轴突末端芽生与同一肌纤维发生新的突触联系得以恢复,一般需数月。

2.注射肌肉的选择

BTX-A(商品名 Botox)为冻干水融性结晶,每支 100 U,置于低温冰箱保存,使用时生理盐水稀释至 25 U/mL 浓度。

(1)旋转型:参与旋转型斜颈的痉挛肌肉是由头旋向侧颈后肌($C_{1\sim6}$)及对侧胸锁乳头肌(副神经)组成,其中以一侧头夹肌、头半棘肌和对侧胸锁乳突肌为主要旋头肌,是 BTX-A 重点注射对象,在 EMG 导引下每条肌肉用 BTX-A 注射 2~3 个点。

(2)后仰型:参与头双侧后仰型斜颈的痉挛肌肉是由左、右颈后伸肌群组成,其中以双侧头夹肌及头半棘肌为主要仰头肌,是 BTX-A 重点治疗对象。如果效果不理想,可在一周后在向颈半棘肌追补注射一次。

(3)侧屈型:参与侧屈型斜颈的痉挛肌肉是由一侧头侧屈肌群组成,其中以肩胛提肌、夹肌或胸锁乳突肌为主要侧屈肌,是 BTX-A 重点注射对象,肩胛提肌位置较深,可在 EMG 仪导引下注射。

(4)前屈型:参与前屈型斜颈的痉挛肌肉可由双侧胸锁乳突肌,舌骨上、下肌,斜角肌,头及颈最长肌,其中以双侧胸锁乳突肌为 BTX-A 重点注射对象,深层肌内注射极易并发咽下困难,一般不推荐。

(5)混合型:混合型斜颈临床两种表现。其一,患者的临床症状是两种型别相间出现,如旋转和后仰,可先对严重一型的痉挛肌肉进行注射,而后再治疗残余痉挛肌肉,参与这种混合型的痉挛肌肉中往往有一部分是公共的,兼参加两种不同型别的运动,例如在旋转运动时由头夹肌与对侧胸锁乳突肌联合收缩可引起头的旋转,夹肌与对侧同名肌的联合收缩则又引起头后伸。其二,临床症状由两种型别融合在一起出现如旋转前屈型,它的临床表现兼有旋转和前屈两种成分,又如旋转后仰型,侧屈后仰型和侧屈前倾型,往往是参与痉挛肌肉的前、后组合中肌痉挛程度不等或肌肉分布多寡所造成。

3.剂量和疗效

BTX-A 治疗痉挛性斜颈是一种简单、安全、有效的方法,虽然疗效是在暂时的,但它确能缓解患者痛苦。注射剂量应参照痉挛肌肉的大小、数量、痉挛强度及治疗的反应决定,一般每条肌肉的剂量不多于 100 U,每次总量不超过 38 U,多数患者在注射后一周内起效,症状逐步改善,2~4 周达疗效平台期,少数可延迟至 4 周后,疗效平均持续约 23 周,绝大多数患者需要重复注射,间隔时间须 3 个月以上,注射频率约 1 年 2 次,个别患者注射后的缓解期特长,超越药物效用的期限,估计是痉挛肌肉暂获得静息后,原来的病理神经冲动的反射弧弱化,特别是感觉整合机制参与的结果。

4.疗效评估

下面介绍各型斜颈疗效评估的方法。

(1)旋转型:中立位时头的前后矢状线投影在颈椎左右水平线上构成一直角关系,旋转型斜颈患者头扭向一侧,矢状正中线与颈椎水平线间形成一病理角,病理角的大小随头的异常运动范围决定。病理角越大,病情越重。BTX-A 或手术治疗后病情缓解,头的异常运动范围改善,病理角随之缩小,治疗前、后的角度差可作为评价疗效的依据。

(2)侧屈型:中立位时颅-颈长轴投影在颈椎水平线(左-右)上构成一直角关系,侧屈型斜颈患者头向一侧侧屈,颅-颈长轴与颈椎水平线间形成一病理角,病理角的大小随头的异常侧屈范围决定,角度越大,病情越重。治疗后头的异常侧屈改善,病理角也随之缩小,前后的角度差可作为评价疗效的依据。

(3)前屈型:评估方法同后仰型,改后伸为前屈。

以上评分可自患者静态(端坐、站立)和动态(行走)情况下取得,但主要以动态评估中取得的评分为准。疗效评定的时间:BTX-A 注射后第 14 周,手术后为第 26 周。

5.不良反应

斜颈患者用 BTX-A 注射治疗后的主要并发症是暂时性咽下困难或语言困难,可持续数周,发生的原因估计与注射在胸锁乳突肌肌肉内的量有关。如果剂量限制在 100 U 或更少可减少这并发症的发生。11％斜颈患者在做 BTX-A 注射前已存在吞咽困难症状;22％患者吞钡 X 线检查时已有食管蠕动异常;注射后有 33％患者出现新的咽下困难,50％患者 X 线下表现有蠕动异常(comella)。此外,少数患者除并发严重咽下困难外还伴发对侧声带麻痹(koay)。

其他并发症为局部疼痛和颈肌乏力,一般程度不重,疼痛均在数天内消失,颈肌乏力在数周内自行缓解,个别患者在注射后数天内出现皮疹。

(三)手术治疗

痉挛性斜颈当其症状进展到一定程度时,一切保守疗法很少见效,药物的不良反应常迫使治疗中断,肌肉松弛剂只能起到暂时缓解作用。斜颈的手术治疗尚处于发展阶段,成功的关键是建立在对痉挛肌群的认识。1981 年,有学者将斜颈划分成四种临床型别,提出四种选择性解除痉挛肌群的手术方法,结合具体病例辩证地增减手术内容,选择地解除痉挛肌,收到良好效果。

患者选择:病情稳定,临床型别固定在 1 年以上,经药物或甲型肉毒毒素治疗无效可考虑手术治疗。接受 BTX-A 注射治疗 4 个月后方可考虑手术。

旋转型和侧屈型斜颈适合做三联术,头双侧后仰型斜颈适合做枕下肌群选择性切断术,头前屈型斜颈如经 1% 利多卡因溶液阻滞双侧副神经能改善症状者,可考虑做双侧副神经胸锁乳突肌分支切断,前屈型斜颈如痉挛肌群累及颈前深肌(颈脊神经前支支配),可做颈脊神经前支($C_{2\sim4}$)切断。

八、预后

斜颈本身不会致死,但斜颈是一种十分痛苦的疾病,严重患者几乎处于残疾状态,精神受到很大的折磨。

斜颈患者除少数可自愈外,多数的病程可延绵终生,有学者报告术前病程最长者可达 31 年,少数患者可出现缓解期,但不免再次复发。多数患者的病情进展到一定程度后便停留在稳定状态,少数病例逐步严重,痉挛肌群增加,并向邻近肌肉扩展,如脸、肩及臂等,但成人起病的颈部局限性肌张力障碍一般不会发展成全身性肌痉挛。有学者 362 例手术中无死亡。术后原肌痉挛症状消失,头位复正,保留头的各种生理运动,包括头的旋转、侧屈、前屈和后伸。

由于本病的病因不明,药物治疗效果差,不良反应大,手术普及也存在一定困难,上述因素都影响了本病的预后。

（孙希鹏）

第七节 肌张力障碍

肌张力障碍又称扭转性肌张力障碍、变形性肌张力障碍、豆状核性肌张力障碍。临床上以肌张力障碍和四肢、躯干甚至全身缓慢而剧烈的不随意的扭转为特征。按病因可分为原发性和继发性两型,以前一型为常见。

一、病因和病理

(一)原发性扭转痉挛

原发性扭转痉挛又称变形性肌张力障碍(dystonia musculorm deformans,DMD)。病因不明,多为散发,但少数病例有家族史,呈常染色体显性、常染色体隐性或 X 连锁隐性遗传。

(二)继发性扭转痉挛

可能是感染或中毒引起,其次是胆汁色素沉着于基底核。外伤、基底核区肿瘤、血管畸形亦可诱发。

病理尚未发现特殊形态学改变。非特异性的病理改变包括基底核的尾状核和壳核的小神经元变性和萎缩,基底核的脂质及质色素增多。生物化学上认为,中枢神经系统多巴胺能活性增加或减少都可以引起发病。

二、临床表现

本病常见于 7～15 岁的儿童和少年,40 岁以上发病罕见,主要是躯干和四肢的不自主痉挛和扭转,但这种动作形状又是奇异和多变的。起病缓慢,往往先起于一脚或双脚,有痉挛性跖屈。一旦四肢受累,近端肌肉重于远端肌肉,颈肌受侵出现痉挛性斜颈。躯干肌及脊旁肌的受累则引起全身的扭转或作螺旋形运动是本病的特征性表现。运动时或精神紧张时扭转痉挛加重,安静或睡眠中扭转动作消失。肌张力在扭转运动时增高,扭转运动停止后则转为正常或减低,变形性肌张力障碍即由此得名。病例严重者口齿不清,吞咽受限,智力减退。一般情况下神经系统检查大致正常,无肌肉萎缩,反射及深浅感觉正常,少数患者因扭转发生关节脱位。

三、诊断和鉴别诊断

扭转痉挛是以颈部、躯干、四肢、骨盆呈奇特的扭转为特征,因而诊断可一目了然。但本病应与下列疾病鉴别。

(一)肝豆状核变性

多发生在 20～30 岁,病程进展缓慢不一,继之出现肢体震颤,肌张力增高,构音困难。肝豆状核变性时肢体震颤多为意向性震颤,有时为粗大扑翼样。肌张力增高为逐渐加剧,起初多限一肢,以后扩散至四肢和躯干。若肌强直持续存在,可出现异常姿势。此类患者常伴有精神症状,角膜上有 K-F 环。

(二)手足徐动症

若为先天性多伴有脑性瘫痪,主要是手足发生缓慢和无规律的扭转动作,四肢的远端较近端显著,肌张力时高时低,变动无常。扭转痉挛主要是侵犯颈肌、躯干肌及四肢的近端肌,而面肌与手足幸免或轻度受累,其肌张力时高时低,变动无常。症状性手足徐动症,常由脑炎后、肝豆状核变性或核黄疸引起。

(三)癔症

癔症性的不自主运动容易受暗示的影响,而且往往有精神因素为背景。再者,症状的长期持续存在可有力的排除癔症的可能性。

四、治疗及预后

(一)药物治疗

目前尚无肯定的有效药物。有助于缓解肌张力障碍的药物包括镇静剂、肌松剂、抗震颤麻痹药等。

(二)手术治疗

药物治疗无效者可使用立体定向毁损术或脑深部电刺激术。早在 20 世纪 50 年代,人们就开始用损毁术治疗某些肌张力障碍性疾病并获得了一定疗效,其损毁的靶点为丘脑腹外侧核和苍白球腹后部。单侧损毁术对肌张力障碍有一定的治疗作用,但双侧损毁术因并发构音障碍和认知功能障碍的概率较高,现已很少应用于临床。随着 DBS 治疗 PD 取得满意疗效,DBS 也逐渐成为治疗肌张力障碍首选方法。

患者的选择方面,一般认为原发性者术后效果较好,尤其对由于 *DYT*1 基因突变引起的肌张力障碍患者能得到显著疗效。对于继发性肌张力的患者,DBS 的疗效不一,其中对于产伤、弥漫性缺氧导致的肌张力障碍,DBS 疗效相对较差,而对于外伤和药物引起的肌张力障碍(也称迟发性肌张力障碍)的改善非常显著。国外选择的 DBS 刺激部位主要为 Gpi 和 Vim。其中,Gpi 被认为是治疗肌张力障碍的首选靶点,刺激双侧苍白球可以改善各种类型的严重的肌张力障碍患者的症状。但也有选择非传统部位进行刺激的范例,Ghika 等报道了应用双侧丘脑腹前核(Voa)的高频 DBS 刺激(Voa-DBS)显著改善了患者症状。国内近年采用 STN-DBS 治疗肌张力障碍也取得显著疗效,开创了脑深部电刺激 STN 治疗肌张力障碍的先河。

(三)并发症及后遗症

立体定向靶点毁损术的有效率为 42%～77%,Cooper 统计,手术并发症发生率在 18%左右,主要表现为术后肌张力明显下降、行走不灵活,特别是下肢行走有拖拉步态。少数患者出现言语更不清晰。脑深部电刺激术后并发症同帕金森病治疗。

(四)预后

原发性肌张力障碍的转归差异较大,起病年龄和部位是影响预后的两个主要因素。起病年龄早(15 岁以前)及自下肢起病者,大多不断进展,最后几乎都发展为全身型,预后不良,多在起病若干年后死亡,自行缓解甚少。成年期起病且症状自上肢开始者预后较好,不自主运动趋向于长期局限于起病部位。常染色体显性遗传型预后较隐性遗传型好,因为前者起病年龄晚且多自上肢起病。

(孙希鹏)

第八节 癫 痫

一、癫痫外科治疗的基本原理

癫痫的基本原因是脑皮质内出现高幅的爆发性的放电区域,称"产痫灶"。在未发作时,产痫灶好像是一簇火种,不断地发出单位放电,在脑皮质上或头皮上可以记录到尖波或棘波。在合适的条件下产痫灶的活动突然活跃起来,向周围扩展,引起邻近神经元的同样放电,并沿着一定的神经通路传向远处,于是引起一次癫痫发作。因此对于产痫灶的深入了解,特别是关于它的生物学特性、确切的位置及界线、放电时的能量来源、放电活动的扩散及传播途径的规律等,将对手术控制癫痫发作具有重大实际意义。

(一)间歇期的活动

在头皮上或暴露的脑皮质上做脑电波描记可以见到棘波活动,一般认为是鉴定癫痫的一个标志。这种棘波电位来自神经元的突触后活动,与神经元体部、轴突的动作电位关系不大,胶质细胞不参与这种电位的形成。因此,用脑电图中棘波活动来确定脑皮质中病灶的定位及手术中确定癫痫灶的位置是有一定价值的。但是在任何神经元的集结点上,对同步的突触输入都可用放发棘波的形式来反应,因此单凭这点还有不足,还可出现误解。例如,在脑皮质上的某一小范围内用士的宁处理,可使该区诱发棘波,表面上看它与痫性棘波十分相似。如果记录是在远离发放点的脑皮质上进行,那么就很难区别这是用士的宁诱发的皮层放电,还是由远处产痫灶经单突触投射扩散而来的棘波。因此,除了棘波发放以外,还需要增加其他的鉴定标准,这就要求对"产痫灶"内各神经元群(神经核)或各个别神经元进行检查。采用微电极技术在猴的试验性癫痫中已经取得很多线索,可以见到在产痫灶的神经元中有多种过度活动形式。其中最常见的是间隙期单位放电。这是一种有规则的、反复的动作电位爆发,其频率高达 200 次/秒以上,甚至可达900 次/秒,在一次爆发过程中频率往往只有增高而不减少,爆发常于 1 秒内重复 5～15 次,比较刻板;在每一阵爆发中很少再有棘波发放。爆发还有一个特征就是每一阵的第一个放电后面都随有一较长的间歇。另外,其随后的放电波都具有一波切迹。见到这些特征即可以肯定地认为这是棘波灶的发源地或称起步点。产生这爆发波的神经元称起步神经元。在治疗癫痫的手术过程中,对产痫灶中的神经元,也进行了同样的检查,证实人的癫痫与猴的试验性癫痫中所见的情况完全相似,高频率的爆发性放电与在猴的试验性癫痫中所见的完全一样,而且第一个波后有一较长的间歇。由于正常脑内神经元不会出现这样的高频爆发,可以预料这种放电信号将对邻近的神经元引起超出寻常的影响。以正常脊髓运动神经元为例,如果它的许多突触终端中有 2% 受到不同步的传入信号影响,就能使它从静止状态下变为能产生慢节律的放电细胞,或使它原有的放电频率大大增加。据估计,运动神经元的输入中只要有 8% 达到 20 次/秒频率,就可使该神经元变为有较高放电频率的细胞。癫痫神经元的放电频率远远超过 20 次/秒,常常可达到200～900 次/秒。若将癫痫发作时的频率按 200 次/秒计算,那么只需要它投射到另一神经元的 80 个突触点上,就可使该神经元发生突触后高频放电。每一个脑皮质神经元约有 6 万个突触点,这样只要有不到 0.2% 的突触点受到癫痫放电的兴奋就可以成为另一个放电细胞。由此可见,癫痫爆发放电的传布比正常脑皮质神经元的放电形式其效率要高得多。在产痫灶内可以有一群这样的原发癫痫爆发神经元,它们与四周正常神经元的突触联系相当广泛,使正常神经元不断地参与到癫痫灶内从而扩大了产痫灶的范围。这就造成即使在细胞水平,仍不容易区别出哪一个神经元是癫痫的起始者,哪一个是跟随者。

产痫灶在形态上也有其特征。灶内神经元的数目减少,保留的神经元体积变小,为增生的星形细胞所隔开。在 Golgi 染色中可见树突的数量大为减少,树突的外形也变得异常。这种变化越离产痫灶远越不明显。这与电生理记录到的情况是完全一致的,在产痫灶区内可以记录到最大的过度单位活动,离开该区数毫米处活动就渐趋正常了。从癫痫神经元的形态改变及它不能被通常所用的方法所激发,提示这种神经元是失去部分神经突触的神经元。正如肌肉失去了神经支配很容易发生过度收缩一样,去神经的神经元极易产生过度活动。在癫痫患者中常可见脑部有因外伤、肿瘤、血管病变、缺氧性改变所引起的瘢痕,这引起神经元群失去部分树突。有证据表明,癫痫的起步活动是始于这有病变的树突。正常神经元的突触活动使局部突触后膜去极化。而起于病变树突的缓慢突触电位降低了细胞体膜电位,使低阈的轴丘膜被激化而触发了一动作电位。在癫痫神经元中,去神经的病损突触处发生"漏电"并形成一定电位。另外,机械的变形也可引起局部去极化而形成电位。这些电位合在一起可触发轴突近端或始端的反复放电。另一种可能是动作电位可发生于癫痫神经元膜以外的其他不正常部位,其中最可能的是树突。当余下的突触冲动输入到这神经元时可以触发一阵放电。树突的异常包括膜的变化,有钾的漏出。如组织间液钾的浓度超出了阈值,即可触发一重复的放电过程。病灶处的瘢痕改变或星形细胞的代谢活动都可使细胞外钾离子浓度维持于高水平,故都趋向于加重这一过程。此外,参与反复活动的细胞轴突终端兴奋性也有改变,单独一个棘波发放就可使轴突发生一连串反复的动作电位。有人认为这可能是由于能形成电位的钠泵被激活的结果。这种反复的轴突发放也使肌肉及脊髓内单突触反射发生反复放电。钾离子的增加加剧了这一过度极化过程。已经证实在癫痫灶内确有大量钾离子的渗入。目前公认的抗痫药苯妥英钠的药理作用就在于抑制脊髓内的强直后放电及强直后电位。以上机制提供了见于癫痫灶内的一些放电类型,并解释了癫痫爆发的第 1 个棘波后面有一较长的间歇的特征。

癫痫神经元是处于连续不断地活动着并间歇地爆发放电,其动作电位经轴突传递到下一个神经元。在间歇期可记录到的异常脑电活动只是在偶然的条件下才发展成临床上的抽搐。抽搐时所产生的信号足以阻断邻近正常神经组织的功能。这便是为什么切除了产痫灶后常反而可使运动功能改善的原因。间歇期的连续活动对正常脑活动的影响具有一定临床意义。当药物控制了癫痫发作,在脑电图上仍能记录到间歇期的脑电活动特征,伴同的行为变态亦可继续存在。再增加药量使脑电活动进一步好转,则行为变态亦将明显好转。由此可见间歇期的癫痫波活动并非毫无作用的。在动物试验性癫痫中已经查明这种间歇期癫痫放电活动需要较多的能源,因此它可引起神经元结构上的改变,甚至促使它早些死亡。在试验性癫痫中还见到在癫痫发作过程中有些癫痫灶邻近的神经元可以死亡。由此可以了解积极寻求癫痫发作的有效治疗是十分迫切的。

(二)发作期的活动

上述间歇期活动不定期的变得强烈起来,终于发展成一次癫痫抽搐,这时的活动称发作期的活动。发生这种活动的机制尚不很清楚。精神紧张、代谢紊乱,均可能具有作用;女患者的经期中亦较易引起发作;饮酒常为促使发作的诱因。很多发作出现于睡眠的某些周期,可能与脑皮质的兴奋性在这些周期中有增高之故。通过癫痫神经元单细胞电活动记录,可以发现原来间歇期爆发放电的频率不断增加,直至达到1 000 次/秒,于是就引起该癫痫神经元的强直性放电,癫病发作即告开始。

癫痫灶内的爆发放电循两个途径传布:快速地将癫痫放电通过皮层的投射径路传向远处组织,这一传布方式称弥漫性或全身性传布。较缓慢地在局部传布至邻近大脑皮质,称局部传布。

局部传布最显见的实例为 Jackson 的扩散型癫痫。在脑皮质上局部放电范围扩散的速度约为5 mm/min。因此,它引起邻近皮层的放电常需数分钟。这种扩散的机制很可能与癫痫神经元于过度活动时释放出大量钾离子入组织间液,引起邻近神经元的去极化,使癫痫阈值降低有关,但亦不排除局部神经元之间的突触间传布的可能性。

全身性传布是通过癫痫神经元的轴突将发作初期的信号广泛地扩散到脑的各部,包括所有与该轴突有直接联系的结构,如皮层下核群、基底核、丘脑、中脑的网状结构等。远离病灶区的神经元在受到高频的传入冲动后,出现膜的过度去极化及发放强直性动作电位的反应,通过它们的轴突投射又激发了另一批神经元,这样使发作过程变为全身性。临床的表现形式将取决于最初发放的神经元。做癫痫神经元细胞内电记录可发现有强直与阵挛两种过程,随着出现一较持续的过度极化现象,在这以后有一特征性的发作后电静止现象。产生这种抑制现象的机制尚不很清楚,但有学者提出这可能是丘脑内侧或中脑网状结构抑制环路积极活动的结果,也是癫痫发作所以能突然自行停止的机制。

(三)其他改变

当癫痫发作不久,受到影响的皮层区域血流量明显地增加,同时脑部能量的消耗大于它的补充,因此脑内能量储备显著减少。尽管此时葡萄糖的摄取增加并迅速转化为乳酸等代谢产物,但距需要仍有不足,因此当发作停止后,脑内出现反应性充血。过去曾一度认为代谢的不足是癫痫后发生抑制的原因,在近年的研究中未能得到令人信服的证据。同样,能量代谢的改变是癫痫发作的基础一说亦存在很多疑问。从形态上及生理上看许多迹象都表明膜的异常可能与产痫灶内神经元的特性改变有关。神经元内外单价阳离子在分布上的差别主要是依据镁的成分及钠、钾三磷酸腺苷酶系统。细胞的呼吸代谢对维持这一系统起着重大的作用,因有 30%～50% 的细胞能量是由阳离子转移速度来控制的。在产痫灶内神经元膜的稳定性具有一些缺陷,相信不久在这方面可能会引出新的结论来。

(四)遗传因素

癫痫具有遗传因素已为一般所公认,特别是失神性小发作及颞叶癫痫,往往是由不规则的常染色体显性基因传递。曾有人调查脑电图中显示有棘慢波癫痫患者的后代,发现同胞中在脑电图中出现有棘慢波改变者高达 37%。而正常对照组患者的后代同胞中只有 5% 有这现象。另外,调查局灶性癫痫而手术的患者的家族及其子代同胞,发现在脑电图上出现异常的比例要比对照组显著增高。此外,癫痫患者尚有家族性低"惊厥阈值",任何皮层损害都较容易触发癫痫发作。

二、癫痫的分类

长期以来,出于人们对于各种癫痫发作的确切机制不够清楚,脑部涉及的解剖部位不够明确,引起发作的原因又各不相同,致使癫痫发作的统一分类难以决定。临床医师往往根据各自的需要制订了按年龄、发作表现、脑电图改变、解剖部位、病因、药物治疗的反应等各种分类方法。这些方法至今尚有较大实用意义。自 1964 年以来,在国际抗癫痫协会的努力下曾集合部分专家意见制订了一套癫痫统一分类的国际方案,1969 年又做了修订。这套分类虽被认为是国际上通用的标准分类,但仍有许多方面未能被普遍接受。1979 年 10 月我国的部分神经病学工作者与脑电图专业人员在青岛举行了癫痫座谈会,对癫痫的分类做了讨论,最后在国际统一分类的基础上,提出了我国的分类意见。这些分类将于下面逐一介绍。作为神经外科医师在开展癫痫的手术治疗时,必须对它有所了解。但在外科实践中以起病年龄及病因的分类仍有较大用处,亦予一并介绍。

(一)根据癫痫起病年龄的分类

起病年龄的不同癫痫的病因亦有不同,因此可根据患者起病的年龄大致推测病因,有助于做出临床诊断(表 4-1)。

表 4-1 根据癫痫起病年龄分类

起病年龄(岁)	癫痫名称	常见病因(按次序排列)
0～2	新生儿癫痫	围产期损伤、代谢紊乱、先天畸形
3～10	儿童期癫痫	围产期损伤、发热惊厥、脑损伤、特发性癫痫
11～20	青少年期癫痫	特发性癫痫、脑损伤、围产期损伤
21～35	成人期癫痫	颅脑损伤、脑肿瘤、围产期损伤
36～55	中年期癫痫	脑肿瘤、颅脑损伤、动脉粥样硬化
56～70	衰老期癫痫	动脉粥样硬化、颅内新生物

(二)根据癫痫发作的病因分类

1.有大脑病变者

(1)扩张性病变:新生物、脑脓肿、脑寄生虫病。

(2)脑瘢痕形成:脑损伤、脑部感染后。

(3)脑局部萎缩:脑受压、脑缺血、脑部感染后。

(4)脑内囊变:脑血管栓塞后、脑出血后。

(5)弥漫性脑病变:脑变性病、脑感染后、脑硬化。

(6)脑血管病:脑动脉粥样硬化、脑动静脉血管畸形、脑梅毒。

(7)其他:脑先天畸形。

2.未能查见脑部病变者

(1)脑中央性癫痫(特发性癫痫):脑皮质下功能紊乱。

(2)中毒及发热性癫痫:脑外原因。

(3)低血糖性癫痫:脑外原因。

(4)其他:神经及血液循环中断等。

(三)根据癫痫灶部位分类

局灶性大脑癫痫(症状性癫痫)放电部位主要为大脑半球灰质、大脑皮质;脑中央性癫痫放电部位为脑干上部、脑中央系统;非局限的大脑性癫痫放电部位弥漫分散,或脑外原因。

(四)根据发作时的表现及脑电图特征分类

大发作脑电图中脑波节律较快,精神运动发作脑电图中脑波节律缓慢,小发作快活动与慢活动交替出现(每秒 3 次波),变异性小发作不典型的快波与慢波结合。

(五)国际统一分类

1.部分性发作或开始于局部的发作

(1)部分性发作表现为简单的症状:①运动性症状(包括 Jackson 扩展型、阵挛型、强直型、逆转型及姿势性发作)。②感觉性症状(包括躯体感觉、特殊感觉如视、听、旋转、味、嗅等)。③自主神经性症状(如胃肠、血管、呼吸、泌尿生殖系统症状)。④综合性症状(以上各种症状的综合)。

(2)部分性发作表现为复杂的症状:①有意识障碍。②精神运动性包括自动症、复杂行为等。③精神感觉性包括幻觉、错觉、妄想等。④自主神经性如自主神经功能紊乱、性功能改变等。⑤思维性如意识紊乱、记忆减退、识别障碍、强迫思维、朦胧状态等。⑥情绪性如恐惧、欣快、抑郁、攻击性反应、儿童行为问题等。

(3)部分性发作有继发的全身性扩展:多数为强直阵挛性。

2.全身性发作起病时就有两侧对称性发作

(1)失神简单的及复杂的。

(2)强直阵挛性发作即大发作。

(3)婴儿痉挛发作(又称过度节律紊乱)。

(4)阵挛性发作。

(5)强直性发作。

(6)强直阵挛性发作。

(7)无张力性发作(又称垂头发作)。

(8)不动性发作。

3.单侧或以单侧为主的发作

见于新生儿或婴幼儿,临床及脑电图表现与上述婴儿痉挛相同,但放电活动主要限于一侧。

4.不能分类的发作

由于资料或记录不全的发作都包括在内。

(六)我国 1979 年制订的癫痫分类方案

1.部分性(局灶性)发作

(1)具有简单症状的部分性发作:单纯运动性、单纯感觉性、特殊感觉性、扩延性(Jackson 型发作)、局限发作继发全身性发展,其他如转侧性、躯体抑制性、失语性等。

(2)具有复杂症状的部分性发作:复杂部分性发作(颞叶癫痫发作)包括单纯意识障碍、精神运动性发作(行为自动症、口咽自动症)、精神感觉性发作、情感障碍及以上各类的综合。

2.全身性发作

(1)全身性惊厥发作:强直阵挛性发作(大发作)、强直性发作(儿童多见)、阵挛性发作(儿童多见)、肌阵挛发作、婴儿痉挛、变异性小发作(Lennox-Gastaut 综合征)。

(2)全身性非惊厥性发作:典型失神小发作、失张力性发作、自主神经性发作、混合性发作、其他如癫痫持续状态、反射性癫痫及以上不能分类的发作。

注意不要将失神小发作与大发作的不完全发作相混淆。

三、癫痫的临床表现

神经外科医师在选择病例进行手术治疗之前,必须对各种不同类型的癫痫有一概要的认识。在临床上许多局灶性发作尽管在脑电图记录中可见到不正常放电灶,但通过仔细地检查却找不到病因;反之在全身性发作中尽管脑电图中没有明确的局灶性放电灶,但有的却病因明确。为此这里将把较常见的癫痫类型的表现做一简要介绍。

(一)婴儿期癫痫

在此期内婴儿大脑发育尚未成熟,脑神经元的兴奋阈值比较低,发生惊厥的机会极为普遍。如在此期内发作频繁,可使脑的发育受阻,脑内正常神经元的数目减少,脑重量不足,引起患儿的智力发展迟缓,癫痫的机会增多。在这期内发病率最高的是 4 个月之前,此后则发病率渐次减少。发作的表现常为眼、口角、脸部或肢体的分散抽搐,很少为全身性抽搐。如出现全身性抽搐则常同时伴有呼吸抑制。这种抽搐发作的预后较差,约 1/4 的患儿最终将导致死亡,另有半数则发作反复出现。因此对这类癫痫发作应力求找出原因并加以纠正,尽快地控制发作,每多发 1 次都可给婴儿造成不可逆的损害而导致痴呆。这时期癫痫发作的常见病因如下。

1.代谢紊乱或中毒

代谢紊乱或中毒见于血钙过低、低血糖、低血镁、血钠过低或过高、血胆红素过高、碱中毒、B 族维生素缺乏症、窒息、血氨过高症等。

2.遗传因素

遗传因素常见于精胺酸尿症、苯丙酮尿症、酪胺酸尿症、多发性神经纤维瘤病、结节硬化症、家族性脾性贫血(Gau-Cher 病)、家族性黑蒙性痴呆(Tay-Sachs 病)、类脂质细胞增多症(Niemann-Pick 病)、先天性大脑发育畸形及第 13/16 染色体三倍畸形等。

3.损伤性病变

损伤性病变如分娩时的颅内出血、窒息等。

4.脑血管性病变

脑血管性病变如非损伤性颅内出血、维生素 K 缺乏、血小板缺乏性紫癜、脑动静脉血管畸形、先天性颅内动脉瘤、主动脉弓先天狭窄、特发性蛛网膜下腔出血等。

5.感染性病

感染性病如脑脊髓膜炎、脑炎、败血症、脑脓肿、弓形体脑瘤等。

(二)婴儿性痉挛

常发生于 5～6 个月的婴儿。主要表现为发作时患儿头颈部及躯体突然前屈,伴有两臂外展,亦可相反,头及躯体向后伸。如发作较晚,患儿已能坐起时,则常引起向前跌倒。发作一般历时短暂,但较频繁,甚至可数秒即发作 1 次。发作对脑损害很大,可导致患儿的智力发育迟缓,甚至退步。在脑电图上可见高度的节律紊乱,常有较多的棘波或连续多个棘波发放,甚至阵发的棘波或棘慢复合波,中间夹杂较正常的波形。本发作常于 3～4 岁时自动停发而代之以其他类型的癫痫。临床上这种发作可分为隐源性及症状性两类。后者的主要病因:①围产期的脑损伤;②预防接种如百日咳疫苗接种后;③其他如先天畸形、代谢障碍、中枢神经感染、结节硬化等。预后取决于发病年龄的早晚。发病晚者患儿已有相当智力,如诊断及处理及时,则预后常较良好。反之则预后不良。后遗症中常见者为痉挛性双侧瘫或四肢瘫,或脑发育不全。治疗用大剂量促肾上腺皮质激素(AGTH)常有较好效果,安定类药物[如硝西泮(硝基安定)、氯硝西泮(氯硝基安定)]亦能控制发作,不需手术治疗。

(三)Lennox-Gastaut 综合征

Lennox-Gastaut 又称变异性小发作,多发生于 1 岁后的幼儿,婴儿痉挛如迁延不愈,到这时常不易与本综合征相鉴别。主要表现为患儿突然做点头的发作伴有堕跌及不典型的失神。有各种自动症如喃喃自语、吞咽动作或手的短暂摆动等。睡眠中出现发作者较多,并常有短暂的阵挛或抽搐。脑电图上可见 1.5～2.0 次/秒的棘慢复合波,但有时亦可与婴儿痉挛的脑电图很相似。患儿的智力发育可受障碍,甚至退步。安定类药物效果良好,类固醇皮质类药物及 ACTH 亦有良效。但治愈后仍可复发。

(四)肌阵挛性发作

多见于 3 岁以上的儿童,其主要表现为全身或部分的肌阵挛性抽搐伴有跌倒,头部或躯干常突然倾倒。本病的发生机制可能是由于神经系统内抑制作用损害后引起的释放现象,常为大脑弥漫性病变后的结果。但如病变只局限于一侧大脑半球则表现只出现于单侧。脑电图改变很像典型的小发作,可见反复发生的不典型棘慢波或多个棘慢复合波,频率 1.5～2.0 次/秒。气脑检查时约有半数不到的患儿有脑室系统的扩大,脑皮质活检常可证实有亚急性硬化性全脑炎、慢性非特异性脑炎或脑脂质沉积症等。肌阵挛发作一般可分为 3 类。

1.意向性肌阵挛

意向性肌阵挛由运动或动作所诱发,少数亦可由光、声音或感觉刺激所诱发。肌肉的抽搐很短暂,好像腱反射中的肌肉跳动一样。

2.反复性肌阵挛

反复性肌阵挛没有任何诱因,肌肉的抽搐时发时止,没有规律性。

3.大群肌阵挛

阵挛主要影响躯干的大群肌肉,使身体突然前屈如鞠躬状,有些像婴儿痉挛中的"Salaam"发作。

（五）典型小发作

典型小发作属全身性癫痫的一种，主要见于儿童，常发生于 3 岁以上的儿童，至 15 岁以后则又渐趋少见。本病具有较明显的遗传倾向，由常染色体显性基因遗传。主要表现为短时间的意识丧失伴有轻微运动症状。发作突然，常无先兆。终止亦很突然，不留有任何后遗症状。发作时脸部及眼睑有节律性跳动，可能有尿失禁，历时短暂，一般 5～30 秒。患者都能维持当时姿势，很少倒地。瞬即恢复意识，患者自觉如入梦境。发作一般每天 1～2 次，但频繁时可多达百余次，甚至有连续发作者，称之为小发作持续状态。脑电图中可见典型的弥漫性 3 次/秒棘慢复合波，过度换气时更易出现。本症预后较好，至青春期发作常自行停止。如发病起于 5 岁以前的小儿，其智力常低于正常儿童，发现于 5～10 岁者，智力常无影响。发病在 10 岁以后者则发作可持续较久，50％患者可转变为大发作。典型小发作需与颞叶癫痫中的失神发作相鉴别。后者发作不规则常伴有自主神经紊乱症状、嗅及味幻觉、舔舌、咀嚼、吞咽等动作。脑电图中有不规则棘波发放起源于颞叶，向他处扩散。治疗以乙琥胺或三甲双酮为主。两者均有效，但以前者毒性较小，故应首先选用。

（六）特异性大发作

特异性大发作又名强直阵挛性发作，是最多见的全身性癫痫发作，多见于 5 岁以后的儿童及青少年。发作没有先兆，抽搐从一开始就起源于全身。其特征为先有一阵全身肌肉的突然强直性收缩，伴有喉头尖声鸣叫，随即意识丧失，倒地。接着肌肉逐步松弛，5～10 秒后出现肢体伸屈性阵挛，同时并有自主神经功能紊乱，如血压升高、瞳孔散大、面部潮红、呼吸暂停、发绀、流涎出汗、立毛肌收缩、喉头分泌增多等。随着喉头肌肉的抽动，口中涌出白沫或血性泡沫。在肌肉短暂松弛期中膀胱括约肌亦放松，在以后的阵挛抽搐中小便即自动流出。在整个发作期中意识是昏迷的，发作停止以后意识仍不会马上恢复。这一意识昏迷阶段称发作后期，可持续数分钟至数十分钟。

（七）发作停止期

阵挛抽搐突然停止，全身肌肉放松，甚至完全松弛。心跳变慢、瞳孔恢复至正常状况并出现光反应。全身肌肉又慢慢恢复张力，并出现反射。皮肤反射亦再度出现，双侧出现 Babinski 征。患者意识渐渐恢复，如发作历时短暂，可于数分钟内清醒，如发作历时较长则常有较长时间的深睡眠状态，需数小时甚至十余小时才能完全清醒。清醒后患者常感疲惫乏力、头痛，甚至精神错乱或行为失常，称癫痫后精神症。一般于休息后均较快恢复。功能恢复以感觉、运动及语言功能恢复较快。记忆功能恢复较慢，过去记忆恢复在先，近期记忆恢复在后。

大发作时左右两侧一般应是对称性的，但有时两侧可不一致，这种不同步的发作可认为是两种发作凑合在一起，是癫痫大发作中的一种变异。

引起大发作的诱因常见的有强光刺激、突然中断巴比妥类药物治疗、戒酒、各种代谢障碍、外毒素等。不像部分性癫痫，这种发作发生于深度睡眠中者较少，即有发生多数是在慢睡眠中，而不是在快速张动期中。

脑电图表现是比较典型的。在发作前常先出现多次弥漫的多棘慢波发放，接着有一短暂的低活动期历时 1～3 秒。发作时在整个头皮上都可记录到分布弥漫、波幅对称的并不断递增 10 次/秒波。以后其频率可减慢至 8 次/秒以下。由于此时患者全身肌肉抽搐，大量的肌电活动干扰着真正的脑电活动。当发作停止，脑电活动出现一休止期，波幅变为平坦，可历时数十秒钟以上，以后逐渐又恢复到发作前或间歇期活动。

大发作的治疗一般用苯妥英钠、苯巴比妥、卡马西平等,一般不做外科治疗。

(八)成年期的癫痫发作

成年期的癫痫发作又称晚发性癫痫,一般指首次发作在 20 岁以上的成人癫痫,占癫痫总数的17%~33%。患者脑部多数可有局部结构上的病变或受到某些生化、生理、病理上的影响,常被称是症状性癫痫。但在各项详尽的检查下仍可有 27%~36%不能明确其病因。在已查明的病因中有肿瘤、损伤、产伤,血管性疾病包括脑动静脉血管畸形、动脉粥样硬化、急性脑缺血,感染、炎症(梅毒或结核)、寄生虫病、变性疾病、慢性乙醇中毒等。癫痫的发作类型以各种局灶性感觉与运动性癫痫及精神运动性癫痫为多。根据统计,由于肿瘤及脑血管性病变引起者 50%~60%为局灶性发作,由损伤引起者约 40%为局灶性发作。

(九)局灶性发作

常先有某一局部的主观感受如针刺、发麻或痉挛感等称之为先兆,它的性质及出现部位有助于推测病灶的所在位置。此时患者常无意识障碍,但实际上这已是痫性发作的起始。逐步这种感受扩散,其传布途径常沿着中枢神经的功能分布进行,并出现运动性或肌肉阵挛性抽搐,扩散多限于一侧半球,产生偏身的进展性抽搐,又称 Jackson 发作。一般历时半至数分钟即行停发。发作肢体有暂时性瘫痪,称 Todd 瘫痪。有时发作亦可扩散至全脑,引起全身抽搐,这时一如上述大发作患者意识丧失,全身抽动,称局限性发作有继发性全身扩散。在脑电图中可在局部记录到局灶性发放灶,以棘波或尖波形式出现,没有3 次/秒的棘慢波发放。神经系统检查包括神经放射学检查及 CT 扫描,常可明确局部病变,但也有只能见到脑室的扩大或局部脑皮质萎缩,有1/4~1/3 的病例仍可完全无病变发现。对于这后一类病例常需继续追踪观察,定期复查,以免遗漏微小而一时发现不到的病变。局灶性发作的临床类型很多,常根据首发症状的表现来命名,可分为感觉性发作、感觉运动性发作、运动性发作、旋转性发作、姿势性发作、语言抑制性发作、内脏性发作及精神运动性发作等。

(十)内脏性发作

内脏性发作是局灶性发作中的一种特殊类型,病灶主要涉及脑岛及其邻近的颞叶组织。发作以出现内脏紊乱为主要表现,有腹部不适、心悸、多汗、胃纳不佳、恶心、呕吐、呼吸急促或迟缓甚至暂停、小便失禁及瞳孔变化等。

(十一)精神运动性发作

精神运动性发作是局灶性癫痫中较常见的形式,占癫痫总数的 20%~30%。病变多数位于颞叶的内侧部故又称颞叶癫痫。近年来,由于开展了大量颞区的电刺激研究,对颞叶的生理作用有了新的认识,促进了对颞叶癫痫的理解。为便于对颞叶癫痫的描述,有必要先介绍颞叶的功能。

1.颞叶的解剖生理

颞叶外侧及内侧的皮层具有译义及听觉的功能,在优势侧的颞叶外侧皮层尚有语言功能。颞叶内侧部的海马结构、杏仁核均属于边缘系统并与自主神经功能及行为的调节有关。颞叶皮质与杏仁核及海马结构有纤维相互联系。海马结构与杏仁核之间也有纤维相互联系。在与颞叶以外的结构联系中颞叶皮质与颞叶内侧结构有较大差异。颞叶皮质与丘脑的背部联系,其通路经内囊。颞叶内侧结构则与膈区、视前区、下丘脑及中脑盖部联系,其通路有二:①背侧终纹从背侧绕过内囊及基底核背侧;②腹侧束,经内囊及基底核腹侧达无名质,使杏仁核与丘脑内侧发生联系。另外,额叶眶区皮质有纤维进入杏仁核,并从杏仁核与丘脑的背内侧核相连接。左侧丘脑受损时,这一通路将对记忆的缺损具有重大作用。海马结构包括齿状回、Ammon 角及穹隆柱,与膈区、下丘脑前部及乳头体有相互纤维联系,并通过上升与下降通路与下丘脑的其他区域及中脑盖的正中部相连。这样,海马与杏仁核都与脑干的网状结构、下丘脑相连,并以下丘脑成为这一系统的交接点。感觉冲动传到海马的路径是很不明确的,多数是经脑干的网状结构,且为非特异性的。从以上描述可见颞叶的外侧皮质与杏仁、海马结构在功能上是有很大区别的。

2.临床表现

颞叶癫痫的产痫灶可位于不同部位,放电区域不仅可涉及颞叶外侧皮层并可涉及岛叶皮质、杏仁核、海马结构及与这些结构相联系的中线及脑干内核群,甚至还可涉及对侧的同名区域,因此其临床表现复杂多样。一般可分为下列 4 种类型。

(1)自动症及精神运动性发作:表现为意识障碍及精神错乱,但对环境尚能保持接触,开始时可有简单的症状如幻嗅、幻味、幻听、眩晕及自主神经功能紊乱如血压波动、出汗、面红、流泪、瞳孔改变等。接着患者有记忆障碍,常有"熟悉感"或"陌生感",或出现强迫性意念或梦境状态,然后出现自动症,患者在无意识状态下做各种似有目的的动作如游走、登高、驾车、饮食或其他习惯活动。发作大多持续数分钟至数十分钟,也有持续达数小时或数天者,可反复发作,但很少有出现持续状态者。发作后常有历时较长的精神错乱或嗜睡状态。醒后患者常完全不能回忆发作时的情况,或仅凭经验知道自己已经发过病。

(2)错觉或幻觉性发作:其表现与上述自动症开始前的先兆相似,但发作仅止于此而不再扩展为自动症。幻错觉常为刻板性并可反复发作。熟悉感或梦境状态较为突出,常伴有视物缩小或视物放大。听觉或视觉的灵敏度亦有改变。

(3)内脏及自主神经性发作:常伴随自动症发作,包括内脏感觉异常如胃气上升、腹痛、胸闷、心悸、头痛、头胀、血压升高、心动过速、肠鸣增多、皮肤变色、瞳孔改变等。

(4)情绪及情感障碍:主要表现为恐惧、莫名的忧虑或欢乐、暴躁发怒、忧郁或悲伤,可伴有上述自主神经的功能失调。

3.发病机制

引起颞叶癫痫的主要病变为颞叶内侧部的瘢痕形成,称切迹硬化。其致病原因是幼年时曾患有缺氧缺血或临产期曾发生颅脑损伤而有过脑切迹疝的结果。小儿多次反复的发热惊厥,可导致痫阈很低的颞叶内部结构的缺氧或缺血而形成切迹硬化。在后天的病变中最常见的是缓慢生长的肿瘤、脑动静脉血管畸形及各种局部退行性病变。除海马及杏仁核可经常发现病变外,有时还可在小脑、丘脑的背内核及颞叶以外的脑皮质中也见到病变。

脑电图表现主要为局灶性的 4～6 次/秒的棘波、尖波或棘慢波,位于一侧颞叶或额颞部及侧裂的前部,有时亦可见于双侧,特别是慢性长期病例。如有局灶性慢波活动则一般均指示有局部病理改变存在。但往往有许多病例在间歇期头皮上记录不到脑电异常活动,这时有必要做特殊电极描记。如蝶骨电极,将针形电极插入蝶骨的底面来描记脑电活动;咽喉电极,将电极置于鼻咽部内做描记或脑深电极描记,将针形多股电极插入脑内做描记,常能取得有助于诊断的记录。声、光及过度换气可以诱发,但采用致痫剂诱发则不属常规,仅于迫不得已时采用之。确诊颞叶癫痫并找出其产痫灶常需做反复多次的脑电描记。只有在多次记录中取得了同样的结果,并结合临床才能得出较正确的结论。除此以外,为了明确是否有颞部病灶存在尚应做各种神经放射学检查,包括脑血管造影及 CT 扫描等。

(十二)外伤性癫痫

外伤性癫痫是头部外伤后最严重的并发症之一,它可出现于伤后早期即伤后数天之内,也可出现于伤后晚期即几个月甚至几年以后。由于它的频繁发作及难以控制,加上本症对患者所带来的身心痛苦及严重的心理影响,常驱使患者迫切求医,强烈要求治疗。本病的发生率各家统计数字不等。据估计,约有 30% 的头部损伤将发生此并发症。火器性损伤较闭合性损伤更为常见,前者约 42.1% 发生癫痫而后者约 14.3%。损伤的部位、范围及昏迷时间的短长为发生癫痫的重要因素。脑膜破损者特别是额叶及顶叶者机会更多。由于近代战伤外科的进展,头部火器伤的一次清创彻底性较前提高很多,对减少头部火器伤的死亡率起了相当大的作用,但对于外伤性癫痫的发生率则并未显示有大幅度的下降,可能是由于术后的存活率增多,使癫痫病例也有相应的增多之故。

非火器性头部损伤发生癫痫多见于较严重的病例,患者在伤前都无癫痫史,伤后可出现大发作、小发作或精神运动性发作,也有只表现为短暂的意识丧失。早期出现的癫痫多出现于伤后的 1 周以内,最早者甚至可在伤后 1 小时之内。儿童较成年人为多见,有颅骨骨折、局灶性神经功能障碍者及颅内血肿者,早期发生癫痫者较多。晚发的外伤性癫痫其发生率约为 5%,但在有急性颅内血肿的病例其发生率可达 31%。另外,约有 1/4 的早发癫痫将有晚发癫痫。有颅骨凹陷骨折者 15% 将有晚发癫痫。此外,硬脑膜破裂及有局灶性神经功能障碍的病例均有较高的发生率。晚发癫痫多数发生于伤后 1 年以内,但有 25% 可发生于伤后 4 年以后。发作类型以局限性发作为多,约占 40%,颞叶癫痫次之,约占 25%。

早发癫痫脑电图改变常以广泛的慢活动较常见,正常频率受抑制并有高幅的慢活动,后者被认为是外伤性癫痫的特征。在晚发癫痫中则可见有局灶性棘波,但并非每 1 例都如此,约有 1/4 的患者在脑电图中从不出现异常波形,另有约 20% 的患者头 3 个月内没有脑电图异常,因此脑电图检查只有在反复多次的检查中才能提供诊断上的帮助。外伤性癫痫的预防应重于治疗,对开放性颅脑损伤应争取尽早进行彻底清创,将血肿、异物及失去生机的脑组织碎块、碎骨片统统清除。塌陷的骨片应予整复或切除。硬脑膜破损应予修补并严密缝合使之不漏液,这样可使脑皮质减少瘢痕形成。清创术虽从统计上未能明确使癫痫的发生率下降,但它至少使伤后的其他颅内并发症减少从而从理论上有预防癫痫的作用。预防性应用抗癫痫药物如苯妥英钠的单独使用或与苯巴比妥合并使用,或加用地西泮(安定)、扑米酮(麦苏林)等,目前尚有争论,不能作为常规方法。对绝大多数外伤性癫痫,药物治疗仍然是首选方法。只有在发作频繁、药物失效及病灶定位明确的情况下可行产痫灶切除及局部皮层切除术。

(十三)反射性癫痫

在对癫痫发作过程的详细了解时,常可发现发作可由种种不同的诱因所激发,其中颇多为不寻常的因素,于是就有人给以各种命名,如动作诱发性癫痫、声音诱发癫痫、弈棋性癫痫、闭眼诱发性癫痫、接触性癫痫、阅读性癫痫等,但总的这类癫痫发作都是由于患者脑部某些神经元的痫阈较低,遇到较特殊的稍强大的刺激时,可循一定的通路传至这些敏感易发的神经元引起一次痫性放电,因此可概称反射性癫痫。

1.光敏性癫痫

光敏性癫痫多见于儿童、强光如日光、或突然从暗处到达亮处如从电影院出来最易引起发作。但也有在观看电视时为电视屏的光所诱发。闪动的光源较之普通静止的光更具刺激性。发作形式常见的是失神性小发作或肌阵挛性发作,但也可为不典型的大发作。服用相应的抗癫痫药可以阻止其发作。

2.阅读性癫痫

阅读性癫痫发生于阅读书报以后,可在阅读开始数分钟或阅读了相当时间后发生。一般都先有下颌关节出现摩擦声或感到下颌颤动,阅读即受干扰,随着颤动越来越剧烈,终于扩散及全身,引起全身性大发作。并非每次阅读都能诱发,当疲劳、情绪不佳时则发作机会增多。阅读时过分集中注意或精神紧张亦易引起发作,但一般对刊物的内容无甚关系。阅读时出现下颌颤动或出现脑电图改变者对诊断最有帮助。本发作的基本原理认为是与阅读过程中眼球运动所引起的反复的本体感觉冲动激发了脑干网状结构的不正常活动及三叉神经运动核的兴奋放电,产生下颌肌的肌阵挛样活动。这种刺激冲动的叠加导致了一次大发作。大声朗读更容易引起发作,因这时本体感觉冲动的兴奋性更为强烈,持续集中注意也具有同样的强化作用。这种患者多数为脑中央型癫痫,但也有报道有后枕部局灶病变的继发性癫痫可出现这种发作。

3.运动或动作诱发性癫痫

运动或动作诱发性癫痫多数发生于儿童,发作常是在一次突然的动作后发生,且大多发生在休息阶段,发作以下肢开始为多,先有一阵强直性痉挛,可影响全身,然后局限于动作的肢体。在站立的情况下突然开步,或在步行时突然加快步伐如从步行进入跑步时都较易引起发作。发作时患肢强直痉挛,呈半屈曲状,痉挛很快向同侧上肢扩展引起跌倒。患者意识不丧失,也没有阵挛发生。产生这种癫痫的原理是由肌腱及肌纤维来的本体感觉冲动循上升束传至丘脑的腹后核。这里的神经元处于过度兴奋状态,很易受传入冲动而放电,这又使皮层下结构如基底核等发生不正常放电,从而引起发作。在间歇期的脑电图中可见到慢波与棘波。给予抗痫药可使发作停止或频率及程度减少。本病常有遗传倾向,呈显性遗传。

4.听觉诱发性癫痫

突然的声响引起各种癫痫发作,惊吓虽也起着作用,但发作常对声响的频率具有高度的选择性,例如有的患者只听到教室内的钟声才发病,有的只听到音乐而发病,后者又称音乐诱发型癫痫。大多数这类患者在脑皮质上,特别是颞叶区有不正常的产痫灶。有时患者听到声响后有情感上的反应。

5.其他

有报道当患者看到特殊物品如别针等即可引起发作。也有单纯触觉可引起发作,如擦一侧脸部,甚至只要谈及擦脸就可引起发作。其他曾报道过的反射性癫痫的诱发因素有闭眼、啼哭、笑、弈棋、咳嗽等。

四、癫痫的手术治疗

(一)脑皮质切除术

手术的目的在切除脑皮质中的产痫灶。手术的疗效与产痫灶切除得是否完全关系密切。根据产痫灶所在的部位不同做不同的切口。除要求能暴露产痫灶的部位外,尚需将大脑半球的中央区(中央前回及后回),及大脑的外侧裂也暴露,便于在手术中做脑皮质电刺激及脑皮质电波描记,因此切口都偏向于大些。脑皮质电刺激的目的是在确定脑皮质的不同功能部位,特别是运动中枢及语言中枢的位置,以便手术中避免损伤它。脑皮质电波描记的目的在于确定产痫灶的位置,只有将产痫灶的位置详加标明以后才能做到恰如其分地完全切除,从而取得最佳的手术效果。本手术适用于各种局灶性难治性癫痫,其中最常见者为损伤后的癫痫。

1.手术步骤

(1)术前准备:术前3天适当减少抗痫药的用量,使脑电图中的改变容易显示,但剂量亦不宜减得过多以致引起癫痫的发作而妨碍手术的进行。在手术当天早上不再服抗痫药,但小量苯巴比妥作为术前的镇静剂仍可照服。术前24小时开始口服地塞米松或可的松,术中及术后均用静脉滴注维持药量,直至患者能恢复口服为止。

(2)麻醉:除儿童病例及极少数不能合作的病例需用静脉麻醉外,其他15岁以上的患者都可采用局部麻醉或针刺麻醉。在手术前晚应使患者睡眠良好。入手术室时给皮下注射阿托品0.4 mg。如做静脉麻醉,用氟哌啶醇及芬太尼滴注,使之入睡。在做电刺激及脑皮质电图描记时,需叫醒患者并不断与其讲话,以保持清醒并取得合作。

(3)切口:做头皮切口前先用0.25%普鲁卡因溶液做头皮浸润。切口应根据术前脑电图所示的产痫灶位置来设计。如产痫灶位于额叶,可用"C"字形切口,其内侧可暴露中线,外侧到达侧裂,后面要暴露出中央前回。如产痫灶位于脑中央区,可做"Ω"形切口,以暴露中央前回及后回为主,但还需暴露出外侧裂,以便对岛盖部皮层进行电刺激及电描记。如产痫灶在大脑半球的后半部,则可用C字形切口,但前面仍要暴露出脑中央区。一般皮肌瓣是作为一层掀开的,颅骨瓣则做成游离的,以后用金属丝固定。

(4)脑皮质电刺激:在暴露的脑皮质上先用矩形脉冲波行单极或双极刺激。刺激的参数为波宽2 ms,频率60次/秒,强度以能引起患者最明确的反应为度,不能太大以免诱发出抽搐。可先从1 V开始(或0.5 mA开始),然后以0.5 V的幅度递增,直至出现明确的运动反应(表现肌肉的抽动或跳动)或感觉反应(表现为局部的针刺或跳动异样感)为止。在每一刺激点上贴上数码小纸片作为标记并记录其相应的部位,刺激完毕后摄像记录。在优势侧半球需标记出语言中枢的位,为此在刺激过程中让患者不断诉数或重复讲一句话。发现语言中断时即表明该点为语言有关区,用数字小纸片标记。电刺激后即随以脑皮质电图描记,在每一刺激点附近都可记录到神经元的后放电现象,如放电幅度特高、持续时间特长者或有棘波放电者均表明为与癫痫发作可能有关的产痫区。但这时的电刺激的强度应回复到低值,再逐渐递增,如能诱发出患者惯常所感觉的先兆时,则该区即为发作的产痫灶。但能取得这样明确的定位是不多的,多数只是在皮层电图上出现棘波发放。在这些发放区贴上醮以γ-羟基-β-氨基丁酸(GABOB)溶液的棉片,棘波发放立即消失则更明确表明它与产痫灶有关。如用GABOB后不能消除棘波发放表明该处的异常电波可能来自深部,需要进行深部电极描记。

(5)皮层切除:根据脑皮质电图及脑深部电图中棘波灶的部位确定需手术切除的范围。原则是既要尽可能地完全切除产痫灶,又必须保全脑的重要功能区。因此在切除时应先从小范围开始,逐步补充扩大。先用白丝线将计划切除的部位圈出,摄像记录。尽量将切除的边界限于脑沟,将不拟切除的部位用塑料薄膜癫痫保护。用双极电凝将切除区脑表面的软脑膜电灼切开。切口向周围延伸直达切除圈的边缘,环绕此边缘将软脑膜都切开。再切开脑皮质直达脑白质。用细吸引管将皮层切口顺切除圈伸延。在灰白质交界面将整块皮层切除。亦可用吸引器逐步将该区内的皮层灰质吸除。遇较大的供应动脉可用银夹止血,一般均用双极电凝止血。

(6)切除后脑皮质电图记录:将电极放于切除区周围的脑皮质上,重复脑皮质电图记录如上述。如仍有较多尖棘波存在,表明产痫灶切除不够,应再扩大切除范围。手术常需多次反复,逐步扩大切除范围,每次切除后都应重复脑皮质记录,一直到消除产病灶为止。但如切除范围已牵涉到脑功能区时,则应采取保守态度,以免术后造成严重残缺。切除完成后应再摄影记录。

（7）缝合：缝合前止血应十分彻底。脑皮质切面的碎块组织均需清理干净，并将软脑膜边缘覆盖脑皮质的切面。硬脑膜要严密缝合，硬脑膜外用橡皮软管或橡皮条引流24小时。

（8）术后护理：抗病药应继续应用，术后头3～4天可经静脉或肌内注射给药，以后仍恢复口服。剂量应根据药物血浓度测定来调节。补液量在术后初期每天限制于1 500 mL。除有较剧烈的呕吐外，一般可于术后第2天进流质饮食。术后继续静脉给地塞米松或氢化可的松，开始3～4天可给大量，以后逐渐递减，7～10天后完全停用。

2.晚期处理

抗痫药应继续维持，可常规应用苯妥英钠300 mg/d及苯巴比妥120 mg/d，至少2年，或按药物血浓度调节到有效剂量后维持2年。每3～6月复查脑电图1次。如术后没有癫痫发作，脑电图中亦未再见棘波灶，则第3年开始可将苯妥英钠减至200 mg/d，苯巴比妥60 mg/d，如仍然未发作，则于第3年末完全停药。如减药期中癫痫复发，则立即恢复原有剂量。

3.手术合并症及并发症

本手术安全性高，手术死亡率低。

（二）颞前叶切除术

本手术适用于颞叶癫痫。在术前检查中已证明患者的产痫灶位于一侧颞叶，但术前至少应有3次以上的检查记录符合这一结论。为了使诊断更为明确，常需加做颅底电极及蝶骨电极记录并采用过度换气、声光刺激及睡眠记录，有时尚需用戊四氮诱发试验。

手术前准备、麻醉、术前及麻醉前用药与脑皮质切除术时相同。

1.手术步骤

切口用大"C"形皮瓣状，暴露范围后达中央前回，内侧到达正中线旁2～3 cm处，前达颞叶尖及额极，下至颧弓。暴露脑皮质后，先用电刺激鉴定出中央前回，如手术是在大脑的优势半球，还需鉴定出额叶的岛盖部语言区，方法与皮层切除术中所介绍者同。分别将各部位用数字或字母小纸片标记，然后用电刺激及脑皮质电图记录寻找产痫灶。因颞叶癫痫的产痫灶多数位于外侧裂深部岛盖皮层或杏仁核周围的灰质内，故常需用深电极才能将它揭示出来。在确定此产痫灶时必须多次重复，只有每次反应都能重现时，才可肯定下来。电刺激及脑皮质电图中的产痫灶都应正确地记录于消毒的脑解剖图上，以便留作日后分析与评价手术疗效之用。同时这种脑图对于疗效不满意的病例是否需再次手术也是一种重大的参考性资料。在这种脑图上应记录手术区的范围、各功能区的位置、切除的范围等，切除颞前叶的方法与上述脑皮质切除术基本相同，但切除的组织要比脑皮质切除多很多。为了使切除的标本较为完整，以便研究其病理改变，可按以下程序进行：先将大脑外侧裂的蛛网膜切开，顺外侧裂将大脑额叶与颞叶分开。将进入颞叶前部的小动脉及静脉分支——电凝切断。注意搜索大脑中动脉并妥加保护，不使受到影响。从大脑外侧裂的静脉中鉴定出Labbe静脉。这是一支较大的交通静脉，越过颞叶外侧面皮层，导入横窦。在这静脉的前方切开颞叶外侧面上的软脑膜，用细吸引管将颞叶皮层行冠状切开，逐渐深入，直达侧脑室的下角。此切口需切经颞叶的上中下三回，并将此三回均切断。在侧脑室下角内可见到脉络丛。从侧脑室下角的内侧壁切入，另一方面从大脑外侧裂的底部向外切开。两个切口终于沟通，这时颞前叶部与岛叶之间连接部已被切断。向外侧牵开已部分断离的颞前叶外侧部皮层，可暴露出颞叶内侧部的钩回、海马体及杏仁核等结构，与更内侧的视束及中脑的外侧膝状体仅有薄层蛛网膜及脉络膜沟相隔开。在脉络膜沟内可见到大脑后交通动脉、脉络膜前动脉及基底静脉，再向后可见到大脑脚的外侧部。这些结构均需小心保护，勿使受伤。仔细看清此时颞前叶与大脑半球基底部相连的颞叶干的下半部。自前向后将它断离,即可取下整块颞前叶,包括它内侧的杏仁核、海马体结构。经这样切除的病例不仅能看到切除标本内的主要病变,而且产痫灶亦切得比较完全,术后疗效亦较理想。重复脑皮质及脑深部结构的电波描记,证实产痫灶确已消除后即可摄像记录,并缝合切口。

2.术后疗效的评定

评定颞前叶切除术的手术疗效有两种方法,各有其优缺点,可以相互补充,以臻完善。

(1)脑电图记分法:脑电图记分法是比较患者术后与术前脑电图的阳性率所得到的比值。在每次脑电图检查中根据是否有癫痫异常波将脑电图分为阳性与阴性。阳性脑电图占所有脑电图检查总数的比率,即为脑电图的阳性率。手术后的脑电图阳性率与手术前的阳性率之比即为评价疗效的客观指标。如这比值为0,则表示所有术后记录均为阴性,疗效优异。一般这数值介于0～1表示术后有进步。如此值为1表示不变,如数值大于1表示恶化。在第1类有进步的病例中又可根据数值的大小分为优、良、可、微等级。<0.10者为优,0.10～0.25为良,0.26～0.50为可,0.50以上者为微效。

(2)临床记分法:临床记分法是根据对患者术后定期随访所得的结果判定的。如术后患者完全停发,记1分;如发作次数显著减少,记2分;发作不变,记3分,发作增多或加剧,记4分。将患者历年随访检查所得的记分总和除以随访的年数即可得一指数,按数的大小可分为5级,代表5种不同疗效。指数为1,表示术后从未发作过,属优。指数为1.01～1.39,表示发作很少或仅偶有发作,属良。指数为1.40～1.79,表示发作显著减少,属可。指数为1.80～1.99,表示发作中度减少,属微效。指数>2,表示发作依然或甚至增多,属无效。

3.手术合并及并发症

本手术较安全,手术总死亡率约1.4%。多数患者术后恢复顺利,但亦有少数出现并发症。其中以无菌性脑膜炎、硬脑膜下血肿、短暂语言障碍、轻偏瘫、同向性偏盲或象限盲、记忆减退及精神症状等较常见。多数可自行逐渐恢复,亦有一部分成为终身遗患。

4.手术疗效

对癫痫发作的控制取决于产痫灶的切除是否完全。产痫灶全切除的病例术后约有33%癫痫发作完全停止,只有20%左右手术失败。而产痫灶切除不全的病例癫痫发作完全停发者只占5%,手术失败约占50%。对患者的社交及经济问题的改善情况由于患者术前伴有精神或人格失常,术后约30%这种症状保持不变,33%症状消失,另37%仍有症状但改变形式。另外术前原来没有精神症状或人格改变的病例,约有23%可出现这类症状,由此可见术后有精神障碍的总人数将没有大的改变。对脑电图改变的效果,与临床效果大致一致,在术后癫痫发作停止的患者中约半数病例术后EEG中的异常减少,另有42.5%患者的EEG异常完全消失。在术后无效的患者中,只有5%患者的EEG完全正常,而67%的EEG保持不变或有加重。

(三)选择性杏仁核、海马体切除术

由于颞前叶切除术的效果与颞叶内侧部结构切除得是否完全有很大关系,且在颞前叶切除的标本中发现病变多数限于颞叶内侧面,而颞叶外侧面的脑皮质大多都属正常且具有一定的功能,使人们提出能否单纯只做颞叶内侧部结构即杏仁核、海马体的切除而保留颞叶外侧的皮层。近年来,显微神经外科的发展,解决了这一问题。在显微外科的特殊暴露及良好照明下,杏仁核、海马体结构可以得到清晰的暴露,使切除更为彻底,疗效更为理想。

1.手术步骤

手术准备、麻醉及术前用药同前。头部需用特制头架固定。在患侧翼部做一小切口,下端到达颧弓前端,将颞肌与颅骨分离,紧靠颞叶颅底做一游离骨瓣。硬脑膜做半圆形切口,用缝线将硬脑膜牵开,即可暴露出外侧裂的前端。分裂外侧裂的蛛网膜,吸去脑脊液,使脑组织逐渐下缩,增加颅内空间。找到颈内动脉、大脑中动脉、大脑前动脉及大脑中动脉的分支颞极动脉、颞前动脉,并注意识别大脑后交通动脉及脉络膜前动脉。在颞上回的内侧面上相当于颞极动脉与颞前动脉之间做一长 1.5～2.0 cm 的切口,用脑针穿刺侧脑室下角,穿到后沿针切入侧脑室下角,并将切口向后深入 2 cm。在脑室内确定脉络丛、海马结构、脉络丛沟及血管等结构,用微组织钳将杏仁核的上、前、外及内侧基底部组织做小块活检,标本送病理及生化检验。在软脑膜下先将沟回切除。此时透过透明的软脑膜及蛛网膜可以看到大脑脚的外侧部、动眼神经、视束、后交通动脉、脉络膜前动脉及基底静脉。小心切开脉络丛沟,防止损及脉络膜前动脉及其供应视束的分支。将视束小心地与海马结构分开,在脑室颞角底上自前方沿海马脚做一弧形的切口,向后切到三角汇合区。将来自颞后动脉的供应海马及海马旁回的血供——电凝切断。最后在接近外侧膝状体平面处将海马回横断,整块取出杏仁核海马结构。局部用罂粟碱溶液敷贴以防止动脉痉挛。切除的组织约长4 cm、宽 1.5 cm、厚 2 cm,去除颞叶前方的牵开器后,颞叶即自动复位,覆盖切除部位。从颞叶的外表面看,一点也看不到颞叶内侧面的手术痕迹。在 CT 图像上,相当于颞叶内侧面可见有一条状低密度区。术后处理与脑皮质切除术同,抗痫药应继续服用,如术后 2 年不再发作,第 3 年起可改用单味药再观察 1 年,如仍保持不发可逐渐停药。

2.手术疗效

有学者曾报道此手术 27 例,均为长期应用抗痫药(平均 13 年)治疗而失效者,患者发作频繁而丧失社交与劳动能力。术后随访了 6～73 个月,平均随访期 21 个月。有 22 例癫痫完全停发,2 例发作明显减少,另 3 例保持不变,没有 1 例加重者。术后脑电图及神经心理学检查证实神经功能良好,半数以上患者智力进步,没有明显的神经功能障碍。

(四)大脑半球切除术及大脑半球次全切除术

这是 1950 年 Krynauw 首先创用的治疗婴儿性脑性瘫痪的手术方法。对于脑部有多发的产痫灶或产痫灶活动广泛,累及整个半球的病例亦可用此法治疗。对于婴儿性脑性瘫痪的病例,常有较明显的偏瘫、完全性同向偏盲、智力发育迟缓,并有反复发作的顽固性癫痫。通过检查如发现一侧大脑半球尚完好,即可考虑行病侧半球切除术来治疗。手术对癫痫的效果最好,但对偏瘫及偏盲不会有明显的改善,暴躁的性格可以变得温顺,智力在消除癫痫发作的长期影响、停服抗痫药及加强术后的教育与训练下亦可较术前容易取得好转或进步的效果。本手术亦适用于除婴儿性脑性瘫痪以外的其他大脑半球弥漫性病变。有人亦用于治疗广泛的面脑血管瘤病。

术前为了确定患儿一侧大脑半球比较正常,应进行一系列检查及记录,包括出生时的窒息情况、发病情况、治疗经过、抗痫药的种类及剂量、神经系统检查、反复多次的脑电图记录、气脑造影、脑血管造影、神经心理学检查及 CT 扫描等。常可发现患侧大脑半球有脑回萎缩、脑室扩大、脑室巨大穿通畸形、蛛网膜囊及在脑动脉造影中有时出现大脑中动脉闭塞等情况。一旦诊断确定,手术宜早做,可以减少病变大脑对正常脑的抑制作用。如患者有智能不断退步、性情暴躁、行为不正等情况时宜更抓紧早日手术。

1.手术步骤

全身麻醉,采用广大皮骨瓣切口,但不需跨越中线。切除主要为大脑半球的皮层,要保留基底核及丘脑。进入颅腔后,先分开外侧裂,找出大脑中动脉,在此动脉分叉的近侧用银夹阻断。保留纹丘动脉。自前向后将脑表面的大脑上静脉——电凝切断,牵开大脑半球,阻断并切断大脑前动脉。暴露胼胝体,并予以切断。在大脑半球后半部的内侧面上,顺大脑后动脉的主要分支追踪到大脑后动脉,在它从天幕裂孔边缘跨入幕上处,予以夹闭切断。分离进入横窦及乙状窦的各静脉分支。在切断的胼胝体下面进入侧脑室,确认尾状核沟,在此沟内切入,绕过豆状核切经内囊,最终与脉络丛沟相连。整块取出大脑半球。保留尾状核、丘脑及豆状核。将其表面之脉络丛用电灼烧去。缝合前颅内应仔细彻底止血,硬脑膜严密缝合以防术后脑脊液漏。术后处理同颞前叶切除术。术后常见的并发症为创口感染、颅内出血及急性脑干移位等。抗痫药应继续应用2年,如2年后癫痫已不发作,可逐渐减量,最后达到停药。术后1～2年可开始矫治因偏瘫或神经功能障碍所造成的缺陷或畸形。晚期的并发症中最常见的是大脑表面慢性含铁血黄素的沉积。

2.手术效果

根据文献报道的116例完全性半球切除的结果,93例癫痫停发或显著减少,性格脾气及智力障碍亦均有不同程度的好转。5例术后早期死亡,另有5例术后1年内因进行性脑功能障碍加重而死亡。手术死亡率4.3%。在做次全切除的48例中,28例癫痫停发或显著好转。另12例癫痫发作次数减少约50%。1例术后早期死亡。手术死亡率2.1%。

(五)大脑联合切断术

连接左右两大脑半球的白质纤维称联合纤维,包括胼胝体、海马联合、前联合、穹窿及丘脑的中间块等,切断这些联合纤维称大脑联合切断术,曾被用以治疗难治性癫痫。在少量临床试治中发现具有令人可喜的疗效。由于脑的联合纤维特别是胼胝体是癫痫放电从一侧半球扩散到另一侧的主要通路,如切断此通路将使产痫灶发放的高幅棘波局限于病侧半球而不再传播到对侧,从而使全身性抽搐转变为部分性抽搐。另外,由于沿途的神经元未被产痫灶的"火种"所"点燃",放电神经元的总数减少,使全身性或部分性抽搐的阈值提高,因而抗痫药的需要量相应减少,原来属于难治性的癫痫,转变为易于控制,这就是大脑联合切断术的理论依据。将大脑的联合纤维包括胼胝体、海马联合、前联合、穹窿等都切断称完全性联合切断术,如只切断上述神经束的一部分称部分性联合切断术。在早期认为切断越完全疗效越佳,但这样做都需将脑室切开,术后患者常发生无菌性脑室炎,患者有长时期发热反应。现根据患者发作的情况不同,可以行选择性的联合切断术,同时改用显微神经外科技术进行手术,可以避免切开脑室的室管膜,减少了无菌性脑炎的机会,使手术的疗效得到了改善。

1.手术适应证

(1)患有顽固性癫痫多年经正规药物治疗未能得到满意控制,患者每月至少仍有4次以上白天发病,使其不能正常生活者。

(2)患者对本手术的后果有充分的理解,并愿做此手术者。

(3)术后有恢复工作能力的可能者。

2.手术方法

术前准备同其他癫痫手术。为了能进一步弄清此手术是否能引起神经心理功能紊乱,术前应有较深入的全面检查,以便对术后的"裂脑"情况做对照。

手术在气管内麻醉下进行,体位用仰卧或半坐位均可。头部略向前屈,用头架固定头位。静脉内快速滴入20%甘露醇。

（1）切口：在顶后部右侧中线旁做一长9 cm头皮切口，用牵开器撑开创口。在暴露的颅骨上用一直径5 cm的环锯做锯孔，孔的内缘应跨越矢状窦，其前缘应位于鼻点与枕骨粗隆连线的中点之后约2 cm。瓣状切开硬脑膜。将大脑顶叶向外侧牵开，分离大脑纵裂内两大脑半球间的粘连及胼胝体表面的蛛网膜，放入自动牵开器。然后在放大16倍的显微镜下用细吸引管切割胼胝体的纤维束，自压部开始向前方伸展，深达侧脑室顶部的室管膜，但慎勿切开此膜。向后应完全切开胼胝体压部，并见到大脑大静脉。向前应切得越远越好，然后放入一块棉片作为标记。再做此手术第2部分。

将头部微仰，在鼻点后9 cm处为中心另做一切口。用同样大小的环锯在暴露的颅骨上做锯孔，孔的后缘要位于冠状缝之前。切开硬脑膜后，用同上的方法将胼胝体膝部、喙部纤维切断，向下将前连合亦切断，然后向后切，一直切到与胼胝体后部的切口相连，取出放置于该处的棉片标记。冲洗、止血后分别缝合前后两切口。

如患者的产痫灶位于大脑半球的前部，则只需做额联合切断术，上述手术的第一部分可以免去。位于其他部位的产痫灶则均需做联合完全切断术。

术中静脉连续滴入地塞米松10 mg，术后继续用此药，每6小时4 mg，3天后改为口服，并逐渐减量，第7天停药。术后继续用抗痫药，苯妥英钠每天300 mg。苯巴比妥每天90 mg或仍按血药浓度来调整抗痫药的剂量。

（2）术后情况：本手术损伤小，术后恢复迅速，很少并发症。人格行为方面亦不致有重大改变。做特殊"裂脑"的神经心理学检查时，可发现或推测胼胝体切割是否完全。在神经病学的临床检查中常不能发觉患者对认识、记忆、行为、思维等方面有明显的改变。

（3）疗效：本手术能改善癫痫发作的量和质，但不能使癫痫完全停发，因此它只是一种辅助性治疗，不能完全代替抗痫药。经联合切断术后癫痫发放的传播通路受阻，但仍可通过脑干内的联合纤维传达到对侧。

（六）癫痫的立体定向性手术

用脑立体定向手术治疗癫痫的原理：①确定脑内产痫灶的部位，然后用立体定向手术加以破坏，以控制癫痫的发作；②破坏皮层下某些传导癫痫的通路，以阻止癫痫的放电向远处传播。目前对这种手术治疗癫痫的认识还很不统一；损毁的目标结构，各有所好；制造损毁的手段，各不相同，加上人脑的解剖学上的差异，目标结构的空间坐标又很不统一，立体定向仪的本身误差等因素，使立体定向手术中所制造的损毁实际部位与假想中的部位存在着差距，这些因素都给手术疗效的评价造成困难。故有关这方面的工作尚有待继续研究发展，这里就不再赘述。

（七）小脑电刺激术

Cook等在试验中发现刺激大脑皮质所引起的后放电可用刺激小脑皮质、小脑顶核、下橄榄核、脑桥脚或小脑脚等部位加以阻断。反之，切除或破坏小脑的这些部位则可使原来存在的慢性癫痫增加发作。这表明小脑具有对癫痫发作的抑制机制。用小脑电刺激来控制癫痫发作是利用机体内存在的自身抑制机制。近年来研究苯妥英钠的药理作用，发现在静脉注射苯妥英钠后，小脑内浦肯野细胞的放电速度及幅度均有增加，注药90分钟后到达高峰，并可持续达数小时之久。在长期喂饲苯妥英钠的动物中也可看到浦肯野细胞的高幅放电。因此认为苯妥英钠的抗痫作用很可能是由于它增强了小脑对癫痫发放的抑制作用。如切除动物的小脑，苯妥英钠的抗痫作用就显得减弱了。由此可以推测，如果采用电刺激方法来增强小脑的输出，将有利于对癫痫发作的控制。

(八)脑冷冻技术

Moseley 等发现产痫灶内的癫痫神经元对低温较为敏感,这一特点主要是癫痫神经元的细胞膜上的异常所导致的。试验证明降低脑的局部温度可使正在放电的神经元停止放电,于是癫痫发作亦停止了。复温以后癫痫也不复发。这一发现充分解释了 Tokuoka 等的报道,在 3 例有全身性癫痫及精神运动性癫痫发作的病孩,用 5～10 ℃的冷水灌洗脑室 1 小时,使癫痫完全停发。冷水灌洗可限于硬脑膜下或同时与脑室一起灌洗。水温 5～15 ℃,时间 1 小时。癫痫停发后复温,也不会使癫痫复发。如以后癫痫复发,可再继续用药物控制。

(许良胜)

第九节　帕金森病

一、概述

帕金森病(Parkinson disease,PD)或称震颤麻痹,是一种多发于中老年期的中枢神经系统变性疾病。首先由英国医师帕金森于 1817 年报道,1960 年,科学家在试验动物中偶然发现利血平可引起类似帕金森病的一系列症状,受这一事实的启发,他们对震颤麻痹死亡之病例的脑组织进行了单胺类物质的测定,才了解到这种患者纹状体内多巴胺含量较正常人为低。从此,该病的研究大大加速。目前,已知黑质和纹状体中多巴胺能神经元变性是本病的主要病理变化。震颤、肌强直和运动障碍为其主要特征。

本病在欧美国家 60 岁以上人群患病率 1‰,在我国为 81/10 万,目前我国有帕金森患者 120 万,患病率随年龄增长而增高。患者寿命明显缩短,起病后 10 年内约有 2/3 患者严重残废或死亡,主要死亡原因是支气管肺炎和尿路感染。

二、病因与分类

目前虽然已查明本病的主要病变是黑质变性,但引起黑质变性的原因至今不明,临床上常称此类帕金森病为原发性帕金森病;将那些因为感染、中毒、创伤、肿瘤、药物及其他因素所致的帕金森病称为继发性帕金森病;而遗传变性和多系统变性等亦可产生与帕金森病类似的症状和病理改变,将此统称为帕金森综合征或震颤麻痹综合征。

三、病理

主要病理改变在黑质、苍白球、纹状体和蓝斑。黑质和蓝斑脱色是其肉眼变化特点。显微镜下最明显的变化是神经细胞变性和减少,黑色素细胞中的黑色素消失,胞体变性,黑质和纹状体中多巴胺含量显著减少,其减少与黑质变性的程度成正比,同时伴有不同程度神经胶质细胞增生。据报道,纹状体多巴胺含量下降到 50％以上时才出现症状。残留的神经细胞胞内有 Lewy 小体形成,所有这些改变以黑质最明显,且黑质的致密带改变比网状带重。另一病理变化是进行性弥漫性脑萎缩,有脑萎缩者占 90％以上,并且脑萎缩程度与年龄的大小、疾病的严重程度、类型和病程的长短有明显关系。

免疫细胞化学也揭示黑质多巴胺能神经元减少。帕金森病不仅多巴胺含量减少,而且基底核中多巴胺代谢产物高香草酸(homovanillic acid,HVA)、多巴胺合成的限速酶(酪氨酸羟化酶)和多巴胺脱羧酶也明显减少。脑内多巴胺能神经元大量丧失,多巴胺含量下降,使多巴胺绝对和相对不足而乙酰胆碱的兴奋作用相对增强,引起震颤麻痹。

四、临床表现

(一)震颤
为静止性、姿势性震颤,多从一侧上肢的远端开始,后渐扩展到同侧下肢及对侧上、下肢。早期随意运动时震颤减轻,情绪激动时加重,睡眠时消失。手部可形成搓丸样动作。

(二)肌强直
因患肢肌张力增高,关节被动运动时,可感到均匀的阻力,称为"铅管样强直";若合并有震颤则似齿轮样转动,称为"齿轮样强直"。躯干、颈面部肌肉均可受累,患者出现特殊姿势,头部前倾,躯干俯屈,上肢之肘关节屈曲,腕关节伸直,前臂内收,下肢之髋及膝关节均略为弯曲。手足姿势特殊,指间关节伸直,手指内收,拇指对掌。

(三)运动障碍
平衡反射、姿势反射和翻正反射等障碍及肌强直导致的一系列运动障碍。运动缓慢和减少,不能完成精细动作,出现"写字过小征"。步态障碍甚为突出,首先下肢拖拽,然后步伐变慢变小,起步困难,一旦迈步则向前冲,且越走越快,出现慌张步态。

(四)其他
自主神经系统症状可表现为大量出汗和皮脂腺分泌增加,且出汗仅限于震颤一侧。食管、胃以及小肠的运动障碍导致吞咽困难和食管反流,患者可有顽固性便秘。精神异常可表现为忧郁、多疑、智能低下及痴呆等。有时患者也有语言障碍。少数患者可有动眼危象。

五、诊断

(一)诊断要点
原发性帕金森病的诊断主要根据以下几点:①至少具备四个典型症状和体征(静止性震颤、少动、强直和位置性反射障碍)中的二个。②是否存在不支持诊断原发性帕金森病的不典型症状和体征,例如锥体束征、失用性步态障碍、小脑症状、意向性震颤、凝视麻痹、严重的自主物神经功能障碍、明显的痴呆伴有轻度锥体外系症状等。③脑脊液中多巴胺的代谢产物高香草酸减少。

(二)诊断分级
目前分级的方法有多种,如 Hoehn 和 Yahr 修订分级、Schwab 和 England 日常活动修订分级、联合帕金森病评分分级和 Webster 评分。临床常用以评价病情程度和治疗效果较客观全面的是 Webster 评分法,其详细内容如下。

1.手部动作和书写

0分,无异常。1分,患者自述在拧毛巾、系衣扣、写字时感到困难,检查时手内转外转动作缓慢。2分,明显或中等程度手的轮替动作缓慢,一侧或双侧肢体有中等程度的功能障碍,书写明显困难。3分,严重的轮替动作困难,不能书写,不能系衣扣,应用食具明显困难。

2.僵硬

0分,未出现。1分,可出现颈肩部僵硬,反复运动后僵硬增加,一侧或双侧上肢有轻度休止状态下的僵硬。2分,颈肩关节中等度僵硬,患者在不服用药物情况下有休止性全身性僵硬。3分,颈肩严重僵硬,全身的休止性僵硬用药后也不能控制。

3.震颤

0分,未出现。1分,休止状态下手、头部震颤,振幅<2.5 cm。2分,振幅<10 cm,但患者能采取某种姿势控制震颤。3分,振幅>10 cm,持续不能控制(小脑性意向性震颤除外),不能自己进食。

4.面部

0分,正常,无惊恐、嘴紧闭、忧郁、焦虑等表情。1分,面部表情障碍,嘴紧闭、忧虑、焦虑。2分,中等程度的面肌运动障碍,情绪变化引起面部表情变化迟钝,中等程度的焦虑、忧郁,有时出现张口流涎的表情。3分,面具脸,张口程度仅能张开0.5 cm。

5.姿势

0分,正常,头部前倾,离开中线不超过10 cm。1分,驼背,头部前倾,离开中线超过13 cm。2分,开始上肢屈曲,头前屈明显,超过15 cm,一侧或双侧上肢曲线形,但腕关节的水平位置低于肘关节的水平位置。3分,猿猴样步态,手呈屈曲样,指间关节伸直,掌指关节屈曲,膝关节屈曲。

6.上肢摆动

0分,双上肢摆动正常。1分,一侧上肢摆动不如对侧(行走时)。2分,一侧上肢在行走时无摆动,另一侧摆动变弱。3分,行走时双上肢无摆动。

7.步态

0分,步幅46～76 cm,转身不费力。1分,步幅30～46 cm,转身缓慢,时间延长,走路有时脚跟碰脚跟。2分,步幅15～30 cm,两脚跟拖地。3分,拖拽步态,步幅<8 cm,有时走路常停步,转弯时非常慢。

8.皮脂腺分泌

0分,正常。1分,面部出汗多,无黏性分泌物。2分,面部油光样,为黏性分泌物。3分,头面部皮脂腺分泌明显增多,整个头面部为黏性分泌物。

9.语言

0分,声音清楚、响亮,别人可以理解。1分,声音开始嘶哑,音量、音调、语调变小,但能理解。2分,中等度嘶哑,声音弱,音量小,语调单调,音调变化迟缓,别人理解困难。3分,明显声音嘶哑,无力。

10.生活自理能力

0分,正常。1分,能自己单独生活,甚至从事原来的工作,但缓慢。2分,生活自理能力减退(尚能缓慢地完成大多数天常工作),在软床上翻身困难,从矮椅上站起困难等。3分,生活不能自理。

以上各项分为正常(0分)、轻度障碍(1分)、中度障碍(2分)及严重障碍(3分)。临床病情轻重程度按总分值可分为轻度(1～10分)、中度(11～20分)、重度(21～30分)。

六、治疗

帕金森病治疗的原则是使脑内多巴胺-乙酰胆碱系统重获平衡,或是补充脑内多巴胺的不足,或是抑制乙酰胆碱的作用而相对提升多巴胺的效应,或二者兼用,以达到缓解症状的目的。临床医师根据这一原则采用药物治疗和手术治疗。

(一)药物治疗

1.多巴胺替代疗法

此类药主要是补充多巴胺的不足,使乙酰胆碱-多巴胺系统重新获得平衡,而改善症状。多巴胺本身不能通过血-脑屏障,故选用其能够通过血-脑屏障的前体——左旋多巴,或者应用多巴胺脱羧酶抑制剂。

(1)左旋多巴(Levodopa):可透过血-脑屏障,经多巴胺脱羧酶脱羧转化为多巴胺而发挥作用。开始应用时,每次 125 mg,每天 3 次,在一周内渐增至每次 250 mg,每天 4 次,以后每天递增 125 mg,直至治疗量达 3~6 g/d。不良反应有食欲差、恶心、呕吐、低血压及心律不齐。服药期间禁止与单胺氧化酶抑制剂和麻黄碱同时应用,与维生素 B_6 或氯丙嗪合用将降低疗效。

(2)卡比多巴(Carbidopa,又称 α-甲基多巴肼):外周多巴胺脱羧酶抑制剂,本身不透过血-脑屏障,从而使低剂量的左旋多巴即可产生有效的多巴胺脑内浓度,并降低外周多巴胺的不良反应。主要与左旋多巴合用(信尼麦 Sinemet,卡比多巴:左旋多巴=1:4 或者 1:10)治疗帕金森病。有 10/100、25/250 和 25/100 三种片剂,分别含左旋多巴 100 mg、250 mg 和 100 mg,以及卡比多巴 10 mg、25 mg 和 25 mg。开始时用信尼麦 10/100 半片,每天 3 次,以后每隔数天增加一片,直至最适剂量为止。苄丝肼(benserazide)也是多巴胺脱羧酶抑制剂,与左旋多巴合用(美多巴 Madopar,苄丝肼:左旋多巴=1:4)治疗帕金森病,美多巴的用法与信尼麦类似。强直、呕吐、恶心、厌食、失眠、肌痉挛、异常动作为其不良反应。妊娠期间避免使用卡比多巴和左旋多巴。

长期服用左旋多巴可产生开关现象(on-off phenomenon)等不良反应,"开"是指多动,"关"是指本病三主征中的不动,出现开关现象的患者可于原来不动状态中突然变为多动,或于多动中突然变为不动。产生该现象的原因尚不清楚,但多巴胺受体状况的改变是值得注意的。因为多巴胺受体一方面神经超敏,另一方面又失敏。超敏很可能是突触后多巴胺受体(D2)亚型增多,失敏可能是突触前多巴胺受体(D3)亚型丧失,失去反馈调控功能,不能调节多巴胺的适度释放。目前对这类患者的有效药物是多巴胺受体激动剂麦角碱类衍生物。其中溴隐亭较常用,其作用机制不同于左旋多巴。溴隐亭作用时程较长,减少开关现象出现机会;它能有效地直接兴奋突触后多巴胺受体,而不涉及突触前多巴胺受体功能;溴隐亭是伴有部分阻滞作用的混合型激动剂,有多巴胺受体激动剂与阻滞剂的双重特性,这种混合型作用可能有助于阻滞多巴胺受体出现低敏反应。

2.抗胆碱能药物

此类药物抑制乙酰胆碱的作用,相应提升多巴胺的效应。常用的有苯海索(Artane)2 mg,每天3 次,可酌情适量增加;丙环定(Kemadrin)5~10 mg,每天 3 次;东莨菪碱(Scopol amine)0.2 mg,每天3~4 次;甲磺酸苯扎托品(Benytro pine)2~4 mg,每天 1~3 次。甲磺酸苯扎托品通过阻滞纹状体突触对多巴胺的重摄取而起作用,治疗强直的疗效比震颤好,运动不能的疗效最差。此类药有头昏、眩晕、视物模糊、瞳孔散大、口干、恶心和精神症状等不良反应。老年人偶有尿潴留。青光眼和重症肌无力患者忌用。

3.溴隐亭(Bromocriptine)

激动纹状体的多巴胺受体,其疗效比左旋多巴差,但可用于对左旋多巴失效者。现多与左旋多巴或复方多巴合用,作为它们的加强剂。与左旋多巴合用时可产生幻觉。开始时每天 0.625 mg,缓慢增加,但每天量不超过 30 mg。不良反应有恶心、头痛、眩晕、疲倦。肝功能障碍时慎用,禁用于麦角碱过敏者。

各种药物治疗虽然能使患者的症状在一定时间内获得一定程度好转,皆不能阻止本病的自然进展。长期服用药物均存在疗效减退或出现严重不良反应的问题。另外约15%患者药物治疗无效。

(二)外科治疗

对于药物治疗无效的患者,常采用外科治疗。学者们曾进行脊髓外侧束切断术、大脑脚切断术、大脑皮质区域切除术、脉络膜前动脉结扎术、开颅破坏豆状襻和豆状束等手术,终因手术风险大、疗效差而废弃。立体定向手术治疗帕金森病始于20世纪40年代,丘脑腹外侧核毁损术和苍白球毁损术曾是治疗帕金森病的热门手段,但疗效不能够长期维持,且双侧损毁术并发永久性构音障碍和认知功能障碍的概率较高,逐渐被脑深部电刺激术取代。脑深部电刺激术是20世纪70年代发展起来的,它最早用于疼痛的治疗,具有可逆性、可调节性、非破坏性、不良反应小和并发症少等优点,可以通过参数调整达到对症状的最佳控制,长期有效,不存在复发问题,并保留新的治疗方法的机会,现已成为帕金森病外科治疗的首选方法。该技术于1998年在国内开展并逐渐推广,取得了良好的临床效果。

1.丘脑毁损术

(1)手术原理:毁损丘脑腹外侧核可阻断与帕金森病发病相关的两个神经通路。一个是苍白球导出系即从苍白球内侧部,经豆状襻、豆状束、丘脑腹外侧核前下部到达大脑皮质(6区)。阻断此通路,对解除肌强直有效。另一个来自对侧小脑,经结合臂核丘脑腹外侧核后部,到达大脑皮质(4区)。阻断此通路,对解除震颤有效。根据帕金森病的发病机制,肌强直系因γ运动系统受抑制所致,震颤系因α运动系统亢进所致。阻断此两通路可恢复α和γ运动系统的平衡,达到治疗效果。这两个系统均经丘脑下方Forel区,然后向上和稍向外,进入丘脑腹外侧核的下部。此区为毁损灶所在。

(2)手术适应证:①诊断明确的帕金森病,以震颤为主,严重影响生活和工作能力。②躯体一侧或双侧具有临床症状。③一侧曾行Vim损毁手术的,另一侧可行电刺激手术。④年龄在75岁以下,无重要器官严重功能障碍。⑤无手术禁忌证。

(3)手术禁忌证:①严重精神智能障碍、自主神经功能障碍及有假性延髓性麻痹者。②严重动脉硬化、心肾疾病、严重高血压、糖尿病、血液系统疾病及全身情况很差者。③主要表现为僵直、中线症状及单纯的运动减少或运动不能者。④症状轻微,生活及工作无明显影响者。

(4)术前准备和评价:手术前应注意进行全面的体格检查。在手术过程中需要患者的完全配合,因此,对于言语表达能力困难的患者,术前应进行必要的训练,以便在手术过程医师和患者之间能顺利交流。由于手术在局麻下进行,可不给予术前用药,以保证整个手术过程中观察患者症状。一般在术前1天停药,对用药剂量大、对药物有依赖性的患者,可逐渐停药或不完全停药,只要在术中观察到症状即可;如果即使在"开"状态下患者症状仍然非常明显,则没有必要停药。术中应进行监护,保持生命体征平稳。术前应进行PD的震颤评分。

(5)手术步骤如下。

1)靶点选择:丘脑腹外侧核包括腹嘴前核(Voa)、腹嘴后核(Vop)和腹内侧中间核(Vim),一般认为毁损Voa及Vop对僵直有效,毁损Vop及Vim对震颤有效,靠近内侧对上肢效果好,外侧对下肢效果好。靶点选择一般在AC-PC平面,后连合前5~8 mm,中线旁开11~15 mm。

2)靶点定位:①安装立体定向头架。患者取坐位将立体定向头架固定于颅骨上,安装时要使头架不要左右倾斜,用耳锥进行平衡;前后方向与AC-PC线平行。②MRI扫描:安装好定位框后,将患者头部放入MRI扫描圈内,调整适配器,使扫描线与头架保持平行。进行轴位T_1和T_2

加权像扫描,扫描平面平行于 AC-PC 平面。扫描层厚为 2 mm,无间隔,将数据输入磁带或直接传输到计算机工作站。③靶点坐标计算:各种立体定向仪的靶点计算方法不尽相同,可以用 MRI 或 CT 片直接计算,但较繁琐,可采用先进的手术计划系统,这套系统具有准确、直观和快速的特点。④微电极记录和电刺激:微电极技术可以直接记录单个细胞的电活动,可以根据神经元的放电类型,提供良好的丘脑核团生理学分析基础。

一般认为,丘脑内治疗震颤有效的部位是:①聚集着自发放电频率与震颤频率一致的神经元(震颤细胞);②电极通过时,机械的损伤或小的电流刺激能够抑制震颤。试验性的靶点位置位于生理学资料确定的 Vim 核。由于 Vim 核被认为是运动觉的中继核,Vim 核高频刺激引起对侧肢体的感觉异常。刺激 Vim 核还可引起对侧肢体的运动幻觉,如果电极针位置太低,也可引起其他特殊感觉,如眩晕、晕厥或恐惧等。判断电极针是否位于正确的另一参数是震颤的反应,在 Vim 核内低频刺激(2 Hz)方可引起震颤加重,而高频刺激则可使震颤减轻,如果高频刺激在 1～4 V 电压范围内使震颤减轻,则表明电极针位置良好。在 Vim 核内存在由内到外的体表部位代表区,Vim 的最靠内侧为口面部代表区,最外侧即靠近内囊部位是下肢代表区,中部为上肢代表区。靶点位置应与震颤最明显的肢体部位代表区相对应,因此上肢震颤时位置应稍偏内,下肢震颤时偏外,靠近内囊。

3)麻醉、体位和手术入路:患者仰卧位于手术床上,头部的高低以患者舒适为准,固定头架,常规消毒头部皮肤,铺无菌单,头皮切口位于冠状缝前中线旁开 2.5～3.0 cm,直切口长约 3 cm,局部 1％利多卡因浸润麻醉,切开头皮,乳突牵开器牵开。颅骨钻孔、电灼硬脑膜表面后,"十"字剪开,电灼脑表面,形成约 2 mm 软膜缺损,用脑穿针试穿,确定无阻力,以使电极探针能顺利通过,将立体定向头架坐标调整至靶点坐标后,安装导向装置。

4)靶点毁损:核对靶点位置后,先对靶点进行可逆性的毁损,射频针直径为 1.1 mm 或 1.8 mm,长度为 2 mm,加热至 45 ℃,持续 60 秒,此时要密切观察对侧肢体震颤是否减轻,有无意识、运动、感觉及言语障碍。若患者症状明显改善,而又未出现神经功能障碍,则进行永久性毁损,一般温度为 60～85 ℃,时间60～80秒,超过上述温度和时间,毁损灶也不会增大。毁损从最下方开始,逐渐退针,根据丘脑的大小,可毁损 4～6 个点,毁损期间仍要密切注意患者肢体活动、感觉及言语情况,一旦出现损害症状,立即终止加热。毁损完毕后,缓慢拔除射频针,冲洗净术野,分层缝合皮肤。

(6)术后处理:手术结束后,在手术室内观察约 30 分钟,若无异常情况,将患者直接送回病房。最初24～72 小时内,继续进行心电监护及血压监测,并观察患者瞳孔、神志及肢体活动情况,直至病情稳定为止。应将血压控制在正常范围,以防颅内出血。患者可取侧卧位或仰卧位,无呕吐反应者可取头高位。手术当日即可进食,有呕吐者暂禁食。切口 5～7 天拆线,患者一般术后 7～10 天出院。

术后是否服药应根据具体情况,若手术效果满意,患者本人认为不用服药已经可达到满意效果,即使另一侧仍有轻微症状,也可不服药或小剂量服用非多巴胺类制剂。当然,如果另一侧症状仍很明显,严重影响患者生活,则需继续服用抗帕金森病药物,其服药原则是以最小剂量达到最佳效果。

(7)手术疗效:丘脑毁损术能改善对侧肢体震颤,在一定程度上改善肌强直。而对运动迟缓、姿势平衡障碍、同侧肢体震颤无改善作用。各家报道震颤消失的发生率在 45.8％～92.0％,41.0％～92.0％患者的肌强直得以改善。

(8)手术并发症:①运动障碍,多为暂时性,但少数可长期存在。偏瘫发生率约 4％,平衡障碍约 13％,异动症发生率 1％～3％。多因定位误差、血管损伤、血栓和水肿等累及邻近结构所致。②言语障碍,术后发生率为 8%～13%。言语障碍表现为音量减小、构音障碍和失语症三种形式,多见于双侧手术与主侧半球单侧手术患者。言语功能障碍的发生与否,与术前言语功能无关。它们多为暂时性,常于数周后自行改善或消失。不过不少患者长期遗留有命名困难、持续言语症、言语错乱等。③精神障碍,发生率为 7%～8%。④脑内出血可因穿刺时直接损伤血管或损毁灶局部出血,CT 检查可及时确诊得到相应处理。

2.苍白球毁损术

(1)手术原理:在 PD 患者,由于黑质致密部多巴胺能神经元变性,多巴胺缺乏使壳核神经元所受到的正常抑制减弱,引起壳核投射于外侧苍白球(Gpe)的抑制性冲动过度增强,从而使 Gpe 对丘脑底核(STN)的抑制减弱,引起 STN 及其纤维投射靶点内侧苍白球(Gpi)的过度兴奋。STN 和 Gpi 的过度兴奋被认为是 PD 的重要生理学特征。这已被 MPTP 所致猴 PD 模型上的微电极记录和 2-脱氧葡萄糖摄取等代谢研究所证实。在 PD 患者也发现了类似的生理学和代谢改变。Gpi 过度兴奋的结果是通过其投射纤维使腹外侧丘脑受到过度抑制,从而减弱丘脑大脑皮质通路的活动,引起 PD 症状。一般认为 Gpi 电刺激术同苍白球毁损术(Posteroven tral Pallidotomy,PVP)的作用原理一样。也是通过减弱内侧苍白球的过度兴奋或阻断到达腹外侧丘脑的抑制性冲动而实现抗 PD 作用的。

(2)手术适应证:①原发性帕金森病至少患有下列四个主要症状中的两个,静止性震颤、运动迟缓、齿轮样肌张力增高和姿势平衡障碍(其中之一必须是静止性震颤或运动迟缓)。没有小脑和锥体系损害体征,并排除继发性帕金森综合征。②患者经过全面和完整的药物治疗,对左旋多巴治疗有明确疗效,但目前疗效明显减退,并出现症状波动(剂末和开关现象)和/或运动障碍等不良反应。③患者生活独立能力明显减退,病情为中或重度。④无明显痴呆和精神症状,CT 和 MRI 检查没有明显脑萎缩。⑤以运动迟缓和肌强直为主要症状。

(3)手术禁忌证:①非典型的帕金森病或帕金森综合征。②有明显的精神和/或智能障碍。③有明显的直立性低血压或不能控制的高血压。④CT 或 MRI 发现有严重脑萎缩,特别是豆状核萎缩,脑积水或局部性脑病变者。⑤近半年内用过多巴胺受体阻滞剂。⑥伴有帕金森病叠加症状如进行性核上性麻痹及多系统萎缩。⑦进展型帕金森病迅速恶化者。⑧药物能很好控制症状者。

(4)术前准备和评价:患者要进行全面的术前检查,所有患者术前应进行 UPDRS 评分、Schwab 和 England 评分、Hoehn 和 Yahr 分级,还应对患者进行心理学测试、眼科学检查,术前常规进行 MRI 检查,以排除其他异常。术前 12 小时停用抗帕金森病药物,以便使患者的症状能在手术中表现出来,至少术前 2 周停用阿司匹林及非激素类抗炎药物。全身体检注意有无心血管疾病,常规行血尿常规、心电图、胸透等检查,长期卧床及行动困难的患者,应扶助下床活动,进行力所能及的训练,以增强心功能。高血压患者应用降压药物使血压降至正常范围。如果患者精神紧张,手术前晚应用适量镇静药物。

(5)手术步骤如下。

1)靶点选择和定位:MRI 检查的方法基本上与丘脑电刺激术相同。由于 Gpi 位于视盘后缘水平、视束外侧的上方,为了精确的计算靶点,MRI 检查要清楚地显示视束。为使 MRI 能够很好地显示基底核的结构,可将 Gpe 和 Gpi 分别开来。在轴位像上,Gpi 通常占据一个矩形的前外侧的三角部分,这个矩形的范围是中线旁开 10～20 mm,在前后位像上 Gpi 从前连合一直延伸到前连合后 10 mm。Gpi 的靶点坐标是 AC-PC 中点前方 2～3 mm,AC-PC 线下方 4～6 mm,第三脑室正中线旁开 17～23 mm。

2)微电极记录和微刺激:微电极记录和微刺激对于基底核的功能定位是一种重要手段。利用微电极单细胞记录的方法先后在猴和人证实,苍白球内、外侧核团的放电特征不同,并发现 PD 患者通常在苍白球腹内侧核放电活动明显增加。因此,通过记录和分析单细胞放电特征、主被动关节运动和光刺激对细胞放电影响以及电刺激诱发的肢体运动和感觉反应,可以确定电极与苍白球各结构及与其相邻的视束和内囊的关系及其准确部位。微电极记录通常在预定靶点 Gpi 上方 20～25 mm 就开始,根据神经元的不同放电形式和频率,可以确定不同的神经核团和结构(如内、外侧苍白球)。根据由外周刺激和自主运动所引起的电活动,可以确定 Gpi 感觉运动区的分布,而且微电极记录可以确定靶点所在区域神经元活动最异常的部位。微电极还可以被用于微刺激以确定视束和内囊的位置。应用微电极和微刺激在不同部位(内、外侧苍白球,视束,内囊)可记录到特征性电活动,通过微刺激所诱发的视觉反应(如闪光、各种色彩的亮点)和所记录到的闪光刺激诱发的电活动,可以确定视束的位置。微刺激所引起的强直性收缩、感觉异常等表现则可用于内囊的定位。

3)体位、麻醉与入路:基本同丘脑毁损术,头皮切口应为中线旁开 3.0～3.5 cm。

4)靶点毁损:基本同丘脑毁损术。

(6)术后处理:术后处理同丘脑电刺激术。

(7)手术疗效:苍白球毁损术对帕金森病的主要症状都有明显改善作用,尤其对运动迟缓效果好,它一般对药物无效或"关"期的症状效果明显,它对药物引起的症状波动和运动障碍也有很好的效果,对步态障碍也有作用。苍白球毁损术能够改善帕金森病患者个人生活质量,提高其生命活力和社会功能,而又不引起明显的认知和精神障碍。

(8)手术并发症:最近的许多研究表明,苍白球毁损术是一种死亡率和致残率较低的相对比较安全的手术。苍白球毁损术有可能损伤视束及内囊,因为这些结构就在苍白球最佳毁损位点附近,发生率为3%～6%。苍白球毁损术急性并发症包括出血、癫痫、视觉障碍、术后语言困难或构音障碍、意识模糊、感觉丧失、偏瘫、认知障碍等;远期并发症很难预测,需定期随访和仔细询问。

3.脑深部电刺激术(deep brains timulation,DBS)

(1)手术原理:①丘脑腹中间内侧核(Vim)电刺激术。由于 DBS 核毁损术作用于 Vim 都能减轻震颤,因而有人认为 DBS 可能是通过使受刺激部位失活发挥作用,而这种失活可能是通过一种去极化阻滞的机制而发生的。此外,DBS 可能是激活神经元,但这种激活可能通过抑制或改善节律性神经元活动来阻滞震颤性活动。②苍白球内侧部(Gpi)电刺激术。Gpi 电刺激术治疗帕金森病的机制可能与丘脑电刺激术类似。Gpi 电刺激术引起的帕金森病运动症状的改善,很可能是因 Gpi 输出减少引起的。而 Gpi 输出的减少是通过去极化阻滞直接抑制(或阻滞)神经元活动,或者是激活对 Gpi 神经元有抑制作用的其他环路(即逆行激活)而产生的。③丘脑底核(STN)电刺激术。与 Gpi 电刺激术类似。

STN 电刺激术对帕金森病的治疗作用也有几种可能的机制,包括:①电刺激直接使 STN 失活。②改变 Gpi 的神经元活动来激活 STN,这种改变可能是降低,也可能是阻滞其传导或使其活动模式趋于正常化。③逆行激动 Gpe,从而抑制 STN 及(或)丘脑的网状神经元,并最终导致丘脑神经元活动的正常化。

(2)电刺激装置与手术方法:①脑深部电刺激装置的组成。脉冲发生器(IPG),它是刺激治疗的电源。刺激电极由 4 根绝缘导线统成一股线圈,有 4 个铝合金的电极点。每个电极长 1.2 mm,间隔 0.5 mm。延伸导线连接刺激电极和脉冲发生器。程控仪和刺激开关(磁铁)。②手术方法。

局麻下安装头架。CT 或 MRI 扫描确定把点坐标。颅骨钻孔,安装导向装置。微电极进行电生理记录及试验刺激,进行靶点功能定位。植入刺激电极并测试,然后固定电极。影像学核实电极位置。锁骨下方植入脉冲发生器并连接刺激电极。③刺激参数的设置。DBS 的刺激参数包括电极的选择,电压幅度、频率及宽度,常用的刺激参数为:幅度为 1～3 V,频率为 135～185 Hz,脉宽为 60～90 μsec。患者可以根据需要自行调节,以获得最佳治疗效果而无不良反应或不良反应可耐受。可以 24 小时连续刺激,也可以夜间关机。

(3)脑深部电刺激术的优点:①高频刺激只引起刺激电极周围和较小范围(2～3 mm)内神经结构的失活,创伤性更小。②可以进行双侧手术,而少有严重及永久性并发症。③通过参数调整可以达到最佳治疗效果,并长期有效,即使有不良反应,也可通过调整刺激参数使之最小化。④DBS 手术具有可逆性、非破坏性。⑤为患者保留新的治疗方法的机会。

(4)脑深部电刺激术的并发症:①设备并发症,发生率为 12%,其中较轻微的并发症占了一半以上。感染的发生率仅 1%,而且仅在手术早期出现。设备完好率为 99.8%。②手术本身的并发症,与毁损手术并发症类似,但发生率低于毁损手术。③治疗的不良反应,包括感觉异常、头晕等,多较轻微且能为患者接受。

(5)脑深部电刺激术的应用如下。

1)Vim 电刺激术,患者选择:以震颤为主的帕金森患者是 Vim 慢性电刺激术较好的适应证,双侧或单侧 DBS 手术都有良好的效果,Vim 慢性电刺激术对帕金森综合征患者的运动不能、僵直、姿势和步态障碍等症状是无效的。对一侧行毁损手术的患者,需要进行第二次另一侧手术以控制震颤,也是慢性电刺激术一个较好的适应证。术前准备,同丘脑毁损术。手术步骤,丘脑Vim 慢性电刺激术的靶点选择和定位程序与丘脑毁损术是完全一致的,只是在手术的最后阶段,当靶点已经确定并进行合理验证之后,采用了另外两种不同的技术。丘脑 Vim 慢性电刺激术的手术程序可以分为四个步骤。①影像学解剖定位;②微电极记录和刺激;③电极植入并固定;④脉冲发生器的植入。

靶点选择:同丘脑毁损术一样,进行丘脑刺激术时其刺激电极置于丘脑 Vim,其最初解剖靶点位置为 AC-PC 平面、AC-PC 线中点后方 4～5 mm,中线旁开 11～15 mm。由于丘脑的解剖位置中存在个体差异,手术过程中还需对靶点进行生理学定位。

靶点定位:同丘脑毁损术。DBS 电极植入,将一个经过特殊设计的 C 形塑料环嵌入骨孔,这个C 形环上有一个槽,可以卡住 DBS 电极,并用一个塑料帽将电极固定在原位。将一个带针芯的套管插入到靶点上 10 mm 处,套管的内径略大于 DBS 电极针。拔出针芯,将电极针通过套管内插入,经过丘脑的脑实质推进剩余的靶点上 10 mm 到达靶点。用一个电极固定装置,用于当拔出套管时将 DBS 电极固定在原位,保证 DBS 电极不移位。去除套管后,电极嵌入骨孔环上的槽内,用塑料帽将电极固定在原位。在这一阶段,电极针通过一个延伸导线连接在一个手持式的脉冲发生器上,并进行刺激,以测试治疗效果和不良反应。在许多情况下,由于植入电极时对靶点的微小的机械性损伤,有时出现微毁损效应,即患者的症状减轻或消失,这说明靶点定位准确。如果在一个很低的阈值出现不良反应,应该将电极重新调整到一个更加适当的位置。当保证电极位于满意的位置时,将DBS 电极连接在一个经皮导线上,待术后调试,也可直接进行脉冲发生器的植入。

脉冲发生器的植入:常用的脉冲发生器是埋入式的,可程控的,配有锂电池,可以发送信号维持几年。其植入的程序类似于脑室腹腔分流,患者全麻,消毒头皮、颈部及上胸部皮肤,术前给予静脉应用抗生素,患者取仰卧位,头偏向对侧,在锁骨下 3 cm 处作一长 6 cm 的水平切口。在锁骨下切口与头皮之间做一皮下隧道,将电极线从锁骨下切口经皮下隧道送到皮下切口。电极线用 4 个螺钉与脉冲发生器相连并固定,在头皮切口处将 DBS 电极与电极线相连,缝合切口。

手术并发症:DBS 治疗震颤的并发症主要有三类:①与手术过程有关的并发症;②与 DBS 装置有关的并发症;③与 DBS 刺激有关的并发症。

立体定向手术导致的颅内出血发生率仅为 1%～2%。与 DBS 装置有关的并发症是机器失灵、电极断裂、皮肤溃烂及感染,这些并发症并不常见,发生率为 1%～2%。

与 Vim 刺激有关的并发症有感觉异常、头痛、平衡失调、对侧肢体轻瘫、步态障碍、构音不良、音调过低、局部疼痛等。应该注意的是,这些并发症是可逆的,而且症状不重。如果刺激强度能良好地控制震颤,这些并发症也是可以接受的。实际上,Vim 慢性电刺激术的不良反应本质上与丘脑毁损术的并发症相似,二者最大的区别是由 DBS 引起的不良反应是可逆的,而丘脑毁损术的不良反应是不可逆的。

手术效果:与丘脑毁损术相比,DBS 的优点是其作用是可逆性的。治疗震颤所用电刺激引起的任何作用,可以通过减少、改变或停止刺激来控制。DBS 另一个重要特征是可调整性,完全可以通过调整刺激参数使之与患者的症状和体征相适应。因此,DBS 技术的应用为药物难以控制震颤的手术治疗提供了新的手段。

Vim 刺激的效果已得到充分的证实,对帕金森病患者,控制震颤是 Vim 刺激唯一能够明显得到缓解的症状。治疗震颤最佳的刺激频率是 100 Hz 以上,抑制震颤的刺激强度为 1～3 V,在 Grenoble(1996)报道的一大宗病例中,Vim 刺激使 86% 的帕金森病患者震颤在术后 3 个月消失或偶尔出现轻微的震颤;6 个月时帕金森病患者震颤控制为 83%。Benabid 对 80 例 PD 患者行 118 例(侧)电极植入,随访 6 个月至 8 年,震颤的完全和近完全缓解率为 88%。

2)Gpi 电刺激术:靶点选择和定位同苍白球毁损。Gpi 位于 AC-PC 中点前 2～3 mm,AC-PC 平面下方 5～6 mm,中线旁开 17～21 mm 处。研究发现,STN 活动的增强及其导致的 Gpi 活动增强在帕金森病中起重要的作用。应用苍白球腹后部切开术(PVP)对运动不能及僵直进行的有效治疗中得到证实,一组 117 例患者综合分析显示,UPDRS 运动评分改善率为 29%～50%。Laitinen(1992)统计苍白球切开术的并发症发生率为 14%,主要有偏瘫、失用、构音困难、偏盲等。双侧苍白球切开术更易致严重不良反应及并发症。而应用微电极记录及刺激术只能使这些并发症的发生率略有下降。尽管如此,用双侧 Gpi 刺激术治疗左旋多巴引起的运动障碍或开关运动症状波动时,所有患者的运动障碍都有改善。因此,Gpi 刺激术为双侧苍白球切开术的一种替代治疗,但 Gpi 刺激术后患者抗帕金森药物用量无明显减少。

3)STN 电刺激术:STN 电刺激术的靶点参数为 AC-PC 中点下方 2～7 mm,中线旁开 12～13 mm,但因为 STN 为豆状,体积小(直径约为 8 mm),而且周围没有标志性结构,故难以将刺激电极准确植入 STN。

Benabid 及其同事对有严重僵直及运动迟缓的患者进行 STN 刺激术证实,包括步态紊乱的所有 PD 特征性症状均有明显效果。一组 58 例病例综合分析,在双侧刺激下,UPDRS 运动评分改善率为 42%～62%,单侧者为 37%～44%。双侧 STN 刺激还可缓解 PD 患者书写功能障碍,一般认为 STN 是治疗 PD 的首选靶点。

STN 电刺激术较少有严重的不良反应。年老及晚期的帕金森病患者术后可能有一段意识模糊期,偶尔也伴有幻觉,时间从 3 周到 2 个月不等。近年来,STN 刺激术已被用于临床,与丘脑电刺激术及苍白球电刺激术相比,STN 刺激术似乎能对帕金森病的所有症状都起作用,还可以显著减少抗帕金森病药物的用量,并且其治疗效果比 Gpi 电刺激术更理想,STN 电刺激术主要适应证是开关现象,也能完全控制震颤。

总之,应用 DBS 治疗帕金森病,应根据需治疗的症状选择靶点。DBS 仅仅是在功能上阻滞了某些产生特殊帕金森病症状中发挥重要作用的靶点,但由于它具有疗效好、可逆、永久性创伤轻微、适于个人需要、能改变用药等优点,DBS 正成为立体定向毁损手术的替代治疗方法。

(许良胜)

第十节　慢性进行性舞蹈病

慢性进行性舞蹈病(Huntington chorea,HC)又称 Huntington 舞蹈病,是以慢性进行性舞蹈动作和痴呆为特征,是基底核和大脑皮质变性的一种显性遗传性疾病。

一、病因和病理

本病为典型的常染色体显性遗传性疾病。新近分子遗传学研究(重组 DNA 技术)发现异常的基因位于第 4 号染色体,每一代的平均患病率为 50%,男、女同样受累。家族中可能有其他神经系统疾病,如智能低下、癫痫、强迫性抽搐和偏头痛等。

病变主要侵犯基底核和大脑皮质,尾状核及壳核萎缩最严重。小神经节细胞严重破坏和减少,并发脱髓鞘改变,且常伴有明显的胶质细胞增生。大脑皮质的突出变化是皮质萎缩,特别是第 3、5 和 6 层的神经节细胞丧失及合并有反应性胶质细胞增生。在组织学改变之前,PET 检查可发现上述部位的葡萄糖的利用减少。

1957 年 Carlson 等提出基底核多巴胺(DA)含量过多引起多动症。亦有人发现纹状体中多巴胺与乙酰胆碱(Ach)受体的数目减少。还有认为本病患者纹状体中生长抑素增多等不同看法。

二、临床表现

本病可于 20～50 岁起病,最常发生于 35～45 岁的成年人。成年人发病后病情不断恶化。首先是间歇性耸肩或手指抽搐等不自主动作,可侵犯面肌、躯干肌及四肢肌。主要表现为慢性进行性舞蹈样动作,动作缓慢而粗大,同时伴有智力衰退和性格改变。舞蹈样动作和精神症状可以先后相差数年出现。舞蹈动作是迅速、跳动和多样无目的的不自主运动,但绝不是刻板不变的。由于肢体不规则的屈伸,行走常跌倒。舞蹈样动作不能自行克制,情绪紧张时加重,静坐或静卧时减轻,睡眠时消失。除舞蹈样动作外,可有肌张力减低,各关节过度伸直,肌力减低,腱反射亢进、减低或暂时消失。另外,精神衰退逐渐明显,如记忆力下降、注意力不集中,最后痴呆。个别患者除了不典型的慢性进行性舞蹈病外,尚可出现癫痫(包括肌阵挛性发作)、遗传性共济失调、偏头痛及肌病等。

三、诊断和鉴别诊断

根据患者的舞蹈样动作及阳性家族史,可考虑慢性进行性舞蹈病。主要依据:①有遗传史;

②中年(35～45岁)起病；③舞蹈症状进行性加重；④进行性痴呆；⑤头颅 CT 检查因尾状核严重萎缩而显示脑室扩大，侧脑室形态呈特征性的蝴蝶样；⑥用[18]F-脱氧葡萄糖做 PET 检查可发现患者或其后代的尾状核及壳核的葡萄糖代谢降低。但必须注意与以下一些疾病相鉴别。

(1)风湿性舞蹈病：多见于儿童与青年，常伴发于风湿病。多在 5～15 岁发病，女多于男。患儿除舞蹈样动作外，很少见于活动性关节炎的患儿。其他化验亦可无显著异常，常于 1～3 个月后好转，偶有延续年余者。Huntington 舞蹈病病程长，为进行性加重。

(2)电击样舞蹈病：患者肌肉像触电样运动，引起头、肩、前臂、小腿、舌等猛烈动作，每分钟 3～6 次，一般在数天至数周内自愈。

(3)系统性红斑狼疮：有时并发舞蹈病，亦有以舞蹈病为首发症状者，但是系统性红斑狼疮常伴有皮肤损害，并且呈对称性，80％伴有关节痛，临床上经历了一个器官受累到多器官受累的表现。

(4)Lesch-Nyhan 综合征：是由核酸代谢障碍所致的疾病，为性连锁隐性遗传，通过女性携带病态基因。神经系统方面的表现有智力衰退、痉挛性脑性瘫痪、不自主运动(手足徐动)及特别显著的自伤行为。同时由于体液中尿酸盐含量增高而可发展为泌尿系统结石和痛风性关节痛。全身也可能有贫血、营养不良及骨骼、消化道的先天畸形。患儿脑中次黄嘌呤-鸟嘌呤磷酸核糖基转移酶活性降低或消失。

(5)脑炎、肝豆状核变性、脑血管病患、缺氧和铅、镁、汞等慢性中毒时也会发生症状性舞蹈病，应注意鉴别。此外，各种甲状旁腺功能低下时，也可伴有发作性舞蹈——手足徐动的不自主动作。

四、治疗及预后

(一)药物治疗

(1)对抗多巴胺功能的药物：因 HC 患者中枢 DA 功能加强，Ach 功能减弱，故可用 DA 对抗剂。如丁酰苯类中的氟哌啶醇、吩噻嗪类中的氯丙嗪与奋乃静等。或阻止中枢储藏 DA 的药物，如利血平及丁苯喹嗪药物。

(2)增加中枢 GABA 含量的药物：如异烟肼、丙戊酸钠等。

(3)GABA 激动剂：蝇蕈醇(muscimol)属此类药物。

(4)加强 Ach 的药物：如水杨酸毒扁豆碱。

上述药物虽然可取得一定疗效，但是不令人满意。

(二)手术治疗

对于舞蹈症状特别严重而智能下降较轻者，可行立体定向手术治疗。手术适应证，凡年龄在 16 岁以下，65 岁以上，病程超过一年以上；在各种治疗下无效，又无其他特殊性疾病，可考虑定向手术。禁忌证，由风湿、妊娠引起的急性脑炎症状；肿瘤引起的舞蹈动作；有明显智能低下者。常采用的毁损靶点有 VL(Voa Vop)、Pm 和 Forel-H 区。安徽省立体定向神经外科研究所对 6 例患者行 VL 毁损，术后舞蹈动作均显著减少，无并发症发生。Kandel(1989)报道 17 例 HC 治疗效果，其中 7 例良好，5 例改善，3 例无效，2 例不详。

(三)预后

本病进行性发展，终末期痴呆多甚明显，病程一般可持续 10～20 年。平均于起病后 15～16 年死亡。

(许良胜)

第五章

脑血管疾病

第一节 壳核出血

一、概述

壳核出血是最常见的脑出血,约占全部脑出血的 60%。

壳核是豆状核的一部分,豆状核是基底节的主要核团,与尾状核共同组成纹状体,是锥体外系的重要组成成分。豆状核位于内囊外侧,与内囊前肢、膝部及后肢相邻。豆状核分为内侧的苍白球和外侧的壳核两部分,内侧的苍白球血管稀少,很少出血。

壳核的血管来自大脑中动脉的深穿支——豆纹动脉的外侧组,易发生破裂出血,故又被称为"出血动脉"。

二、病因及发病机制

同一般脑出血。

三、病理

壳核直接或通过苍白球间接与内囊相邻,所以壳核出血多压迫内囊或破坏内囊。壳核出血也可破入脑室,常在尾状核丘脑沟处破入脑室,也可经侧脑室体部外侧壁或三角部破入。

四、临床表现

(一)一般症状

壳核出血时,头痛、呕吐很常见,为颅内压增高及血液破入脑室后刺激脑膜所致。血液直接或间接进入蛛网膜下腔时可出现脑膜刺激征。出血量大时,患者可出现意识障碍,优势半球壳核出血可出现各种不同程度的失语。

(二)"三偏"征

壳核出血常出现典型的"三偏"征,即病灶对侧偏身瘫痪、偏身感觉障碍及对侧同向性偏盲。

这是由于壳核出血破坏或压迫内囊后肢而造成的。有时壳核出血也可只表现为"二偏",这是内囊后肢受到不完全损害所致。

(三)壳核出血的临床分型

壳核出血临床上可简单地分为前型、后型和混合型。

(1)前型壳核出血临床症状较轻,除头痛、呕吐外,常有共同偏视及对侧中枢性面、舌瘫,肢体瘫痪轻或无。优势侧前型壳核出血因为破坏了壳核前部、累及了内囊前肢和尾状核头部常可出现失语。

(2)后型壳核出血常出现典型的"三偏"征,共同偏视,可有构音障碍,失语少见。

(3)混合型壳核出血临床症状较重,除兼有上述二型的症状外,常出现意识障碍。

各型壳核出血破入脑室后,可出现脑膜刺激征。

五、实验室检查及特殊检查

头部 CT 是诊断壳核出血的最好方法,表现为壳核部位高密度影(图 5-1)。可根据头部 CT 确定壳核出血的量、扩展方向、是否破入脑室及分型。

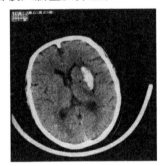

图 5-1 壳核出血

六、诊断

高血压患者,突然出现头痛、呕吐,典型的"三偏"征,应考虑壳核出血的可能,检查头部 CT 即可确诊。

七、治疗

壳核出血量小于 30 mL 时,应内科保守治疗。出血量在 30～50 mL,经内科治疗后症状逐渐加重,出现意识障碍或脑疝时,应考虑手术治疗。出血量超过 50 mL 时,应手术治疗。

八、预后

壳核出血的预后除年龄及并发症外,主要取决于出血量的大小。

九、预防

积极预防和治疗高血压病、动脉硬化。

(冯鲁乾)

第二节 尾状核出血

一、概述

尾状核属于基底神经节的一个核团，与豆状核共同构成纹状体。尾状核形如蝌蚪，头端膨大为尾状核头，位于额叶内，向内侧突出于侧脑室前角，构成侧脑室前角的外侧壁。尾状核中间部较窄，称为尾状核体，位于顶叶内，为侧脑室底部外侧的一部分。尾状核后端逐渐细小，称为尾状核尾，沿侧脑室下角走行，进入颞叶，终于杏仁核。尾状核头长约 3 cm，体长约 3 cm，尾长 4～5 cm，头部宽 1.5～2.0 cm，尾部宽仅数毫米。尾状核与侧脑室、内囊、额叶、顶叶及颞叶相邻。尾状核的头部由大脑前动脉的返回动脉和中央短动脉供血，体部由大脑中动脉的前外侧中动脉供血，尾部主要由脉络膜前动脉和脉络膜后动脉供血。

CT 问世前，尾状核出血只是在死后尸检时发现少数几例，而且生前多诊断为蛛网膜下腔出血或其他部位的脑出血。CT 应用于临床后，尾状核出血才被逐渐重视起来。白求恩医大资料统计尾状核出血约占同期脑出血的 7%。

二、病因

尾状核出血的原因与一般脑出血一样，多为高血压病所致，约占 62%。此外，动脉硬化、动脉瘤、脑血管畸形及血液病等亦是尾状核出血的原因。但有报告 14 例尾状核头部出血，其中只有 5 例有高血压病史，可能说明尾状核出血的原因相对复杂一些。

三、病理

尾状核出血绝大部分发生在尾状核的头部，极少发生在尾状核体部，目前尚未见尾状核尾部出血的报道。白求恩医大收治的 50 例尾状核出血资料中，尾状核头部出血 48 例，占 96%，尾状核体部出血 2 例，占 4%。因尾状核与侧脑室紧密相邻，出血后极易破入脑室，本组资料中，有 34 例破入脑室，占 68%。如血液阻塞中脑导水管或第四脑室时，可出现脑室扩张。血肿向前发展可波及额叶，向上发展可波及顶叶，向下发展可波及颞叶，向外发展可波及内囊和壳核，向后发展可波及丘脑。

四、临床表现

尾状核出血好发于 50 岁以上，有高血压病史的患者。多在动态下发病。起病突然，出现头痛、呕吐。根据血肿发展方向的不同，可出现下列不同症状。

(一)局限性尾状核出血

尾状核出血量比较小时，可局限在尾状核，临床上除头痛、呕吐外，可出现锥体外系症状，多表现为对侧肢体肌张力降低、多动。一部分患者也可表现出肢体肌张力增高，呈齿轮样肌张力增高。局限性尾状核出血并不多见。

(二)尾状核出血破入脑室

尾状核紧邻侧脑室,出血后极易破入脑室,约占尾状核出血的68%。临床上除头痛、呕吐外,出现脑膜刺激征。当出血量较大时,脑室积血较多或血块阻塞中脑导水管或第四脑室出口,引起急性梗阻性脑积水时,可出现意识障碍,严重时可出现四肢肌张力增高,双侧病理反射阳性等脑干受压症状。由于影响了后联合及导水管附近的动眼神经核团,一些患者可出现瞳孔及眼位改变。

(三)尾状核出血向外扩展压迫内囊

尾状核头部紧邻内囊前肢和内囊膝部,出血量较大时,可累及内囊,多表现为中枢性面舌瘫及上肢轻瘫,也可累及下肢,严重时也可出现"三偏"征,即对侧偏瘫、偏身感觉障碍、偏盲。部分患者可出现共同偏视。

(四)尾状核出血波及额叶、顶叶及颞叶

尾状核出血波及额叶、顶叶、颞叶临床上少见。波及额叶时可出现运动性失语、共同偏视、精神症状及肢体瘫痪。波及顶叶时可出现失用、皮质型感觉障碍。波及颞叶时可出现感觉性失语及精神症状。

五、实验室检查及特殊检查

(一)头部 CT

尾状核出血96%发生在尾状核头部,所以 CT 片上多在侧脑室前角外侧尾状核头部处见高密度影(图 5-2)。

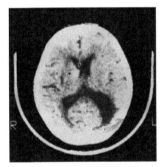

图 5-2 尾状核头部出血

大部分尾状核出血破入脑室,可见同侧侧脑室或双侧侧脑室内高密度影。有时出血量较大,可充满双侧侧脑室,称之为"脑室铸型"。血液也可进入第三脑室和第四脑室,如果血块阻塞中脑导水管或第四脑室出口处,形成急性梗阻性脑积水,则可见侧脑室、第三脑室和第四脑室扩张。尾状核出血可压迫内囊前肢、膝部和后肢,也可侵入额叶、顶叶及颞叶,CT 上可见高密度影波及上述部位。

(二)脑脊液检查

腰穿不应作为尾状核出血的常规检查方法,且腰穿为血性脑脊液时,并不能确定为尾状核出血。半数以上尾状核出血的患者腰穿时颅内压增高,脑脊液为血性。

六、诊断及鉴别诊断

(一)诊断

尾状核出血的诊断依靠患者高血压病史,动态发病、突然头痛、呕吐,有脑膜刺激征,定位体

征较轻,头部CT在尾状核头部或体部发现高密度影。后者是诊断尾状核出血的最可靠方法。

(二)鉴别诊断

与内科疾病引起的意识障碍或精神症状相鉴别时,详见脑出血总论部分,主要鉴别的方法是头部CT。

(1)尾状核出血以头痛、呕吐及脑膜刺激征为主要表现时,需与蛛网膜下腔出血相鉴别。

(2)尾状核出血以偏瘫为主要表现时,需与壳核出血相鉴别。

(3)尾状核出血以各脑叶症状为主要表现时,需与各脑叶出血相鉴别。

虽然一些临床症状和体征有一定鉴别意义,但CT仍是最好和最可靠的鉴别方法。

七、治疗

尾状核出血的治疗与一般脑出血的治疗大致相同。

因为大部分尾状核出血破入脑室、进入蛛网膜下腔,所以患者头痛、呕吐的症状较其他脑实质出血突出。血液进入脑室后,刺激脉络丛过量分泌脑脊液,有时凝血块还可阻塞脑脊液流通,形成急性梗阻性脑积水,这两种情况都可引起颅内压增高。因此,尾状核出血破入脑室的患者,脱水药的剂量可稍大,并同时应用止痛和镇静药物,减轻患者的痛苦。

尾状核出血破入脑室形成铸型或阻塞中脑导水管、第四脑室形成急性梗阻性脑积水者,并因此出现意识障碍时,应根据情况考虑做侧脑室引流,或在引流的同时做腰穿放脑脊液。如脑室内血液凝固,引流不畅时,可向脑室内注射尿激酶,促进凝血块溶解。这些措施可引流出部分血液和脑脊液,减轻脑室内压力,缓解其对下丘脑和脑干的压迫。有时还可解除中脑导水管及第四脑室处的梗阻,恢复脑脊液的正常循环,减轻脑室扩张,促进脑室内血液的吸收。

少数尾状核出血量较大,扩展至脑叶或壳核,引起中线结构移位并出现意识障碍,条件允许时,可考虑手术清除血肿。

八、预后

尾状核出血患者,多数出血量不大,肢体瘫痪较轻,所以尾状核出血患者的死亡率及致残率均明显低于其他部位脑出血,预后较好。

九、预防

主要是预防和治疗高血压病和动脉硬化。

(周之珍)

第三节　带状核出血

一、概述

带状核又称屏状核,是基底核区的一个神经核团,呈带状,位于壳核的外侧,两者之间有外囊相隔。带状核的外侧为最外囊。带状核的功能目前还不清楚,可能是纹状体的一部分。带状核出血过去多被称为外囊出血,因其发生率较低,又无特征性临床症状,在 CT 问世前罕有报道,CT 问世后国内外陆续有少量报道。

二、病因

带状核出血的病因与一般脑出血相同,主要是高血压病所致。

三、病理

带状核出血量较大时,可向内扩展,破坏壳核并累及内囊。亦可向外扩展,破入外侧裂进入蛛网膜下腔或影响颞叶及顶叶。

四、临床表现

(1)发病年龄多在 50 岁以上,有高血压病史,动态发病。

(2)带状核出血的患者主要表现为头痛、呕吐,部分患者可有脑膜刺激征。多数患者仅有头痛、呕吐而无其他症状和体征。

(3)带状核出血量较大时,累及内囊,可出现肢体轻瘫及痛觉减退。个别患者表现为一过性肢体轻瘫,类似 TIA 发作。

(4)带状核出血的患者很少有意识障碍。

五、诊断及鉴别诊断

(一)诊断

带状核出血临床并无特征性症状,有高血压病史,突然出现头痛、呕吐,头部 CT 发现带状核处有高密度影即可确诊。

(二)鉴别诊断

主要是与其他引起头痛、呕吐的疾病相鉴别,头部 CT 是最好的方法。

六、治疗

与一般脑出血的治疗相同。因其位置表浅,血肿量超过 30 mL 时,应考虑手术治疗。

七、预后

因带状核远离中线及重要的脑组织结构,本身又无重要的功能,所以带状核出血一般预后较其他部位脑出血要好。

八、预防

积极治疗高血压病和动脉硬化。

(周之珍)

115

第四节　脑 干 出 血

一、概述

　　脑干包括中脑、脑桥和延髓。脑干是脑神经核集中的地方,也是除嗅觉和视觉外所有感觉和运动传导束通过的地方,脑干网状结构也在脑干内,它是维持清醒状态的重要结构。当脑干受到损伤时,可出现脑神经麻痹、肢体瘫痪、感觉障碍和意识障碍等。

　　脑干出血是指非外伤性的中脑、脑桥和延髓出血。脑干出血约占全部脑出血的10%,其中脑桥出血最多见,中脑和延髓出血则较少。据统计,1984—1999年《中风与神经疾病杂志》共报道脑干出血274例,其中脑桥出血217例(79%),中脑出血48例(18%),延髓出血9例(3%)。

　　脑干的主要结构有以下三部分。

　　(一)中脑

　　(1)神经核:动眼神经核、滑车神经核、红核、黑质及位于上丘内的双眼垂直注视中枢等。

　　(2)传导束:皮质脊髓束、皮质延髓束、内侧纵束、脊髓丘脑束等。

　　(3)网状结构。

　　(4)供应动脉:旁中央动脉(来自后交通动脉、基底动脉及大脑后动脉)、短旋动脉(来自脚间丛、大脑后动脉及小脑上动脉)、长旋动脉(来自大脑后动脉)共三组。

　　(二)脑桥

　　(1)神经核:面神经核、展神经核、前庭蜗神经核、三叉神经核及旁外展核(脑桥双眼侧视运动中枢)等。

　　(2)传导束:皮质脊髓束、皮质延髓束、脊髓丘脑束、内侧纵束等。

　　(3)网状结构。

　　(4)供应动脉:来自基底动脉的分支旁中央动脉、短旋动脉及长旋动脉,共三组。

　　(三)延髓

　　(1)神经核:疑核、迷走背神经核、三叉神经脊束核、舌下神经核、薄束核及楔束核等。

　　(2)传导束:皮质脊髓束、脊髓丘脑束等。

　　(3)网状结构。

　　(4)供应动脉:延髓的动脉来自脊前动脉、脊后动脉、椎动脉和小脑后下动脉,也可分为旁中央动脉、短旋动脉、长旋动脉三组。

二、病因

　　(一)高血压

　　高血压是脑干出血的主要原因。有学者统计《中风与神经疾病杂志》1984—1999年报道的脑干出血274例中,高血压占81.8%。

　　(二)血管畸形

　　一般认为,延髓出血多为血管畸形所致。动脉瘤、动脉炎及血液病等亦可是脑干出血的原因,但均少见。

三、病理

(一)中脑

1.出血动脉

其主要为位于大脑脚内侧的动眼动脉起始部动脉破裂出血。

2.出血部位

多位于中脑腹侧尾端靠近中线的部位,也可位于被盖部。

3.血肿扩展

其包括:①向背侧破入大脑导水管。②向上破入丘脑和第三脑室。③向腹侧破入脚间池。④向下波及脑桥。⑤向对侧扩展。

4.血肿大小

有学者统计 48 例中脑出血,血肿量最小 0.29 mL,血肿量最大 10 mL。

(二)脑桥

1.出血动脉

供应脑桥的动脉中,旁中央动脉最易破裂出血,原因是旁中央动脉自基底动脉发出后,其管腔突然变细,且血流方向与基底动脉相反,使血管壁易受损害而形成微动脉瘤,而且血管内的压力也最易受基底动脉血压的影响,在血压突然升高时破裂出血。所以,有人也把旁中央动脉称为脑桥的出血动脉。

2.出血部位

按血肿所在位置分为被盖部、基底部和被盖基底部(血肿同时累及被盖部和基底部),以基底部和被盖基底部多见。

3.血肿扩展

脑桥出血可向上波及中脑甚至丘脑,但很少向下侵及延髓。脑桥出血经常破入第四脑室,但很少破入蛛网膜下腔。

4.血肿大小

有学者统计 214 例脑桥出血,血肿量最小 0.16 mL,最大 17.8 mL。国外有学者报告被盖基底部出血可达 20 mL,累及中脑者可达 40 mL。但出血量多在 10 mL 以下,以 2~5 mL 多见。

(三)延髓

延髓出血临床非常少见,病理资料也很少。血肿多位于延髓的腹侧,有时可波及脑桥下部,但很少破入第四脑室。血肿大小为直径 1~2 cm。

四、临床表现

(一)中脑出血

1.轻症中脑出血

中脑出血量较小时,表现出中脑局限性损害的症状,意识障碍轻,预后好。

(1)Weber 综合征:一侧中脑腹侧出血时,可损害同侧的动眼神经和大脑脚,出现同侧动眼神经麻痹及对侧肢体瘫痪。

(2)垂直注视麻痹:当中脑出血累及上丘时,可以出现双眼上下视不能或受限。

(3)不全性动眼神经麻痹或核性眼肌麻痹：当出血量很小时，血肿没有波及大脑脚和上丘，所以临床上可无肢体瘫痪和垂直注视麻痹。

(4)嗜睡：因为中脑出血多累及中脑被盖部的网状结构，所以多数中脑出血的患者出现嗜睡。

2.重症中脑出血

中脑出血量较大时，出现昏迷、去脑强直，很快死亡。

(1)昏迷：大量出血破坏了中脑网状结构，患者发病后很快出现昏迷。

(2)瞳孔：双侧瞳孔中度散大，是由于双侧缩瞳核损害所致，也可表现出瞳孔不等大。

(3)四肢瘫或去脑强直：双侧大脑脚损害可出现四肢瘫，中脑破坏严重时可出现去脑强直。

(二)脑桥出血

脑桥出血临床并不少见，约占全部脑出血的10%。过去曾经认为昏迷、针尖样瞳孔、高热及四肢瘫是典型脑桥出血的表现，但近几年随着CT的普及和MRI的临床应用，发现上述临床表现仅是少部分重症脑桥出血的症状，大部分脑桥出血的出血量不大，并没有上述的典型表现，而仅表现出脑桥局部损害的一些症状，如交叉瘫和脑桥的一些综合征。临床上发现，如果脑桥出血的血量大于5 mL时，患者的病情多较重，出现上述所谓的"典型症状"；而出血量低于5 mL时，则仅出现脑桥局部损害的症状，所以，我们把出血量5 mL以上的脑桥出血又称为重症脑桥出血，把出血量5 mL以下的脑桥出血又称为轻症脑桥出血，现分述如下。

1.重症脑桥出血

(1)昏迷：由于大量出血破坏了位于脑桥被盖部的脑干网状结构，患者发病后很快出现昏迷，且多为深昏迷。出现深昏迷者，预后不良，多数死亡。

(2)瞳孔缩小：重症脑桥出血患者的瞳孔常极度缩小，呈针尖样，是脑桥内下行的交感神经纤维损伤所致。

(3)高热：由于损伤了联系下丘脑体温调节中枢的交感神经纤维，临床上出现高热，有时可达到40 ℃以上。早期出现高热者，预后不良。

(4)四肢瘫痪：重症脑桥出血多出现四肢瘫痪，双侧病理反射。少数患者可出现去脑强直，预后不良。

(5)其他：部分患者可出现上消化道出血，呕吐咖啡样物、黑便。累及脑桥呼吸中枢时，出现中枢性呼吸衰竭。

2.轻症脑桥出血

(1)头痛、头晕，恶心、呕吐。

(2)意识障碍轻或无，或为一过性，多为嗜睡，少数患者可有昏睡。

(3)交叉性症状：即同侧的脑神经麻痹(同侧的面神经麻痹、展神经麻痹或同侧的面部感觉障碍)伴对侧肢体瘫痪、感觉障碍。

(4)出血量很小时，也可只表现为单一的脑神经麻痹或单纯肢体瘫痪。

(5)偶有患者表现为同侧的中枢性面、舌瘫和肢体瘫，是由于血肿位于脑桥上部腹侧，损伤了皮质脊髓束的同时，损伤了还没交叉到对侧的皮质脑干束。此时需与大脑半球出血相鉴别。

(6)眼部症状：共同偏视(凝视瘫痪肢体)、霍纳征、眼震。

(7)脑桥综合征。①一个半综合征：表现为双眼做水平运动时，出血侧眼球不能内收和外展(一个)，对侧眼球不能内收、但能外展(半个)，并伴水平眼震。血肿位于一侧脑桥下部被盖部，损害了同侧的内侧纵束和旁外展核所致。②内侧纵束综合征：又称为前核间性眼肌麻痹，表现为双眼做水平运动时,出血侧眼球不能内收,同时对侧眼球外展时出现水平眼震,是由出血侧内侧纵束损伤所致。③共济失调-轻偏瘫综合征:由于出血侧额桥束和部分锥体束受损害,表现为对侧肢体轻偏瘫伴共济失调。④脑桥外侧综合征:表现为同侧的面神经与展神经麻痹,对侧的肢体瘫痪。血肿位于脑桥腹外侧,影响了同侧的展神经核与面神经核或其神经根,同时损害了锥体束。⑤脑桥内侧综合征:表现为双眼向病灶对侧凝视,对侧肢体瘫痪。血肿影响了旁外展核及锥体束。

(三)延髓出血

延髓出血临床非常少见,国内文献报道不足 20 例。发病年龄较轻,平均年龄 39 岁。病因中以血管畸形多见。

延髓出血多以眩晕、呕吐、头痛起病,伴有眼震、吞咽困难、交叉性感觉障碍、偏瘫或四肢瘫。

部分患者也可表现出 Wallenberg 综合征:①眩晕、呕吐、眼震。②声音嘶哑、吞咽困难。③患侧共济失调。④患侧霍纳征。⑤患侧面部和对侧肢体痛觉减退。

延髓出血量较大时,患者发病后即刻昏迷,很快死亡。

五、实验室检查及特殊检查

(一)CT

头部 CT 是诊断脑干出血最常用的方法,分辨率好的 CT 能发现绝大部分的脑干出血。当出血量很小或出血时间长时,尤其是延髓出血时,CT 可漏诊。

(二)MRI

MRI 不作为脑干出血的常规检查,只有当出血量很小或出血时间较长时,尤其临床疑为延髓出血,CT 不能确定诊断时,MRI 可明确诊断。

六、诊断

高血压患者,突然出现头痛、呕吐,有脑干损害的症状,应考虑脑干出血的可能,检查头部 CT 或 MRI 即可确诊。

七、治疗

脑干出血因脑干细小而结构复杂,又有呼吸、循环中枢存在,故手术难度极大,虽有脑干出血手术治疗成功的报道,但国内开展不多。所以,脑干出血仍以内科保守治疗为主,与其他脑出血相同。

八、预后

脑干出血与其他脑出血相比,死亡率高,预后差。

九、预防

同其他脑出血。

(周之珍)

第五节　脑　叶　出　血

一、概述

脑叶出血即皮质下白质出血,是一种自 CT 问世以来才被人们逐渐重视和重新认识的一种脑出血。过去一直认为脑叶出血的发病率较低,国内报告为 3.8%,国外报告为 5%～10%。CT 应用于临床后,发现脑叶出血并不少见,有人报告其发病率占所有脑出血的 15%～34%,仅次于壳核出血。

二、病因

(一)高血压动脉硬化

高血压动脉硬化仍是脑叶出血的主要原因。白求恩医大报告 88 例脑叶出血,其中 50% 的患者有高血压病史,而且年龄在 45 岁以上。英勇报告 32 例脑叶出血,58% 的患者有高血压病史。高血压性脑叶出血的患者,年龄一般偏大,多在 50 岁以上,顶叶出血较多。

(二)脑血管畸形

脑血管畸形是非高血压性脑叶出血的主要原因,占所有脑叶出血的 8%～20%。吉林大学第一医院神经科报告的 88 例脑叶出血中,经脑血管造影及病理证实的脑血管畸形 17 例,占 20.5%。有学者报告的 27 例脑叶出血中,脑血管畸形者占 27.6%。脑血管畸形包括动静脉畸形、海绵样血管畸形、静脉瘤、静脉曲张和毛细血管扩等,而以动静脉畸形最多见。脑血管畸形致脑叶出血者,青年人多见,好发部位依次为顶叶、额叶、颞叶,枕叶少见。

(三)脑淀粉样血管病

脑淀粉样血管病也是引起脑叶出血的一个原因,约占脑叶出血的 10%。它是以淀粉样物质沉积在大脑中、小动脉的内膜和外膜为特征,受累动脉常位于大脑实质的表浅部分,尤其是顶叶及枕叶。目前,脑淀粉样血管病被认为是除高血压动脉硬化以外,最易引起老年人发生脑叶出血的原因。脑淀粉样血管病引起的脑出血多发生在 60 岁以上的老年人。遇有血压正常、伴有痴呆的老年脑出血患者,应注意脑淀粉样血管病的可能,但确诊需病理证实。

(四)脑肿瘤

脑肿瘤可引起脑叶出血,尤以脑转移瘤多见,占脑叶出血的 4%～14%。因脑转移瘤多位于皮质及皮质下,血供丰富,且脑转移瘤生长快,容易造成坏死、出血。

(五)血液病

各种血液病均可引起脑出血,且以脑叶出血多见,约占所有脑叶出血的 5%。部位以额叶多见。血液病中以早幼粒细胞性白血病及急性粒细胞性白血病多见。

(六)其他原因

烟雾病、肝硬化及滥用药物(苯丙胺、麻黄碱类)也可引起脑叶出血。

三、病理

(一)部位分布

脑叶出血中,顶叶出血最常见,其次为颞叶出血。白求恩医大报告88例脑叶出血中,顶叶占28%、颞叶占15.7%、枕叶占9%、额叶占5.6%,跨叶出血占40.4%(颞、顶叶为主)。

(二)病理变化

脑叶出血以局限性损害为主,很少累及内囊和中线结构。但因脑叶出血位于皮质下白质,位置表浅,所以容易破入蛛网膜下腔。

脑叶出血因病因不同而有不同的病理所见。高血压性脑叶出血,可见粟粒样动脉瘤的病理特征;脑血管畸形者,可发现各种类型脑血管畸形的病理特点;脑淀粉样血管病者,可在光镜下见到淀粉样物质沉积于血管壁的中膜和外膜,并可见弹力层断裂等现象。

四、临床表现

(一)脑叶出血

部分脑叶出血的患者年龄在45岁以下,一些患者没有高血压病史。癫痫的发生率较高。

(1)占全部脑叶出血的15%~20%,可表现为大发作或局限性发作。

(2)约25%的脑叶出血患者主要表现为头痛、呕吐、脑膜刺激征及血性脑脊液,而无肢体瘫痪及感觉障碍。仔细检查时,有些患者可有偏盲或象限盲、轻度的语言障碍及精神症状。少部分患者仅有头痛、呕吐而无其他症状和体征,容易误诊。

(3)约63%的脑叶出血患者出现偏瘫和感觉障碍。可表现为单纯的中枢性面瘫和中枢性舌下瘫,而没有明显的肢体瘫痪;有的患者表现为单肢的瘫痪;有的患者仅有瘫痪而无感觉障碍;有的患者只有感觉障碍而没有肢体瘫痪。

(4)10%的患者发病后即有意识障碍,主要表现为昏迷,可通过压眶等检查来确定是否有肢体瘫痪。

(二)顶叶出血

(1)顶叶出血可以出现各种感觉障碍,除一般的深浅感觉障碍外,有明显的复合感觉障碍,如两点辨别觉、图形觉、实体觉及定位觉等感觉障碍。上述症状是中央后回受损害所致。

(2)顶叶出血可以出现对侧肢体瘫痪或单瘫,多较轻,且下肢多重于上肢。是由于血肿或水肿波及中央前回而产生。

(3)顶叶出血可有体象障碍,表现为偏瘫不识症,患者对自己的偏瘫全然否认,甚至否认是自己的肢体。可出现幻肢现象,认为自己的手脚丢失,或认为自己的肢体多了一两个。身体左右定向障碍。手指失认症,患者分不清自己的拇指、示指中指及小指,且可出现手指使用混乱。

(4)顶叶出血的患者还可出现结构失用症,患者对物体的排列、建筑、绘画、图案等涉及空间的关系不能进行排列组合,不能理解彼此正常的排列关系。如患者画一所房子时,把门或窗户画在房子外边。

(5)少数顶叶出血的患者可出现偏盲或对侧下1/4象限盲,这是由于出血损害了顶叶内通过的视觉纤维。

(三)颞叶出血

1.失语

优势半球颞叶出血时,常有感觉性失语。病情严重者,与外界完全不能沟通,患者烦躁、冲动,偶有被误诊为精神病而送到精神病院者。这是由于血肿损伤了颞叶的感觉性语言中枢。优势侧颞叶出血向上扩展累及额叶运动性语言中枢时,也可出现运动性失语。一些颞叶出血患者可有混合性失语。

2.精神症状

因为人类的情绪和心理活动与颞叶有密切的联系,所以,颞叶出血时可以出现精神症状,如兴奋、失礼、烦躁,甚至自杀。一部分患者可出现颞叶癫痫。

视野缺失在颞叶出血时较为常见,但多被失语及精神症状所掩盖。视野缺失以上 1/4 象限盲多见,偏盲也较常见。

颞叶出血很少有肢体瘫痪,当血肿波及额叶中央前回时,可出现肢体瘫痪,多较轻微,以面及上肢为主。

(四)额叶出血

(1)额叶与人类高级精神活动密切相关,因此,额叶出血时常可见到精神症状和行为异常,如摸索、强握现象,表情呆板,反应迟钝和答非所问。

(2)额叶出血的患者可有凝视麻痹,表现为双眼向病灶侧注视。额叶出血引起的凝视麻痹一般持续的时间较短,多为数小时至 3 天。

(3)额叶出血患者出现瘫痪较多,以上肢瘫痪较重,而下肢及面部瘫痪较轻,有时,仅有下肢瘫痪。如血肿向后扩展波及顶叶的中央后回,可出现感觉障碍。

(4)一部分额叶出血的患者可出现运动性失语。

(五)枕叶出血

枕叶出血的患者均有视野缺失,多为偏盲。象限盲也很常见,多为下 1/4 象限盲。枕叶出血引起的中枢性偏盲为完全性,左右视野改变一致,与颞叶、顶叶引起的偏盲不同,后两者为不完全性偏盲。少数枕叶出血的患者有视觉失认及视幻觉。

单纯枕叶出血的患者不出现肢体瘫痪和感觉障碍。

五、实验室检查及特殊检查

(一)头部 CT

头部 CT 是诊断脑叶出血的首选方法。脑叶出血位于皮质下,在 CT 上呈圆形或椭圆形高密度影,边缘清楚,少数呈不规则形。可破入蛛网膜下腔和脑室内。一般无明显中线结构移位(图 5-3)。

(二)脑脊液检查

因为脑叶出血位置表浅,破入蛛网膜下腔的机会多,再加上破入脑室者,约 60% 的患者脑脊液呈血性,约 50% 的患者颅内压增高。但腰穿不应作为脑叶出血的常规检查。

(三)脑血管造影

50 岁以下、非高血压性脑叶出血的患者,有条件时应做脑血管造影,如发现脑血管畸形或动脉瘤时,可考虑手术治疗。

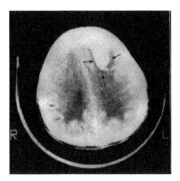

图 5-3　额叶出血

六、诊断及鉴别诊断

(一)诊断

突然发生头痛、呕吐、脑膜刺激征，伴有神经系统定位体征，头部 CT 见脑叶内有高密度影时，可确诊为脑叶出血。如无 CT 时，可参照下列诊断指标。

(1)突然头痛、呕吐、项强的患者，伴有下列情况之一者，首先考虑脑叶出血：①感觉或命名性失语，伴有或不伴有偏瘫。②运动性失语或混合性失语，不伴偏瘫。③单纯偏盲或偏盲伴失语，不伴偏瘫。

(2)突然头痛、呕吐、项强的患者，伴有下列情况之一者，考虑脑叶出血可能性大：①癫痫，有偏侧体征但不甚明显。②偏盲，伴有偏瘫，但没有偏身感觉障碍。③运动性失语，有偏瘫但无共同偏视。④混合性失语，有偏瘫但无偏身感觉障碍。

最后确诊仍需头部 CT 证实。

(二)鉴别诊断

起病后无肢体瘫痪及感觉障碍的脑叶出血，需与蛛网膜下腔出血相鉴别。视野缺失在除额叶出血外的其他脑叶出血中非常多见，在枕叶出血时表现为偏盲，在颞叶出血时表现为上 1/4 象限盲，在顶叶出血时表现为下 1/4 象限盲。蛛网膜下腔出血的患者很少出现视野缺失。失语症也常见于脑叶出血，额叶出血时可有运动性失语，脑叶出血时可有感觉性失语或命名性失语，跨叶出血时可出现混合性失语。蛛网膜下腔出血时几乎无失语症。

起病后有偏瘫和感觉障碍的脑叶出血，需与壳核出血和丘脑出血相鉴别。壳核出血及丘脑出血均可破坏或压迫内囊后肢，临床上出现偏身运动障碍、偏身感觉障碍及对侧同向性偏盲，称为"三偏"征，或出现偏身运动障碍及偏身感觉障碍的"二偏"征，是由于传导运动、感觉及视觉的纤维在内囊后肢非常集中、靠近的结果。而脑叶出血位于皮质下白质，这里各种传导束比较分散，所以，这个部位的出血几乎不可能使全部传导束受损，因此临床上常单独出现运动障碍，甚至单瘫，或单独出现感觉障碍，或单独出现视野缺失。壳核出血及丘脑出血时出现凝视麻痹，发生率远较脑叶出血多，且丘脑出血时有特殊的眼位异常，如上视不能，内斜视和内下斜视。

七、治疗

脑叶出血如疑为动脉瘤破裂所致者，有人主张用止血药，常用者为 6-氨基己酸(EACA)，每天 12～24 g，溶于生理盐水或 5%～10%葡萄糖液体 500 mL 中，静脉点滴 7～10 天后改为口服，一般用 3 周以上。主要目的是防止再出血。

脑叶出血因位置表浅,手术相对容易,损伤较小,故出血量大于 30 mL 时,可考虑手术治疗,清除血肿,尤其是非优势半球脑叶出血。如脑血管造影发现动脉瘤应争取做动脉瘤切除术或动脉瘤栓塞术。

其他治疗同一般脑出血。

八、预后

脑叶出血因出血量一般较小,位置远离中线,脑干受压少或轻等原因,一般预后较好,死亡率为11%～32%,明显低于脑桥出血(95%)和壳核出血(37%)。

九、预防

同一般脑出血。

(周之珍)

第六节 脑室出血

一、概述

脑室出血分为原发性脑室出血和继发性脑室出血两种。继发性脑室出血是指脑实质出血破入脑室系统,原发性脑室出血是指脉络丛血管破裂出血和距脑室管膜 1.5 cm 内脑组织出血破入脑室(不包括丘脑出血及尾状核出血)。本节仅讨论原发性脑室出血。

CT 问世前,脑室出血临床很难确诊,所以一直认为脑室出血很少见。CT 应用于临床后,脑室出血的诊断率明显提高。目前的临床资料证实,脑室出血占全部脑出血的 3%～5%。

二、病因

脑室出血的病因有 Moyamoya 病、高血压病、室管膜下腔隙性脑梗死、脉络丛血管畸形、肿瘤、脑室内动脉瘤、各种血液病等。某医院报告 40 例脑室出血,其中 Moyamoya 病 22 例,高血压病 12 例,血管畸形 1 例,其余 5 例未查明原因。

三、发病机制

(一)梗死性出血

脑室周围的动脉是终末动脉,又细又长,而且脑室旁又有很多分水岭区,如脉络膜前、后动脉间的分水岭区和大脑前、中、后动脉深穿支间的分水岭区,这些地方容易产生缺血,并出现梗死性出血,尤其是Moyamoya病及高血压动脉硬化血管狭窄或闭塞时更易发生。

(二)畸形血管或 Moyamoya 病血管破裂出血

这两种疾病在脑室壁上可见到管壁菲薄、管腔增大的异常血管,这些血管容易破裂出血。

（三）粟粒状动脉瘤破裂出血

高血压病及 Moyamoya 病时可见到粟粒状动脉瘤,位于脑室壁的粟粒状动脉瘤破裂时产生脑室出血。

四、病理

脑室出血可见于各脑室,可从一个脑室进入其他脑室,出血量不大时,血液可局限于一或两个脑室内;出血量大时,血液可充满整个脑室系统,形成脑室铸型;如果血块阻碍脑脊液流通时,产生急性梗阻性脑积水,脑室扩张。后两种情况均可挤压和损伤下丘脑和脑干,并产生脑疝。

五、临床表现

过去曾认为脑室出血临床症状重,多数昏迷、高热、四肢瘫或去脑强直、瞳孔缩小,预后不良。其实,这种传统意义上的脑室出血仅是脑室出血的一部分,是重型脑室出血。近年来,经大量临床与 CT 观察发现,55％的脑室出血患者的出血量小,临床症状轻,预后好,为轻型脑室出血,现分述如下。

（一）轻型脑室出血

患者突然头痛、恶心、呕吐,意识清楚或有轻度一过性意识障碍,颈强直,克氏征阳性。一般无偏侧体征。腰穿为均匀血性脑脊液,临床酷似蛛网膜下腔出血。

（二）重型脑室出血

脑室出血量很大,形成脑室铸型或出现急性梗阻性脑积水时,患者在突然头痛、呕吐后,很快出现昏迷,或以昏迷起病。瞳孔极度缩小,常被描述为"针尖样瞳孔"。两眼分离斜视或眼球浮动。四肢弛缓性瘫痪,可有去脑强直,也可表现为四肢肌张力增高。双侧病理反射阳性。部分患者出现大汗、面色潮红、呼吸深、鼾声明显。严重者可出现中枢性高热,有应激性溃疡时可呕吐咖啡样物。

六、实验室检查及特殊检查

（一）CT

CT 检查是诊断脑室出血的最可靠方法。脑室出血 CT 表现为脑室内高密度影。出血量少时,局限在脑室局部。侧脑室出血时,有时由于血液重力关系,血液可沉积在侧脑室后角和侧脑室三角部,在此处形成带有水平面的高密度影。出血量大时,可在脑室内形成铸型。如出现急性梗阻脑积水时,可见脑室对称性扩张。

（二）血管造影

疑有 Moyamoya 病或血管畸形时,应作 MRA 或 CTA。但 DSA 仍是最可靠的血管造影方法。

（三）脑脊液检查

脑室出血的患者腰穿可发现压力增高,均匀一致的血性脑脊液。但因为不能与继发性脑室出血、蛛网膜下腔出血鉴别,脑脊液检查不能作为脑室出血的诊断依据。

七、诊断与鉴别诊断

（一）诊断

突然头痛、呕吐,查体有脑膜刺激征的患者,应考虑有脑室出血的可能,CT 检查发现脑室内有高密度影并除外继发性脑室出血即可诊断。

（二）鉴别诊断

需与临床上同样表现为头痛、呕吐、脑膜刺激征的继发性脑室出血和蛛网膜下腔出血相鉴别，做 CT 检查可明确诊断。

八、治疗

（一）内科治疗

中等量以下脑室出血可采取内科治疗，给予甘露醇和甘油脱水降颅内压。脑室出血患者头痛一般多较重，颅内压增高明显，脱水剂的用量可适当增加。另外，可应用镇痛及镇静药物。疑有动脉瘤破裂出血时，可应用止血药，如 6-氨基己酸等。

（二）外科治疗

脑室出血量较大形成脑室铸型或出现急性梗阻性脑积水时，应进行手术治疗。手术治疗包括脑室引流术和开颅脑室内血肿清除术，前者应用较多，并可同时做脑室清洗和脑脊液置换。

九、预后

轻型脑室出血预后好，重型脑室出血如能早期进行脑室引流术治疗也可取得满意的疗效。

十、预防

同一般脑出血。

（周之珍）

第七节　小　脑　出　血

一、概述

小脑出血的发病率约占全部脑出血的 10%。小脑出血发病突然，症状不典型，常累及脑干和/或阻塞第四脑室，易出现枕大孔疝导致死亡。临床医师应对本病有充分认识，及时利用 CT 等检查手段，以提高诊治水平。

二、病因

小脑出血的病因仍以高血压动脉硬化为主，统计国内报告的 438 例小脑出血中，有高血压病者286 例，占 65.29%，合并糖尿病者占 11.6%。年龄较长者以高血压动脉硬化为主，儿童及青少年以脑血管畸形多见，其他少见的病因有血管瘤、血液病等。

三、病理

小脑出血的部位：70%～80% 位于半球，20%～30% 位于蚓部。小脑半球出血一般均位于齿状核处，外观见出血侧半球肿胀，切面见蚓部向对侧移位。血肿可穿破第四脑室顶流入第四脑室,血量较多时可经导水管流入第三脑室及侧脑室,致导水管及脑室扩张积血,严重时可使导水管的直径扩张至 0.8 cm,全部脑室扩张。血液亦可穿破皮质进入蛛网膜下腔。有的血肿虽未穿破脑室,但出血肿胀的小脑可挤压第四脑室使其变窄,影响脑脊液循环,也可挤压脑干、特别是脑桥的被盖部,有时小脑中脚亦可被出血破坏。小脑半球出血时,有的可出现小脑上疝,致中脑顶盖部受压变形。小脑出血使颅后窝压力明显增高,易出现枕大孔疝引起死亡。

四、临床特征

文献报告本病的发病年龄为 9～83 岁,平均 60.2 岁,以 60 岁以上为多,统计 328 例小脑出血患者,60 岁以上者 198 例(60.3％)。大部分患者有高血压病史。大约 75％的患者于活动或精神紧张时发病,个别患者也可在睡眠中发病。发病突然,常出现头痛、头晕、眩晕、频繁呕吐、眼震及肢体共济失调,40％的患者有不同程度意识障碍。其临床症状大致可分为 3 组。

(一)小脑症状

患者可出现眩晕(54％)、眼震(33％)、肌张力降低(51％)、共济失调(40％)及言语障碍。意识清楚者可以查出上述体征,特别是蚓部或前庭小脑纤维受损者眼震明显,眼震多为水平性,偶见垂直性。半球出血者同侧肢体肌张力降低,出现共济失调;蚓部出血出现躯干性共济失调。病情严重发病后很快昏迷者,上述症状及体征常被脑干受损等继发症状所掩盖,难以查出,故易被误诊。

(二)脑干受损症状

小脑位于脑桥、延髓的背部,出血肿胀的小脑挤压脑干使之移位,或血肿破坏小脑脚侵及脑干,或血肿破入第四脑室使第四脑室、导水管扩张积血、其周围灰质受压水肿和/或血液由破坏的室管膜直接渗入脑干均可出现脑干症状,常见的症状如下。

1.瞳孔缩小

据文献报道可见于 11％～30％的患者。

2.眼位异常

可出现共同偏视、眼球浮动或中央固定。

3.脑神经麻痹

最常见的是周围性面瘫(23.7％～36.8％),面瘫程度一般不重,少数患者可见外直肌力弱。

4.其他

如病理反射(＋)等。

(三)高颅内压及脑膜刺激征

头痛、呕吐及脑膜刺激征都是小脑出血常见的症状。小脑出血时呕吐较一般颅内出血更为严重,往往为频繁呕吐,其原因除高颅内压外,更重要的是脑干受侵特别是第四脑室底受累,因此频繁呕吐是小脑出血时较重要的症状。小脑出血时高颅内压症状明显的原因除出血占位外,血液破入脑室扩张积血或凝血块或肿胀的小脑阻塞脑脊液循环引起梗阻性脑积水进一步使颅内压增高,极易发生枕大孔疝引起死亡。曾有意识尚清的小脑出血患者,在门诊送往 CT 室检查过程中即发生枕大孔疝死亡。因此,疑诊为小脑出血的患者,即使意识清楚,亦应警惕有发生枕大孔疝的可能。

由于小脑出血的出血量不同、是否穿破脑室、有无脑干受压等情况不同,临床症状轻重不等,大致可分为 4 型。

1.重型

出血量多,血肿穿破脑室,很快昏迷,脉搏减慢,眼球浮动或分离斜视等脑干受压症状,预后不良,常于短期内死亡。

2.轻型

出血量少,未破入脑室,血肿可被吸收,多治愈。

3.假瘤型

起病较缓慢,头痛、呕吐,有明显小脑体征,颅内压增高,适于手术治疗。

4.脑膜型

主要出现项强及脑膜刺激征,预后较好。

五、辅助检查

(一)CT检查

自CT应用于临床以后,小脑出血才得以在生前明确诊断,因此CT检查是本病的首选检查项目。它不仅可以确定出血部位、范围、出血量,并可确定有无穿破脑室及脑室内积血情况,对诊断和治疗均十分必要。统计文献报告的328例小脑出血,出血量为15~54 mL,以8~21 mL多见,>15 mL者占36.9%;约25%显示第四脑室受压,有的可见环池及四叠体池消失。此外,尚可观察第三脑室与侧脑室是否有积血或扩大。有时小脑出血量很少,颅后窝伪影较多,必要时可行颅后窝薄扫以助诊断。

(二)其他检查

疑为脑血管畸形、血管瘤等病因引起的小脑出血,应作MRI、MRA或DSA等检查以明确病因。

六、诊断及鉴别诊断

由于小脑出血缺乏特异性症状,因此凡是突然眩晕、头痛(特别是后枕部疼痛)、频繁呕吐、瞳孔缩小、肢体共济失调、意识障碍迅速加重者,应高度怀疑小脑出血,立即护送进行头部CT检查以明确诊断。在未做头部CT检查前,要注意与蛛网膜下腔出血、脑干出血或梗死、椎-基底动脉供血不足、大脑半球出血相鉴别,要仔细查体,注意有无眼震、瞳孔大小及眼位、肢体肌张力及共济运动情况。某些患者还可出现强迫头位,对疑似患者可依据CT结果以资鉴别。

七、治疗

(一)内科治疗

适用于出血量<15 mL、意识清楚、临床及CT所见无脑干受压症状、血肿未破入脑室系统者。可用脱水降颅内压及脑保护治疗,与一般脑出血相同,但应密切观察病情,一旦症状加重,应复查头部CT,以进一步了解血肿及其周围水肿变化情况,以决定是否需要手术治疗。

(二)手术治疗

血肿≥15 mL或血肿直径>3 cm者,可考虑手术治疗;出血量≥20 mL、有脑干受压征或血肿破入脑室系统并出现梗阻性脑积水者,应紧急手术清除血肿,否则可能随时发生脑疝死亡;如小脑出血由血管畸形或血管瘤破裂所致,可手术治疗。

八、预后

由于目前诊断和治疗及时,小脑出血的死亡率已降至 $10\%\sim20\%$,存活者多数恢复良好,生活可自理,甚至恢复工作。

(周之珍)

第八节　丘脑出血

一、概述

丘脑出血是由于高血压动脉硬化等原因所致的丘脑膝状动脉或丘脑穿通动脉破裂出血,约占全部脑出血的 24%。

1936 年 Lhi mitt 首次报告丘脑出血。其后,Fisher 于 1959 年对丘脑出血的临床及病理进行了较系统的研究,提出了丘脑出血的 3 个临床特点:①感觉障碍重于运动障碍。②眼球运动障碍,尤其是垂直注视麻痹。③主侧丘脑出血可引起失语。

1970 年以来,CT 应用于临床后,提高了丘脑出血的诊断率,并且能够确定血肿的部位、大小、血肿量、扩展方向及是否穿破脑室等,使我们对丘脑出血有了更深的认识。

丘脑是一对卵圆形的灰质团块,每个长约 38 mm,宽约 14 mm,斜卧于中脑前端。中间有一 Y 形内髓板,把丘脑大致分成内、外二大核群,内侧核群与网状结构及边缘系统有重要关系,外侧核群与身体的各种感觉及语言功能密切相关。丘脑膝状动脉位于丘脑外侧,丘脑穿通动脉位于丘脑内侧。

二、病因

丘脑出血的病因与一般脑出血相同,主要为高血压动脉硬化。

三、病理

丘脑出血量不大时,可仅局限于丘脑内或主要在丘脑。丘脑内侧出血为丘脑穿通动脉破裂所致,多向内扩展破入脑室,可形成第三脑室和第四脑室铸型,亦可逆流入双侧侧脑室。丘脑外侧出血是丘脑膝状动脉破裂所致,常向外发展破坏内囊甚至苍白球和壳核,也常于侧脑室三角部和体部处破入侧脑室。丘脑出血也可向下发展,挤压和破坏下丘脑,甚至延及中脑,严重时可形成中心疝。

四、临床表现

(一)头痛、呕吐、脑膜刺激征

同其他脑出血一样,丘脑出血后的高颅内压及血液破入脑室,使临床上出现头痛、呕吐、脑膜刺激征。

（二）眼部症状

约 31％的患者出现双眼上视不能。约 15％的患者出现双眼内下斜视，有人描述为盯视自己的鼻尖，曾被认为是丘脑出血的特征性症状。上述临床症状是丘脑出血向后、向下发展影响了后联合区和中脑上丘所致。8％的患者可出现出血侧的霍纳征，即睑裂变窄、瞳孔缩小及同侧面部少汗，是由于交感神经中枢受影响所致。13％的患者可出现共同偏视，系由于影响了在内囊中行走的额叶侧视中枢的下行纤维所致。

（三）意识障碍

43％的患者出现不同程度的意识障碍。丘脑本身为网状结构中非特异性上行激活系统的最上端，因此丘脑出血时常常影响网状结构的功能，产生各种意识障碍。这是丘脑出血比壳核出血及脑叶出血等更易出现意识障碍的原因。

（四）精神症状

13％的患者可出现精神症状，表现为定向力、计算力、记忆力减退，还可有情感障碍，表现为淡漠、无欲或欣快。多见于丘脑内侧出血破坏了丘脑与边缘系统及额叶皮质之间的相互联系，扰乱了边缘系统及大脑皮质的正常精神活动所致。丘脑出血所致的精神症状一般持续 2～3 周。

（五）语言障碍

丘脑出血的患者可出现语言障碍，包括构音障碍和失语。两侧丘脑出血均可出现构音障碍，而失语仅见于优势侧丘脑出血。表现为音量减小，严重者近似耳语，语流量减少，无自发性语言，运动性失语，常伴有听觉及阅读理解障碍。丘脑性失语属皮质下失语，多数学者认为与丘脑腹外侧核的损害有关。1968 年 Bell 对 50 例帕金森病患者进行丘脑腹外侧核低温冷冻治疗，观察到 34 例患者出现构音障碍，17 例患者出现语音减低，10 例患者出现失语。丘脑腹外侧核有大量纤维投射到 Broca 区，据认为对皮质语言中枢起着特殊的"唤起"（alerting）作用。也有人认为丘脑腹前核或丘脑枕核在丘脑性失语中起重要作用。语言障碍多见于丘脑外侧出血，多于 3 周内恢复或明显减轻。

（六）运动障碍

丘脑出血出现肢体瘫及中枢性面舌瘫是由于血肿压迫和破坏内囊所致。约 24％的患者肢体瘫痪表现为下肢瘫重于上肢，上肢瘫痪近端重于远端。国外学者把这种现象称之为丘脑性不全瘫，国内崔得华称之为丘脑性分离性瘫痪，是丘脑出血的特有症状，被认为与内囊内的纤维排列顺序有关。

有报道丘脑出血时可出现感觉性共济失调和不自主运动，但临床上很少见到。

（七）感觉障碍

丘脑是感觉的中继站，约 72％的患者出现感觉减退或消失，且恢复较慢。丘脑损害时，感觉障碍的特点是上肢重于下肢，肢体远端重于近端，深感觉重于浅感觉。但在丘脑出血时这种现象并不十分明显。丘脑出血时感觉障碍一是破坏了丘脑腹后外侧核和内侧核，二是影响了内囊后肢中的感觉传导纤维。

丘脑出血时可出现丘脑痛，是病灶对侧肢体的深在或表浅性的疼痛，性质难以形容，可为撕裂性、牵扯性、烧灼性，也可为酸胀感。疼痛呈发作性，难以忍受，常伴有情绪及性格改变，一般止痛药无效，抗癫痫药如苯妥英钠和卡马西平常可收到明显效果。现在认为丘脑痛的发病机制与癫痫相似，多见于丘脑的血管病，常在发病后半年至一年才出现，丘脑出血急性期并不多见。我们对 35 例丘脑出血的患者进行了 3 年的随访观察，其中 10 例患者出现了丘脑痛，约占 28.5％。

2例病后即出现丘脑痛,2例病后1年出现,3例病后2年时出现,3例病后2年半时才出现。

(八)尿失禁

很多意识清醒的丘脑出血患者出现尿失禁,多见于出血损伤丘脑内侧部的患者,一般可持续2～3周。丘脑的背内侧核被认为是内脏感觉冲动的整合中枢,它把整合后的复合感觉冲动传到前额区。丘脑出血时损害了背内侧核的整合功能,导致内脏感觉减退,使额叶排尿中枢对膀胱控制减弱而出现尿失禁。

(九)其他症状

丘脑出血时,患者可出现睡眠障碍,表现为睡眠周期的紊乱、昼夜颠倒,部分患者有睡眠减少,可能与网状结构受影响有关。

有报道丘脑出血时可出现丘脑手,表现为掌指关节屈曲,指间关节过度伸直,伴有手的徐动。有人认为是手的深感觉障碍所致,也有人认为是肌张力异常引起的。

(十)丘脑出血的临床分型

丘脑出血在临床上并没有一个广为接受的分型,为了便于了解病变部位与症状的关系,可简单分为三型。

1.内侧型

血肿局限在丘脑内侧或以内侧为主。临床主要表现为精神症状、尿失禁、睡眠障碍,而感觉障碍、运动障碍、语言障碍均较轻或无。

2.外侧型

血肿局限在丘脑外侧或以外侧为主。临床上以偏瘫、偏侧感觉障碍为主,伴有偏盲时,可为典型的"三偏"征,常伴有语言障碍。

3.混合型

血肿破坏整个丘脑,可表现上述两型的症状。上述三型破入脑室时,可出现脑膜刺激征。

五、实验室检查及特殊检查

头部CT是诊断丘脑出血的最佳方法,可直观地显示血肿的位置,大小及扩展情况(图5-4)。

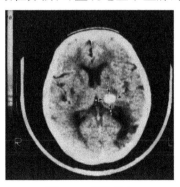

图5-4 丘脑出血

六、诊断

有高血压病史,突然出现头痛、呕吐,并有下列症状之一者:双眼上视受限、双眼内下斜视、霍纳征、丘脑性分离性瘫痪,应考虑有丘脑出血的可能。头部CT发现有高密度影即可确诊。

七、治疗

丘脑出血因其位置较深，手术损伤大，术后常有严重的后遗症，临床上多主张保守治疗。

当出现以下两种情况时，可考虑手术治疗：血肿量超过 10 mL，临床症状进行性加重或出现脑疝时，可考虑做血肿清除术，一般认为以施行血肿部分清除术为好，尽量少作血肿完全清除术；丘脑出血破入脑室引起急性梗阻性脑积水时，可考虑作脑室引流术。

八、预后

(一)急性期预后

头部 CT 扫描有下列情况者预后较差：血肿直径大于 3.5 cm 或血肿量超过 13 mL，伴发急性梗阻性脑积水，中线结构向对侧移位超过 3 mm，环池、四叠体池受压消失或缩小。

(二)恢复期预后

内侧型丘脑出血预后较好，出现的精神症状，睡眠障碍及尿失禁多在一个月内消失，少数患者可不遗留任何症状。

外侧型丘脑出血预后较差，出现的感觉障碍持续时间较长，部分患者不能恢复，少部分患者还可出现丘脑痛；外侧型出血波及内囊而引起的肢体瘫痪也可持续很长时间，多数患者难以完全恢复。

九、预防

积极预防和治疗高血压病和动脉硬化。

(周之珍)

第九节　蛛网膜下腔出血

一、蛛网膜下腔出血的病因病理

(一)危险因素

SAH 可干预的主要危险因素包括高血压、吸烟和过量饮酒，不可干预的重要危险因素是家族对 SAH 的易感性。国外资料统计：一级亲属患相同疾病的危险性增高 2～6 倍。

(二)病因

比较明确及常见病因有以下几种。

1.动脉瘤

动脉瘤包括先天性和动脉硬化性两类。①先天性：最常见，多中年（40 岁）以后发病，占 50%～80%。②动脉硬化性：老年人最常见，占 13%～15%。

2.脑动静血管畸形（AVM）

青少年多见，占 2% 左右。

3.烟雾病(moyamoya 病或称脑底异常血管网)

患者多较年轻,约占 1%。

4.静脉出血

约占 10%。该组患者的血液主要见于环池或仅见于四叠体池,出血不会蔓延到大脑外侧裂或大脑纵裂前部,侧脑室后角也可沉积一些血液。这种疾病仅根据 CT 所见出血部位的特征性分布,结合无动脉瘤即可诊断。临床上多表现为非动脉瘤性中脑周围出血,很难与动脉瘤性出血区分,预后良好。

5.其他

少数患者用目前的检查手段未发现明确病因,占 14%～16%,预后较好;还有各种感染引起的动脉炎、血液疾病、结缔组织病、肿瘤破坏血管、动脉夹层分离、硬脑膜动静脉瘘等所引起者,约占 1%。

(三)发病机制

1.先天性颅内动脉瘤

先天性颅内动脉瘤多见于脑底动脉环分叉处,约 80% 在该动脉环的前部。动脉瘤发生率的部位按以下顺序依次递减:大脑前交通动脉＞大脑前动脉＞颈内动脉、大脑中动脉＞大脑后交通动脉。

动脉瘤发生部位多因动脉内弹力层和肌层先天性缺陷,在血液涡流的冲击下渐渐向外突出,到成年后出现囊状扩张(莓果样)形成动脉瘤。患者在 40～50 岁发病。大多数为单发,20% 左右为多发,可以在同一侧,也可左右两侧均发生。

2.动脉硬化性动脉瘤

动脉硬化性动脉瘤多见于脑底部较大的动脉主干。脑动脉硬化时,脑动脉中的纤维组织代替了肌层,内弹力层变性、断裂,胆固醇沉积于内膜,破坏管壁,在血流的冲击下,渐扩张形成与血管纵轴平行的梭形动脉瘤。

3.脑动静血管畸形

脑动静血管畸形多发生在脑内的小动脉、静脉或毛细血管处,相对靠近皮质。该处血管壁常先天发育不全,变性,厚薄不一。

4.烟雾病

其异常血管网多位于基底池,也可波及室管膜下、脑室壁及其周围(包括基底核)。由颈内动脉末端、大脑中、前动脉起始部,因变态反应性炎症致内膜明显增生,管腔狭窄或闭塞,导致代偿性血管增生,形成异常血管网,这些异常血管网血管有的管壁菲薄、管腔大,易破裂出血;也可由于血流动力学改变形成囊性或粟粒性动脉瘤,导致出血。

在上述四种病理变化基础上(均有管壁菲薄)可引起脑血管自发破裂,或在血压突然增高时被冲破而导致出血。

(四)病理

1.大体所见

(1)出血后血液主要流入蛛网膜下腔,诸脑沟、脑池、脑底等处可见凝血块及血液积聚。

(2)动脉瘤裂口正向着脑组织时,可继发脑内血肿。

(3)个别病例血液可直接破入或逆流入脑室,形成脑室内积血。前交通支动脉瘤破裂,血液可穿破终板进入脑室,特别是第五脑室有积血时,基本上可考虑由该处动脉瘤破裂引起。

（4）部分病例（急性期约为 70％）可见不同程度的脑室扩张、积水、积血。

（5）血管异常：可发现动脉瘤（直径＞0.4 cm）、动静脉畸形、烟雾病等。

2.光镜下所见

脑膜轻度的炎性反应及脑水肿（无特异性）。

3.电镜下所见

蛛网膜纤维化改变，轻者蛛网膜轻度增厚，血管周围可见纤维组织；中度蛛网膜明显增厚，蛛网膜下腔纤维化；重者蛛网膜下腔严重阻塞至完全阻塞，没有 CSF 循环的空隙。

二、蛛网膜下腔出血的诊断与鉴别

（一）临床表现

1.一般情况

（1）年龄：各年龄组均可发病。但发病的年龄多与病因有关。先天性动脉瘤多在 40～50 岁发病，动脉硬化性动脉瘤多大于 60 岁发病，脑血管畸形、烟雾病相对年龄较轻，多在 10～40 岁发病。SAH 发病的平均年龄在 48～50 岁。

（2）性别：差异不大。男性略多于女性，男：女约为 1.5：1。

（3）起病方式：急骤，多在数分钟至数十分钟内达高峰。多在活动中发病，是四大脑血管病中发病较快的一种。

（4）诱因：多在突然用力（如排便、抬重物、剧烈运动、性交等）或情绪波动较大（如兴奋、生气、吵架等）时发生。

（5）前驱症状：大多数患者无明显的前驱症状，个别患者有轻度头痛、脑神经麻痹（最常见的为动眼神经瘫，由动脉瘤突然扩大或轻度血液外渗压迫动眼神经所致）等，但发生率很低。

2.症状

（1）头痛：突然剧烈头痛，难以忍受。发生率在 98％左右。

（2）呕吐：恶心、呕吐，多为喷射状。发生率在 88％左右。

（3）抽搐：发病早期出现一过性局部或全身性抽搐。发生率在 20％左右。

（4）精神症状：个别患者可以精神症状为首发症状，也可在发病早期或经过中出现。因前交通动脉瘤或大脑中动脉第二分支处动脉瘤（位于外侧裂）破裂后影响额叶、颞叶所致。发生率为 2％～5％。

3.体征

（1）脑膜刺激征：86％左右颈强直阳性；63％左右克氏征阳性。

（2）眼底玻璃膜下、视网膜前出血：呈斑、片状，多分布在视盘周围。这种出血在发病 1 小时内即可出现。这一体征对 SAH 具有诊断意义。发生率为 15％～25％。

（3）动眼神经瘫：后交通动脉瘤所致，动眼神经走行在小脑上动脉与大脑后动脉之间，大脑后动脉与后交通动脉相靠很近，所以后交通动脉瘤的扩张极易压迫动眼神经，产生动眼神经麻痹（包括瞳孔散大）。

（4）意识障碍：占 50％～60％。轻重程度不等，包括一过性意识障碍（多在 30 分钟内恢复）、嗜睡、浅、深昏迷，甚至去脑强直。

（5）局灶体征：轻偏瘫、单瘫、失语、一侧病理反射阳性等，出现上述体征的可能原因如下。①早期因动脉瘤破裂时出血量较大，在局部形成血肿，压迫脑实质或附近的动脉；蛛网膜下腔出血的血液,沿神经纤维流入脑实质内,在脑叶中形成血肿。②浅层血管畸形破裂出血,破坏局部的脑组织。③晚期因动脉瘤破裂出血周围的动脉发生痉挛,引起局部脑组织的缺血、软化,出现部位症状。④由于动脉破裂处有血栓形成,脱落后引起栓塞。

(6)吸收热:出血后2～3天出现,一般体温不超过38.5 ℃。

4.临床分级

(1)Hunt-Hess法:根据病情程度进行临床分级的方式有许多种,从便于临床应用的角度看,目前采用较多的是将Hunt和Hess分别在1968年提出的临床分级法相结合,即Hunt-Hess法,共分为5级。

1级:轻微头痛及项强(或无症状)。多见于非动脉瘤性中脑周围出血。多无体征,无再发和迟发性脑缺血,可有脑室增大,预后良好,恢复期短,远期生活质量高,起病时有癫痫发作者可排除此病。

2级:中度至重度头痛及脑膜刺激征(＋),无神经系统定位体征及脑神经麻痹。即经典型SAH。

3级:轻度意识障碍。嗜睡、谵妄或伴有轻度神经系统定位体征(包括脑神经损伤)。

4级:不同程度的昏迷。中度到重度;神经系统定位体征;出现早期去脑强直表现,自主神经功能损伤。

5级:深昏迷,去脑强直,濒死状态。

(2)昏迷评分、分级:格拉斯哥昏迷评分(Glasgow coma scale,GCS)和世界神经外科联盟(WFNS)分级。

分别见表5-1、表5-2,WFNS分级是根据有无运动障碍制订的,也广泛应用于临床。

表 5-1 **格拉斯哥昏迷评分**(Glasgow coma scale,GCS)

项目	指定内容反应情况	积分	项目	指定内容反应情况	积分
睁眼	自动睁眼	4		无语言	1
	呼之能睁眼	3	运动反应	按指示运动	6
	疼痛刺激睁眼	2		痛刺激时能拨开医师的手	5
	任何刺激不睁眼	1		对疼痛能逃避	4
语言回答	回答正确	5		刺激后四肢屈曲	3
	对话含糊	4		刺激后四肢强直	2
	能理解,不连贯	3		对刺激无反应	1
	难以理解	2			

表 5-2 **WFNS 分级法**

分级	GCS	运动障碍	分级	GCS	运动障碍
Ⅰ级	15分	无	Ⅳ级	12～7分	有或无局灶症状
Ⅱ级	14～13分	无	Ⅴ级	6～3分	有或无局灶症状
Ⅲ级	14～13分	有局灶症状			

注:评分标准为15分,正常;低于3分,脑死亡;13～14分,轻度昏迷;9～12分,中度昏迷;<8分,重度昏迷。

5.再发

(1)再发时间:SAH 容易再发,急性存活者约 30% 再发,易再发的时间从病后 1～4 周为高峰期,至少 15% 的患者在首次出血后数小时内可发生早期再出血,目前这种早期再出血的发生是 SAH 死亡的主要原因,内、外科干预能够防止早期和后期再发性出血。

第 2～3 周会出现第 2 个再发高峰。4 周至 6 个月后再发率下降。其诱因与第一次发病相同,但更敏感,有时查体过程中也可再发。再发的临床表现为病情稳定的患者,症状突然明显加重,如剧烈头痛、呕吐、脑膜刺激征明显等,多伴有意识障碍或抽搐。

(2)诊断再发的根据:①原症状、体征突然加重。②出现新的体征:玻璃下出血,脑神经损伤,局部定位体征。③CT:可见脑室较前扩大,诸脑沟、脑池、脑裂血量增多。④腰穿:CSF 含血量增多。

(3)再发的机制:目前认为当动脉瘤破裂后,将启动体内的凝血机制,在血管破裂处形成凝血块。在发病初期,为了止血,凝血功能较溶血功能活跃,随后,机体又将增强溶血功能,以维持溶血及凝血之间的动态平衡。一般情况下,约 2 周左右,血管破裂处的凝血块被溶解,但这时的血管修复过程尚未完全完成,因此,动脉瘤易破裂再发。

为预防再发,第一次出血后应尽早作血管造影,查明病因,发现动脉瘤者,及早介入栓塞或手术治疗,以防止再发,降低死亡率。

6.特殊类型的 SAH

特殊类型的 SAH 即中脑周围非动脉瘤性蛛网膜下腔出血,是 1980 年荷兰神经病学家 Van Gijn 和放射学家 Van Dongen 首先报道的,此型 SAH 出血仅限于中脑周围脑池,且脑血管造影阴性。以后又有类似的相关报道。1985 年他们提出了这一临床表现平稳,放射学独特的 SAH 类型——中脑周围非动脉瘤性蛛网膜下腔出血。目前,PNSH 已被广大神经病学者认同并重视。正确诊断 PNSH 可以缩短住院时间,减少重复脑血管造影及开颅手术探查。节省医疗资源,减轻患者思想负担,具有良好的社会效益和经济效益。

(1)PNSH 的病因:不清,可能为颅内静脉出血(Rosenthal 基底静脉及其分支撕裂、脑桥前纵静脉、后交通静脉或脚间窝静脉出血)、动脉穿通支破裂、基底动脉壁的低压力出血等。

(2)临床特点:头痛相对轻,可伴呕吐,多无意识障碍、抽搐及神经系统局灶体征。临床 Hunt 和 Hess 分级均为 Ⅰ～Ⅱ 级。

(3)影像学特点:头部 CT 显示 PNSH 的出血部位位于环池周围、中脑前方,不进入外侧裂或大脑前纵裂。四叠体池出血也是 PNSH 的一种。脑血管造影绝大部分为阴性。目前比较一致地认为,初次脑血管造影正常者,如出血局限于中脑周围池中,不必重复造影。

(4)治疗:与动脉瘤性 SAH 的治疗不同,PNSH 患者不需强制性卧床和限制活动,不需要过分控制血压,不用钙通道阻滞剂,住普通病房,一般对症治疗即可。

(5)预后:PNSH 患者一般无复发,无并发症,无后遗症,预后良好。

7.SAH 的特殊表现

以下几种情况临床极易引起误诊,首次接诊患者时需特别注意。

(1)老年人头痛、呕吐、脑膜刺激征等均可不出现或不典型,或仅出现精神症状,易漏诊。

(2)极重型患者发病后很快进入深昏迷,并伴有去脑强直和/或脑疝,很快导致死亡,易误诊为脑出血。

(3)视盘水肿:发生率约为 10%,个别患者伴有视力下降,或有三叉神经、展神经、面神经功能障碍。易误诊为高颅内压或颅内占位性病变。

(二)辅助检查

1.CT 扫描

目前已将 CT 列为 SAH 必须做的首选方法,CT 显示蛛网膜下腔内高密度影可以确诊 SAH。动态 CT 检查还有助于了解出血的吸收情况,有无再出血、继发脑梗死、脑积水及其程度等。

(1)必要性:有学者曾统计过 250 例临床和腰穿诊断为 SAH 的患者,全部经 CT 检查后发现仅 134 例(53.6%)符合 SAH 的改变,其余 116 例(46.4%)为无明显部位体征的脑出血,分别为脑叶出血(51 例,占 43.9%)、脑室出血(34 例,占 28.9%)、小脑出血(8 例,占 7.3%)、丘脑出血(11 例,占 9.7%)、尾核头出血(10 例,占 8.5%)、壳核出血(2 例,占 1.7%),总误诊率高达 46.4%。由此可见头部 CT 在诊断 SAH 中的重要作用。

(2)CT 扫描的时间:CT 扫描时间是越早越好,但在发病当时到 1 个月内均有意义。存在广泛的脑水肿时,无论是否存在脑死亡,CT 扫描都有可能出现 SAH 假阳性诊断。广泛的脑水肿可引起蛛网膜下腔内静脉淤血,酷似 SAH。应仔细观察 CT 扫描,蛛网膜下腔内少量的血液容易被忽略。

(3)血液分布及 CT 分型:可概括为 6 种情况,即相应地分为 6 型。

1)正常型:颅内各部位均未见出血。多见于出血量少,吸收好,发病 1 周以后作 CT 的患者,CT 检查阴性率高,即使是在出血后 12 小时内进行 CT 检查,采用先进的 CT 机,SAH 患者仍有约 2% 的阴性率,这时作腰穿有绝对的诊断意义,此型约占 17%(图 5-5)。

2)经典型:血液主要分布在诸脑沟、脑池、脑裂中,为典型的蛛网膜下腔出血 CT 所见,表现为此型的患者几乎均在病后 1 周内作 CT,约占 38%(图 5-6)。

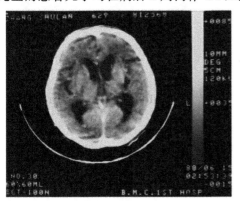

图 5-5 头 CT 示蛛网膜下腔出血正常型

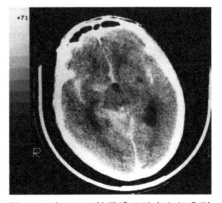

图 5-6 头 CT 示蛛网膜下腔出血经典型

3)脑室积血型:除蛛网膜下腔有血外,脑室内亦有积血,可波及一个至全部脑室,但均为部分脑室积血,不形成脑室铸型,流入侧脑室的血多可形成液平面,这两点可与原发性脑室出血相鉴别,此型约占 21%(图 5-7)。

4)血肿型:除蛛网膜下腔有血外,在脑实质中或某一脑裂内形成血肿。主要表现在额叶、颞叶、前纵裂及外侧裂等部位血肿形成。这是因为 SAH 的主要病因是动脉瘤,并多发生在大脑前动脉与前交通动脉或大脑中动脉与颈内动脉的分叉处,所以血肿形成也易在其附近。但顶叶、枕叶及小脑半球除外,如果上述部分发生血肿,基本上不能诊断原发性 SAH。此型约占 11%。根据这一特点可与脑叶出血、小脑出血相鉴别(图 5-8)。

5)混合型:为经典型、脑室积血型和血肿型三者同时并存在一个病例中,为最重的一型,约占 13%(图 5-9)。

6)非动脉瘤性中脑周围出血:出血部位位于环池周围、中脑前方,不进入外侧裂或大脑前纵裂(图 5-10)。

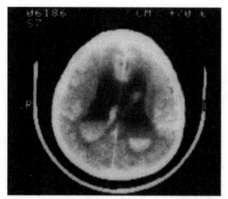

图 5-7　头 CT 示蛛网膜下腔出血脑室积血型

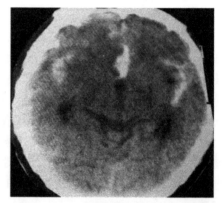

图 5-8　头 CT 示蛛网膜下腔出血血肿型

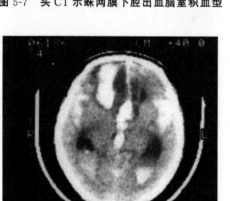

图 5-9　头 CT 示蛛网膜下腔出血混合型

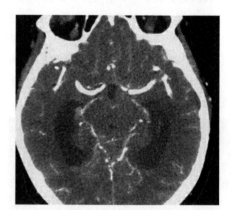

图 5-10　头 CT 示非动脉瘤性中脑周围出血

(4)颅内积血分型的临床意义:血肿的分布类型对诊断动脉瘤的存在具特异性。脑室积血通常与前交通支动脉瘤或颈内动脉与大脑前、中动脉分叉处动脉瘤有关。蛛网膜下腔与脑池中血液集聚最多的部位通常距动脉瘤的位置最近。CT 显示正常型或经典型的病例,临床分级多在Ⅱ级以下;脑室积血型、血肿型及混合型病例,临床分级多在Ⅲ级以上。

(5)脑室积血:SAH 时,常发现脑室内有积血,血液流入脑室的通道有以下几种。①通过四脑室的正中孔、侧孔逆流而入:其特点是四脑室是血最多或唯一有血的脑室。②经胼胝体嘴破入:血液以第五脑室或三脑室最多。特别值得一提的是血液主要在第五脑室时,多为前交通支动脉瘤引起,对诊断很有意义,具有定位及明确病因的作用。③血液直接从前角破入:脑室内积血多偏于一侧。④血液直接从下角破入:脑室内积血多偏于一侧。⑤胼胝体压部破入:少见。

(6)脑室扩张:根据文献报道 SAH 时急性期有 35%～70%可出现脑室扩张,部分学者的临床资料表明发生率约占 70%。①早期(急性期):指出血当时至 2 周以内发生者,最早的发病当天就发现有脑室扩张,其中约有 45% 可持续 2 周以上;②晚期(慢性期):发生率为 3%～5%,指出血后 2～6 周内发生者。全部脑室扩张积水中 16% 左右可能形成正常颅内压脑积水。

脑室扩张的判断标准及扩张程度:关于脑室扩张的判断标准有很多种,目前采用较多、简便易行、适合于临床的是 John Vassilouthis 于 1979 年提出的数值与方法。具体数值与测量方法如下。

在 CT 上分别测量室间孔平面的脑室宽度(X)和同一平面颅骨内板间的宽度(Y),取两者之比判定有无脑室扩张及扩张程度(图 5-11)。

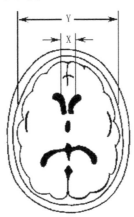

图 5-11　头 CT 测量室间孔平面的脑室宽度

正常 X∶Y＜1∶6.4。

轻度扩张 X∶Y＝1∶(5～6)。

中度扩张 X∶Y＝1∶(4～5)。

重度扩张 X∶Y＞1∶4。

脑室扩张的发病机制:早期脑室扩张是由于血液破入蛛网膜下腔后,主要集中在基底池、第四脑室诸孔附近,影响了脑室内外的 CSF 循环,或血液随着 CSF 循环,大量红细胞集聚于蛛网膜表面,形成凝血块,导致 CSF 吸收障碍,从而导致早期脑室扩张。晚期脑室扩张是 SAH 2 周后,部分病例可出现蛛网膜下腔纤维组织增生,形成不同程度的蛛网膜增厚,影响了 CSF 的循环与吸收,导致晚期脑室扩张。

(7)CT 在诊断、鉴别诊断:SAH 及对其病因、预后等判断方面的意义。

1)诊断:在以往的诊断标准中,缺乏更确切的指标,CT 是目前较普及、患者容易接受的可靠的诊断方法,应列为首选检查,尽早进行,不论其腰穿及血管造影结果如何,CT 检查均应列为诊断 SAH 的必备项目之一。

2)鉴别诊断:大部分脑叶、脑室、尾状核头出血及少数丘脑、小脑半球,少量壳核出血在症状、体征及腰穿结果上均与 SAH 十分相似,临床上几乎难以鉴别,致使临床未经 CT 诊断的 SAH 病例中出现高达 40%～50% 的误诊率。CT 可使这些部位的出血一目了然,有利于指导以后的治疗、护理及对预后进行估计。

对于 SAH 后 3～4 周来诊的患者,CT 亦可鉴别脑叶等其他部位的出血,因上述部位的出血吸收速度较蛛网膜下腔血液吸收速度慢得多,一般在一个月内仍可见到原出血部位的痕迹。CT 还有助于区分原发性 SAH 和脑外伤。外伤性 SAH 的血液通常局限于脑凸面的浅沟内,且邻近骨折或脑挫伤处。

3)判断病因:CT显示并发脑室积血或颅内血肿者,多提示有动脉瘤存在,血肿的部位不同揭示动脉瘤的部位不同,相对具有特异性。颅内血肿的形成说明动脉瘤破裂时出血量大,压力高,病情多较凶险。SAH形成血肿一般都不发生在顶叶、基底节、丘脑、小脑、枕叶部位。SAH致成的颞叶、额叶血肿在形状上也与原发的脑叶出血有所区别。前纵裂,第五脑室,外侧裂等部位的血肿多是动脉瘤破裂所致积血的特异部位。

4)判断动脉瘤的位置:蛛网膜下腔及脑池中的血液分布与动脉瘤的关系没有统计学意义,但有一种倾向,即血液集聚最多的部位通常表明其距动脉瘤位置最近。根据CT结果可以初步判断或提示颅内动脉瘤的位置。①前交通动脉瘤:额叶前中部或一侧额叶的中间部,呈火焰样血肿。也可位于前纵裂、鞍上池或形成脑室内积血,特别是第五脑室内积血,多为前交通动脉瘤引起,对前交通动脉瘤破裂具有诊断意义。②大脑中动脉分支动脉瘤:大多为颞叶或外侧裂血肿,少数形成额叶血肿。③颈内动脉与大脑前、中动脉分叉处动脉瘤:颞叶、额叶血肿或脑室内积血。④颈内动脉段动脉瘤常出现鞍上池不对称积血。⑤后交通动脉瘤:形成血肿的机会较少,多位于颞叶。而出血在脚间池和环池,一般无动脉瘤。

以上现象有助于选择脑血管造影的部位及方法。

5)判断病情程度:根据CT分型,估计临床分级情况。①CT正常型:临床表现多为1级或2级;②CT经典型:临床表现大部分为2级或3级;③CT血肿型、颅内积血型、混合型:临床表现多在3~5级。

反之,也可根据临床分级估计CT所见:临床表现为1级、2级者,CT多为正常型、经典型;临床分级在4级或5级者,CT多显示为血肿型、颅内积血型、混合型;临床分级为3级者,CT各型均可见到,情况最为复杂。

以上五种情况综合判断,有利于指导治疗及估计预后。

6)判断预后:可根据CT的多项指标进行综合判断。①根据CT分型:正常型或经典型并且发病1~2周后血液全部吸收者,如果短期内(1~2个月)不再发或合并其他系统致命性并发症,预后较好,死亡率及致残率极低。②无脑室扩张者:临床分级多为1级或2级,CT片上很少见到颅内积血,死亡率明显低于有脑室扩张者。③有脑室扩张者:需进行连续观察,半数以上(54.8%)的患者脑室可逐渐回缩,病情也随之好转,这说明早期脑室扩张大部分是可逆性改变,随着颅内积血的吸收,红细胞减少,脑室扩张改变可逆转。部分患者(45.2%)的脑室逐渐扩大,这些患者中半数为SAH再发,颅内出血再次增加;16%形成正常颅内压脑积水(NPH),导致永久性脑室扩张;它们的共同点是颅内积血吸收不良,同时伴有病情恶化,这与年龄大,脑组织损害范围广(脑梗死或脑实质内出血)有关。总之,脑室扩张程度是预测生存率的敏感指标之一。

7)CT扫描还可发现一些有价值的所见,如以下几点。①发现较大的脑血管畸形:CT增强扫描时,可显示较大的血管畸形:表现为斑状不规则的高密度区、点状出血、钙化、附壁血栓等。②发现较大的动脉瘤:CT加强扫描后大动脉瘤呈均质高密度(血栓与钙化)影像。③继发性脑梗死或脑水肿所致的低密度区。

提示:CT扫描对SAH的诊断十分重要,但需搬动患者故下列情况应慎重考虑。①再发高峰期:病后5~11天,尽量减少搬动及各种刺激。②临床分级为5级的患者,因活动中比较危险,需与家属讲清利害关系,征得家属同意后方可以进行。③复发后持续昏迷不醒的患者亦应减少刺激。

2.腰穿

腰穿是常规检查项目之一,但不是唯一手段,也不是最后的诊断手段。对 CT 检查为正常型者的诊断有决定意义。要注意 CSF 的外观颜色、颅内压力、细胞数量及种类、蛋白含量,一般情况下糖及氯化物正常。有时还需进行 CSF 细胞学检查。

由于腰穿时间不同,CSF 改变也不相同。可有 5 个时间段的改变。

(1)病后 1～2 小时:CSF 可完全正常,最长可在 6 小时以内均为正常 CSF。

(2)病后 6～24 小时:CSF 外观呈均匀一致血性,色较深,出血量大者可类似静脉血的外观,颅内压力升高,程度不等,可至 3.9 kPa(400 mmH$_2$O)以上。常规检查:新鲜红细胞满视野,白细胞数量略增高;红细胞:白细胞约为 700:1,与血中相似;蛋白量多数正常。

(3)病后 1～7 天:CSF 外观粉红色,压力正常或升高,红细胞于 4 小时后开始溶解,离心后上清液呈黄色,并可见部分皱缩红细胞,白细胞反应性增生,蛋白量增高,约溶解 1 000 个 RBC,蛋白升高 1 mg/L。

(4)病后 1～2 周后:CSF 外观黄色,压力正常或升高,红细胞基本消失,白细胞增多,蛋白量增高,此时易与结脑混淆。

(5)发病 3 周后:CSF 外观黄变基本消失,白细胞正常或轻度升高,蛋白量正常或轻度升高,细胞学检查可见到较多的含铁血黄素吞噬细胞,该细胞持续存在 2 个月左右,有利于支持出血性疾病的诊断。

CSF 血性与误穿的鉴别方法:①误穿时因流出的是血液,所以很快出现凝固。②误穿时上清液无色透明,潜血试验阴性,红细胞形态完整且都是新鲜红细胞。③误穿时三管试验:逐渐变浅;而血性 CSF 则各管颜色均匀一致。④误穿时滴一滴流出液于纱布上,其向外扩展的印迹也逐渐变浅;而血性 CSF 则呈均匀一致性印迹。

3.磁共振成像(MRI)和磁共振血管成像(MRA)

MRI 与 CT 在显示 SAH 方面各有所长,在分析 SAH 的 MRI 征象时必须考虑 CSF 内水中氢质子与红细胞内含铁血红蛋白之间的相互作用。出血数小时后红细胞溶解,释放游离稀释的氧合血红蛋白(Oxy Hb)、还原血红蛋白(Det Hb)及高铁血红蛋白(Met Hb)。

SAH 后 24 小时内以 Oxy Hb 为主,2～7 天内以 Det Hb 为主,8～30 天内以 Met Hb 为主。Oxy Hb 和 Det Hb 的 T$_1$ 值近似,在红细胞溶解后 10% 浓度的 CSF 中,Met Hb 的 T$_1$ 值明显短于 Oxy Hb 与 Det Hb。因此在出血急性期的 T$_1$ 缩短效应主要由 Met Hb 所致,而与 Det Hb 与 Oxy Hb 关系不大,因它们没有明显的质子增强效应。

(1)急性期 SAH(7 天以内):在 CT 上可清晰显示脑沟、脑裂或脑池、脑室的高密度铸型;而 MRI 远不如 CT 敏感,这是因为小量出血被 CSF 稀释,加上氧分压与 pH 较高,以致不能形成 Det Hb;在 CSF 中 Det Hb 失去了顺磁性效应;CSF 搏动引起流动现象。所以,少量 SAH 在 MRI 上难以显影。大量出血形成局部凝血块,而氧分压与 pH 又相当低,可以形成 Det Hb,那么在高场强 T$_2$ 加权像上会因 Det Hb 的 T$_2$ 质子增强效应而显示短 T$_2$ 低信号。

(2)亚急性期 SAH(7 天至 1 个月):在 CT 上的高密度影已经消失,红细胞溶解后放出游离稀释的 Met Hb,Met Hb 在所有成像序列中均呈高信号。所以,MRI 在显示超过 1 周至 40 天的 SAH 方面明显优于 CT,这种 Met Hb 高信号可持续数月之久,使之成为确定 CT 扫描阴性而腰穿阳性患者出血部位的唯一方法。

(3)MRA 检测动脉瘤:安全,但不适合用于急性期。其检测动脉瘤的敏感度和特异度都很高(敏感度为 69%～99%,特异度为 100%)。缺点是有局限性,MRA 检查的时间远远长于 CTA 检查,不适于危重患者的检查。优点是具有无创性。MRA 不需要对比剂即可对颅内血管进行成像,尤适于肾功能受损的患者。主要用于有动脉瘤家族史或破裂先兆者的筛查,动脉瘤患者的随访以及急性期不能耐受 DSA 检查的患者。但是 MRA 检出颅内动脉瘤的与 CTA 一样,对于直径<3 mm 的小动脉瘤 MRA 的敏感度较低,为 38%。

4.CT 血管成像(CTA)

CTA 是以螺旋 CT 技术为基础的,需造影剂可立即获得图像,并可据此作出初步诊断。对某一限定的感兴趣容积的最大密度投射(MIP)影像可在计算机屏幕上以各个不同的角度进行旋转和研究,这明显优于常规血管移动造影的视野限制。由于 CTA 成像速度快,创伤小,可与首次 CT 同期进行,通过三维脑血管影像可以评价脑和颅底骨的血管结构,便于制订手术计划,CTA 越来越多地应用于临床,其检出动脉瘤的敏感性可与 MRA 媲美。研究显示,CTA 对于大动脉瘤的检出甚至优于常规血管造影。CTA 检出颅内动脉瘤的敏感度为 77%～97%,特异度为 87%～100%。但是对于小于 3 mm 的动脉瘤,CTA 的敏感度为 40%～91%。因为 CTA 需要的对比剂剂量较大,肾功能受损的患者使用时需慎重。对于临床症状轻、CT 上出血仅限于中脑周围、怀疑静脉性中脑周围出血的患者宜先行 CTA,如果 CTA 阴性,那么可避免做动脉导管血管造影。目前一些学者认为 CTA 评判动脉瘤的效果或等于常规血管造影。

5.脑血管造影

(1)颈动脉穿刺术:该方法只用于检查一侧颈动脉系统病变和颅内静脉病变。该方法简单、快捷、经济。目前较少应用。

(2)椎动脉穿刺术:主要用于检查一侧椎动脉、基底动脉及其分支的病变。该方法较难,目前基本不用。

(3)经皮股动脉插管术:即数字减影血管造影(DSA),是诊断颅内动脉瘤最有价值的方法,阳性率达 95%,可以清楚显示动脉瘤的位置、大小、与载瘤动脉的关系、有无血管痉挛等。条件具备、病情许可时应争取尽早行全脑 DSA 检查以确定出血原因和决定治疗方法、判断预后。

但由于血管造影可加重神经功能损害,如脑缺血、动脉瘤再次破裂出血等,因此造影时机宜避开脑血管痉挛和再出血的高峰期,即出血 3 天内或 3 周后进行为宜。该方法可随意选择不同的动脉,一次插管成功后可同时反复多次进行多条动脉的造影,同时随着现代介入神经放射学的发展,使大多数颅内动脉瘤都能经血管内治疗痊愈,从而免除开颅手术。但要求有一定的技术和设备,且价格较昂贵。

脑血管造影的目的是为了明确 SAH 的病因,发现动脉瘤者可同时进行介入栓塞治疗或为下一步的治疗奠定基础。①明确病因:该手段是诊断动脉瘤、脑血管畸形、moyamoya 病最可靠的方法。②为诊断和介入或手术治疗提供重要依据:通过该方法可了解动脉瘤的大小、部位、形状、单发或多发;了解脑血管畸形及其供血动脉和引流静脉的情况及侧支循环情况。以判断是否适合介入或手术治疗。③诊断主要并发症血管痉挛:这是目前诊断脑血管痉挛最可靠的手段。在 SAH 过程中是否有脑血管痉挛发生,对患者的病程及预后均有很大的影响。④估计预后:脑血管造影的统计结果显示,16% 的患者无异常发现,这可能是由于病变小,血块填塞了动脉瘤等原因引起,该类患者复发率低,死亡率低。

由血管畸形或 moyamoya 病所致的 SAH,其预后也较好,复发率,死亡率低。造影发现动脉瘤者,其复发率,死亡率均相当高,目前唯一的解决方法是尽早进行动脉瘤的介入栓塞或手术治疗。

脑血管造影的禁忌证包括以下几方面。①碘剂过敏者：绝对禁忌。②老年人并患严重高血压，动脉硬化，不适合手术者。③有出血倾向或出血性疾病者。④有严重心、肝、肾功能不全者。⑤脑疝，脑干功能障碍，或休克者。⑥有局部皮肤感染或血管有炎症者。

6.其他

经颅超声多普勒(TCD)可动态检测颅内主要动脉流速是及时发现脑血管痉挛(CVS)倾向和痉挛程度的最灵敏的方法；局部脑血流测定用以检测局部脑组织血流量的变化，可用于继发脑缺血的检测。

(三)诊断依据

(1)根据以下条件，多可明确诊断。

(2)活动中突然发病，数分钟内病情达高峰。

(3)剧烈头痛、呕吐，发病初期不伴有发热。

(4)项强、克氏征阳性。无其他神经系统定位体征。

(5)头部 CT 检查所见：脑沟、脑池、脑裂呈高密度影像，并可排除其他部位的脑实质或脑室出血。

(6)腰穿 CSF 呈均匀一致的血性。

(7)眼底可见玻璃膜下出血。

在上述诊断标准中，第(2)~(4)条是诊断 SAH 的必备条件。

(四)鉴别诊断

1.脑膜炎

起病时，发热在前，头痛在后。腰穿可见 CSF 非血性改变；常规、生化检查呈炎性改变；特别是当 SAH 患者的 CSF 处于黄变期时，更需要注意与结核性脑膜炎鉴别。这时检查 CSF 细胞学，如发现含铁血黄素细胞具有明确的鉴别意义。

2.脑叶出血

在 CT 应用于临床以前，临床几乎很少能够诊断脑叶出血。因为脑叶出血多位于神经功能的哑区，临床无特异的症状、体征。尽管某些部位的脑叶出血可以有特征性体征，如枕叶出血可表现为同向偏盲、象限盲、突然视觉障碍等；顶叶出血可表现为单纯性失语，特别是命名性失语等。但终因这些体征较轻，经常被临床忽略，而导致误诊为 SAH。由此可见，头部 CT 检查在鉴别诊断中具有重要意义。

3.脑室出血

轻者与 SAH 的临床表现完全相似，而重症的 SAH 又易误诊成脑室或脑干出血。CT 检查是两者进行鉴别的最好方法。

4.外伤性 SAH

因外伤性 SAH 的病因、治疗及预后均与原发性 SAH 有极大的区别，所以两者的鉴别在临床上是十分有意义的。主要通过仔细询问病史来鉴别。

5.继发性 SAH

小脑出血、尾状核头出血、丘脑出血及基底节出血均可引起继发性 SAH，易被误诊成 SAH。所以 CT 检查是十分必要的。

三、蛛网膜下腔出血的并发症

并发症最常见的有脑血管痉挛(CVS)及正常颅内压脑积水(NPH),其次为下丘脑损伤、脑心综合征等。

(一)脑血管痉挛(CVS)

SAH 有 33%～66%出现 CVS,CVS 的发生与出血次数、出血量及脑沟、脑池的积血量多少有关。痉挛的血管以大脑前中动脉多见,位于破裂动脉瘤附近,偶见于椎基底动脉。CVS 可分为局限性、多节段性、广泛性等。血管管径减少 60%以上时,患者症状明显。

CVS 的诱因多与应激状态有关,如突然血压下降、各种原因所致的血容量不足、手术操作(脑血管造影)等。

1.CVS 的发病机制

(1)机械因素:血管壁破裂,血液直接刺激管壁,凝血块压迫,围绕血管壁的肌纤维受牵拉,引起血管痉挛。

(2)神经因素:颅内血管丰富,血管中层平滑肌细胞间形成的神经肌肉接头(由颈交感神经发出纤维),产生若干收缩因子,导致血管痉挛。

(3)化学因素:血液分解后,产生了一系列血管收缩因子:如花生四烯酸、神经肽 Y、内皮素、一氧化氮(NO)、肾上腺素、去甲肾上腺素、血管紧张素、氧合血红蛋白、前列腺素、5-羟色胺、血栓素 A_2 等均有收缩血管的作用。其中氧合血红蛋白和 NO 是作用最明显的因子。①血红蛋白:SAH 后红细胞破裂释放大量血红蛋白,根据出血时间的不同,主要存在 3 种形式:氧合血红蛋白(Oxy Hb)、还原血红蛋白(Det Hb)及高铁血红蛋白(Met Hb)。现已发现,Oxy Hb 缩血管能力最强,而 Met Hb 几乎无缩血管活性。②Oxy Hb:能收缩游离平滑肌细胞和不同动物的脑动脉,引起培养的血管内皮细胞释放内皮素,并在自体氧化过程中产生毒性氧自由基和超氧化阴离子,催化脂质过氧化反应,损伤生物膜,影响 K^+-Na^+-ATP 酶活性,导致膜流动性和通透性异常,内膜和平滑肌细胞增生。Oxy Hb 对 Ca^{2+} 激活的钾通道开放有较强的作用,并在培养平滑肌细胞上能引起最大强度的 Ca^{2+} 内流。③NO:SAH 时红细胞裂解产生大量血红蛋白,特异性地与 NO 结合,阻断其介导的舒血管机制,使血管舒张、收缩平衡破坏,导致血管痉挛。在生理情况下,NO 抑制血小板聚集对维持正常血液流动起重要作用。但在 SAH 时血小板聚集功能亢进,黏附于血管内皮细胞上,并释放 5-羟色胺,血栓素 A_2 等血管活性物质,引起血管痉挛。有人推测 SAH 时血小板聚集功能亢进与 NO 功能减弱有关,故考虑 SAH 时 NO 功能减弱与脑血管痉挛有密切关系。

2.CVS 分期

由于 CVS 出现的时期不同,可分为三期。

(1)超早期:病后 24 小时内发生者。

(2)早期:病后 2 周以内发生者。一般 4～7 天为高峰期。

(3)晚期:病后 3～4 周发生者。

3.辅助检查

(1)数字减影血管造影(DSA):DSA 不仅是动脉瘤和脑血管畸形诊断的金标准,对脑血管痉挛的阳性检出率也很高,也是诊断血管痉挛的金标准,可清晰显示脑血管各级分支,血管造影可观察到血管内径相对减小。其缺点是不便在 SAH 后多次重复检查。在有条件的情况下,对怀疑有血管痉挛者可考虑行血管造影。病情允许,患者配合的情况下,也可行氙CT(Xe-CT)检查。

(2)经颅多普勒超声(TCD)血流检测:TCD是目前检测脑血管痉挛的一种常用方法。其主要优点是无创伤,可连续多次重复检测,可用于动态检测血管痉挛的病程以及评价治疗效果。需要注意的是,TCD检测的特异性较高,敏感性较低,其测得数值的准确性与负责检测的医师的经验和技术有关,而且由于颅骨厚度的限制,一般只能测定某些特定的颅内血管节段。

(3)操作方法及程序:动态观察双侧半球动脉和颅外段颈内动脉血流速度变化,TCD检测1~2次/天,视患者病情采用连续或间断血流速度检测或监测。动态观察血管搏动指数及MCA与颅外段ICA血流速比值的变化。

(4)诊断标准:前循环多以大脑中动脉(M1段——主干,深度50~65 mm)为准,平均血流速度大于120 cm/s时可以诊断血管痉挛。

后循环动脉的探测主要集中在椎基底动脉,血管痉挛的诊断速度低限分别是平均血流速80 cm/s和95 cm/s。

在没有全脑充血的情况下,每天大脑中动脉平均血流速度增加25~50 cm/s可视为异常。④Linde-gaard指数(血管痉挛指数),即颅内大脑中动脉平均血流速与颅外段颈内动脉平均血流速比值(V Mmca/V Meica),正常人为1.7±0.4。Lindegaard指数常用来作为辅助参考指标来判断血流速度增快是血管痉挛还是全脑充血。当Lindegaard指数>3时,常认为发生了血管痉挛;而≤3则认为是全脑充血状态血流动力学改变。

4.CVS的临床表现

(1)普遍脑循环障碍:定向力、注意力障碍、精神错乱或进行性意识障碍或由昏迷转清醒后再转昏迷,这种意识障碍的动态变化为脑血管痉挛的特点。超早期和早期发生者可以表现为突然发生的一过性症状;晚期发生者可以逐渐发生,持续时间较长,2~3周恢复。

(2)局部脑循环障碍:失语、单瘫、偏瘫、头痛加重或无欲等。

(3)颅内压增高:头痛、呕吐、视盘水肿、血压升高等,可导致脑疝死亡。颅内压持续超过3.3 kPa(340 mmH$_2$O)时,提示预后不良。

(4)偶见脑膜刺激征加重者需与SAH再发鉴别。

5.CVS的治疗

(1)钙通道阻滞剂:以口服尼莫地平为主。尼莫地平可通过抑制钙离子进入细胞内,而抑制血管平滑肌的收缩,其对脑血管的作用比对身体任何其他部位的血管作用要强得多。尼莫地平有很高的亲脂性,易通过血-脑屏障。尼莫地平应在SAH出血后的96小时内开始应用,持续服用21天。口服剂量为每次60 mg,每4小时一次。

(2)纠正低血容量和降低血液黏度:输清蛋白、血浆、低分子右旋糖苷及丹参等。

(3)保持颅内压力正常,改善脑循环和代谢:适当脱水、吸氧、应用肾上腺皮质激素等。

(4)血压的管理:SAH患者的高血压治疗是一个难题,特别是当血压升高超过26.7/14.7 kPa(200/110 mmHg)时,脑血流自动调节上下限间的范围变窄,使得脑灌注更加依赖于动脉血压。所以,对血压积极的冲击治疗必然会使自动调节丧失,导致一定的缺血危险。

因此,理性的态度是不要治疗动脉瘤破裂后的高血压,而避免应用降血压药的同时增加液体摄入可能会降低脑梗死的危险性。对血压极度升高和诊断为终末器官功能迅速进行性恶化的患者,如新发现视网膜病、心力衰竭、肌酐水平升高、蛋白尿或少尿等,应选用降血压药。

（5）保持水电解质平衡：低钠血症和液体限制或血容量下降可以大大增加脑缺血的危险性。因此，除心衰患者外，每天可给予生理盐水 2.5 L 左右，发热患者更应适当增加液体的摄入。

3 周以内脑血管痉挛恢复者，预后较好，很少留有后遗症，恢复的越早，预后越好。3 周后脑血管痉挛症状缓解不明显者，多数可形成永久性管腔狭窄或关闭，同时留有相应的体征。严重者患者可因产生大面积脑梗死、高度脑水肿、脑疝及继发性脑干损害而导致死亡。其死亡率明显高于不伴有脑血管痉挛的病例。

（二）正常颅内压脑积水（NPH）

NPH 是一种临床综合征。最常见于 SAH，其次为脑膜炎（结脑）、头外伤、脑部手术等。另外有相当一部分患者原因不明。约有 16％ 的 SAH 患者出现 NPH。

SAH 后，血液吸收不良造成不同程度的蛛网膜纤维化粘连，影响了蛛网膜颗粒对脑脊液的吸收，导致早期颅内压增高，以后则由于脑脊液生成与吸收调整至平衡状态，颅内压趋于正常，形成 NPH。

1.NPH 的临床表现主要有以下三主征

（1）定向力、注意力障碍、痴呆：出现频率较高。

（2）步态不稳：如醉酒样，出现时间最早。

（3）尿便障碍：早期为尿淋漓、尿失禁，便失禁较少见。

以上三主症同时出现的患者较少见。

NPH 患者腰穿可见颅内压力正常，CSF 生化、常规检查基本正常。CT 显示脑室轻度至重度扩张，大多数为中度至重度扩张。NPH 脑室扩张的特点是前角明显变大、变圆；扩张脑室的周边，特别是额角可见透光区，其密度高于脑室、低于白质，这是由于脑室壁室管膜对 CSF 的不正常性吸收，导致 CSF 渗入脑室周围白质所致；一般脑室扩张不伴有脑沟增宽，除非症状十分严重者。

2.NPH 的脑室扩张应与脑萎缩的鉴别

（1）脑萎缩时脑室也可扩大，但脑室形状正常。

（2）脑萎缩时脑室扩大的前角周围无透光区。

（3）脑萎缩时脑沟增宽的程度较脑室扩大明显。

NPH 的治疗：目前内科保守治疗无特效方法，应以外科分流手术治疗为主。

（三）其他

1.全脑缺血

动脉瘤破裂后可能即刻发生不可逆性脑损伤。最可能的解释是由于出血时颅内压升高至动脉压水平长达数分钟，导致了长时间的全脑缺血。这显然不同于迟发性缺血，迟发性缺血为局灶性或多灶性。

2.下丘脑损伤

下丘脑损伤表现为高热、大汗、应激性上消化道出血、血糖升高及心电图异常等。

3.心脑综合征

部分患者伴发心电图改变，影响预后，个别患者可伴发急性心肌梗死，甚至导致突然死亡。

4.继发感染

以肺部继发炎症多见。

四、蛛网膜下腔出血的治疗

(一)一般处理及对症治疗

1.保持生命体征稳定

SAH确诊后有条件应争取监护治疗,密切监测生命体征和神经系统体征的变化;保持气道通畅,维持稳定的呼吸、循环系统功能。检查和搬动患者时,动作尽量轻。

2.降低颅内压

适当限制液体入量、防治低钠血症、过度换气等都有助于降低颅内压。临床上主要是用脱水剂,常用的有甘露醇、呋塞米、甘油果糖,也可以酌情选用清蛋白。若伴发的脑内血肿体积较大时,应尽早手术清除血肿,降低颅内压以抢救生命。

3.纠正水、电解质平衡紊乱

注意液体出入量平衡。适当补液补钠、调整饮食和静脉补液中晶体胶体的比例可以有效预防低钠血症。低钾血症也较常见,及时纠正可以避免引起或加重心律失常。

4.对症治疗

烦躁者予镇静药,头痛予镇痛药,通便,止咳等。注意慎用阿司匹林等可能影响凝血功能的非甾体消炎镇痛药物或吗啡、哌替啶等可能影响呼吸功能的药物。痫性发作时可以短期采用抗癫痫药物,如地西泮、卡马西平或者丙戊酸钠。

5.加强护理

就地诊治,卧床休息,减少探视,给予高纤维、高能量饮食,保持尿便通畅。意识障碍者可予鼻胃管,但动作应轻柔,慎防窒息和吸入性肺炎;尿潴留者留置导尿管,注意预防尿路感染,采取勤翻身、肢体被动活动、气垫床等措施预防压疮、肺不张和深静脉血栓形成等并发症。如果DSA检查证实不是颅内动脉瘤引起的,或者颅内动脉瘤已行手术夹闭或介入栓塞术,没有再出血危险的可以适当缩短卧床时间。

6.预防感染

有无意识障碍均应应用。因该类患者卧床时间长,易导致坠积性肺炎。

(二)防治再出血

1.安静休息

绝对卧床4～6周,镇静、镇痛,避免一切可以引起情绪变化的因素,如生气、烦躁、兴奋、疲劳等。避免一切可引起高血压、高颅内压的因素,如输液反应、突然用力、便秘、剧咳、声光刺激等。

2.调控血压

去除疼痛等诱因后,如果平均动脉压>16.7 kPa(125 mmHg)或收缩压>24.0 kPa(180 mmHg),可在血压监测下使用短效降压药物使血压下降,保持血压稳定在正常或者起病前水平。可选用钙通道阻滞剂、β受体阻滞剂或ACEI类等。

3.抗纤溶药物

为了防止动脉瘤周围的血块溶解引起再度出血,可用抗纤维蛋白溶解剂。常用6-氨基己酸(EACA),初次剂量4～6 g溶于100 mL生理盐水或者5%葡萄糖中静脉滴注(15～30分钟)后一般维持静脉滴注1 g/h,12～24 g/d,使用2～3周或到手术前,也可用氨甲苯酸(PA MBA)或氨甲环酸。抗纤溶治疗可以降低再出血的发生率,但同时也增加CVS和脑梗死的发生率,建议与钙通道阻滞剂同时使用。

4.预防血管痉挛

主要是钙通道阻滞剂:尼莫地平、尼达尔等,可口服或静脉给药,持续4周左右。

(三)防治脑动脉痉挛及脑缺血

1.维持正常血压和血容量

血压偏高给予降压治疗;在动脉瘤处理后,血压偏低者,首先应去除诱因如减或停脱水和降压药物;予胶体溶液(清蛋白、血浆等)扩容升压;必要时使用升压药物如多巴胺静脉滴注。

2.早期使用尼莫地平

其常用剂量为 $10\sim20$ mg/d,静脉滴注 1 mg/h,共 $10\sim14$ 天,注意其低血压的不良反应。

3.腰穿放 CSF 或 CSF 置换术

其目的是为了缓解头痛,促进脑室扩张的恢复,促进血液吸收,减少脑血管痉挛。多年来即有人临床应用此法,但缺乏多中心、随机、对照研究。在早期(起病后 $1\sim3$ 天)行脑脊液置换可能利于预防脑血管痉挛,减轻后遗症状。剧烈头痛、烦躁等严重脑膜刺激征的患者,可考虑酌情选用,适当放 CSF 或 CSF 置换治疗。注意有诱发颅内感染、再出血及脑疝的危险。

(1)适应证:蛛网膜下腔出血患者发病 3 周以内,且越早越好。蛛网膜下腔出血患者临床分级4级以下者,包括 4 级。第四脑室有积血者应首选。急性期 CT 显示脑室呈中等程度以上扩张者。

(2)禁忌证:蛛网膜下腔出血患者临床分级 5 级者应慎重。蛛网膜下腔出血患者 CT 分型为颅内血肿型及混合型的,血肿 >3.0 cm$\times3.0$ cm 者。有慢性枕大孔疝先兆者。

(3)注意事项:首次放液量不超过 $3.0\sim4.0$ mL。根据前一次腰穿测压结果及 CSF 外观颜色确定下一次腰穿间隔时间($1\sim7$ 天)及放液量($4\sim16$ mL)。一律选用高颅内压腰穿法。

(四)防治脑积水

1.药物治疗

轻度的急、慢性脑积水都应先行药物治疗,给予乙酰唑胺等药物减少 CSF 分泌,酌情选用甘露醇、呋塞米等。

2.脑室穿刺 CSF 外引流术

CSF 外引流术适用于 SAH 后脑室积血扩张或形成铸型出现急性脑积水经内科治疗后症状仍进行性加剧,有意识障碍者;或患者年老、心、肺、肾等内脏严重功能障碍,不能耐受开颅手术者。紧急脑室穿刺外引流术可以降低颅内压、改善脑脊液循环,减少梗阻性脑积水和脑血管痉挛的发生,可使 $50\%\sim80\%$ 的患者临床症状改善,引流术后尽快夹闭动脉瘤。CSF 外引流术可与CSF 置换术联合应用。

3.CSF 分流术

慢性脑积水多数经内科治疗可逆转,如内科治疗无效或脑室 CSF 外引流效果不佳,CT 或MRI 见脑室明显扩大者,要及时行脑室-心房或脑室-腹腔分流术,以防加重脑损害。

(五)病变血管的处理

1.血管内介入治疗

介入治疗不需要开颅和全身麻醉,对循环影响小,近年来已经广泛应用于颅内动脉瘤治疗。术前须控制血压,使用尼莫地平预防血管痉挛。动脉瘤性 SAH,Hunt 和 Hess 分级≤Ⅲ级时,多早期行 DSA 检查确定动脉瘤部位及大小形态,选择栓塞材料行瘤体栓塞或者载瘤动脉的闭塞术。颅内动静脉畸形(AVM)有适应证者也可以采用介入治疗闭塞病变动脉。

2.外科手术

(1)颅内动脉瘤:需要综合考虑动脉瘤的复杂性、手术难易程度、患者临床情况的分级等以决定手术时机。动脉瘤性 SAH 倾向于早期外科治疗;一般 Hunt 和 Hess 分级≤Ⅲ级时多主张早期(3 天内)手术行夹闭动脉瘤或者介入栓塞术。Ⅳ、Ⅴ级患者经药物保守治疗情况好转后可行延迟性手术(10～14 天)。外科治疗对于防止动脉瘤再发,减少并发症,降低死亡率具有十分重要的意义,是彻底治疗 SAH 的有效方法。

(2)脑血管畸形。①根据形态分类:动静脉畸形,海绵状血管瘤,静脉畸形,毛细血管扩张症,后三种于血管造影片中多不显影,故有人称隐匿性血管畸形。手术治疗的目的是防止出血和改善神经功能。②根据畸形大小分为小型,最大径＜2 cm,中型 2～4 cm,大型 4～6 cm,巨型＞6 cm。③根据血流动力学分为:高血流量,如动静脉畸形;低血流量,如海绵状血管瘤、静脉畸形、毛细血管扩张症。

(3)立体定向放射治疗(γ刀治疗):主要用于小型 AVM 及栓塞或手术治疗后残余病灶的治疗。

《中国脑血管病防治指南》对 SAH 诊治的建议:①有条件的医疗单位,SAH 患者应由神经外科医师首诊,并收住院诊治;如为神经内科首诊者,亦应请神经外科会诊,尽早查明病因,进行治疗。②SAH 的诊断检查首选颅脑 CT,动态观察有助了解出血吸收、再出血、继发脑损害等。③临床表现典型,而 CT 无出血征象,可谨慎腰穿 CSF 检查,以获得确诊。④条件具备的医院应争取作脑血管影像学检查,怀疑动脉瘤时须尽早行 DSA 检查,如患者不愿做 DSA 时也可先行 MRA 或 CTA。⑤积极的内科治疗有助于稳定病情和功能恢复。为防再出血、继发出血等,可考虑抗纤溶药与钙通道阻滞剂合用。

(苗红星)

第十节　缺血性脑血管病

脑血管病是一种常见病,其致残率和病死率很高,居人口死亡原因中的前 3 位。各种原因的脑血管疾病在急性发作之前为一慢性发展过程,一旦急性发作即称为卒中或中风。卒中包括出血性卒中和缺血性卒中两大类,其中缺血性卒中占 75%～90%。

一、病理生理

脑的功能和代谢的维持依赖于足够的供氧。正常人脑只占全身体重的 2%,却接受心排血量 15%的血液,占全身耗氧量的 20%,足见脑对供血和供氧的需求量之大。正常体温下,脑的能量消耗为33.6 J/(100 g·min)(1 cal≈4.2 J)。如果完全阻断脑血流,脑内储存的能量只有84 J/100 g,仅能维持正常功能 3 分钟。为了节省能量消耗,脑皮质即停止活动,即便如此,能量将在 5 分钟内耗尽。在麻醉条件下脑的氧耗量稍低,但也只能维持功能 10 分钟。脑由 4 条动脉供血,即两侧颈动脉和两侧椎动脉,这 4 条动脉进入颅内后组成大脑动脉环(Willis 环),互相沟通组成丰富的侧支循环网。颈动脉供应全部脑灌注的 80%,两条椎动脉供应 20%。立即完全阻断脑血流后,意识将在 10 秒之内丧失。

149

为了维持脑的正常功能,必须保持稳定的血液供应。正常成年人在休息状态下脑的血流量(cerebral blood flow,CBF)为 50～55 mL/(100 g·min)。脑的各个区域血流量并不均匀,脑白质的血流量为 25 mL/(100 g·min),而灰质的血流量为 75 mL/(100 g·min)。某一区域的血流量称为该区域的局部脑血流量(regional cerebral blood flow,rCBF)。全脑和局部脑血流量可以在一定的范围内波动,低于这一范围并持续一定时间将会引起不同的脑功能障碍,甚至发生梗死。

影响脑血流量稳定的因素有全身血压的变动、动脉血中的二氧化碳分压($PaCO_2$)和氧分压(PaO_2)、代谢状态和神经因素等。

(一)血压的影响

在一定范围内的血压波动不影响 CBF 的稳定,但超过这种特定范围,则 CBF 随全身血压的升降而增高或减少。这种在一定限度的血压波动时能将 CBF 调节在正常水平的生理功能称为脑血管的自动调节功能。当全身动脉压升高时,脑血管即发生收缩而使血管阻力增加;反之,当血压下降时脑血管即扩张,使血管阻力减小,最终结果是保持 CBF 稳定,这种脑血管舒缩调节脑血流量的现象称为裴立斯效应。脑血管自动调节功能有一定限度,其上限为20.0～21.3 kPa(150～160 mmHg),下限为 8.0～9.3 kPa(60～70 mmHg)。当全身平均动脉压的变动超出此一限度,脑血管的舒缩能力超出极限,CBF 即随血压的升降而增减。很多病理情况都可影响脑血管的自动调节功能的上限和下限,例如慢性高血压症、脑血管痉挛、脑损伤、脑水肿、脑缺氧、麻醉和高碳酸血症等都可影响 CBF 的自动调节。有的病理情况下,平均动脉压只降低 30%,也可引起 CBF 减少。

(二)$PaCO_2$ 的影响

$PaCO_2$ 增高可使血管扩张,脑血管阻力减小,CBF 即增加,反之,CBF 即减少。当 $PaCO_2$ 在 3.3～8.0 kPa(25～60 mmHg)时,$PaCO_2$ 每变化 0.1 kPa(1 mmHg),CBF 即变化 4%。当 $PaCO_2$ 超过或低于时即不再随之而发生变化。严重的 $PaCO_2$ 降低可导致脑缺血。

(三)代谢的调节

局部脑血流量受局部神经活动的影响。在局部神经活动兴奋时代谢率增加,其代谢需求和代谢产物积聚,改变了血管外环境,增加局部脑血流量。

(四)神经的调节

脑的大血管同时受交感神经和副交感神经支配,受刺激时,交感神经释放去甲肾上腺素,使血管收缩,而副交感神经兴奋时释放乙酰胆碱,使血管扩张。刺激交感神经虽可使血管收缩,但对 CBF 无明显影响,刺激副交感神经影响则更为微弱。

决定缺血后果有两个关键因素:一是缺血的程度,二是缺血持续时间。在 CBF 降低到 18 mL/(100 g·min)以下,经过一定的时间即可发生不可逆转的脑梗死,CBF 水平愈低,脑梗死发生愈快,在 CBF 为 12 mL/(100 g·min)时,仍可维持 2 小时以上不致发生梗死。在 25 mL/(100 g·min)时,虽然神经功能不良,但仍可长时间不致发生梗死。在缺血性梗死中心的周边地带,由于邻近侧支循环的灌注,存在一个虽无神经功能但神经细胞仍然存活的缺血区,称为缺血半暗区,如果在一定的时限内提高此区的 CBF,则有可能使神经功能恢复。

二、病因

脑缺血的病因可归纳为以下几类:①颅内、外动脉狭窄或闭塞。②脑动脉栓塞。③血流动力学因素。④血液学因素等。⑤脑血管痉挛。

(一)脑动脉狭窄或闭塞

脑由 4 条动脉供血,并在颅底形成 Willis 环,当动脉发生狭窄或闭塞,侧支循环不良,影响脑血流量,导致局部或全脑的 CBF 减少到发生脑缺血的临界水平,即 18 mL/(100 g·min)以下时,就会产生脑缺血症状。一般认为动脉内径狭窄超过其原有管径的 50%,相当于管腔面积缩窄 75%时,将会使血流量减少。认为此时才具有外科手术意义。

多条脑动脉狭窄或闭塞可使全脑血流量处于缺血的边缘状态,即 CBF 为 31 mL/(100 g·min)时,此时如有全身性血压波动,即可引发脑缺血。造成脑动脉狭窄或闭塞的主要原因是动脉粥样硬化,而且绝大多数(93%)累及颅外段大动脉和颅内的中等动脉,其中以颈内动脉和椎动脉起始部受累的机会最多。

(二)脑动脉栓塞

动脉粥样硬化斑块除可造成动脉管腔狭窄以外,在斑块上的溃疡面上常附有血小板凝块、附壁血栓和胆固醇碎片。这些附着物被血流冲刷脱落后形成栓子,被血流带入颅内动脉,堵塞远侧动脉造成脑栓塞,使供血区缺血。最常见的栓子来源是颈内动脉起始部的动脉粥样硬化斑块,被认为是引起短暂性脑缺血发作最常见的原因。大多数(3/4)颈内动脉内的栓子随血液的主流进入并堵塞大脑中动脉的分支,引起相应的临床症状。另一个常见原因是心源性栓子。多见于患有风湿性心瓣膜病、亚急性细菌性心内膜炎、先天性心脏病等患者。少见的栓子如脓毒性栓子、脂肪栓子、空气栓子等。

(三)血流动力学因素

短暂的低血压可引发脑缺血,如果已有脑血管的严重狭窄或多条脑动脉狭窄,使脑血流处于少血状态时,轻度的血压降低即可引发脑缺血。如心肌梗死、严重心律失常、休克、颈动脉窦过敏、直立性低血压、锁骨下动脉盗血综合征等。

(四)血液学因素

口服避孕药物、妊娠、产妇、手术后或血小板增多症引起的血液高凝状态;红细胞增多症、镰状细胞贫血、巨球蛋白血症引起的血黏稠度增高均可发生脑缺血。

(五)脑血管痉挛

蛛网膜下腔出血、开颅手术、脑血管造影等均可引起血管痉挛,造成脑缺血。

三、类型和临床表现

根据脑缺血后脑损害的程度,其临床表现可分为短暂性脑缺血发作(transient ischemic attack,TIA)、可逆性缺血性神经功能缺失(reversible ischemic neurological deficit,RIND,又称可逆性脑缺血发作)、进行性卒中(progressive stroke,PS)和完全性卒中(complete stoke,CS)。

(一)短暂性脑缺血发作(TIA)

TIA 为缺血引起的短暂性神经功能缺失,在 24 小时内完全恢复。TIA 一般是突然发作,持续时间超过 10～15 分钟,有的可持续数小时,90%的 TIA 持续时间不超过 6 小时。引起 TIA 的主要原因是动脉狭窄和微栓塞。

1.颈动脉系统 TIA

表现为颈动脉供血区神经功能缺失。患者突然发作一侧肢体无力或瘫痪、感觉障碍,可伴有失语和偏盲,有的发生一过性黑蒙,表现为突然单眼失明,持续 2～3 分钟,很少超过 5 分钟,然后视力恢复。黑蒙有时单独发生,有时伴有对侧肢体运动和感觉障碍。

2.椎-基底动脉系统 TIA

眩晕是最常见的症状,但当眩晕单独发生时,必须与其他原因引起的眩晕相鉴别。此外,可出现复视、同向偏盲、皮质性失明、构音困难、吞咽困难、共济失调、两侧交替出现的偏瘫和感觉障碍、面部麻木等。有的患者还可发生"跌倒发作"(drop attack),表现为没有任何先兆的突然跌倒,但无意识丧失,患者可很快自行站起来,是脑干短暂性缺血所致。跌倒发作也见于椎动脉型颈椎病患者,但后者常于特定头位时发作,转离该头位后,脑干恢复供血,症状消失。

(二)可逆性缺血性神经功能缺失(RIND)

RIND 又称为可逆性脑缺血发作,是一种局限性神经功能缺失,持续时间超过 24 小时,但在 3 周内完全恢复,神经系统检查可发现阳性局灶性神经缺失体征。RIND 患者可能有小范围的脑梗死存在。

(三)进行性卒中(PS)

脑缺血症状逐渐发展和加重,超过 6 小时才达到高峰,有的在 1~2 天才完成其发展过程,脑内有梗死灶存在。进行性卒中较多地发生于椎-基底动脉系统。

(四)完全性卒中(CS)

脑缺血症状发展迅速,在发病后数分钟至 1 小时内达到高峰,至迟不超过 6 小时。

区分 TIA 和 RIND 的时间界限为 24 小时,在此时限之前恢复者为 TIA,在此时限以后恢复者为 RIND,在文献中大体趋于一致。但对 PS 和 CS 发展到高峰的时间界限则不一致,有人定为 2 小时,但更常用的时限为 6 小时。

四、检查和诊断分析

(一)脑血管造影

直接穿刺颈总动脉造影对颈总动脉分叉部显影清晰,简单易行,但直接穿刺有病变的动脉有危险性。穿刺处应距分叉部稍远,操作力求轻柔,以免造成栓子脱落。经股动脉插管选择性脑血管造影可进行 4 条脑动脉造影,是最常用的造影方法,但当股动脉和主动脉弓有狭窄时插管困难,颈总动脉或椎动脉起始处有病变时,插管也较困难并有一定危险性。经腋动脉选择性脑血管造影较少采用,腋动脉较少发生粥样硬化,且管径较粗并有较丰富的侧支循环,不像肱动脉那样容易造成上臂缺血,但穿刺时易伤及臂丛神经。经右侧腋动脉插管时不能显示左颈总动脉、左锁骨下动脉和左椎动脉,遇此情况不得不辅以其他途径的造影。经股动脉或腋动脉插管到主动脉弓,用高压注射大剂量造影剂,可显示从主动脉弓分出的所有脑动脉的全程,但清晰度不及选择性插管或直接穿刺造影。

脑血管造影可显示动脉的狭窄程度、粥样斑块和溃疡。如管径狭窄程度达到 50%,表示管腔横断面积减少 75%,管径狭窄程度达到 75%,管腔面积已减少 90%。如狭窄处呈现"细线征"(string sign),则管腔面积已减少 90%~99%。在造影片上溃疡的形态可表现为:①动脉壁上有边缘锐利的下陷。②突出的斑块中有基底不规则的凹陷。③当造影剂流空后在不规则的基底中有造影剂残留。但有时相邻两个斑块中的凹陷可误认为是溃疡,也有时溃疡被血栓填满而被忽略。

脑动脉粥样硬化病变可发生于脑血管系统的多个部位,但最多见于从主动脉弓发出的头一臂动脉和脑动脉的起始部,在脑动脉中则多见于颈内动脉和椎动脉的起始部。有时在一条动脉上可发生多处病变,例如在颈内动脉起始部和虹吸部都有病变,称为串列病变。故为了全面了解病情,应进行尽可能充分的脑血管造影。脑血管造影目前仍然是诊断脑血管病变的最佳方法,但可能造成栓子脱落形成栓塞,这种危险虽然并不多见,但后果严重。

(二)超声检查

超声检查是一种非侵袭性检查方法。B型超声二维成像可观察管腔是否有狭窄、斑块和溃疡;波段脉冲多普勒超声探测可测定颈部动脉内的峰值频率和血流速度,可借以判断颈内动脉狭窄的程度。残余管腔愈小其峰值频率愈高,血流速度也愈快。经颅多普勒超声(transcranial Dopplerultrasonography,TCD)可探测颅内动脉的狭窄,如颈内动脉颅内段、大脑中动脉、大脑前动脉和大脑后动脉主干的狭窄。

多普勒超声还可探测眶上动脉血流的方向,借以判断颈内动脉的狭窄程度或闭塞。眶上动脉和滑车上动脉是从颈内动脉的分支眼动脉分出的,正常时其血流方向是向上的,当颈内动脉狭窄或闭塞时,眶上动脉和滑车上动脉的血流可明显减低或消失。如眼动脉发出点近侧的颈内动脉闭塞时,颈外动脉的血可通过这两条动脉逆流入眼动脉,供应闭塞处远侧的颈内动脉,用方向性多普勒(directional Doppler)探测此两条动脉的血流方向,可判断颈内动脉的狭窄或闭塞。但这种方法假阴性很多,因此只能作为参考。

(三)磁共振血管造影(magnetic resonanceangiography,MRA)

MRA也是一种非侵袭性检查方法。可显示颅内外脑血管影像,根据"北美症状性颈动脉内膜切除试验研究"(North American symptomatic carotid end-arterectomy trial,NASCET)的分级标准,管腔狭窄10%~69%者为轻度和中度狭窄,此时MRA片上显示动脉管腔虽然缩小,但血流柱的连续性依然存在。管腔狭窄70%~95%者为重度狭窄,血流柱的信号有局限性中断,称为"跳跃征"。管腔狭窄95%~99%者为极度狭窄,在信号局限性中断以上,血流柱很纤细甚至不能显示,称为"纤细征"。目前在MRA像中尚难可靠地区分极度狭窄和闭塞,MRA的另一缺点是难以显示粥样硬化的溃疡。

文献报道MRA在诊断颈总动脉分叉部重度狭窄(>70%)的可靠性为85%~92%。与脑血管造影相比,MRA对狭窄的严重性常估计过度,由于有这样的缺点,故最好与超声探测结合起来分析,这样与脑血管造影的符合率可大为提高。如果MRA与超声探测的结果不相符,则应行脑血管造影。

(四)CT脑血管造影(CTA)

静脉注入100~150 mL含碘造影剂,然后用螺旋CT扫描和三维重建,可用以检查颈动脉的病变,与常规脑血管造影的诊断符合率可达89%。其缺点是难以区分血管腔内的造影剂与血管壁的钙化,因而对狭窄程度的估计不够准确。

(五)眼球气体体积扫描法

眼球气体体积扫描法(oculopneumoplethysmography,OPE-Gee)是一种间接测量眼动脉收缩压的技术。眼动脉的收缩压反映颈内动脉远侧段的血压。当眼动脉发出点近侧的颈内动脉管径狭窄程度达到75%时,其远侧颈内动脉血压即下降,而该侧的眼动脉压也随之下降。同时测量双侧的眼动脉压可以发现病侧颈内动脉的严重狭窄。如果两侧眼动脉压相差在0.7 kPa(5 mmHg)以上,表示病侧眼动脉压已有下降。

(六)局部脑血流量测定

测定rCBF的方法有吸入法、静脉法和动脉内注入法,以颈内动脉注入法较为准确。将

2 mCi($1Ci=3.7\times10^{10}Bq$)的^{133}氙(^{133}Xe)溶于 3～5 mL 生理盐水内,直接注入颈内动脉,然后用 16 个闪烁计数器探头放在注射侧的头部不同部位,每 5 分钟记录 1 次,根据测得的数据,就可计算出各部位的局部脑血流量。吸入法和静脉注入法因核素"污染"颅外组织而影响其准确性。

rCBF 检查可提供两方面的资料:①可确定脑的低灌注区的精确部位,有助于选择供应该区的动脉作为颅外-颅内动脉吻合术的受血动脉。②测定低灌注区的 rCBF 水平,可以估计该区的脑组织功能是否可以通过提高 rCBF 而得以改善。有助于选择可行血管重建术的患者和估计手术的效果。

五、治疗要领

治疗脑动脉闭塞性疾病的外科方法很多,包括球囊血管成形术、狭窄处补片管腔扩大术、动脉内膜切除术、头-臂动脉架桥术、颅外-颅内动脉吻合术、大网膜移植术以及几种方法的联合等。现就其主要方法作简要介绍。

(一)头-臂动脉架桥术

适合颈胸部大动脉的狭窄或闭塞引起的脑缺血。架桥的方式有多种,应根据动脉闭塞的不同部位来设计。常用术式包括颈总-颈内动脉架桥、锁骨下-颈内动脉架桥、主动脉-颈总动脉架桥、椎动脉-颈总动脉架桥、主动脉-颈内和锁骨下动脉架桥、主动脉-颈总和颈内动脉架桥、锁骨下-颈总动脉架桥、锁骨下-锁骨下动脉架桥等。架桥所用的材料为涤纶或聚四氟乙烯制成的人造血管,较小的动脉之间也可用大隐静脉架桥。

(二)颈动脉内膜切除术

动脉内膜切除术可切除粥样硬化斑块而扩大管腔,同时可消除产生栓子的来源,经 40 多年的考验,证明是治疗脑缺血疾病有效的外科方法,其预防意义大于治疗意义。1986 年 Quest 估计,美国每年约进行 85 000 例颈动脉内膜切除术。但我国文献中关于颈动脉内膜切除术的资料很少,可能与对此病的认识不足与检查不够充分有关。颈部动脉内膜切除术适用于治疗颅外手术"可以达到"的病变,包括乳突-下颌线(从乳突尖端到下颌角的连线)以下的各条脑动脉,其中主要为颈总动脉分叉部。

1.适应证

手术对象的选择应结合血管病变和临床情况。血管病变:①症状性颈动脉粥样硬化性狭窄大于 70%。②对卒中高危因素的患者,有症状者狭窄大于 50%,无症状者狭窄大于 60%的应积极行 CEA。③检查发现颈动脉分叉部粥样硬化斑不规则或有溃疡者。

临床情况:①有 TIA 发作,犹近期内多次发作者。②完全性卒中患者伴有轻度神经功能缺失者,为改善症状和防止再次卒中。③慢性脑缺血患者,为改善脑缺血和防止发生卒中。④患者有较重的颈动脉狭窄但无症状,因其他疾病须行胸、腹部大手术,为防止术中发生低血压引发脑缺血,术前可行预防性颈内动脉内膜切除术。⑤无症状性血管杂音患者,经检查证明颈内动脉管腔狭窄严重(>80%),而手术医师如能做到将手术死亡率+致残率保持在 3%以下,则应行内膜切除术。正常颈动脉管径为 5～6 mm,狭窄超过 50%时即可出现血管杂音,超过 85%或直径<1 mm 时杂音消失。杂音突然消失提示管径极度狭窄。颈内动脉高度狭窄而又不产生症状,有赖于对侧颈动脉和椎动脉的侧支循环,该类患者虽无症状但卒中的危险性却很大。

2.多发性病变的处理原则

多发性病变指一条动脉有两处以上的病变,或两条以上的动脉上都有病变。多发性病变存在手术指征时,应遵循以下原则:①双侧颈动脉狭窄,仅一侧发生 TIA,不管该侧颈动脉狭窄程度如何,先行该侧手术。②双侧颈动脉狭窄,而 TIA 发作无定侧症状,一般归因于后循环供血不足;如一侧颈动脉狭窄>50%,先行该侧手术,以便通过 Willis 环增加椎-基底动脉的供血,如一侧手术后仍有 TIA 发作,再考虑对侧手术,两次手术至少间隔 4 周。③一侧颈动脉狭窄,对侧闭塞者,TIA 往往与狭窄侧有关,只做狭窄侧手术。④颈内动脉颅内、颅外段均狭窄,先处理近侧的病变,若术后症状持续存在,或颅内段狭窄严重,可考虑颅内-颅外架桥。⑤颈动脉、椎动脉均有狭窄,先处理颈动脉的病变,若术后无效,再考虑做椎动脉内膜切除术,或其他改善椎动脉供血的手术。⑥双侧颈动脉狭窄,先处理狭窄较重侧,视脑供血改善情况决定是否处理对侧。⑦两侧颈动脉狭窄程度相等时,先"非主侧",后"主侧"。"主侧"血流量大,可通过前交通动脉供应对侧。先做非优势半球侧,可增加优势半球的侧支供血,以便下次做优势半球侧时增加阻断血流的安全性。两侧手术应分期进行,相隔时间至少 1 周。⑧颈内动脉闭塞同时有颈外动脉狭窄,疏通颈外动脉后可通过眼动脉增加颈内动脉颅内段的供血。当颈外动脉狭窄超过 50% 时,即有手术指征。

3.手术禁忌证

(1)脑梗死的急性期,因重建血流后可加重脑水肿,其至发生脑内出血。

(2)慢性颈内动脉完全闭塞超过 2 周者,手术使血管再通的成功率和长期通畅率很低。

(3)严重全身性疾病不能耐受手术者,如心脏病、严重肺部疾病、糖尿病、肾脏病、感染、恶性肿瘤和估计手术后寿命不长者。

4.手术并发症及防治

(1)心血管并发症:颈动脉狭窄患者多为高龄患者,常合并有冠心病、高血压等心血管疾病。术前应严格筛选,术后严格监测血压、心电图,发现问题,及时处理。

(2)神经系统并发症:术后近期卒中的原因多见于术中术后的微小动脉粥样硬化斑块栓子栓塞、术中阻断颈动脉或术后颈 动脉血栓形成而致脑缺血,最严重的为术后脑出血。因而术后应严密观察血压等生命征变化,如有神经症状发生,应立即进行 CT 扫描或脑血管造影,如果是脑内出血或颈动脉 闭塞须立即进行手术处理。绝大多数(> 80%)神经系统并发症发生于手术后的 1～7 天,多因脑栓塞或脑缺血所致。如脑血管造影显示手术部位有阻塞或大的充盈缺损,需再次手术加以清除。如动脉基本正常,则多因脑栓塞所致,应给予抗凝治疗。

(3)切口部血肿:出血来源有软组织渗血及动脉切口缝合不严密漏血,大的血肿可压迫气管,须立即进行止血,紧急情况下可在床边打开切口以减压。

(4)脑神经损伤:手术入路中可能损伤喉上神经、舌下神经、迷走神经、喉返神经或面神经的下颌支,特别是当颈动脉分叉部较高位时,损伤交感神经链可发生霍纳综合征;手术前应熟悉解剖,手术中分离、电凝、牵拉时应注意避免损伤神经。

(5)补片破裂:多发生于术后 2～7 天,突然颈部肿胀、呼吸困难。破裂的补片多取自下肢踝前的大隐静脉,而取自大腿或腹股沟部的静脉补片则很少破裂。静脉补片不宜过宽,在未牵张状态下其宽度不要超过 4 mm。

(6)高灌注综合征:长期缺血使脑血管极度扩张,内膜切除后血流量突然增加而脑血管的自动调节功能尚未恢复,以致 rCBF 和血流速度急骤增高,可出现各种神经症状,少数发生脑内血肿,多见于颈动脉严重狭窄的患者,发生率约为 12%。对高度狭窄的患者应行术后 TCD 或 rCBF 监测,如发现高灌注状态,应适当降低血压。

(三)颅外颅内动脉吻合术

颅外颅内动脉吻合术(extracranial-intracranial arterialbypass,EIAB)的理论根据是,当颈内动脉或椎-基底动脉发生狭窄或闭塞而致脑的血流量减少时,运用颅外-颅内动脉吻合技术,使较少发生狭窄或闭塞的颅外动脉(颈外动脉系统)直接向脑内供血,使处于脑梗死灶周围的缺血半暗区和处于所谓艰难灌注区的脑组织得到额外的供血,从而可以改善神经功能,增强脑血管的储备能力,可以增强对再次发生脑栓塞的耐受力。

1.EIAB 的手术适应证

(1)血流动力学因素引起的脑缺血:颈动脉狭窄或闭塞患者,有 15% 的病变位于颅外手术不可到达的部位,即位于乳突尖端与下颌角的连线以上的部位,这样的病变不能行颈动脉内膜切除术,但可以造成脑的低灌注状态。此外,多发性动脉狭窄或闭塞也是低灌注状态的原因。低灌注状态经内科治疗无效者是 EIAB 的手术指征。

(2)颅底肿瘤累及颈内动脉,切除肿瘤时不得不牺牲动脉以求完全切除肿瘤者,可在术前或术中行动脉架桥术以免发生脑缺血。

(3)梭形或巨大动脉瘤不能夹闭,须行载瘤动脉结扎或动脉瘤孤立术者。

2.EIAB 的手术方式

常用的手术方式有颞浅动脉-大脑中动脉吻合术(STA-MCA)和脑膜中动脉-大脑中动脉吻合术(MMA-MCA)等。

(苗红星)

第十一节　颅内血管畸形

颅内血管畸形是脑血管先天发育异常性病变。由于胚胎期脑血管胚芽发育障碍形成的畸形血管团,造成脑局部血管的数量和结构异常,并影响正常脑血流。可发生在任何年龄,多见于40 岁以前的青年人,占 60%～72%。可见于任何部位,但大脑半球发生率最高,为 45%～80%,8%～18%在内囊、基底节或脑室;也有国外学者报道脑室内及其周围的血管畸形占所有血管畸形的 8%,发生于颅后窝的血管畸形占 10%～32%。有 6% 为存在两个以上同一种病理或不同种病理的多发性颅内血管畸形,有的甚至同时存在十多个互不相连的海绵状血管瘤。

由于颅内血管畸形的临床和病变的多样化,其分类意见亦不同,目前临床主要采用 Russell 和Rubinstein分类方法将颅内血管畸形分为四类:①脑动静脉畸形。②海绵状血管瘤。③毛细血管扩张。④脑静脉畸形。这些血管畸形的组成及血管间的脑实质不同。

一、脑动静脉畸形

脑动静脉畸形又称脑血管瘤、血管性错构瘤、脑动静脉瘘等。在畸形的血管团两端有明显的供血输入动脉和回流血的输出静脉。虽然该病为先天性疾病,但大多数患者在若干年后才表现出临床症状,通常50%～68%可发生颅内出血,其自然出血率每年为 2%～4%,首次出血的病死率近 10%,致残率更高。其发病率报道不一,美国约为 0.14%,有学者回顾一般尸检和神经病理尸检资料,发现其发病率为0.35%～1.10%,回顾 4 069 例脑解剖,脑动静脉畸形占 4%。与动瘤发病率比较,国外的资料显示脑动静脉畸形比脑动脉瘤少见,综合英美两国 24 个医疗中心收治的脑动静脉畸形和动脉瘤患者的比率是 1：6.5。

(一)病因及发病机制

在胚胎早期原始脑血管内膜胚芽逐渐形成管道,构成原始血管网,分化出动脉和静脉且相互交通,若按正常发育,动静脉之间应形成毛细血管网,如若发育异常,这种原始的动静脉的直接交通就遗留下来而其间无毛细血管网相隔,因无正常的毛细管阻力,血液直接由动脉流入静脉,使动脉内压大幅度下降,可由正常体循环平均动脉压的 90％降至 45％～62％,静脉因压力增大而扩张,动脉因供血增多而变粗,又有侧支血管的形成和扩大,逐渐形成迂曲缠绕、粗细不等的畸形血管团,血管壁薄弱处扩大成囊状。因畸形血管管壁无正常动静脉的完整性而十分薄弱,在病变部位可有反复的小出血,也由于邻近的脑组织可有小的出血性梗死软化,使病变缺乏支持也容易发生出血,血块发生机化和液化,再出血时使血液又流入此腔内,形成更大的囊腔,病变体积逐渐增大;由于病变内的动静脉畸形管壁的缺欠和薄弱,长期经受增大的血流压力而扩大曲张,甚至形成动脉瘤样改变。这些均构成了动静脉畸形破裂出血的因素。

(二)病理

1.分布

位于幕上者约占 90％,幕下者约 10％,左右半球的发病率相同。幕上的动静脉畸形大多数累及大脑皮质,以顶叶受累为最多,约占 30％,其次是颞叶约占 22％,额叶约占 21％,顶叶约占 10％。脑室、基底节等深部结构受累约 10％,胼胝体及其他中线受累者占 4％～5％。幕上病变多由大脑中动脉和大脑前动脉供血,幕下者多由小脑上动脉供血或小脑前下动脉或后下动脉供血。

2.大小和形状

脑动静脉畸形的大小悬殊,巨大者直径可达 10 cm 以上,可累及整个大脑半球,甚至跨越中线;微小者直径在 1 cm 以下,甚至肉眼难以发现,脑血管造影不能显示。畸形血管团的形状不规则,血管管径粗细不等,有时细小,有时极度扩张、扭曲,甚至走行迂曲呈螺旋状。大多数表现为卵圆形、球形或葡萄状,约有 40％的病例表现出典型形状,为圆锥形或楔形。畸形的血管团一般成楔形分布,尖端指向脑室壁。

3.形态学

脑动静脉畸形是一团发育异常的,由动脉、静脉及动脉化的静脉组成的血管团,无毛细血管存在,病变区内存在胶质样变的脑组织是其病理特征之一。镜下见血管壁厚薄不等,偶有平滑肌纤维多无弹力层。血管内常有血栓形成或机化及钙化,并可伴有炎性反应。血管内膜增生肥厚,有的突向管腔内,使之部分堵塞。内弹力层十分薄弱甚至缺失,中层厚薄不一。血管壁上常有动脉硬化样斑块及机化的血凝块,有的血管可扩张成囊状。静脉可有纤维变或玻璃样变而增厚,但动静脉常难以区别。

病变血管破裂可发生蛛网膜下腔出血、脑内或脑室内出血,常形成脑内血肿,偶可形成硬脑膜下血肿。因多次反复的小出血,病变周围有含铁血黄素沉积使局部脑组织发黄,邻近的甚至较远的脑组织因缺血营养不良可有萎缩,局部脑室可扩大;颅后窝病变可致导水管或第四脑室阻塞产生梗阻性脑积水。

(三)临床分级

脑动静脉畸形差异很大,其大小、部位、深浅及供血动脉和引流静脉均各不相同。为便于选择手术对象、手术方式、估计预后及比较手术治疗的优劣,临床上将动静脉畸形进行分级,常用的分级方法有以下几种。

Spetzler 分级法从三个方面对脑动静脉畸形评分:①根据畸形团大小评分。②根据畸形团所在部位评分。③根据引流静脉的引流方式评分。将三个方面的评分相加即为相应级别(表5-3)。

表 5-3 Spetzler-Martin 的脑动静脉畸形的分级记分表

AVM 的大小	计分	AVM 部位	计分	引流静脉	计分
小型(最大径<3 cm)	1	非功能区	0	仅浅静脉	0
中型(最大径 3~6 cm)	2	功能区	1	仅深静脉	1
大型(最大径>6 cm)	3				

(四)临床表现

绝大多数脑动静脉畸形患者可表现出头痛、癫痫和出血的症状,也有根据血管畸形所在的部位表现出相应的神经功能障碍者;少数患者因血管畸形较小或是隐性而不表现出任何症状,往往是在颅内出血后被诊断,也有是在查找癫痫原因时被发现。

1.颅内出血

颅内出血是脑动静脉畸形最常见的症状,约50%的患者为首发症状,一般多发生在30岁以下年龄较轻的患者,高峰年龄较动脉瘤早,为15~20岁。为突然发病,多在体力活动或情绪激动时发生,也有在日常活动及睡眠中发生者。表现为剧烈头痛、呕吐,甚至意识不清,有脑膜刺激症状,大脑半球病变常有偏瘫或偏侧感觉障碍、偏盲或失语;颅后窝病变可表现有共济失调、眼球震颤、眼球运动障碍及长传导束受累现象。颅内出血除表现为蛛网膜下腔出血外,可有脑内出血、脑室内出血,少数可形成硬脑膜下血肿。较大的脑动静脉畸形出血量多时可引起颅内压升高导致脑疝而死亡。出血可反复发生,约50%以上患者出血2次,30%出血3次,20%出血4次以上,最多者可出血十余次,再出血的病死率为12%~20%。再出血时间的间隔,少数患者在数周或数月,多数在1年以上,有者可在十几年以后发生,平均为4~6年。有报道13%的患者在6周以内发生再出血。小型、隐匿型、位置深在和向深部引流的脑动静脉畸形极易出血,动静脉畸形越小,其阻力越大,易出血;位于深部的动静脉畸形的供血动脉较短,病灶内的压力大,也易出血。

与颅内动脉瘤比较,脑动静脉畸形出血的特点是出血年龄早、出血程度轻、早期再出血发生率低,出血后发生脑血管痉挛较一般动脉瘤轻,出血危险程度与年龄、畸形血管团大小及部位有关。

2.癫痫

癫痫也是脑动静脉畸形的常见症状,发生率为28%~64%,其发生率与脑动静脉畸形的大小、位置及类型有关,位于皮质的大型脑动静脉畸形及呈广泛毛细血管扩张型脑动静脉畸形的发生率高。癫痫常见于30岁以上年龄较大的患者,约有半数患者为首发症状,在一部分患者为唯一症状。癫痫也可发生在出血时,以额、顶叶动静脉畸形多见。病程长者抽搐侧的肢体逐渐出现轻瘫并短小细瘦。癫痫的发作形式以部分性发作为主,有时具有 Jackson 型癫痫的特征。动静脉畸形位于前额叶者常发生癫痫大发作,位于中央区及顶叶者表现为局灶性发作或继发性全身大发作,颞叶病灶表现为复杂性、部分性发作,位于外侧裂者常出现精神运动性发作。癫痫发生的原因主要是由于脑动静脉畸形的动静脉短路,畸形血管团周围严重盗血,使脑局部出现淤血性缺血,脑组织缺血乏氧所引起;另外,动静脉短路血流对大脑皮质的冲击造成皮质异常放电,也可发生癫痫;由于出血或含铁血黄素沉着使病变周围神经胶质增生形成致病灶;畸形血管的点燃作用尤其是颞叶可伴有远隔处癫痫病灶。

3.头痛

约60%的患者有长期头痛的病史,16%~40%为首发症状,可表现为偏头痛局灶性头痛和全头痛,头痛的部位与病灶无明显关系,头痛的原因与畸形血管扩张有关。当动静脉畸形破裂时头痛变得剧烈且伴有呕吐。

4.神经功能障碍

约40%的患者可出现进行性神经功能障碍,其中10%者为首发症状。表现的症状由血管畸形部位、血肿压迫、脑血液循环障碍及脑萎缩区域而定。主要表现为运动或感觉性障碍,位于额叶者可有偏侧肢体及颜面肌力减弱,优势半球可发生语言障碍;位于颞叶者可有幻视、幻嗅、听觉性失语等;顶枕叶者可有皮质性感觉障碍、失读、失用、偏盲和空间定向障碍等;位于基底结者常见有震颤、不自主运动、肢体笨拙、出血后可发生偏瘫等;位于脑桥及延髓的动静脉畸形可有锥体束征、共济失调、听力减退、吞咽障碍等脑神经麻痹症状,出血严重者可造成四肢瘫、角弓反张、呼吸障碍等。神经功能障碍的原因主要与下列因素有关:①脑盗血(动静脉畸形部位邻近脑区的动脉血流向低压的畸形区,引起局部脑缺血称为脑盗血)引起短暂脑缺血发作,多见于较大的动静脉畸形,往往在活动时发作,其历时短暂,但随着发作次数的增加,持续时间加长,瘫痪程度也加重。②由于脑盗血或血液灌注不充分所致的缺氧性神经细胞死亡,以及伴有的脑水肿或脑萎缩引起的神经功能障碍,见于较大的动静脉畸形,尤其当病变有部分血栓形成时,这种瘫痪持续存在并进行性加重,有时疑为颅内肿瘤。③出血引起的神经功能障碍症状,可因血肿的逐渐吸收而减轻甚至完全恢复正常。

5.颅内杂音

颅内血管吹风样杂音占脑动静脉畸形患者的2.4%~38.0%,患者感觉自己脑内及头皮上有颤动及杂音,但别人听不到,只有动静脉畸形体积较大且部位较浅时,才能在颅骨上听到收缩期增强的连续性杂音。横窦及乙状窦的动静脉畸形可有颅内血管杂音。主要发生在颈外动脉系统供血的硬脑膜动静脉畸形,压迫同侧颈动脉杂音减弱,压迫对侧颈动脉杂音增强。

6.智力减退

智力减退可呈现进行性智力减退,尤其在巨大型动静脉畸形患者,因严重的脑盗血导致脑的弥散性缺血和脑的发育障碍。也有因频繁的癫痫发作使患者受到癫痫放电及抗癫痫药物的双重抑制造成智力减退。轻度的智力减退在切除动静脉畸形后可逆转,较重者不易恢复。

7.眼球突出

眼球突出位于额叶或颞叶、眶内及海绵窦者可有眼球突出。

8.其他症状

动静脉畸形引流静脉的扩张或其破裂造成的血肿、蛛网膜下腔或脑室内出血,均可阻塞脑脊液循环通路而引起脑水肿,出现颅内压增高的表现。脑干动静脉畸形可引起复视。在婴儿及儿童中,因颅内血液循环障碍,可有心力衰竭,尤其是病变累及大脑大静脉者,心衰甚至可能是唯一的临床症状。

(五)实验室检查

1.脑脊液

出血前多无明显改变,出血后颅内压大多在1.92~3.84 kPa,脑脊液呈血性。

2.脑电图

多数患者有脑电图异常,发生在病变同侧者占 $70\%\sim80\%$,如对侧血流紊乱缺血时,也可表现异常;因盗血现象,有时一侧大脑半球的动静脉畸形可表现出双侧脑电图异常;深部小的血管畸形所致的癫痫用立体脑电图可描记出准确的癫痫灶。脑电图异常主要表现为局限性的不正常活动,包括 α 节律的减少或消失,波率减慢,波幅降低,有时出现弥散性 θ 波,与脑萎缩或脑退行性改变的脑电图相似;脑内血肿者可出现局灶性 β 波;幕下动静脉畸形可表现为不规则的慢波;约一半有癫痫病史的患者表现有癫痫波形。

3.核素扫描

一般用 ^{99m}Tc 或 Hg 作闪烁扫描连续摄像,$90\%\sim95\%$ 的幕上动静脉畸形出现阳性结果,可做定位诊断。直径在 2 mm 以下的动静脉畸形不易发现。

(六)影像学检查

1.头颅 X 线平片

有异常发现者占 $22\%\sim40\%$,表现为病灶部位钙化斑、颅骨血管沟变深加宽等,颅底平片有时可见破裂孔或棘孔扩大。颅后窝动静脉畸形致梗阻性脑积水者可显示有颅内压增高的现象。出血后可见松果体钙化移位。

2.脑血管造影

蛛网膜下腔出血或自发性脑内血肿应进行脑血管造影或磁共振血管造影(MRA),顽固性癫痫及头痛提示有颅内动静脉畸形的可能,也应行脑血管造影或 MRA。通过造影可显示畸形血管团的部位、大小及其供血动脉有无动脉瘤和引流静脉数量、方向及有无静脉瘤样扩张,畸形团内有否伴有动静脉瘘及瘘口的大小,对血管畸形的诊断和治疗具有决定性的作用,但仍有约 11% 的患者因其病变为小型或隐型,或已被血肿破坏或为血栓所闭塞而不能被脑血管造影发现。

一般小的动静脉畸形进行一侧颈动脉造影或一侧椎动脉造影,可显示出其全部供血动脉及引流静脉;大的动静脉畸形应行双侧颈动脉及椎动脉造影,可以了解全部供血动脉、引流静脉和盗血情况,必要时可进行超选择性供血动脉造影以了解其血管结构和硬脑膜动脉供血情况。颞部动静脉畸形常接受大脑中动脉、后动脉及脉络膜前的供血,故该处的动静脉畸形应同时做颈动脉及椎动脉造影。额叶动静脉畸形常为双侧颈内动脉供血;顶叶者多为双侧颈内动脉及椎动脉系统供血,故应行全脑血管造影。实际上为了显示脑动静脉畸形的血流动力学改变,发现多发性病灶或其他共存血管性病变,对脑动静脉畸形患者均应进行全脑血管造影。三维脑血管造影能更清楚地显示动脉与回流静脉的位置,对指导术中夹闭病灶血管十分有利;数字减影血管造影可消除颅骨对脑血管的遮盖,能更清楚地显示出供血动脉与引流静脉及动静脉畸形的细微结构。三维数字减影血管造影能进行水平方向的旋转,具有较好的立体感,有利于周密地设计手术切除方案。该方法尤其适用于椎-基底动脉系统和硬脑膜动静脉畸形的观察,也可用于检查术后的血管分布情况及手术切除的程度。

脑动静脉畸形的脑动脉造影影像是最具特征性的。在动脉期摄片上可见到一团不规则的扭曲的血管团,有一根或数根粗大的供血动脉,引流静脉早期出现于动脉期摄片上,扭曲扩张导入颅内静脉窦。半数以上的动静脉畸形还可显示出深静脉和浅静脉的双向引流。病变远侧的脑动脉不充盈或充盈不良。如不伴有较大的脑内血肿,一般脑动静脉畸形不引起正常脑血管移位。因脑动静脉畸形的动脉血不经过毛细血管网而直接进入静脉系统,故经动脉注射造影剂后立刻就能见到引流静脉。由于大量的动静脉分流,使上矢状窦、直窦或横窦内血流大量淤积而使皮质静脉淤滞,造影剂可向两侧横窦或主要向一侧横窦引流。大的动静脉畸形常有一侧或两侧横窦管径的扩大;脑膜或脑膜脑动静脉畸形,横窦扩大甚至可扩大几倍;脑动静脉畸形的血管管壁薄,在血流的压力下易于扩张,引流静脉扩张最明显,甚至局部可形成静脉瘤,静脉窦也有极度扩大。

在超选择性血管造影见到畸形血管的结构:①动脉直接输入血管团。②动脉发出分支输入病灶;③与血流有关的动脉扩张形成动脉瘤。④不在动静脉畸形供血动脉上的动脉瘤。⑤动静脉瘘。⑥病灶内的动脉扩张形成动脉瘤。⑦病灶内的静脉扩张形成静脉瘤。⑧引流静脉扩张。

3.CT 扫描

虽然不像血管造影能显示病变的全貌,但可同时显示脑组织和脑室的改变,亦可显示血肿的情况,有利于发现较小的病灶和定位诊断。无血肿者 CT 平扫表现出团状聚集或弥漫分布的蜿蜒状及点状密度增高影,其间为正常脑密度或小囊状低密度灶,增强后轻度密度增高的影像则更清楚;病灶中高密度处通常是局灶性胶质增生、新近的出血、血管内血栓形成或钙化所引起;病灶中的低密度表示小的血肿吸收或脑梗死后所遗留的空腔、含铁血黄素沉积等;病灶周围可有脑沟扩大等局限性脑萎缩的表现,颅后窝可有脑积水现象。有血肿者脑室可受压移位,如出血破入脑室则脑室内呈高密度影像;新鲜血肿可掩盖血管畸形的影像而难以辨认,应注意观察血肿旁的病变影像与血肿的均匀高密度影像不同,有时血肿附近呈现蜿蜒状轻微高密度影,提示可能有动静脉畸形;也有报道血肿边缘呈弧形凹入或尖角形为动静脉畸形血肿的特征。血肿周围表现出程度不同的脑水肿;动静脉畸形引起的蛛网膜下腔出血,血液通常聚集在病灶附近的脑池。如不行手术清除血肿,经 1~2 个月后血肿自行吸收而形成低密度的囊腔。

4.MRI 及 MRA

MRI 对动静脉畸形的诊断具有绝对的准确性,对畸形的供血动脉、血管团、引流静脉、出血、占位效应、病灶与功能区的关系均能明确显示,即使是隐性脑动静脉畸形往往也能显示出来。主要表现是圆形曲线状、蜂窝状或葡萄状血管流空低信号影,即动静脉畸形中的快速血流在 MRI 影像中显示为无信号影,而病变的血管团、供血动脉和引流静脉清楚地显示为黑色。

动静脉畸形的高速血流血管在磁共振成像的 T_1 加权像和 T_2 加权像上都表现为黑色,回流静脉因血流缓慢在 T_1 加权像表现为低信号,在 T_2 加权像表现为高信号;畸形血管内有血栓形成时,T_1 和 T_2 加权像都表现为白色的高信号,有颅内出血时也表现为高信号,随着出血时间的延长 T_1 加权像上信号逐渐变成等或低信号,T_2 加权像上仍为高信号;钙化部位 T_1 和 T_2 加权像上看不到或是低信号。磁共振血管造影不用任何血管造影剂便能显示脑的正常和异常血管、出血及缺血等,能通过电子计算机组合出全脑立体化的血管影像,对蛛网膜下腔出血的患者是否进行脑血管造影提供了方便。

5.经颅多普勒超声(TCD)

经颅多普勒超声是运用定向微调脉冲式多普勒探头直接记录颅内一定深度血管内血流的脉波,经微机分析处理后计算出相应血管血流波形及收缩期血流速度、舒张期血流速度、平均血流速度及脉搏指数。通过颞部探测大脑中动脉、颈内动脉末端、大脑前动脉及大脑后动脉;通过枕骨大孔探测椎动脉、基底动脉和小脑后下动脉;通过眼部探测眼动脉及颈内动脉虹吸部。正常人脑动脉血流速度从快到慢的排列顺序是大脑中动脉、大脑前动脉、颈内动脉、基底动脉、大脑后动脉、椎动脉、眼动脉、小脑后下动脉。随着年龄的增长血流速度减慢;脑的一侧半球有病变则两个半球的血流速度有明显差异,血管痉挛时血流速度加快,血管闭塞时血流速度减慢,动静脉畸形时供血动脉的血流速度加快。术中利用多普勒超声帮助确定血流方向和动静脉畸形血管结构类型,区分动静脉畸形的流入和流出血管,深部动静脉畸形的定位,动态监测动静脉畸形输入动脉的阻断效果和其血流动力学变化,有助于避免术中因血流动力学变化所引起的正常灌注压突破综合征等并发症。经颅多普勒超声与 CT 扫描或磁共振成像结合有助于脑动静脉畸形的诊断。

(七)诊断与鉴别诊断

1.诊断

年轻人有突然自发性颅内出血者多应考虑此病,尤其具有反复发作性头痛和癫痫病史者更应高度怀疑脑动静脉畸形的可能;听到颅内血管杂音而无颈内动脉海绵窦瘘症状者,大多可确定为此病。CT 扫描和经颅多普勒超声可提示此病,协助确诊和分类,而选择性全脑血管造影和磁共振成像是明确诊断和研究本病的最可靠依据。

2.鉴别诊断

(1)海绵状血管瘤:是年轻人反复发生蛛网膜下腔出血的常见原因之一,出血前无任何症状和体征,出血后脑血管造影也无异常影像,CT 扫描图像可显示有蜂窝状的不同密度区,其间杂有钙化灶,增强后病变区密度可略有增高,周围组织有轻度水肿,但较少有占位征象,见不到增粗的供血动脉或扩大而早期显影的引流静脉。磁共振成像的典型表现为 T_2 加权像上病灶呈现网状或斑点状混杂信号或高信号,其周围有一均匀的为含铁血黄素沉积所致的环形低信号区,可与脑动静脉畸形做出鉴别。

(2)血供丰富的胶质瘤:因可并发颅内出血,故须与脑动静脉畸形鉴别。该病为恶性病变,病情发展快、病程短,出血前已有神经功能缺失和颅内压增高的症状;出血后症状迅速加重,即使在出血不明显的情况下,神经功能障碍的症状也很明显,并日趋恶化。脑血管造影中虽可见有动静脉之间的交通与早期出现的静脉,但异常血管染色淡、管径粗细不等,没有增粗的供血动脉,引流静脉也不扩张迂曲,有较明显的占位征象。

(3)转移癌:绒毛膜上皮癌、黑色素瘤等常有蛛网膜下腔出血,脑血管造影中可见有丰富的血管团,有时也可见早期静脉,易与脑动静脉畸形混淆。但血管团常不如动静脉畸形那么成熟,多呈不规则的血窦样,病灶周围水肿明显且常伴有血管移位等占位征象。转移癌患者多数年龄较大,病程进展快。常可在身体其他部位找到原发肿瘤,以作鉴别。

(4)脑膜瘤:有丰富血供的血管母细胞性脑膜瘤的患者,有抽搐、头痛及颅内压增高的症状。脑血管造影可见不正常的血管团,其中夹杂有早期的静脉及动静脉瘘成分,但脑膜瘤占位迹象明显,一般没有增粗的供血动脉及迂曲扩张的引流静脉,供血动脉呈环状包绕于瘤的周围。CT 扫描图像可显示明显增强的肿瘤,边界清楚,紧贴于颅骨内面,与硬脑膜黏着,表面颅骨有被侵蚀现象。

(5)血管网状细胞瘤:好发于颅后窝、小脑半球内,其血供丰富易出血,须与颅后窝动静脉畸形鉴别。血管网状细胞瘤多呈囊性,瘤结节较小位于囊壁上。脑血管造影中有时可见扩张的供血动脉和扩大的引流静脉,但较少见动静脉畸形那样明显的血管团。供血动脉多围绕在瘤的周围。CT 扫描图像可显示有低密度的囊性病变,增强的肿瘤结节位于囊壁的一侧,可与动静脉畸形区别。但巨大的实质性的血管网状细胞瘤鉴别有时比较困难。血管网状细胞瘤有时可伴有血红细胞增多症及血红蛋白的异常增高,在动静脉畸形中从不见此种情况。

(6)颅内动脉瘤:是引起蛛网膜下腔出血的常见原因,其严重程度大于动静脉畸形的出血,发病年龄较大,从影像学上很容易鉴别。应注意有时动静脉畸形和颅内动脉瘤常并存。

(7)静脉性脑血管畸形:常引起蛛网膜下腔出血或脑室出血,有时有颅内压增高的征象。有时在四叠体部位或第四脑室附近可阻塞导水管或第四脑室而引起阻塞性脑积水。在脑血管造影中没有明显的畸形血管团显示,仅可见一根增粗的静脉带有若干分支,状似伞形样。CT 扫描图像可显示能增强的低密度病变,结合脑血管造影可做出鉴别诊断。

(8)Moyamoya 病:症状与动静脉畸形类似。脑血管造影的特点是可见颈内动脉和大脑前、中动脉起始部有狭窄或闭塞,大脑前、后动脉有逆流现象,脑底部有异常血管网,有时椎-基底动脉系统也可出现类似现象,没有早期显影的扩大的回流静脉,可与动静脉畸形鉴别。

(八)治疗

脑动静脉畸形的治疗目标是使动静脉畸形完全消失并保留神经功能。治疗方法有显微手术、血管内栓塞、放射治疗,各有其特定的适应证,相互结合可以弥补各自的不足,综合治疗是治疗动静脉畸形的趋势。综合治疗可分为:①栓塞(或放疗)+手术。②栓塞(或手术)+放疗。③栓塞+手术+放疗。不适合手术者可行非手术疗法。

1.手术治疗

(1)脑动静脉畸形全切除术:仍是最合理的根治方法,即杜绝了出血的后患,又除去了脑盗血的根源,应作为首选的治疗方案。适用于 1～3 级的脑动静脉畸形,对于 4 级者因切除的危险性太大,不宜采用,3 级与 4 级间的病例应根据具体情况决定。

(2)供血动脉结扎术:适用于 3～4 级和 4 级脑动静脉畸形及其他不能手术切除但经常反复出血者。可使供血减少,脑动静脉畸形内的血流减慢,增加自行血栓形成的机会,并减少盗血量。但因这种手术方式没有完全消除动静脉之间的沟通点,所以在防止出血及减少盗血方面的疗效不如手术切除方式,只能作为一种姑息性手术或作为巨大脑动静脉畸形切除术中的前驱性手术时应用。

2.血管内栓塞

由于栓塞材料的完善及介入神经放射学的不断发展,血管内栓塞已成为治疗动静脉畸形的重要手段。对于大型高血流量的脑动静脉畸形;部分深在的重要功能区的脑动静脉畸形;供血动脉伴有动脉瘤;畸形团引流静脉细小屈曲使引流不畅,出血可能性大;高血流量动静脉畸形伴有静脉瘘,且瘘口较多或较大者,均可实施血管内栓塞的治疗。栓塞方法可以单独应用,也可与手术切除及其他方法合用。

3.立体定向放射治疗

立体定向放射治疗是在立体定向手术基础上发展起来的一种新的治疗方法。该方法利用先进的立体定向技术和计算机系统,对颅内靶点使用 1 次大剂量窄束电离射线,从多方向、多角度精确的聚集于靶点上,引起放射生物学反应而达到治疗疾病的目的。因不用开颅,又称为非侵入性治疗方法。常用的方法有 γ-刀、χ-刀和直线加速器。立体定向放射治疗的适用于:①年老体弱合并有心、肝、肺、肾等其他脏器疾病,凝血机制障碍,不能耐受全麻开颅手术。②动静脉畸形直径<3 cm。③病变位于丘脑、基底节、边缘系统和脑干等重要功能区不宜手术,或位于脑深部难以手术的小型动静脉畸形。④仅有癫痫、头痛或无症状的动静脉畸形。⑤手术切除后残留的小部分畸形血管。⑥栓塞治疗失败或栓塞后的残余部分。

4.综合治疗

(1)血管内栓塞治疗后的显微手术治疗(栓塞+手术)。手术前进行血管内栓塞有如下优点:①可使畸形团范围缩小,血流减少,盗血程度减轻,术中出血少,易分离,利于手术切除。②可消除动静脉畸形深部供血动脉和在手术中较难控制的深穿支动脉,使一部分认为难以手术的病例能进行手术治疗。③对并发畸形团内动脉瘤反复出血者,能闭塞动脉瘤,防止再出血。④对大型动静脉畸形伴有顽固性癫痫或进行性神经功能障碍者有较好的控制作用。⑤术前分次栓塞可预防术中及术后发生正常灌注压突破(NPPB)。采用术前栓塞可明显提高治愈率,降低致残率和病死率。一般认为栓塞后最佳手术时机是最后 1 次栓塞后1~2 周,也有报道对大型动静脉畸形采用分次栓塞并且在最后一次栓塞的同时开始手术。

(2)放射治疗后的显微手术治疗(放疗+手术)。术前进行放疗的优点:①放疗后可形成血栓,体积缩小,使残余动静脉畸形易于切除。②放疗后动静脉畸形血管减少,术中出血少,易于操作,改善手术预后;③放疗后可把大型复杂的动静脉畸形转化成较简单的动静脉畸形,易于手术,提高成功率。④放疗可闭塞难以栓塞的小血管,留下大的动静脉瘘可采用手术和/或栓塞治疗。

(3)血管内治疗后的放射治疗(栓塞+放疗)。放疗前栓塞的优点:①使动静脉畸形范围缩小,从而减少放射剂量,减轻放疗的边缘效应且不增加出血的危险。②可闭塞并发的动脉瘤,减少了放疗观察期间和动静脉畸形血栓形成期间再出血的概率。③可闭塞对放疗不敏感的动静脉畸形伴发的大动静脉瘘。

(4)显微手术后的放射治疗(手术+放疗):对大型复杂的动静脉畸形可先行手术切除位于浅表的动静脉畸形,然后再对深部、功能区的动静脉畸形进行放疗,可提高其治愈率,并可防止一次性切除巨大动静脉畸形发生的正常灌注压突破。

(5)栓塞+手术+放疗的联合治疗:对依靠栓塞和/或手术不能治愈的动静脉畸形可用联合治疗的方法。

5.自然发展

如对动静脉畸形不给予治疗,其发展趋势有以下几种。

(1)自行消失或缩小:该情况极为罕见,多因自发血栓形成使动静脉畸形逐渐缩小。主要见于年龄大、病灶小、单支或少数动脉供血的动静脉畸形,但无法预测哪一个病例能有此归宿,故仍须施行适合的治疗方法。

(2)保持相对稳定:动静脉畸形在一段时间内不增大也不缩小,临床上也无症状,但在若干年后仍破裂出血。

(3)不再显影:第一次出血恢复后不再发生出血,脑血管造影也不显影。主要由于动静脉畸形小,出血引起局部组织坏死使动静脉畸形本身破坏,或是颅内血肿压迫使畸形区血流减少,导致广泛性血栓形成而致。

(4)增大并反复破裂出血:这是最常见的一种结局。随着脑盗血量的不断增多,动静脉畸形逐渐增大并反复出血,增加致残率和病死率。一般认为 30 岁以下年轻患者的动静脉畸形易于增大,故应手术切除,一方面可预防动静脉畸形破裂,另一方面可预防其进行性增大所导致的神经功能损害,更重要的是不会失去手术治疗的机会,因为病灶增大使那些原本能手术切除的动静脉畸形变得不能切除了。

二、硬脑膜动静脉畸形

硬脑膜动静脉畸形是指单纯硬脑膜血管,包括供血动脉、畸形团和引流静脉异常,多与硬脑膜动静脉瘘同时存在,常侵犯侧窦(横窦及乙状窦)和海绵窦,也有位于直窦区者。约占颅内动静脉畸形的 12%。硬脑膜动静脉畸形可分为两种,即静脉窦内动静脉畸形和静脉窦外动静脉畸形,以第一种多见。

(一)病因及发病机制

可能与以下因素有关:①体内雌激素水平改变。致使血管弹性降低,脆性增加,扩张迂曲,由于血流的冲击而容易形成畸形血管团,所以女性发病率高。②静脉窦炎及血栓形成。正常情况下脑膜动脉终止于窦壁附近,发出许多极细的分支营养窦壁硬脑膜并与静脉有极为丰富的网状交通,当发生静脉窦炎和形成血栓时,静脉回流受阻,窦内压力增高,可促使网状交通开放而形成硬脑膜动静脉畸形。③外伤、创伤、感染。颅脑外伤、开颅手术创伤、颅内感染等,可致静脉窦内血栓形成,发展成硬脑膜动静脉畸形或是损伤静脉窦附近的动脉及静脉,造成动静脉瘘。④先天性因素。血管肌纤维发育不良,血管弹性低易扩张屈曲形成畸形团。有学者报道,在妊娠5～7周时子宫内环境出现损害性改变,可致结缔组织退变造成起源血管异常而发生硬脑膜动静脉畸形。

(二)临床表现

1.搏动性耳鸣及颅内血管杂音

血管杂音与脉搏同步,呈轰鸣声。病灶接近岩骨时搏动性耳鸣最常见,与乙状窦和横窦有关的颅后窝硬脑膜动静脉畸形的患者约70%有耳鸣,与海绵窦有关的硬脑膜动静脉畸形中,耳鸣约占42%。有耳鸣的患者中约40%可听到杂音,瘘口小,血流量大者杂音大。

2.颅内出血

颅内出血占43%～74%,多由粗大迂曲壁薄的引流静脉破裂所致,尤其是扩张的软脑膜静脉。颅前窝及小脑幕的动静脉畸形常引流到硬脑膜下的静脉,易发生出血,可形成蛛网膜下腔出血、硬脑膜下出血、脑内血肿。

3.头痛

多为钝痛或偏头痛,也有持续性剧烈的搏动性头痛者,在活动、体位变化或血压升高时加重。海绵窦后下方区的硬脑膜动静脉畸形尚可引起三叉神经痛。其原因主要有:①静脉回流受阻、静脉窦压力增高、脑脊液循环不畅使颅内压增高。②扩张的硬脑膜动静脉对硬脑膜的刺激。③小量硬脑膜下或蛛网膜下出血刺激脑膜。④病变压迫三叉神经半月节。⑤向皮质静脉引流时脑血管被牵拉。

4.颅内压增高

其原因有:①动静脉短路使静脉窦压力增高,脑脊液吸收障碍和脑脊液压力增高。②反复少量的出血造成脑膜激发性反应。③静脉窦血栓形成造成静脉窦内压力增高。④曲张的静脉压迫脑脊液循环通路,约4%的患者有梗阻性脑积水,有3%者有视盘水肿和继发性视神经萎缩。

5.神经功能障碍

受累的脑组织部位不同其表现各异,主要有言语、运动、感觉、精神和视野障碍,有癫痫、眩晕、共济失调、抽搐、半侧面肌痉挛、小脑或脑干等症状。

6.脊髓功能障碍

发生率低,约6%。颅后窝,尤其是天幕和枕大孔区的病变可引流入脊髓的髓周静脉网,引起椎管内静脉压升高,产生进行性脊髓缺血病变。

(三)影像学检查

1.头颅X线平片

有的患者可见颅骨上血管压迹增宽,脑膜中动脉的增宽占29%。颅底位可见棘孔增大,有时病变表面的颅骨可以增生。

2.脑血管造影

表现为脑膜动脉与静脉窦之间异常的动静脉短路。供血动脉常呈扩张,使在正常情况下不显影的动脉,如天幕动脉等也能显示。病变位于颅前窝,其供血动脉为硬脑膜动脉及眼动脉之分支筛前动脉;病变位于颅中窝海绵窦附近,供血动脉可来自脑膜中动脉、咽升动脉、颞浅动脉、脑膜垂体干前支,静脉引流至海绵窦;病变位于横窦或乙状窦附近,供血动脉可来自脑膜垂体干,椎动脉硬脑膜分支、枕动脉、脑膜中动脉及咽升动脉,静脉引流至横窦或乙状窦。引流静脉有不同程度的扩张,严重者呈静脉曲张和动脉瘤样改变,一般引流静脉顺流入邻近的静脉窦,当静脉内压力增高后,可见逆行性软脑膜静脉引流,有时不经静脉窦直接引流,直接引流入软脑膜静脉,个别者可进入髓周的静脉网。引流静脉或静脉窦常在动脉期显影,但较正常的循环时间长。常伴有静脉窦血栓形成。对有进行性脊髓病变的患者,如脊髓磁共振成像和椎管造影见髓周静脉扩张,而脊髓血管造影阴性,应进行脑血管造影以排除有颅内动静脉畸形引起的髓周静脉所致。硬脑膜动静脉畸形者脑血管造影的表现,有3个特点:①软脑膜静脉逆行引流。②引流静脉呈动脉瘤样扩张。③向Galen静脉引流时,明显增粗迂曲。

3.CT扫描

CT扫描可见白质中异常的低密度影是静脉压增高引起的脑水肿;有交通性或阻塞性脑积水;出血者可见蛛网膜下腔出血、脑内或硬脑膜下血肿;静脉窦扩张。增强后CT可见扩张的引流静脉所致的斑片或蠕虫样血管影;有时可见动脉瘤样扩张;脑膜异常增强。三维CT血管造影可显示异常增粗的供血动脉和扩张的引流静脉及静脉窦,但对瘘口和细小的供血动脉不能显示。

4.磁共振成像

可显示脑水肿、脑缺血、颅内出血、脑积水等改变,可显示CT不能显示的静脉窦血栓形成、闭塞、血流增加等。

(四)诊断

选择性脑血管造影是目前确诊和研究该病的唯一可靠手段。选择性颈内动脉和椎动脉造影,可以除外脑动静脉畸形,并确认动脉的脑膜支参与供血的情况;颈外动脉超选择造影可显示脑膜的供血动脉及畸形团的情况,以寻找最佳治疗方法和手术途径;可了解引流静脉及其方向、畸形团大小、有无动静脉瘘和脑循环紊乱情况等。常见部位硬脑膜动静脉畸形有如下几种。

1.横窦-乙状窦区硬脑膜动静脉畸形

以耳鸣、颅内杂音和头痛最为常见,其次是颅内出血和神经功能障碍,如视力障碍、运动障碍、癫痫、眩晕、脑积水等。其供血动脉主要是来自枕动脉脑膜支、脑膜中动脉后颞枕支、咽升动脉的神经脑膜支和耳后动脉,其次是颈内动脉的天幕动脉和椎动脉的脑膜后动脉,偶尔锁骨下动脉的颈部分支也参与供血。静脉引流是经过硬脑膜窦或软脑膜血管,大多数患者伴有静脉窦血栓。

2.海绵状区硬脑膜动静脉畸形

以眼部症状、耳鸣和血管杂音最为常见。可有眼压升高、复视、眼肌麻痹、视力减低、突眼、视盘水肿和视网膜剥离。有时引流静脉经冠状静脉或海绵间窦进入对侧海绵窦,可使对侧眼上静脉扩张,表现为双眼结膜充血,如患侧眼上静脉有血栓形成,可使患侧眼球正常而对侧眼球充血。其供血主要来自颈外动脉,包括颈内动脉的圆孔动脉、脑膜中动脉及咽升动脉神经脑膜干的斜坡分支,也可来自颈内动脉的脑膜垂体干和下外侧干。静脉引流入海绵窦,软脑膜静脉引流较少见,约占10%。

3.颅前窝底硬脑膜动静脉畸形

颅前窝底硬脑膜动静脉畸形很少见。临床症状以颅内出血最常见,常形成额叶内侧脑内血肿,尚有眼部症状,由于眼静脉回流障碍变粗,出现突眼、球结膜充血、眼压增高、视野缺损和眼球活动障碍;如果病灶破坏嗅沟骨质,破裂后进入鼻腔,可有癫痫和鼻出血的症状;亦常见耳鸣和血管杂音。其供血动脉主要是筛前、后动脉及其分支,其次是脑膜中动脉、颞浅动脉和颌内动脉等。

4.小脑幕缘区硬脑膜动静脉畸形

常见的症状是颅内出血、脑干和小脑症状及阻塞性脑积水,有的患者因髓周静脉压力高而产生脊髓症状,少见耳鸣和颅内杂音。其供血动脉主要是脑膜垂体干的分支天幕动脉、颈外动脉的脑膜中动脉和枕动脉;此外还有大脑后动脉天幕支、小脑上动脉天幕支、脑膜后动脉、咽升动脉、脑膜副动脉、颈外动脉下外侧干也参与供血。引流静脉多为软脑膜静脉,也可经 Galen 静脉、脑桥静脉和基底静脉引流,部分可引流入髓周静脉网。约 57% 的软脑膜静脉发生瘤样扩张。

5.上矢状窦和大脑凸面区硬脑膜动静脉畸形

上矢状窦和大脑凸面区硬脑膜动静脉畸形很少见,常见症状是头痛,其次是颅内出血,也可有失明、失语、癫痫、杂音、偏瘫等症状。主要供血动脉是脑膜中动脉、枕动脉和颞浅动脉的骨穿支,眼动脉和椎动脉的脑膜支。经软脑膜静脉引流进入上矢状窦,引流静脉大多有曲张。

(五)治疗

硬脑膜动静脉畸形的治疗原则是永久、完全地闭塞动静脉瘘口,目前尚无理想的方法处理所有的病变。常用的治疗方法有保守治疗、颈动脉压迫、血管内治疗、手术切除、放射治疗及联合治疗。

1.保守观察或颈动脉压迫法

病变早期再出血率较低、症状轻、畸形团较小者,可行保守治疗,轻者可自愈。也可应用颈动脉压迫法,以促进血栓形成。压迫方法是用手或简单的器械压迫患侧颈总动脉,30 分钟/次,3 周可见效。压迫期间注意观察有无脑缺血引起的偏瘫及意识障碍。

2.血管内治疗

血管内栓塞已成为主要的治疗途径,除颅前窝底区病变外,所有部位的硬脑膜动静脉畸形都可应用血管内栓塞方法治疗。栓塞途径有经动脉栓塞、经静脉栓塞和联合动静脉栓塞。经动脉栓塞适用于以颈外动脉供血为主,供血动脉与颈内动脉、椎动脉之间无危险吻合,或虽有危险吻合,但用超选择性插管可避开;颈内动脉或椎动脉的脑膜支供血,应用超选择性插管可避开正常脑组织的供血动脉,也可经动脉栓塞。经静脉栓塞的适应证是对窦壁附近硬脑膜动静脉畸形伴有多发动静脉瘘,动脉内治疗无效者;静脉窦阻塞且不参与正常脑组织引流者。

3.手术切除

手术切除适用于有颅内血肿者;病变伴有软脑膜静脉引流或已形成动脉瘤样扩张,有破裂可能者;有颈内动脉和椎动脉颅内分支供血者;硬脑膜动静脉瘘和脑动静脉畸形共存者。开颅翻开骨瓣时要十分小心,因在头皮、颅骨及硬脑膜间有广泛异常的血管,或是硬脑膜上充满了动脉化的静脉血管,撕破后可引起大出血。常用的手术方法:①引流静脉切除术,适用于病变不能完全切除或病变对侧伴有主要引流静脉狭窄时。②畸形病变切除术,适用于颅前窝底、天幕等部位的硬脑膜动静脉畸形。③静脉窦切除术,适用于横窦-乙状窦区术,且静脉窦已闭塞者。④静脉窦孤立术。⑤静脉窦骨架术等。

4.放射治疗

常规放疗及立体定向放射治疗仅作为栓塞或手术后的辅助治疗,或用于手术或栓塞有禁忌或风险较大者;畸形团较小也可用放射治疗,放疗可引起血管团内皮细胞坏死、脱落、增生等炎症反应,使管壁增厚闭塞。

5.联合治疗

硬脑膜动静脉畸形的供血常很复杂,有时单一的治疗方法很难达到目的,可采用联合治疗方法,如栓塞+手术、栓塞+放疗、手术+放疗等。

6.其他方法

其他方法包括颈外动脉注入雌激素使血管闭塞及受累静脉窦的电血栓形成。

三、海绵状血管瘤

海绵状血管瘤是由众多结构异常的薄壁血管窦聚集构成的团状病灶,也称海绵状血管畸形。可发生在中枢神经系统任何部位,但以大脑半球为最多见,72%~78%位于幕上,其中75%以上在大脑半球表面;20%左右位于幕下,7%~23%位于基底结、中脑及丘脑等深部结构;位于脑室系统者占3.5%~14.0%;也有位于脊髓的报道。在医学影像学应用之前,对该病的认识是在出现并发症而手术或尸检时发现。其发病率较低,可见于任何年龄,文献中报道,最小者是4个月,最大者是84岁,以20~40岁多见,无明显性别差异。海绵状血管瘤多数为多发,基因学和临床研究提示该病有家族史,并且家族性患者更易出现多发病灶,也可与其他类型的脑血管畸形同时存在。

(一)病理

海绵状血管瘤外观呈紫红色,为圆形或分叶状血管团,剖面呈海绵状或蜂窝状,血管壁无平滑肌或弹力组织,由单层内皮细胞组成,多数有包膜。病灶内可含有新旧出血、血栓、钙化或胶原间质,不含脑组织,有时病灶周边可呈分叶状突入邻近脑组织内,病灶周围脑实质常有含铁血黄素沉积、巨噬细胞浸润和胶质增生;少数可能有小的低血流供血动脉和引流静脉。病灶大小0.3~4.0 cm,也有报道其直径大于10 cm者。病灶大小可在很长时间内无变化,但也有报道病灶随时间而增大,并可能与病灶出血、血栓、钙化和囊肿有关。

(二)临床表现

1.癫痫

癫痫是病灶位于幕上患者最常见的症状,发生率约为62%。病灶位于颞叶、伴钙化或严重含铁血黄素沉积者癫痫发生率较高。有报道估计,单发海绵状血管瘤的癫痫发生率为1.51%,多发者为2.48%。各种癫痫类型都可出现。癫痫的发病原因多认为是由于病灶出血、栓塞和红细胞溶解,造成周围脑实质内含铁血黄素沉积和胶质增生,对正常脑组织产生机械或化学刺激而形成癫痫灶所致。

2.出血

几乎所有的海绵状血管瘤病灶均伴亚临床微出血,有明显临床症状的出血相对较少,为8%~37%。幕下病灶、女性尤其孕妇、儿童和既往有出血史者有相对高的出血率。首次明显出血后再出血的概率明显增加,每人年出血率为4.5%,无出血者每人年出血率仅为0.6%,总的来看,每人年出血率为0.7%~1.1%。出血可局限在病灶内,但一般多在海绵状血管瘤周围脑实质内,少数可破入蛛网膜下腔或脑室内,可有头痛、昏迷或偏瘫。与脑动静脉畸形比较,海绵状血管瘤的出血多不严重,很少危及生命。

3.局灶性神经症状

局灶性神经症状常表现为急性或进行性神经缺失症状,占16.0%~45.6%。位于颅中窝的病灶,向前可侵犯颅前窝,向后侵犯岩骨及颅后窝,向内可侵犯海绵窦、下丘脑、垂体和视神经,表现有头痛、动眼神经麻痹、展神经麻痹、三叉神经麻痹、视力减退和眼球突出等前组脑神经损伤的症状。患者可有肥胖、闭经、泌乳或多饮多尿等下丘脑和垂体损害的症状。

4.头痛

头痛不多见,主要因出血引起。

5.无临床症状

无任何临床症状或仅有轻度头痛,据近年的磁共振扫描统计,无症状的海绵状血管瘤占总数的11％~14％,部分无症状者可发展为有症状的病变,Robinson等报道40％的无症状患者在半年至2年后发展为有症状的海绵状血管瘤。

(三)影像学检查

1.颅骨X线平片检查

颅骨X线平片检查表现为病灶附近骨质破坏,无骨质增生现象。可有颅中窝底骨质吸收、蝶鞍扩大、岩骨尖骨质吸收及内听道扩大等;也有高颅内压征象;部分病灶有钙化点,常见于脑内病灶。

2.脑血管造影

由于海绵状血管瘤的组织病理特点,血管造影很难发现该病,可能与病灶内供血动脉细小血流速度慢、血管腔内血栓形成及病灶内血管床太大、血流缓慢使造影剂被稀释有关。多表现为无特征的血管病变,动脉相很少能见到供血动脉和病理血管;静脉相或窦相可见病灶部分染色。如果缓慢注射造影剂使动脉内造影剂停留的时间延长,可增强病变血管的染色而发现海绵状血管瘤。颅中窝底硬脑膜外的海绵状血管瘤常有明显的染色,很像是一个脑膜瘤,但从影像学特点分析,脑膜瘤在脑血管造影动脉期可早染色及可见供血动脉,有硬脑膜血管和头皮血管增多、扩张。

3.CT扫描

脑外病灶平扫时表现为边界清楚的圆形或椭圆形等密度或高密度影,也可呈混杂密度影。有轻度增强效应,有时可见环状强化,周围无水肿。脑内病变多显示为边界清楚的不均匀高密度影,常有钙化斑注射对比剂后有轻度增强或不增强。如病灶较小或等密度可漏诊。在诊断海绵状血管瘤上CT扫描的敏感性和特异性低,不如磁共振成像。

4.MRI

MRI检查具有较高的敏感性和特异性,是目前确诊和评估海绵状血管瘤的最佳检查方法。典型的表现是在T_2加权像上有不均一高强度信号病灶,周围伴有低密度信号环,应用顺磁性造影剂后,病灶中央部分有强化效应,病灶周围无明显水肿,也无大的供血或引流血管。当伴有急性或亚急性出血时,显示出均匀高信号影。如有反复多次出血,则病灶周围的低信号环随时间而逐渐增宽。应该注意的是有时海绵状血管瘤与脑动静脉畸形在鉴别诊断上很困难,一些磁共振成像上表现得非常典型的海绵状血管瘤病灶,实际上是栓塞的脑动静脉畸形或是具有海绵状血管瘤与脑动静脉畸形混合性病理特征的脑血管畸形。Zimmerman等指出,海绵状血管瘤的出血一般不进入脑室或蛛网膜下腔,而隐匿性或小的脑动静脉畸形的出血常进入脑脊液循环系统。因为真正的脑动静脉畸形无包膜,出血常向阻力最小的方向突破而进入脑脊液,海绵状血管瘤出血常进入病灶中的血管窦腔内而不进入周围的脑组织或脑室系统,仔细观察出血的情况有助于诊断。

（四）治疗

1.保守治疗

保守治疗适用于偶然发现的无症状的患者；有出血但出血量较少不引起严重神经功能障碍者；仅发生过 1 次出血，且病灶位于深部或重要功能区，手术风险大者；以癫痫发作为主，用药能控制者；不能确定多发灶中是哪个病灶引起症状者及年龄大体质弱者。在保守期间应注意症状及病灶的变化情况。

2.手术切除

手术指征是有明显出血；有显著性局灶性神经功能缺失症状；药物不能控制的顽固性癫痫；单发的无症状的年轻患者，或是准备妊娠的青年女性，其病灶位置表浅或是在非重要功能区者。

3.放射治疗

应用 γ-刀或 X-刀治疗，可使病灶缩小和减少血供，但易出现放射性脑损伤的并发症。目前仅限于手术难于切除的或位于重要功能区的有明显症状者，并应适当减少周边剂量以防止放射性脑损伤。

四、脑静脉畸形

脑静脉畸形又称为脑静脉性血管瘤或发育性静脉异常。认为在胚胎发育时的意外导致脑引流静脉阻塞，侧支静脉代偿增生，或为脑实质内的小静脉发育异常所致。可发生在静脉系统的任何部位，约 70% 位于幕上，多见于额叶，其次是顶叶和枕叶，小脑病灶占 27%，基底结和丘脑占 11%。好发年龄在30～40 岁，男性略多于女性。

（一）病理

脑静脉畸形常合并脑动静脉畸形、海绵状血管瘤、面部血管瘤等。大体见病变主要位于白质，由许多异常扩张的髓样静脉和 1 条或多条扩张的引流静脉两部分组成，髓样静脉起自脑室周围区，贯通脑白质，在脑内有吻合；中央引流静脉向大脑表面浅静脉系统或室管膜下深静脉系统引流；幕下病灶多直接引流到硬脑膜窦。镜下见畸形血管完全由静脉成分构成，少有平滑肌和弹力组织，管壁也可发生透明样变而增厚；静脉管径不规则，常有动脉瘤样扩张。扩张的血管间散布有正常脑组织，这是该病的特点，不同于脑动静脉畸形和海绵状血管瘤，脑动静脉畸形的血管间为胶质化的脑组织，海绵状血管瘤的血管间无脑组织。

（二）临床表现

大多数患者很少有临床症状，症状的发生主要依病灶的部位而定，主要临床症状如下。

1.癫痫

癫痫是最常见的症状，幕上病灶发生最多，主要表现为癫痫大发作。

2.局限性神经功能障碍

可有轻度偏瘫，可伴有感觉障碍。

3.头痛

以幕上病灶最常见。

4.颅内出血

发生率为 16%～29%，蛛网膜下腔出血多于脑内血肿，幕下病变的出血率比幕上病变的出血率高，尤其小脑最多，并且易发生再出血。

(三)影像学检查

1.脑血管造影

病灶在动脉期无表现,只在静脉期或毛细血管晚期显影,表现为数条细小扩张的髓静脉呈放射状汇聚成1条或多条扩张的引流静脉,引流静脉再经皮质静脉进入静脉窦,或向深部进入室管膜下系统。这种表现分别被描述为"水母头""伞状""放射状"或"星状"改变。动脉期和脑血流循环时间正常。如果不发生颅内血肿,不会引起血管移位。

2.CT 扫描

平扫的阳性率较低,最常见的影像是扩张的髓静脉呈现的高密度影。增强扫描后阳性率明显提高,引流静脉呈现为粗线状的增强影指向皮质和脑深部,其周无水肿和团块占位,有时可表现为圆点状病灶。CT 扫描的特异性不高,诊断意义较小,但可于定位及筛选检查,对早期出血的诊断较磁共振优越。

3.磁共振成像

表现类似 CT 扫描,但更清晰。在 T_1 加权像上病灶呈低信号,在 T_2 加权像上多为高信号,少数为低信号。

(四)治疗

大多数脑静脉畸形患者无临床症状,出血危险小,自然预后良好。对有癫痫和头痛者可对症治疗,如有反复出血或有较大血肿者,或难治性癫痫者应考虑手术治疗。该病对放射治疗反应不佳,经治疗后病灶的消失率低且可引起放射性脑损伤。

五、毛细血管扩张

毛细血管扩张症又名毛细血管瘤或毛细血管畸形,是一种临床上罕见的小型脑血管畸形,是由于毛细血管发育异常所引致。该病大多在尸检时被发现,其发现率为 0.04%~0.15%,无性别差异。

(一)病理

发病部位以脑桥基底部最常见,发生在小脑者多见于齿状核和小脑中脚处,其次是大脑半球皮质下或白质深部,亦可见于基底节。病灶表现为红色边界清楚的小斑块,无明显供血动脉。镜下见血管团是许多细小扩张的薄壁毛细血管,管腔面覆盖单层上皮,管壁无平滑肌和弹力纤维。管腔径大小不等,扩张的血管间有正常脑组织,是与海绵状血管瘤的根本区别。其邻近组织少有胶质增生,无含铁血黄素和钙沉积。

(二)临床表现

一般无临床症状,只有在合并其他脑血管病,如出血或癫痫时进行检查而被发现。多数表现是慢性少量出血,很少见大出血,但因其好发部位在脑桥,可产生严重症状,乃至死亡。

(三)影像学检查

脑血管造影、CT 扫描可无异常表现,磁共振成像上有学者报道表现为低信号,但也有的学者认为在不增强的磁共振成像上也无异常表现。目前看该病在影像学检查方面尚无特异性表现。

(四)治疗

一般无须治疗,若有出血或癫痫可视病情决定对症或手术治疗。

(苗红星)

第十二节　静脉窦及脑静脉血栓形成

颅内静脉窦及静脉均可形成血栓,是脑血管病的特殊类型。按病变性质不同而分为非感染性(原发性)和感染性(继发性)两类。前者又称消耗性血栓;后者又称化脓性血栓形成或血栓性静脉炎和静脉窦炎,临床少见。

一、病因及病理

(一)病因

非感染性颅内静脉系统血栓形成多与血流淤滞或"高凝性"有关,常发生于消耗性疾病(如晚期癌症、恶病质)、颅脑外伤、心脏病、血液病(严重贫血、真性红细胞增多症、高凝状态等)、高热以及产褥期、口服避孕药等。感染性颅内静脉系统血栓形成多继发于头面部的感染(如眼眶、面部、中耳、乳突或鼻窦感染、脑膜炎、硬脑膜下脓肿等)及败血症等。单纯脑静脉血栓形成较少见,大多数由静脉窦血栓扩张而来。

(二)病理检查

病理检查可见窦血管内血块凝固,有的重新沟通。窦壁有的可见坏死且有红细胞渗入到脑组织和脑脊液中。脑组织水肿,白质内可出现多灶性点状出血,有时可见到出血性梗死或软化。严重感染者窦内积脓,常伴有脑膜炎、脑脓肿、脑梗死等。

二、临床表现

静脉窦互相沟通,吻合支丰富,故小的血栓可不产生症状。若血栓使静脉窦完全阻塞,则可导致静脉回流和脑脊液循环受阻,引起脑组织水肿、软化、坏死、梗死、出血及颅内压增高等表现。对感染性者,除上述局灶性症状外,尚可见局部或全身感染征象。窦性症状主要是局部静脉回流障碍所致,视受累的静脉窦不同其症状而有所不同。

(1)海绵窦血栓形成多继发于眼眶周围、鼻部及面部的化脓性感染。①起病急骤、高热、畏寒、剧烈头痛伴呕吐。②眶内静脉回流受阻致眼球突出,眼睑、眶周及结膜充血水肿。由于双侧海绵窦由环窦相连,故极易扩展到对侧,致双侧均出现上述症状,此点有重要诊断价值。③由于穿行海绵窦的动眼、滑车、展神经及三叉神经眼支和上颌支受累,出现海绵窦综合征,表现为眼球向各方向活动受限、瞳孔散大、对光反射及角膜反射迟钝或消失、眼球疼痛及面部感觉障碍。④少数患者可有视神经盘水肿,继发性视神经萎缩伴视力减退或失明。⑤血及脑脊液均呈炎症性改变,可培养出细菌,常伴脑脓肿、化脓性脑膜炎、败血症等。

(2)上矢状窦血栓形成多属非感染性,临床表现与血栓的部位及梗死的程度有关。①常以亚急性发病。②早期即出现颅内压增高,如头痛、呕吐、视盘水肿等,患儿可出现囟门膨胀及颅骨分离等。③精神意识障碍,如呆滞、嗜睡及昏迷等。④癫痫发作,呈全身性、局限性或感觉性发作。⑤双下肢瘫痪,伴膀胱功能障碍,是由于大脑上静脉组受累所致,也可出现上肢瘫痪,但较轻,瘫痪常先后发生在双侧肢体。⑥可有皮质型感觉障碍。⑦脑脊液压力增高,可见红细胞或黄变。

(3)横窦与乙状窦血栓形成,常继发于化脓性中耳炎或乳突炎。①患侧乳突疼痛与压痛,周围可有静脉充盈,如扩延到颈静脉,则颈静脉变粗硬,并有压痛,以致颈部强直,活动减少。②颅内压增高。③严重者出现精神症状和意识障碍。④可有舌咽神经、迷走神经及副神经受损症状。如吞咽困难、饮水呛咳、构音不清等。若累及其他静脉窦及脑神经,则可出现相应症状。⑤可有血及脑脊液的炎性改变,可培养出细菌。腰椎穿刺做压颈试验时,压迫患侧颈静脉压力无变化,而压迫健侧时压力迅速上升,说明乙状窦有阻塞现象。

(4)大脑皮质静脉血栓形成大多由静脉窦血栓扩展而来,单独出现者少见。①颅内压增高。②意识障碍及精神症状。③癫痫发作,局限性发作多见。④肢体瘫痪及皮质感觉障碍等,由于血栓形成的部位、范围、程度不同,所以临床表现错综复杂,如血栓扩延到大脑大静脉就可引起昏迷,常并发于脑及基底核受损症状,若因脑室出血而呈现去皮质强直与高热等表现,则提示预后不良。

三、辅助检查

(一)脑脊液
脑脊液压力常升高可呈血性脑脊液,感染性血栓还可见白细胞增高、糖降低等炎性改变。

(二)放射性核素脑扫描
放射性核素脑扫描可见矢状窦旁有放射性核素浓集区,或有脑梗死表现。

(三)脑血管造影与静脉窦造影
静脉窦脑血管造影可显示窦内血栓,静脉窦直接造影可见血栓的轮廓。

(四)脑 CT 增强扫描
脑 CT 增强扫描可确切显示病灶部位。

(五)脑 MRI 扫描
脑 MRI 可直接显示颅内静脉窦及较大的静脉,又可显示静脉窦血栓引起的各种病变,兼备脑血管造影与 CT 的优点。

四、诊断

颅内静脉窦及脑静脉血栓形成的临床表现复杂,除海绵窦外,其他均缺乏特异性的症状与体征,故诊断较困难,需结合病史及辅助检查综合分析才能确诊。

五、治疗

(1)对非感染性者,应积极纠正全身衰竭及脱水状态,降低血液黏度,改善微循环,调节水、电解质平衡。

(2)对感染性者,应积极处理颜面部疖肿、副鼻窦炎、中耳炎及乳突炎等原发病灶。

(3)抗感染对感染性血栓,联合使用大量、敏感的抗生素非常重要,常用青霉素每天1 000 万～2 000 万 U,静脉滴注,配以氯霉素 1～2 g/d,静脉滴注,亦可用氨苄西林 6～12 g/d,静脉滴注,退热后仍需用药 2 周以上,以防复发。一般用药时间不宜少于 1 个月。

(4)肾上腺皮质激素有减轻毒血症状、减轻脑水肿、降低颅内压的作用,常用地塞米松10 mg/d,静脉滴注,必须与足量的抗生素合用。

(5)使用甘露醇等高渗性脱水药,以降低颅内压,防止脑疝的发生。

(6)有癫痫发作及疼痛者,给予抗癫痫药及镇痛药。

(7)必要时可行手术治疗,包括颞下减压术及分流手术。　　　　　　　　　　　　(苗红星)

第十三节 先天性颈内动脉异常

一、颈内动脉纤维肌肉发育不良

(一)病理

其主要特征是发育异常的节段性血管壁畸形,亦可合并颈动脉夹层、完全性颈动脉闭塞、经脑梗死或 TIA,常伴有颅内动脉瘤。文献中报道,21%～51%颈外内动脉纤维肌肉发育不良伴发颅内科动脉瘤。

Stanley 根据组织学变化将颈内动脉纤维肌肉发育不良分为四种类型:①动脉内膜纤维组织增生。②中层增生。③中层纤维肌肉增生。④动脉中层周围发育不良。其中以纤维肌肉增生最为常见。

近年来的超微结构研究发现颈内动脉的平滑肌细胞呈纤维细胞变形是血管壁内的主要病理变化。Bellot 报道动脉内膜发育不良致颈内动脉纤维肌肉发育不良,主要累及大动脉,最先发现在肾动脉,多影响分支少的长动脉。最常见的部位是颈内动脉的颅外段,累及椎动脉较少,约占25%。颈内动脉近端部分均不受影响。病变一般局限于颈内动脉第二颈椎水平处,其远端亦不受累。60%～80%的患者同时累及双侧颈内动脉。

(二)病因

其病因目前尚未明确。认为它是一种少见的非动脉硬化性非炎性节段性动脉性疾病。近来的电镜研究结果认为它是一种先天性胚层疾病,为一种均匀的形态发育过程中的异常。因血管壁内的内膜或中膜或外膜发育不良而致畸。女性激素可能是一种诱因。代谢及免疫因素亦有关。

(三)临床表现

1.年龄与性别

以中青年为高发年龄,发病年龄多在 27～86 岁,亦侵及儿童。平均年龄约 50 岁。文献中报道 50 岁以上的女性发病率高,而日本则报道以男性为主。

2.伴发疾病

约 50%患者可伴发出血性疾病,约 2/3 的患者伴有高血压,21%～51%的患者伴有动脉瘤,偶可伴有脑动脉阻塞。

3.症状与体征

患者可以没有症状或出现动脉分布区的脑缺血症状,其中以头痛最为常见,可能因管状狭窄的动脉内激活的血小板释放血管活性物质的作用所致。搏动性耳鸣在伴有多发性动脉异常者常见。压迫星状颈交感神经节发出的交感神经纤维可出现霍纳综合征。31%的患者并发缺血性脑血管病。颈动脉窦的神经纤维受累可发生晕厥。椎动脉狭窄可引起眩晕。据 Bergan 报告的101 例患者的临床统计,颈动脉杂音 77%,TIA 41.4%,高血压 33%,非局限性神经症状 31%,心脏杂音 23%,黑矇 23%,完全性脑卒中 22%,心电图异常 17%,非症状性杂音 8%,延长的缺血发作 2%,其他 6%。其他少见的表现有心律不齐、癫痫、听力损害、心绞痛、潮红发作、冠心病及心肌梗死等。

4.脑血管造影

由于节段性动脉中层纤维增厚和中层弹性组织消失、变薄交替出现,造成动脉管腔狭窄与扩张相混杂。因此,脑血管造影上的典型特征是不规则的串球状变形或扭结畸形。根据脑血管造影可将之分为三种类型。

(1)Ⅰ型:呈典型串珠样型,被累及的血管节段上血管腔有多处收缩,在两处收缩之间血管腔宽度正常。

(2)Ⅱ型:又分为两亚型,Ⅱa型血管腔狭窄伴有或不伴有进一步收缩,Ⅱb型在血管的狭窄节段,管腔狭窄伴有颈动脉瘤样扩张。

(3)Ⅲ型:动脉伴有半圆周损害,损害集中在血管壁的一侧,呈憩室样平滑的或有皮纹的袋状。

(四)诊断与鉴别诊断

以往由于人们对此病认识不足,加之有些患者无明显症状,故早期诊断较为困难。凡中老年女性伴有多发性原因不明的症状,如头痛、耳鸣、眩晕、心律不齐及晕厥等,应想到本病的可能。若肾动脉造影发现有动脉纤维肌肉发育不良者,应常规行脑血管造影。确诊有赖于脑血管造影及手术病理检查。此病尚需要与动脉粥样硬化症、动脉痉挛、颈动脉炎及颈动脉发育不良等相鉴别。

(五)治疗与治疗效果

颈内动脉纤维肌肉发育不良的自然病史目前尚不清楚。由于它是一种进展非常缓慢的病变,目前对该病治疗主要是手术切除病变段动脉并行大隐静脉移植。Morris首先提出用外科方法治疗此病。1970年以来人们开始用管腔内分度扩张技术治疗。对狭窄的血管用由小到大的不同直径的扩张器(直径1.5~4.0 mm),使狭窄的血管扩大到正常。管腔内扩张须反复多次应用,否则,易再度出现狭窄或闭塞。操作时应防止血管穿孔,有时脑内扩张术与颈内动脉内膜切除术联合应用更为有效。其病变部位便于手术时,可将病变段切除,做静脉移植术。对无症状的颈内动脉纤维肌肉发育不良的患者,预防性手术治疗似无必要,对仅有TIA者,可用血小板抑制剂治疗。激素治疗无效。

二、先天性颈内动脉发育不全或缺失

先天性颈内动脉发育不全,是指颈内动脉的一部分在突然狭窄的近端轻度扩大。颈内动脉缺失一般是指由于颈内动脉在胚胎发育时缺陷而引起的颈内动脉完全缺如,可为一侧或两侧颈内动脉缺失。两者均是罕见的先天性脑血管病。先天性颈内动脉发育不全最早由Hyrtl于1836年报道。颈内动脉发育不全或缺失在人类罕见,估计少于0.01%。在合并其他畸形而死亡的婴儿尸解中可以见到上述异常病变,在脑血管造影时偶尔也可发现。有人统计7 000例颈动脉造影,在140例非动脉硬化性血管病中,有3例颈内动脉发育不全。

一侧颈内动脉发育不全或缺失,可导致对侧动脉代偿性扩张,基底动脉增粗扩张。由于对侧颈内动脉或基底动脉的侧支循环,一侧或两侧颈内动脉发育不全或缺失可不出现症状。但也可出现偏瘫、短暂性缺血性发作,有的早期癫痫发作。基底动脉扩张可压迫后组脑神经,出现后组脑神经麻痹症状。颈内动脉代偿性扩张或伴发的动脉瘤破裂,可发生蛛网膜下腔出血。颈内动脉发育不全或缺失可伴有Willis环发育异常、颅内动脉瘤及侧支吻合血管扩张,并常伴有其他先天性畸形,故患者多在婴儿期死亡。

三、先天性颈内动脉弯曲和扭结

胎儿的颈内动脉在舌咽动脉通过处常常是弯曲的,若在儿童期仍弯曲或发生扭结,则是一种先天性异常。先天性颈内动脉弯曲和扭结临床上少见,成年人由于后天性动脉变性而使局部动脉弯曲和扭结成角,也时有发生。事实上,许多报道的在所有症状性颈动脉供血不足的患者中,有15%~20%是由这些畸形造成的。当颈部转动时,弯曲的动脉进一步扭结,甚至阻塞,导致脑供血不足,扭结段动脉的内膜受到损伤,为血栓形成袖提供了病理基础。形态学上,颈内动脉弯曲和扭结可分为三类:①Ⅰ型(弯曲型),血管呈S或C外状,常伴有扩张,弯曲角度不锐利,对血流无明显的影响,这种畸形可为先天性或动脉硬化性。②Ⅱ型学(盘绕型),血管绕其轴线呈襻状或螺旋状异常延长,常为双侧或对称性,这种畸形可能为先天性的。③Ⅲ型(扭结型),血管较正常者长,伴有一个或多个锐角弯曲,且常有狭窄,角度过锐或狭窄时,可导致血流量显著下降,甚至造成暂时血流中断,此型是动脉硬化和/或肌纤维增生所致。这三型可合并存在,以Ⅰ与Ⅲ型并存最常见。

颈内动脉扭结使颈动脉窦扩张,引起反射性低血压和心动过缓。上述病变都可引起脑动脉供血不足而出现相应的神经系统症状和体征,如癫痫发作、短暂性偏瘫、偏盲和语言困难等,在颈内动脉弯曲的患者中,轻型缺血性卒中的发病率较高。

对于反复一过性脑缺血发作,确诊为一侧颈内动脉弯曲或扭结,而又无其他血管病理性改变来解释神经症状者,可考虑手术治疗。手术的参考适应证:①必须肯定颈动脉弯曲或扭结与脑供血不足之间有明确的关系。②血管病变必须位于手术可及的部位。③神经病学上的缺陷必须是中度和暂时性的。

现行的手术方式有三种:①颈内动脉切除吻合术,即将过度长的一段颈内动脉切除,将其拉直,行端端吻合与血管重建。②颈总动脉切除吻合术,方法与上者类似,但手术部位位于颈总动脉,这种手术适合于颈动脉分叉较高或颈外动脉也有弯曲的患者。③颈内动脉移植术,将颈内动脉从起源处切断,并于颈总动脉球处缝合其切口,将血管的断端移植于颈总动脉,行端侧吻合。这种手术适应于分叉较低的患者。由于这种手术方法简单、安全,还能保留颈动脉球的压力感受器,故多采用后种手术方式治疗。

(苗红星)

第十四节 烟 雾 病

烟雾病是指一组原因不明的颅底动脉进行性狭窄以致闭塞,导致颅底出现异常血管网为特点的脑血管疾病。临床上儿童及青少年以脑缺血、梗死为特征,成人则常以颅内出血为首发症状。

一、发现与命名

烟雾病即脑血管 moyamoya 病。1955 年首先由日本的清水和竹内报道此病,1966 年铃木等根据脑血管造影时所见的血管形态学上的表现,即脑基底部的异常血管网很像吸烟时吐出的烟雾,故命名为"烟雾病"。其命名是根据脑血管造影时的血管形态学上的改变,即表现为颈内动脉虹吸部末端及大脑前或大脑中动脉近端的狭窄、闭塞并伴有脑基底部的异常血管的形成。文献报道中关于此病的命名很多,比较混乱。文献中曾用过的名称有"脑底毛细血管扩张症""脑底动脉环闭塞症""烟雾综合征""颅底异常血管网症""脑底动脉闭塞伴毛细血管扩张""特发性脑底动脉环闭塞症""韦利环发育不全""多发性进行性颅内动脉环闭塞""脑血管血栓性闭塞伴异网循环""颈内动脉发育不全伴假性血管瘤""自发性脑底动脉闭塞症""双侧颈内动脉形成不全症""脑底部双侧颈内动脉血管瘤样畸形""异网 Rete mirable",以及"Nishimoto-Takeuchi-kudo 病"等20 余种叫法。其中以日本学者铃木命名的"烟雾病"应用最广。

二、流行病学

由于本病最先由日本人报道,当时日本学者认为此病是日本民族所特有的疾病,后来欧美、东南亚、大洋洲、朝鲜等国家亦相继报道此病。1968 年 Simon 报道 1 例 10 岁法国儿童患有烟雾病,1969 年 Taveras 在美国报道 11 例,1970 年 Urbanek 在捷克报道 1 例儿童患者。1973 年 Lee 首次报道了 11 例发生在香港中国人的病例,以后国内李树新于 1977 年报道了 4 例。此病不仅发生在日本人,而且高加索人、法国人等白种人,以及黑人和中国黄种人都有发生。由此看来,此病遍布全世界各地。近年来国内北京、上海、山东、河南、武汉、安徽、辽宁、河北、内蒙古等地也都有了报道。由于此病的确诊依靠脑血管造影,到目前为止尚无法对其发病率作出客观的估计。尽管如此,文献报道已说明此病并非是少见的脑血管疾病。

三、病因学

迄今,有关此病的病因尚不完全清楚,并且各个学者对此病的观点也不一致,概括起来有以下两种观点。

(一)先天性脑血管畸形

认为此病是先天性脑血管畸形的根据:①脑底畸形血管团不见于正常造影片,属于异常血管。②此病以儿童为多见,且无明确的病因可寻。③有些病例合并其他先天性脑血管病,如脑动脉瘤或脑血管畸形。④有报道此病具有家族性。西本曾报道 8 例(4 对)患者为血缘关系,1976 年工藤统计母子或同胞的发病率似乎较高,铃木二郎于 1983 年报道此病在日本人 7%有家族史,鸣海新还报道了一个血族结婚的家族中有一兄二妹三人发病,欧洲也有家族史报道,并在一对孪生子中发生此病。故认为有遗传倾向。⑤所表现的异常血管网与胚胎 6 周时胎儿脑血管形成过程的阶段相似。⑥脑血管造影及尸解表明颈内动脉呈均匀地狭窄,无节段性狭窄等表现。国内刘多三 1980 年报道 3 例烟雾病尸解结果,他发现在 Willis 主干动脉内膜及外膜均有少量单核细胞浸润,因此,他认为这是一种先天性颅底动脉环发育不全伴有后天的某些血管的慢性炎症,致使血管内腔狭窄和闭塞,或免疫性血管反应与炎症的结果,使侧支循环建立。

(二)后天性多病因性疾病

其根据:①脑血管造影的动态变化、临床症状、病程在一定时间内呈进行性发展,尤其是儿童,病程的进展倾向更大。②有许多疾病可导致此病,如脑膜炎、非特异性动脉炎、多发性神经纤维瘤病、放射线、外伤、梅毒、螺旋体病、结核性脑膜炎、脑瘤、颅内感染、视神经胶质瘤、老年性动脉粥样硬化症及视交叉部肿瘤等均可导致类似的病理改变。③脑血管的异常血管网的特殊变化是由于脑底动脉闭塞后形成的侧支循环代偿供血的结果。国内多数学者认为此病是一种先天性疾病。1986年有学者对5例烟雾病尸解做了血管组织免疫化学染色,均在血管壁上发现有大量IgG抗体沉着,认为此病为某种变态反应性疾病。铃木报告10例中7例有扁桃体炎,3例分别有结核性脑膜炎、头枕部疖肿及咽部脓肿等。Stock man曾报告7例镰状细胞性贫血的患者合并此病。Suzuki报道日本高山族人群发病率高,认为是过敏性动脉炎所致。

四、病理学与发病机制

(一)病理解剖学

烟雾病的病理解剖变化主要有以下三种改变。

1.大脑基底部的大血管闭塞或极度狭窄

颈内动脉分叉部、大脑前动脉和大脑中动脉起始部、脑底动脉环管腔狭窄、闭塞。受损的动脉表现为细小、内皮细胞增生、内膜明显增厚,内弹力层增厚而致使动脉管腔狭窄或闭塞,中膜肌层萎缩、薄弱与部分消失,可有淋巴细胞浸润。狭窄闭塞的颈内动脉病理改变为内弹力层高度屈曲,部分变薄,部分断裂,部分分层,部分增厚;内膜呈局限性离心性增厚,内膜内有平滑肌细胞,胶原纤维和弹力纤维;中层明显变薄,多数平滑肌细胞坏死、消失。就闭塞性血管的病变性质而言,有的符合先天性动脉发育不全,有的为炎性或动脉硬化性改变,有的为血栓形成。例如,钩端螺旋体病引起者为全动脉炎。

2.异常血管网

主要位于脑底部及基底核区。表现为管壁变薄、扩张,数量增多,易破裂出血等。异常血管网为来自Willis环前、后脉络膜动脉、大脑前动脉、大脑中动脉和大脑后动脉的扩张的中等或小的肌型血管,这些血管通常动静脉难辨,狭窄的异常血管网小动脉的内膜可见有水肿、增厚,中层弹力纤维化,弹力层变厚、断裂,导致血管屈曲、血栓形成闭塞。扩张的小动脉可表现为中层纤维化、管腔变薄、弹力纤维增生、内膜增厚等,有时内弹力层断裂,中层变薄,形成微动脉瘤而破裂出血。随着年龄的增大,扩张的血管可进行性变细,数量减少,狭窄动脉增加。

3.脑实质内继发血液循环障碍的变化

表现为出血性或缺血性及脑萎缩等病理改变。

电镜下观察证明烟雾病是一种广泛的影响脑血管的疾病。最明显的变化就是平滑肌细胞的变性、坏死、消失和内弹力层的破坏。

(二)病理生理学

当血管狭窄、闭塞发生时,侧支循环也在逐渐形成。侧支循环增多并相互吻合成网状,管腔显著扩张形成异常血管网。异常血管网作为代偿供血的途径。当脑底动脉环闭塞时,脑底动脉环作为一个有力的代偿途径已失去作用,因此,只有靠闭塞部位近端发出的血管,通过扩张、增生进行代偿供血。这些代偿作用的异常血管网可延续形态及走行大致正常的大脑前、中动脉。如果血管闭塞的部位继续向近侧端发展,就可能使异常血管网的起源处闭塞,从而导致异常血管网的消失。因此,异常血管网的形成是特定部位闭塞的特殊代偿供血的形式,而不是本质的东西,它可见于Willis环的前部,也可见于其后部。如果闭塞继续发展而闭塞了异常血管网的起始点,或闭塞部位在起点的近端,那么可没有异常血管的出现。

(三)发病机制

血管中层平滑肌细胞的破坏、增生与再破坏、再增生,反复进行可能是烟雾病发病的形态学基础。

当血管狭窄或闭塞形成时,侧支循环逐渐建立,形成异常血管网,多数异常血管网是一些原始血管的增多与扩张形成的。当血管闭塞较快以至于未形成足够的侧支循环进行代偿供血时,那么,临床上就表现为脑缺血的症状。若血管闭塞形成后,其近端压力增高,造成异常脆弱的、菲薄的血管网或其他异常血管破裂,临床上就出现颅内出血的症状。当颅内大动脉完全闭塞时,侧支循环已建立,病变就停止发展。由于病变的血管性质不同,病变的程度不一,侧支循环形成后在长期血流障碍的作用下,新形成的血管又可发生病变,故其临床症状表现反复发作或交替出现。

五、临床表现

(一)发病年龄

本病好发于儿童与青少年,亦可见于成人。文献中报道最小年龄为 4 岁,最大年龄为 65 岁,以 10 岁以下及 30~40 岁为两个高发年龄组,分别占 50％与 20％左右。有人报道 40 例病例中,10 岁以前发病者占 25％,30~40 岁发病者占 17.5％。

(二)性别

文献中报道男女比例不一,有人报道男性略高于女性,有人报道女性略多于男性。我们综合文献报道 1 082 例,其中男性 468 例,女性 614 例,男女之比为 1∶1.31,女略多于男。

(三)种族

至于种族上的差异,目前尚无确切的资料说明。起初曾认为本病是日本民族所特有的疾病,但是,后来已见于全世界各地、各种民族。但以报道例数来说,以亚洲的报道最多,其中又以日本报道占多数,迄今我国文献中已报道 400 余例,而欧美国家总是 1 例或几例报道。是否本病在种族上有差异,尚待于进一步研究。

(四)分组

由于本病少年与成人患者的临床表现有明显的差别,为分析方便有人将之分为两组,即少年组与成年组。有关分组年龄的标准目前尚未统一。有人以小于 15 岁作为少年组,大于 16 岁为成年组,还有人以小于 19 岁为少年组,大于 20 岁为成年组。少年组以缺血性表现为主,约 95％的患儿表现为脑缺血症状,少年组以脑缺血为主要表现者占 78.7％,以出血为主要表现者仅占 5％;而成年组以脑出血为主要表现者占 65％,以脑缺血为主要表现者仅占 24.8％。

(五)临床症状与体征

本病没有特征性的临床症状与体征,大致可分为缺血性与出血性两组表现,而缺血性表现与一般颅内动脉性缺血表现相似,出血组也无异于一般的颅内出血。

1.缺血性表现

约 46％的患者出现脑缺血的症状与体征。且常发生在少年组,15 岁以下者约 95％以脑缺血为首发症状,这是由于烟雾状的血管狭窄、闭塞,是造成脑梗死的原因,这种脑梗死多为多发性的。其脑缺血表现:早期为一过性短暂性脑缺血发作(TIA),约 20％的患者出现,以后多次反复发作后,随着血管狭窄的进一步发展导致闭塞,即可出现永久性脑缺血性表现。常表现为进行性智力低下、癫痫发作(9％)、轻偏瘫(92％)、头痛、视力障碍、语言障碍、不自主运动、精神异常、感觉障碍、脑神经麻痹、眼球震颤、四肢痉挛、颈部抵抗感等,这些表现可以作为首发症状出现,也可随疾病的发展伴随产生,也可呈反复发作,且每次发作多数相同,肢体瘫痪可交替出现。这些临床表现与颈内动脉狭窄的程度、累及的范围及代偿性侧支循环建立是否完善有关。临床上发病常以发作性肢体无力或轻偏瘫多见，以头痛、呕吐起病者亦不少见，少数患者可以惊厥起病伴意识丧失，醒后偏瘫。儿童起病多较轻，易反复发作，可遗有后遗症。病程多 2～3 年或更长些，亦有患者表现为类脑瘤征象。

2.出血性表现

约 41％的患者可表现出血性症状与体征。颅内出血表现为蛛网膜下腔出血、脑内出血或脑室内出血，其中以蛛网膜下腔出血多见（60％）。颅内出血是导致烟雾病患者死亡的主要原因。出血性表现多发生在成人组，半数以上成人初发为蛛网膜下腔出血。其临床表现与一般颅内出血类似，即突然出现不同程度的头痛、头晕、意识障碍、偏瘫、失语、痴呆等。成年组中可发现囊状动脉瘤，主要位于基底动脉分叉处，也可见于侧脑室边缘，瘤颈多在 2～6 mm。因此，动脉瘤破裂也是烟雾病出血的重要原因之一，并且动脉瘤可以复发。烟雾病患者出现动脉瘤的发生率约为 14％。成人起病多较重，复发少，恢复较好。常见的脑实质出血部位依次为丘脑、基底核、中脑、下丘脑、脑桥和脑叶。血肿常常破入脑室内（28.6％～60.0％）。烟雾病出血造成的脑实质损害常常能得到完善恢复，因此，后遗症较少。

按照其发病的形式可将烟雾病分为三型，即卒中型、渐进型、反复发作型。这对临床诊断参考具有一定的指导意义。按照临床上可以观察到的病变过程可将其分为三期：①颅内动脉闭塞期；②侧支循环期；③神经症状期。事实上这三期没有严格的分界，而且相互交错或同时发生，只是为了临床上便于叙述而人为地分期而已。

六、辅助检查

（一）一般化验检查

多无特异性改变。一般化验检查包括血常规、红细胞沉降率、抗"O"、C 反应蛋白、黏蛋白测定、结核菌素试验及血清钩端螺旋体凝溶试验等。血常规多数患者白细胞计数在 10×10^9/L 以下；红细胞沉降率可稍高，多数正常；抗"O"可稍高，亦可正常；若患者系结核性脑膜炎所致，结核菌素皮试可为强阳性；若为钩端螺旋体病引起，血清钩端螺旋体凝溶试验可为阳性。

（二）脑脊液检查

脑脊液的化验检查与其他脑血管疾病相似。儿童多为缺血型表现，脑脊液检查一般正常，腰穿压力亦可正常。如有结核性脑膜炎，患者的脑脊液则呈结核性脑膜炎反应，即脑脊液细胞数增多，糖与氯化物降低，蛋白增高。如为钩端螺旋体病所致，患者脑脊液钩端螺旋体免疫反应可为阳性。若有破裂出血，腰穿脑脊液检查可出现血性脑脊液或脑脊液中有血凝块。若出血后 24 小时腰穿脑脊液呈红色，脑脊液中可见有均匀的红细胞，24 小时以后脑脊液呈棕黄色或黄色，1～3 周后黄色消失。脑脊液中的白细胞升高，早期为中性粒细胞增多，后期以淋巴细胞增多为主，这是血液对脑膜刺激引起的炎症反应。蛋白含量亦可升高，通常在 1 g/L 左右，脑脊液压力多在 1.57～2.35 kPa。

（三）脑电图

一般无特异性变化。无论是出血患者还是梗死患者，其脑电图的表现大致相同，均表现为病灶侧或两侧慢波增多，并有广泛的中、重度节律失调。根据异常电脑图产生的不同波形、不同部位可分为三种类型：①大脑后半球形以高幅单向阵发性的或非阵发性的 δ 波为主，局限在大脑后半球，以缺血明显侧占优势；②颞中回型以中高幅、持续性的 δ 波和 θ 波为主，局限于颞叶的中部，亦是以缺血明显侧占优势；③散发型呈弥散性低中幅的 θ 波。过度换气可诱发慢波，提高脑电图诊断的阳性率。过度换气诱发慢波的机制，可能与脑组织血液供应的动态变化以及脑部动脉血的 pH 变化有关。

(四)脑血管造影术

脑血管造影是确诊此病的主要手段,其脑血管造影表现的特点如下。

1.双侧颈内动脉床突上段和大脑前、中动脉近端有严重的狭窄或闭塞

以颈内动脉虹吸部 C_1 段的狭窄或闭塞最常见,几乎达 100%,延及 C_2 段者占 50%,少数患者可延及 C_3、C_4 段。而闭塞段的远端血管形态正常。双侧脑血管造影表现基本相同,但两侧并非完全对称。少数病例仅一侧出现上述血管的异常表现。一般先始于一侧,以后发展成双侧,先累及 Willis 环的前半部,以后发展到其后半部,直至整个动脉环闭塞,造成基底核、丘脑、下丘脑、脑干等多数脑底穿通动脉的闭塞,形成脑底部异常的血管代偿性侧支循环。

2.在基底核处有显著的毛细血管扩张网

在基底核处有显著的毛细血管扩张网即形成以内外纹状体动脉及丘脑动脉、丘脑膝状体动脉、前后脉络膜动脉为中心的侧支循环。

3.有广泛而丰富的侧支循环形成

其包括颅内、外吻合血管的建立。其侧支循环通路有以下三类:①当颈内动脉虹吸部末端闭塞后,通过大脑后动脉与大脑前、中动脉终支间吻合形成侧支循环;②未受损的动脉环及虹吸部的所有动脉分支均参与基底核区的供血,构成侧支循环以供应大脑前、中动脉所属分支,因此,基底核区形成十分丰富的异常血管网是本病的最重要的侧支循环通路;③颈外动脉的分支与大脑表面的软脑膜血管之间吻合成网。

根据连续血管造影观察及脑底部血管的动力学变化,将烟雾病分为六期。

(1)Ⅰ期:颈内动脉分叉处狭窄期。脑血管造影仅见颈内动脉末端和/或大脑前、中动脉起始段有狭窄,其他血管正常。

(2)Ⅱ期:异常血管网形成期。此期可见脑底部大血管狭窄发展,烟雾状血管出现,所有的主要脑血管扩张。

(3)Ⅲ期:异常血管网增多期。此期脑底部的烟雾状血管增多、增粗,大脑前、中动脉充盈不良。

(4)Ⅳ期:异常血管网变细期。此期烟雾状血管变细,数目减少,可发现大脑后动脉充盈不良。

(5)Ⅴ期:异常血管网缩小期。此期烟雾状血管进一步减少,所有主要的脑动脉均显影不良或不显影。

(6)Ⅵ期:异常血管网消失期。此期烟雾状血管消失,颈内动脉系统颅内段全不显影,脑血液循环仅来自颈外动脉或椎动脉系统。

另外,1983 年铃木二郎报道了其他两种形式的烟雾病。①筛部烟雾病:烟雾状血管位于眶内,其侧支循环途径为:颌外动脉→眼动脉→筛前动脉(筛部烟雾病)→额叶底软脑膜血管。这种形式的烟雾病多见儿童,成人少见。②头盖部烟雾病:头盖部烟雾状血管来自脑膜中动脉和颞浅动脉经硬脑膜的吻合,所有的吻合血管部位均与骨缝一致。

(五)CT 扫描

烟雾病在 CT 扫描中可单独或合并出现以下几种表现。

1.多发性脑梗死

这是由于不同部位的血管反复闭塞所致,多发性脑梗死可为陈旧性,亦可为新近性,并可有大小不一的脑软化灶。

2.继发性脑萎缩

继发性脑萎缩多为局限性的脑萎缩。这种脑萎缩与颈内动脉闭塞的范围有直接关系,并且颈内动脉狭窄越严重,血供越差的部位,脑萎缩则越明显。而侧支循环良好者,CT上可没有脑萎缩。脑萎缩好发于颞叶、额叶、枕叶,2～4周达高峰,以后逐渐好转。其好转的原因可能与侧支循环建立有一定的关系。

3.脑室扩大

半数以上的患者出现脑室扩大,扩大的脑室与病变同侧,亦可为双侧,脑室扩大常与脑萎缩并存。脑室扩大与颅内出血有一定的关系,严重脑萎缩伴脑室扩大者,以往没有颅内出血史,而轻度脑萎缩伴明显脑室扩大者,以往均有颅内出血史。这可能是蛛网膜下腔出血后的粘连,影响了脑脊液的循环所致。

4.颅内出血

61.6%～77.3%的烟雾病患者可发生颅内出血。以蛛网膜下腔出血最多见,约占60%,脑室内出血也较常见,占28.6%～60.0%,多合并蛛网膜下腔出血,其中30%的脑室内出血为原发性脑室内出血。此乃菲薄的异常血管网破裂所致。脑内血肿以额叶多见,形状不规则,大小不一致。邻近脑室内者,可破裂出血,血肿进入脑室。邻近脑池者可破裂后形成蛛网膜下腔出血。

5.强化 CT 扫描

强化 CT 扫描可见基底动脉环附近的血管变细,显影不良或不显影。基底核区及脑室周围可见点状或弧线状强化的异常血管团,分布不规则。

(六)MRI

MRI 可显示烟雾病以下病理形态变化:①无论陈旧性还是新近性脑梗死均呈长 T_1 与长 T_2,脑软化灶亦呈长 T_1 与长 T_2。在 T_1 加权像上呈低密度信号,在 T_2 加权像上则呈高信号。②颅内出血者在所有成像序列中均呈高信号。③局限性脑萎缩以额叶底部及颞叶最明显。④颅底部异常血管网因流空效应而呈蜂窝状或网状低信号血管影像。

七、诊断与鉴别诊断

(一)诊断

烟雾病是指包括病变部位相同、病因及临床表现各异的一组综合征。烟雾病这一诊断仅是神经放射学诊断,不是病因诊断,凡病因明确者,应单独将病因排在此综合征之前。仅根据临床表现是难以确诊此病的,确诊有赖于脑血管造影,有些患者是在脑血管造影中无意发现而确诊的。凡无明确病因出现反复发作性肢体瘫痪或交替性双侧偏瘫的患儿,以及自发性脑出血或脑梗死的青壮年,不论其病变部位位于幕上还是幕下,均应首先考虑到此病的可能,并且均应行脑血管造影。至于病因诊断,除详细询问病史外,尚需要其他辅助检查如血常规、脑脊液血清钩端螺旋体凝溶试验、结核菌素皮试等。由于脑电图及 CT 检查均没有特异性,故早期诊断比较困难。

(二)鉴别诊断

此病需要与脑动脉粥样硬化、脑动脉瘤或脑动静脉畸形相鉴别。一般根据临床表现及脑血管造影的改变多不难鉴别。

1.脑动脉硬化

因脑动脉硬化引起的颈内动脉闭塞患者多为老年,常有多年的高血压、高血脂史。脑血管造影表现为动脉突然中断或呈不规则狭窄,一般无异常血管网出现。

2.脑动脉瘤或脑动静脉畸形

对于烟雾病出血引起的蛛网膜下腔出血时,应与动脉瘤或脑动静脉畸形相鉴别。脑血管造影可显示出动脉瘤或有增粗的供血动脉、成团的畸形血管和异常粗大的引流静脉,无颈内动脉狭窄、闭塞和侧支循环等现象。故可资鉴别。

八、治疗

(一)急性期

对于出血组患者除脑实质内血肿较大造成脑受压者需要外科手术清除血肿,及伴有意识障碍的脑室内出血可考虑脑室引流外,一般情况下在急性期多采用保守治疗,治疗措施与其他脑血管病类似。但应当指出,此病的基本病理表现为缺血,对临床出现梗死者,因异常血管网的存在,随时有发生出血的可能,故应考虑到缺血与出血并存的特点,决定具体治疗方法。

1.一般治疗

制动,加强营养和护理,严密观察病情的变化等。

2.病因治疗

对于病因明确者,要同时针对病因进行治疗,例如,钩端螺旋体感染所致者,应首先应用大剂量青霉素治疗;如为结核性脑膜炎所致,应及时给予抗结核药物治疗;合并动脉瘤或脑动静脉畸形者,应考虑手术治疗。

3.控制脑水肿、降低颅内压

无论是发生脑出血还是脑梗死,都会继发出现血管性脑水肿,造成急性颅内压升高,严重者可发生脑疝而死亡。应恰当应用脱水药物。常用的脱水药物有 20% 甘露醇,用法为每次 $1\sim2$ g/kg,每 $4\sim6$ 小时一次,连用 1 周左右,根据病情变化加以调节用量。亦可用复方甘油注射液,此药降低颅内压后无反跳现象,一般为每次 $250\sim500$ mL,每 $6\sim12$ 小时一次。心肾功能不全者可用呋塞米,每次 $0.5\sim1.0$ mg/kg,每$6\sim8$ 小时一次。另外,亦可采用地塞米松、低温疗法等。

4.扩血管药物的应用

恰当合理地应用脑血管扩张剂是有益的,但有些情况下不宜采用:①脑梗死急性期,在脑水肿出现之前,在发病后24 小时之内可适当应用脑血管扩张剂。②发病 3 周后脑水肿已消退,亦可适当应用脑血管扩张剂物。③对于出血患者在发病后24 小时至 2 周内,存在脑水肿和颅内压增高时或有血压下降合并颅内占位性病变等,均禁用脑血管扩张剂物。常用血管扩张剂有 5% 小苏打,每次 $5\sim6$ mL/kg,静脉滴注,每天一次,或应用罂粟碱每次 $1.0\sim1.5$ mg/kg,加于 5% 葡萄糖内静脉滴注,每天一次,$1\sim2$ 周为 1 个疗程。亦可用川芎嗪注射液$20\sim40$ mg 加于 5% 葡萄糖内静脉滴注,每天一次,$7\sim10$ 天为 1 个疗程。烟酸$25\sim50$ mg,每天 $2\sim3$ 次口服等。

5.中药治疗

脑血管闭塞属中医"中风"范畴,按照中医的辨证论治原则,中风属于本虚标实,上盛下虚的证候。急性期虽有本虚,但常以风阳、痰热、腑实、血瘀的"标实"症状为突出;又因风挟浊邪、蒙蔽心窍,壅塞清阳之府,故"上盛"症状亦较明显。按中医急则治其标的原则。应先祛邪为主,可用平熄肝风、清化痰热、活血通络、通腑泄热等治法。

(二)恢复期

1.超声治疗

发病后,若患者意识障碍较重,颅内压明显增高,暂不做超声治疗,经过脱水等治疗后,意识清楚和精神较好时(发病10天后)可采用超声治疗。若患者无意识障碍应及早采用颅脑超声治疗。

超声部位可选耳前上区、前中区。声强用 $7.5\sim15.0\ kW/m^2$,每天一次,每次20分钟,连续 $5\sim10$ 天为1个疗程。休息 $2\sim5$ 天再行第二疗程。

2.体疗

对于恢复期患者,加强功能锻炼是很重要的。应该注意早锻炼。既要持之以恒又要循序渐进,根据病情选择锻炼方法。

3.其他疗法

可试用针灸、推拿及离子透入等方法,促进功能恢复。

(三)手术治疗

多数病例呈进行性发展,颅内出血是预后不良的原因之一。目前尚无可靠的内科方法控制本病的病情进展,预防出血,因此,寻找外科途径就显得十分必要了。

1.手术适应证

一般认为病程相对较短,病变范围小,尚未出现不可逆神经症状者可考虑手术治疗或经内科治疗后仍反复发作或疗效不佳者,亦可考虑手术治疗。但是以缺血发作为主的小儿病例最适于外科治疗,成人病例术后常再出血,因此,是否手术尚无定论。

2.手术方法

目前手术方式主要有以下四类。

(1)非吻合搭桥术:此类术式不做血管吻合,手术极为简单,效果亦不次于吻合术,尤适于小儿病例。常用的术式包括如下几种。①颞肌-血管联合术:此术式首先由 Henshen 设计并应用,可与颞浅动脉-大脑中动脉吻合术联合应用。此手术方式亦有不足之处,例如手术也可能破坏已形成的侧支循环,颞肌压迫脑表面、减少局部血流,粘连广泛者可致癫痫发作,咀嚼时肌肉收缩会牵动脑组织,新生血管生长缓慢不能迅速改善血运,不能解决大脑前、后动脉供血区的问题。另外,术中是否切开蛛网膜观点不一,有人认为切开蛛网膜可促进粘连及新生血管的增生;但亦有人反对,认为切开后脑脊液外溢,可导致脑血流动态的改变及并发硬脑膜下血肿。②颞浅动脉贴敷术:对于行吻合术失败者可采用此术式。其他类似的手术方式还有脑-硬脑膜-动脉血管联合术、脑-肌肉-动脉血管联合术等。其优点是先前存在的侧支循环损伤小,头皮凹陷不明显,不影响外貌,手术时间短,产生的神经症状少。③硬脑膜翻转贴敷术:即将带有脑膜中动脉的硬脑膜外面敷盖于脑表面。④其他组织贴敷术:如帽状腱膜及皮下组织覆盖脑表面等。

(2)颅内外血管吻合搭桥术:主要为颞浅动脉-大脑中动脉吻合术及脑膜中动脉-大脑中动脉吻合术。1972年 Yasargil 首次应用颞浅动脉-大脑中动脉吻合术治疗此病,以后许多学者采用此类手术方式。术后患者的缺血症状均有不同程度的改善,但是颞浅动脉-大脑中动脉吻合术尚存在一些问题:①患者脑表面血管细而壁薄,吻合困难;②大脑中动脉皮层支常有闭塞;③可能破坏术前已形成的源于颞浅及脑膜中动脉的侧支循环;④大脑前动脉及大脑后动脉血供不充分,受血区域症状改善不明显;⑤吻合时暂时阻断皮层动脉可能会造成新的梗死;⑥手术后1年吻合口可能会逐渐狭窄或闭塞。其他类似的手术方式有耳后动脉-大脑中动脉吻合术、枕动脉-大脑中动脉吻合术、颞浅动脉-小脑上动脉吻合术、枕动脉-小脑上动脉吻合术,以及颅外动脉-移植血管-

颅内动脉吻合术等。

（3）大网膜颅内移植术：由 Karasawa 于 1980 年首先采用此法治疗该病。又分带蒂大网膜颅内移植术和带血管游离大网膜颅内移植术两种，两者各有利弊。此手术方式适用于颅内外动脉吻合术或移植血管吻合术失败者，以及颅内皮层动脉广泛闭塞者。

（4）颈交感神经切除术：铃木于 1975 年首先采用颈部血管周围交感神经剥离及上颈部交感神经切除术治疗本病。在他的报告中，手术效果为成人好转率是 47.1％，15 岁以下患者好转率为 61.3％，双侧手术者更佳。但术后随访发现部分患者造影呈进行性加重，与临床症状改善矛盾，故尚待于进一步探索。

3.术式选择与手术疗效评价

一般认为在脑血管造影、CT 扫描及脑血流图等充分检查的基础上，注意预防各种并发症，各类手术方式均可一试。术式在小儿以非吻合搭桥术为首选，其他术式均可试用或分组联合应用；成人多用颞浅动脉-大脑中动脉吻合术加颞肌-血管联合术。

各项检查表明术后患者脑血流量和脑氧消耗量均明显改善，所有的手术病例在半年左右临床症状明显改善。颅内外血管吻合搭桥术与非吻合搭桥术在疗效上几乎无显著差别。

4.术后并发症

（1）慢性硬脑膜下血肿：可能与脑梗死部位高度脑萎缩及使用阿司匹林等抗血小板制剂有关。

（2）吻合部脑内血肿：可能与吻合受血动脉壁菲薄破裂及术后高血压有关。

（3）缺血症状：可能与受血动脉过细，吻合困难，颞肌压迫脑组织，吻合时血流暂时阻断，原有侧支循环被破坏及术中低碳酸血症等因素有关。

（4）其他不良反应：术后可引起头痛、癫痫等。

九、预后

本病的预后多数情况下取决于疾病的自然发展，即与发病年龄、原发病因、病情轻重、脑组织损害程度等因素有关。治疗方法是否及时恰当，亦对预后有一定影响。一般认为其预后较好，死亡率较低，后遗症少。小儿死亡率为 1.5％，成人为 7.5％。30％的小儿患者可遗有智能低下，成人颅内出血者死亡率高，若昏迷期较快度过，多数不留后遗症。从放射学观点来看，其自然病程多在 1 年至数年，一旦脑底动脉环完全闭塞，当侧支循环已建立后，病变就停止发展，因此，总的来说，其预后尚属乐观。

（苗红星）

第六章

颅脑损伤

第一节 原发性颅脑损伤

一、脑震荡

脑震荡是指头颅遭受暴力作用后,大脑功能发生一过性功能障碍,出现的以短暂性意识障碍、近事遗忘为特征的临床综合征。脑震荡是脑损伤中最常见、最轻型的原发性脑损伤。

(一)损伤机制与病理

脑震荡致伤机制目前尚不明确,现有的各种学说都不能全面解释所有与脑震荡有关的问题。对脑震荡所表现的伤后短暂性意识障碍有多种不同的解释,可能与暴力所致的脑血液循环障碍、脑室系统内脑脊液冲击、脑中间神经元受损及脑细胞生理代谢紊乱所致的异常放电等因素有关。近年来,认为脑干网状结构上行激活系统受损才是引起意识丧失的关键因素,其依据:①以上诸因素皆可引起脑干的直接与间接受损;②脑震荡动物试验中发现延髓有线粒体、尼氏体、染色体改变,有的伴溶酶体膜破裂;③生物化学研究中,脑震荡患者的脑脊液化验中,乙酰胆碱、钾离子浓度升高,此两种物质浓度升高使神经元突触发生传导阻滞,从而使脑干网状结构不能维持人的觉醒状态,出现意识障碍;④临床发现,轻型脑震荡患者行脑干听觉诱发电位检查,有一半病例有器质性损害;⑤近年来认为脑震荡、原发性脑干损伤、弥漫性轴索损伤的致伤机制相似,只是损伤程度不同,是病理程度不同的连续体,有人将脑震荡归于弥漫性轴索损伤的最轻类型,只不过病变局限、损害更趋于功能性而易于自行修复,因此意识障碍呈一过性。

过去曾认为脑震荡仅是脑的生理功能一时性紊乱,在组织学上并无器质性改变。但近年来的临床及试验研究表明,暴力作用于头部,可以造成冲击点、对冲部位、延髓及高颈髓的组织学改变。试验观察到,伤后瞬间脑血流增加,但数分钟后脑血流量反而显著减少(约为正常的1/2),半小时后脑血流始恢复正常,颅内压在着力后的瞬间立即升高,数分钟后颅内压即趋下降。脑的大体标本上看不到明显变化。光镜下仅能见到轻度变化,如毛细血管充血,神经元胞体肿大和脑水肿等变化。电镜下观察,在着力部位,脑皮质、延髓和上部颈髓见到神经元的线粒体明显肿胀,轴突肿胀,白质部位有细胞外水肿的改变,提示血-脑屏障通透性增加。这些改变在伤后半小时可出现,1小时后最明显,并多在24小时内自然消失。这种病理变化可解释伤后的短暂性脑干症状。

(二)临床表现

1.短暂性脑干症状

外伤作用于头部后立即发生意识障碍,表现为神志不清或完全昏迷,持续数秒、数分钟或十几分钟,但一般不超过半小时。患者可同时伴有面色苍白、出汗、血压下降、心动徐缓、呼吸浅慢、肌张力降低、各种生理反射迟钝或消失等表现。但随意识恢复可很快趋于正常。

2.逆行性遗忘(近事遗忘)

患者清醒后不能回忆受伤当时乃至伤前一段时间内的情况,但对往事(远记忆)能够忆起。这可能与海马回受损有关。

3.其他症状

有头痛、头昏、乏力、恶心、呕吐、畏光、耳鸣、失眠、心悸、烦躁、思维和记忆力减退等。一般持续数月、数周症状多可消失,有的症状持续数月或数年,即称为脑震荡后综合征或脑外伤后综合征。

4.神经系统查体

无阳性体征发现。

(三)辅助检查

1.颅骨 X 线检查

无骨折发现。

2.颅脑 CT 扫描

颅骨及颅内无明显异常改变。

3.脑电图检查

伤后数月脑电图多属正常。

4.脑血流检查

伤后早期可有脑血流量减少。

5.腰椎穿刺

颅内压正常,部分患者可出现颅内压降低。脑脊液无色透明,不含血,白细胞数正常。生化检查亦多在正常范围,有的可查出乙酰胆碱含量大增,胆碱酯酶活性降低,钾离子浓度升高。

(四)救治原则与措施

(1)病情观察:伤后可在急症室观察 24 小时,注意意识、瞳孔、肢体活动和生命体征的变化。对回家患者,应嘱家属在 24 小时密切注意头痛、恶心、呕吐和意识情况,如症状加重即应来院检查。

(2)对症治疗:头痛较重时,嘱其卧床休息,减少外界刺激,可给予罗痛定或其他止痛剂;对于烦躁、忧虑、失眠者给予地西泮、氯氮䓬等;另可给予改善自主神经功能药物、神经营养药物及钙通道阻滞剂尼莫地平等。

(3)伤后即应向患者做好病情解释,说明本病不会影响日常工作和生活,解除患者的顾虑。

二、脑挫裂伤

脑挫裂伤是指头颅受到暴力打击而致脑组织发生的器质性损伤,脑组织挫伤或结构断裂,是一种常见的原发性脑损伤。

(一)损伤机制与病理

暴力作用于头部,在冲击点和对冲部位均可引起脑挫裂伤。脑挫裂伤多发生在脑表面的皮质,呈点片状出血,如脑皮质和软脑膜仍保持完整,即为脑挫伤,如脑实质破损、断裂,软脑膜亦撕裂,即为脑挫裂伤。严重时合并脑深部结构的损伤。

脑挫裂伤灶周围常伴局限性脑水肿,包括细胞毒性水肿和血管源性水肿,前者神经元胞体增大,主要发生在灰质,伤后多立即出现,后者为血-脑屏障的破坏,血管通透性增加,细胞外液增加,主要发生在白质,伤后2~3天最明显。

在重型脑损伤,尤其合并硬脑膜下血肿时,常发生弥漫性脑肿胀,以小儿和青年外伤多见。一般多在伤后24小时内发生,短者伤后20~30分钟即出现。其病理形态变化可分三期。①早期:伤后数天,显微镜下以脑实质内点状出血,水肿和坏死为主要变化,脑皮质分层结构不清或消失,灰质和白质分界不清,神经细胞大片消失或缺血变性,神经轴索肿胀、断裂、崩解。星形细胞变性,少突胶质细胞肿胀,血管充血水肿,血管周围间隙扩大。②中期:大致在损伤数天至数周,损伤部位出现修复性病理改变。皮层内出现大小不等的出血,损伤区皮层结构消失,病灶逐渐出现小胶质细胞增生,形成格子细胞,吞噬崩解的髓鞘及细胞碎片,星形细胞及少突胶质细胞增生肥大,白细胞浸润,从而进入修复过程。③晚期:挫伤后数月或数年,病变为胶质瘢痕所代替,陈旧病灶区脑膜与脑实质瘢痕粘连,神经细胞消失或减少。

(二)临床表现

(1)意识障碍:脑挫裂伤患者多伤后立即昏迷,一般意识障碍的时间较长,短者半小时、数小时或数天,长者数周、数月,有的为持续性昏迷或植物生存,甚至昏迷数年至死亡。有些患者原发昏迷清醒后,因脑水肿或弥漫性脑肿胀,可再次昏迷,出现中间清醒期,容易误诊为合并颅内血肿。

(2)生命体征改变:患者伤后除立即出现意识障碍外,可先出现迷走神经兴奋症状,表现为面色苍白、冷汗、血压下降、脉搏缓慢、呼吸深慢。以后转为交感神经兴奋症状。在入院后一般生命体征无多大改变,体温波动在38℃上下,脉搏和呼吸可稍增快,血压正常或偏高。如出现血压下降或休克,应注意是否合并胸腹脏器或肢体骨盆骨折等。如脉搏徐缓有力(尤其是慢于60次/分),血压升高,且伴意识障碍加深,常表示继发性脑受压存在。

(3)患者清醒后,有头痛、头昏、恶心、呕吐、记忆力减退和定向障碍,严重时智力减退。

(4)癫痫:早期性癫痫多见于儿童,表现形式为癫痫大发作和局限性发作,发生率5%~6%。

(5)神经系统体征:体征有偏瘫、失语、偏侧感觉障碍、同向偏盲和局灶性癫痫。若伤后早期没有局灶性神经系统体征,而在观察治疗过程中出现新的定位体征时,应行进一步检查,以除外或证实脑继发性损害。昏迷患者可出现不同程度的脑干反应障碍。脑干反应障碍的平面越低,提示病情愈严重。

(6)外伤性脑蛛网膜下腔出血可引起脑膜刺激征象,可表现为头痛呕吐,闭目畏光,皮肤痛觉过敏,颈项强直,Kernig征、Brudzinski征阳性。

(三)辅助检查

1.颅骨X线片

多数患者可发现颅骨骨折。颅内生理性钙化斑(如松果体)可出现移位。

2.CT扫描

脑挫裂伤区可见点片状高密度区,或高密度与低密度互相混杂。同时脑室可因脑水肿受压变形。弥漫性脑肿胀可见于一侧或两侧大脑半球,侧脑室受压缩小或消失,中线结构向对侧移位。并发蛛网膜下腔出血时,纵裂池呈纵行宽带状高密度影。脑挫裂伤区脑组织坏死液化后,表现为 CT 值近脑脊液的低密度区,可长期存在。

3.MRI

一般极少用于急性脑挫裂伤患者诊断,因为其成像较慢且急救设备不能带入机房,但 MRI 对小的出血灶、早期脑水肿、脑神经及颅后窝结构显示较清楚,有其独具优势。

4.脑血管造影

在缺乏 CT 的条件下,病情需要可行脑血管造影排除颅内血肿。

(四)诊断与鉴别诊断

根据病史和临床表现及 CT 扫描,一般病例诊断无困难。脑挫裂伤可以和脑干损伤、视丘下部损伤、脑神经损伤、颅内血肿合并存在,也可以和躯体合并损伤同时发生,因此要进行细致、全面检查,以明确诊断,及时处理。

1.脑挫裂伤与颅内血肿鉴别

颅内血肿患者多有中间清醒期,颅内压增高症状明显,神经局灶体征逐渐出现,如需进一步明确则可行 CT 扫描。

2.轻度挫裂伤与脑震荡

轻度脑挫伤早期最灵敏的诊断方法是 CT 扫描,它可显示皮层的挫裂伤及蛛网膜下腔出血。如超过 48 小时则主要依靠脑脊液光度测量判定有无外伤后蛛网膜下腔出血。

(五)救治原则与措施

1.非手术治疗

同颅脑损伤的一般处理。

(1)严密观察病情变化:伤后 72 小时以内每 1～2 小时观察一次生命体征、意识、瞳孔改变。重症患者应送到 ICU 观察,监测包括颅内压在内的各项指标。对颅内压增高、生命体征改变者及时复查 CT,排除颅内继发性改变。轻症患者通过急性期观察后,治疗与脑震荡相同。

(2)保持呼吸道通畅:及时清理呼吸道内的分泌物。昏迷时间长,合并颌面骨折,胸部外伤、呼吸不畅者,应尽早行气管切开,必要时行辅助呼吸,防治缺氧。

(3)对症处理高热、躁动、癫痫发作,尿潴留等,防治肺部、泌尿系统感染、治疗上消化道溃疡等。

(4)防治脑水肿及降低颅内压:方法详见脑水肿、颅内压增高部分。

(5)改善微循环:严重脑挫裂伤后,患者微循环有明显变化,表现血液黏度增加,红细胞血小板易聚积,因此引起微循环淤滞、微血栓形成,导致脑缺血缺氧,加重脑损害程度。可采取血液稀释疗法,低分子右旋糖苷静脉滴注。

(6)外伤性 SAH 患者,伤后数天内脑膜刺激症状明显者,可反复腰椎穿刺,将有助于改善脑脊液循环,促进脑脊液吸收,减轻症状,另可应用尼莫地平,防治脑血管痉挛,改善微循环,减轻脑组织缺血、缺氧程度,从而减轻继发性脑损害。

2.手术治疗

原发性脑挫裂伤多无须手术,但继发性脑损害引起颅内压增高乃至脑疝时需手术治疗。重度脑挫裂伤合并脑水肿患者当出现:①在脱水等降颅内压措施治疗过程中,患者意识障碍仍逐渐加深,保守疗法无效;②一侧瞳孔散大,有脑疝征象者;③CT 示成片的脑挫裂伤混合密度影,周围广泛脑水肿,脑室受压明显,中线结构明显移位;④合并颅内血肿,骨折片插入脑内,开放性颅脑损伤患者常需手术治疗。手术采取骨瓣开颅,清除失活脑组织,若脑压仍高,可行颞极和/或额极切除的内减压手术,若局部无肿胀,可考虑缝合硬脑膜,但常常敞开硬脑膜行去骨瓣减压术。广泛脑挫裂伤、脑水肿严重时可考虑两侧去骨瓣减压。脑挫裂伤后期并发脑积水者可行脑室引流、分流术。术后颅骨缺损者3个月后行颅骨修补。

3.康复治疗

可行理疗、针灸、高压氧疗法。另可给予促神经功能恢复药物如胞磷胆碱、脑生素等。

三、脑干损伤

脑干损伤是一种特殊类型的脑损伤,是指中脑、脑桥和延髓损伤而言。原发性脑干损伤占颅脑损伤的2%～5%,因造成原发性脑干损伤的暴力常较重,脑干损伤常与脑挫裂伤同时存在,其伤情也较一般脑挫裂伤严重。

(一)损伤机制

1.直接外力作用所致脑干损伤

(1)加速或减速伤时,脑干与小脑幕游离缘、斜坡和枕骨大孔缘相撞击而致伤,其中以脑干被盖部损伤多见。

(2)暴力作用时,颅内压增高,压力向椎管内传递时,形成对脑干的冲击伤。

(3)颅骨骨折的直接损伤。

2.间接外力作用所致脑干损伤

主要见于坠落伤和挥鞭样损伤。

3.继发性脑干损伤

颞叶钩回疝、脑干受挤压导致脑干缺血。

(二)病理

1.脑干震荡

临床有脑干损伤的症状和体征,光镜和电镜特点同脑震荡。

2.脑干挫裂伤

表现为脑干表面的挫裂及内部的点片状出血。继发性脑干损伤时,脑干常扭曲变形,内部有出血和软化。

(三)临床表现

1.意识障碍

原发性脑干损伤患者,伤后常立即发生昏迷,昏迷为持续性,时间多较长,很少出现中间清醒或中间好转期,如有,应想到合并颅内血肿或其他原因导致的继发性脑干损伤。

2.瞳孔和眼运动改变

瞳孔和眼运动改变与脑干损伤的平面有关。中脑损伤时,初期两侧瞳孔不等大,伤侧瞳孔散大,对光反应消失,眼球向下外倾斜;两侧损伤时,两侧瞳孔散大,眼球固定。脑桥损伤时,可出现两瞳孔极度缩小,两侧眼球内斜,同向偏斜或两侧眼球分离等征象。

3.去脑强直

去脑强直是中脑损伤的表现,头部后仰,两上肢过伸和内旋,两下肢过伸,躯体呈角弓反张状态。开始可为间断性发作,轻微刺激即可诱发,以后逐渐转为持续状态。

4.锥体束征

锥体束征是脑干损伤的重要体征之一,包括肢体瘫痪、肌张力增高、腱反射亢进和病理反射出现等。在脑干损伤早期,由于多种因素的影响,锥体束征的出现常不恒定。但基底部损伤时,体征常较恒定。如脑干一侧性损伤则表现为交叉性瘫痪。

5.生命体征变化

(1)呼吸功能紊乱:脑干损伤常在伤后立即出现呼吸功能紊乱。当中脑下端和脑桥上端的呼吸调节中枢受损时,出现呼吸节律的紊乱,如陈-施呼吸;当脑桥中下部的长吸中枢受损时,可出现抽泣样呼吸;当延髓的吸气和呼气中枢受损时,则发生呼吸停止。在脑干继发性损害的初期,如小脑幕切迹疝的形成时,先出现呼吸节律紊乱,陈-施呼吸,在脑疝的晚期颅内压继续升高,小脑扁桃体疝出现,压迫延髓,呼吸即先停止。

(2)心血管功能紊乱:当延髓损伤严重时,表现为呼吸心跳迅速停止,患者死亡。较高位的脑干损伤时出现的呼吸循环紊乱常先有一兴奋期,此时脉搏缓慢有力,血压升高,呼吸深快或呈喘息样呼吸,以后转入衰竭,脉搏频速,血压下降,呼吸呈潮式,终于心跳呼吸停止。一般呼吸停止在先,在人工呼吸和药物维持血压的条件下,心跳仍可维持数天或数月,最后往往因心力衰竭而死亡。

(3)体温变化:脑干损伤后有时可出现高热,这多由于交感神经功能受损,出汗的功能障碍,影响体热的发散所致。当脑干功能衰竭时,体温则可降至正常以下。

6.内脏症状

(1)上消化道出血:为脑干损伤应激引起的急性胃黏膜病变所致。

(2)顽固性呃逆。

(3)神经源性肺水肿:是由于交感神经兴奋,引起体循环及肺循环阻力增加所致。

(四)辅助检查

1.腰椎穿刺

脑脊液压力正常或轻度增高,多呈血性。

2.颅骨 X 线平片

颅骨骨折发生率高,也可根据骨折的部位,结合受伤机制推测脑干损伤的情况。

3.颅脑 CT、MRI 扫描

原发性脑干损伤表现为脑干肿大,有点片状密度增高区,脚间池、桥池、四叠体池及第四脑室受压或闭塞。继发性脑疝的脑干损伤除显示继发性病变的征象外,还可见脑干受压扭曲向对侧移位。MRI 可显示脑干内小出血灶与挫裂伤,由于不受骨性伪影影响,显示较 CT 清楚。

4.颅内压监测

有助于鉴别原发性或继发性脑干损伤,继发者可有颅内压明显升高,原发者升高不明显。脑干听觉诱发电位(BAEP),可以反映脑干损伤的平面与程度。

(五)诊断与鉴别诊断

原发性脑干损伤伤后即出现持续性昏迷状态并伴脑干损伤的其他症状、体征,而不伴有颅内压增高,可借CT,甚至MRI检查以明确脑干损伤并排除脑挫裂伤、颅内血肿,以此也可与继发性脑干损伤相鉴别。脑干损伤平面的判断除依据脑干听觉诱发电位外,还可以借助各项脑干反射加以判断。随脑干损伤部位的不同,可出现相应平面生理反射的消失与病理反射的引出。

1.生理反射

（1）睫脊反射：刺激锁骨上区引起同侧瞳孔扩大。

（2）额眼轮匝肌反射：用手指牵拉患者眉梢外侧皮肤并固定之，然后用叩诊锤叩击手指，引起同侧眼轮匝肌收缩闭目。

（3）垂直性眼前庭反射或头眼垂直反射：患者头俯仰时双眼球与头的动作呈反方向上下垂直移动。

（4）瞳孔对光反射：光刺激引起瞳孔缩小。

（5）角膜反射：轻触角膜引起双眼轮匝肌收缩闭目。

（6）嚼肌反射：叩击颏部引起咬合动作。

（7）头眼水平反射或水平眼前庭反射：头左右转动时双眼球呈反方向水平移动。

（8）眼心反射：压迫眼球引起心率减慢。

2.病理反射

（1）掌颏反射：轻划手掌大鱼际肌处皮肤引起同侧颏肌收缩。

（2）角膜下颌反射：轻触角膜引起闭目，并反射性引起翼外肌收缩使下颌向对侧移动。

（六）救治原则与措施

原发性脑干损伤病情危重，死亡率高，损伤较轻的小儿及青年可以恢复良好，一般治疗措施同重型颅脑损伤。尽早气管切开，亚低温疗法，防治并发症。原发性脑干损伤一般不采用手术，继发性脑干损伤，着重于及时解除颅内血肿、脑水肿等引起急性脑受压的因素，包括手术及减轻脑水肿的综合治疗。

四、下丘脑损伤

下丘脑损伤是指颅脑损伤过程中，由于颅底骨折或头颅受暴力打击，直接伤及下丘脑，而出现的特殊的临床综合征。

（一）损伤机制与病理

下丘脑深藏于颅底蝶鞍上方，因此暴力作用方向直接或间接经过下丘脑者，皆可能导致局部损伤。此外，小脑幕切迹下疝时亦可累及此区域。

下丘脑损伤时，常出现点、灶状出血，局部水肿软化及神经细胞的坏死，亦有表现为缺血性变化，常可累及垂体柄及垂体，构成严重神经内分泌紊乱的病理基础。

（二）临床表现

1.意识及睡眠障碍

下丘脑后外侧区与中脑被盖部均属上行网状激动系统，维持人生理觉醒状态，因而急性下丘脑损伤时，患者多呈嗜睡、浅昏迷或深昏迷状态。

2.体温调节障碍

下丘脑具有体温调节功能，当下丘脑前部损害时，机体散热功能障碍，可出现中枢性高热；其后部损伤出现产热和保温作用失灵而引起体温过低，如合并结节部损伤，可出现机体代谢障碍，体温将更进一步降低，如下丘脑广泛损伤，则体温随环境温度而相应升降。

3.内分泌代谢功能紊乱

（1）下丘脑视上核、室旁核受损或垂体柄视上核垂体束受累，致抗利尿激素合成释放障碍，引起中枢性尿崩。

(2)下丘脑-垂体-靶腺轴的功能失调：可出现糖、脂肪代谢的失调，尤其是糖代谢的紊乱，表现为高血糖，常与水代谢紊乱并存，可出现高渗高糖非酮性昏迷，患者极易死亡。

4.自主神经功能紊乱

下丘脑的自主神经中枢受损，可出现血压波动，或高或低，以低血压多见。血压不升伴低体温常是预后不良征兆。呼吸功能紊乱表现为呼吸浅快或减慢。视前区损害可发生急性神经源性肺水肿。消化系统主要表现为急性胃黏膜病变，引起上消化道出血，重者可出现胃十二指肠穿孔。

5.局部神经体征

主要是鞍区附近的脑神经受累体征，包括视神经、视束、滑车神经等。

(三)辅助检查

1.颅骨 X 线平片

多伴颅底骨折，骨折线常经过蝶骨翼、筛窦、蝶鞍等部位。

2.颅脑 CT 扫描

可显示下丘脑不规则的低密度、低信号的病变区，鞍上池消失或有蛛网膜下腔出血，第三脑室前部受压消失。另外还可见颅底骨折及额颞底面脑挫裂伤征象。

(四)诊断与鉴别诊断

孤立而局限的下丘脑原发损伤极为少见，在头颅遭受外伤的过程中，常出现多个部位的损伤，因此下丘脑损伤的诊断常受到其他部位脑损伤引起的症状的干扰，在临床上只要具有一种或两种下丘脑损伤的表现，就应想到有下丘脑损伤的可能性。特别是鞍区及其附近有颅底骨折时，更应提高警惕。

(五)救治原则与措施

急性下丘脑原发性损伤是严重的脑损伤之一，治疗上按重型颅脑损伤的治疗原则进行。早期应注意采用强有力的措施控制高热和脑水肿。控制自主神经症状的发生、发展也是十分重要的。中枢性尿崩可采用替代疗法。

（王　亮）

第二节　开放性颅脑损伤

开放性颅脑损伤是颅脑各层组织开放伤的总称，它包括头皮裂伤、开放性颅骨骨折及开放性脑损伤，而不是开放性脑损伤的同义词。硬脑膜是保护脑组织的一层坚韧纤维膜屏障，此层破裂与否，是区分脑损伤为闭合性或开放性的分界线。

开放性颅脑损伤的原因很多，大致划为两大类，即非火器伤与火器伤。

一、非火器性颅脑损伤

各种造成闭合性颅脑损伤的原因都可造成头皮、颅骨及硬脑膜的破裂，造成开放性颅脑损伤，在和平时期的颅脑损伤中，以闭合伤居多，开放性伤约占16.8％，而后者中又以非火器颅脑损伤较多。

（一）临床表现

1.创伤的局部表现

开放性颅脑伤的伤因、暴力大小不一，产生损伤的程度与范围差别极大。创伤多位于前额、额眶部，亦可发生于其他部位，可为单发或多发，伤口整齐或参差不齐，有时沾有头发、泥沙及其他污物，有时骨折片外露，也有时致伤物如钉、锥、铁杆嵌顿于骨折处或颅内。头皮血运丰富，出血较多，当大量出血时，需考虑是否存在静脉窦破裂。

2.脑损伤症状

患者常有不同程度的意识障碍与脑损害表现，脑部症状取决于损伤的部位、范围与程度。其临床表现同闭合性颅脑损伤部分。

3.颅内压改变

开放性脑损伤时，因颅骨缺损、血液、脑脊液及破碎液化坏死的脑组织可经伤口流出，或为脑膨出，颅内压力在一定程度上可得到缓冲。如伴脑脊液大量流失，可出现低颅内压状态。创口小时可与闭合性脑损伤一样，出现脑受压征象。

4.全身症状

开放性颅脑损伤时出现休克的机会较多，不仅因外出血造成失血性休克，还可由于颅腔呈开放性，脑脊液与积血外溢，使颅内压增高得到缓解，颅内压引起的代偿性血压升高效应减弱。同时伴有的脊柱、四肢及胸腹伤可有相应的症状及体征。

（二）辅助检查

1.X线片

颅骨的 X 线片检查有助于骨折的范围、骨碎片与异物在颅内的存留情况的了解。

2.颅脑 CT 扫描

可显示颅骨、脑组织的损伤情况，能够对碎骨片及异物定位，发现颅内或脑内血肿等继发性改变。CT 较 X 线片更能清楚地显示 X 线吸收系数低的非金属异物。

（三）诊断

开放性颅脑损伤一般易于诊断，根据病史、检查伤口内有无脑脊液或脑组织，即可确定开放性损伤的情况。X 线片及 CT 扫描更有利于伤情的诊断。少数情况下，硬脑膜裂口很小，可无脑脊液漏，初诊时难以确定是否为开放性脑损伤，而往往手术探查时才能明确。

（四）救治原则与措施

1.治疗措施

首先做创口止血、包扎、纠正休克，患者入院后有外出血时，应采取临时性止血措施，同时检查患者的周身情况，有无其他部位严重合并伤，是否存在休克或处于潜在休克。当患者出现休克或处于休克前期时，最重要的是先采取恢复血压的有力措施，加快输液、输血，不必顾虑因此加重脑水肿的问题，当生命体征趋于平稳时，才适于进行脑部清创。

2.手术原则

（1）早期清创：按一般创伤处理的要求，尽早在伤后 6 小时内进行手术。在目前有力的抗生素防治感染的条件下，可延长时限至伤后 48 小时。

（2）彻底清创手术的要求：早期彻底清除术，应一期缝合脑膜，将开放性脑损伤转为闭合性，经清创手术，脑水肿仍严重者，则不宜缝合硬脑膜，而需进行减压术，避免发生脑疝。

（3）并存脏器伤时，应在输血保证下，迅速处理内脏伤，第二步行脑清创术。这时如有颅内血肿,脑受压危险,伤情特别急,需有良好的麻醉处理,输血、输液稳定血压,迅速应用简捷的方法,制止内出血,解除脑受压。

(4)颅骨缺损一般在伤口愈合后3～4个月进行修补为宜,感染伤口修补颅骨至少在愈合半年后进行。

3.手术方法

应注意的是,术中如发现硬脑膜颜色发蓝、颅内压增高,疑有硬脑膜下血肿,应切开硬脑膜探查处理。脑搏动正常时,表明脑内无严重伤情,无必要切开探查,以免将感染带入脑部。开放性脑损伤的清创应在直视下进行,逐层由外及里冲净伤口,去除污物、血块,摘除碎骨片与异物,仔细止血,吸去糜烂失活的脑组织,同时要珍惜脑组织,不做过多的切除。保留一切可以保留的脑血管,避免因不必要的电凝或夹闭脑的主要供血动脉及回流静脉引起或加重脑水肿、脑坏死及颅内压增高。脑挫裂伤较严重,颅内压增高,虽经脱水仍无缓解,可容许做内减压术。清创完毕,所见脑组织已趋回缩、颅内压已降低的情况下,缝合硬脑膜及头皮。

钢钎、钉、锥等较粗大锐器刺入颅内,有时伤器为颅骨骨折处所嵌顿。如伤者一般情况好,无明显颅内出血症状者,不宜立即拔出,特别是位于动脉干与静脉窦所在处和鞍区的创伤。应摄头颅X线片了解颅内伤器的大小、形态和方位,如异物靠近大血管时,应进一步行脑血管造影,查明异物与血管等邻近结构的关系,据此制订出手术方案,术前做好充分的输血准备。行开颅手术时,先切除金属异物四周的颅骨进行探查,若未伤及静脉,扩大硬脑膜破口,在直视下,徐徐将异物退出,随时观察伤道深处有无大出血,然后冲洗伤道、止血,放置引流管,缝合修补硬脑膜,闭合伤口,术后24～36小时拔除引流管。

颅面伤所致开放性脑损伤,常涉及颌面、鼻窦,眼部及脑组织。

清创术的要求:①做好脑部清创与脑脊液漏的修补处理;②清除可能引起的创伤感染因素;③兼顾功能与整容的目的。手术时要先扩大额部伤口或采用冠状切口,翻开额部皮瓣,完成脑部清创与硬脑膜修补术,然后对鼻窦做根治性处理。最后处理眼部及颌面伤。

脑挫裂伤、脑水肿及感染的综合治疗同闭合性颅脑外伤。

二、火器性颅脑损伤

火器性颅脑损伤是神经外科的一个重要课题。战争时期,火器性颅脑损伤是一种严重战伤,尤其是火器性颅脑穿通伤,处理复杂,死亡率高。在和平时期也仍然是棘手的问题。创伤医学及急救医学的发展,虽使火器性颅脑损伤的病理生理过程得到进一步阐明,火器性颅脑损伤的抢救速度、诊疗条件也有了很大的提高,但是其死亡率仍高。

(一)分类

目前按硬脑膜是否破裂将火器性颅脑损伤简化分为非穿通伤和穿通伤两类。

1.非穿通伤

常有局部软组织或伴颅骨损伤,但硬脑膜尚完整,创伤局部与对冲部位可能有脑挫裂伤,或形成血肿。此类多为轻、中型伤,少数可为重型。

2.穿通伤

穿通伤即开放性脑损伤。颅内多有碎骨片、弹片或枪弹存留,伤区脑组织有不同程度的破坏,并发弹道血肿的机会多,属重型伤,通常将穿通伤又分为以下几种。①非贯通伤:只有入口而无出口,在颅内入口附近常有碎骨片与异物,金属异物存留在颅内,多位于伤道的最远端,局部脑挫裂伤较严重。②贯通伤:有入口和出口,入口小,出口大。颅内入口及颅外皮下出口附近有碎骨片,脑挫裂伤严重,若伤及生命中枢,伤者多在短时间内死亡。③切线伤:头皮、颅骨和脑呈沟槽状损伤或缺损,碎骨片多在颅内或颅外。④反跳伤:弹片穿入颅内,受到入口对侧颅骨的抵抗,变换方向反弹停留在脑组织内,构成复杂伤道。

此外按投射物的种类又可分为弹片伤、枪弹伤,也可按照损伤部位来分类,以补充上述的分类法。

(二)损伤机制与病理

火器性颅脑损伤的病理改变与非火器伤有所不同,伤道脑的病理改变分为三个区域。

1.原发伤道区

原发伤道区是反映伤道的中心部位,内含毁损液化的脑组织,与出血和血块交融,杂有颅骨碎片、头发、布片、泥沙以及弹片或枪弹等。伤道的近侧可由于碎骨片造成支道,间接增加脑组织损伤范围,远侧则形成贯通伤、盲管或反跳伤。脑膜与脑的出血容易在伤道内聚积形成硬脑膜外、硬脑膜下、脑内或脑室内血肿。伤道内的血肿可位于近端、中段与远端。

2.挫裂伤区

在原发伤道的周围,脑组织呈点状出血和脑水肿,神经细胞、少枝胶质细胞及星形细胞肿胀或崩解。致伤机制是由于高速投射物穿入密闭颅腔后的瞬间,在脑内形成暂时性空腔,产生超压现象,冲击波向周围脑组织传递,使脑组织顿时承受高压及相继的负压作用而引起脑挫裂伤。

3.震荡区

位于脑挫裂区周围,是空腔作用之间接损害,伤后数小时逐渐出现血液循环障碍、充血、淤血、外渗及水肿等,但尚为可逆性。

另外,脑部可能伴有冲击伤,乃因爆炸引起的高压冲击波所致,脑部可发生点状出血、脑挫裂伤和脑水肿。

脑部的病理变化可随创伤类型、伤后时间、初期外科处理及后期治疗情况而有所不同。脑组织的血液循环与脑脊液循环障碍,颅内继发性出血与血肿形成,急性脑水肿,并发感染等,皆可使病理改变复杂化。

(三)临床表现

1.意识障碍

伤后意识水平是判断火器性颅脑损伤轻重的最重要指标,是手术指征和预后估计的主要依据。但颅脑穿通伤有时局部有较重的脑损伤,可不出现昏迷。应强调连续观察神志变化过程,如伤者在伤后出现中间清醒期或好转期,或受伤当时无昏迷随后转入昏迷,或意识障碍呈进行性加重,都反映伤者存在急性脑受压征象。在急性期,应警惕创道或创道邻近的血肿,慢性期的变化可能为脓肿。

2.生命体征的变化

重型颅脑伤者,伤后多数立即出现呼吸、脉搏、血压的变化。伤及脑干部位重要生命中枢者,可早期发生呼吸紧迫,缓慢或间歇性呼吸,脉搏转为徐缓或细远,脉律不整与血压下降等中枢性衰竭征象。呼吸深而慢,脉搏慢而有力,血压升高的进行变化是颅内压增高、脑受压和脑疝的危象,常指示颅内血肿。开放伤引起外出血,大量脑脊液流失,可引起休克和衰竭。出现休克时应注意查明有无胸、腹伤、大的骨折等严重合并伤。

3.脑损伤症状

伤者可因脑挫裂伤、血肿、脑膨出而出现相应的症状和体征。蛛网膜下腔出血可引起脑膜刺激征。下丘脑损伤可引起中枢性高热。

4.颅内压增高

火器伤急性期并发颅内血肿的机会较多,但弥漫性脑水肿更使人担忧,主要表现为头痛、恶心、呕吐及脑膨出。慢性期常是由于颅内感染、脑水肿,表现为脑突出,意识转坏和视盘水肿,到一定阶段,反映到生命体征变化,并最终出现脑疝体征。

5.颅内感染

穿通伤的初期处理不彻底或过迟,易引起颅内感染。主要表现为高热、颈强直、脑膜刺激征。

6.颅脑创口的检查

这在颅脑火器伤是一项特别重要的检查。出入口的部位、数目、形态、出血、污染情况均很重要,出入口的连线有助于判断穿通伤是否横过重要结构。

(四)辅助检查

1.颅骨 X 线片

对颅脑火器伤应争取在清除表面污染后常规拍摄颅片。拍片不仅可以明确是非贯通伤还是贯通伤,颅内是否留有异物,并了解确切位置,对指导清创手术有重要作用。

2.脑超声波检查

观察中线波有无移位作为参考。二维及三维超声有助于颅内血肿、脓肿,脑水肿等继发性改变的判断。

3.脑血管造影

在无 CT 设备的情况下,脑血管造影有很大价值,可以提供血肿的部位和大小的信息。脑血管造影还有助于外伤性颅内动脉瘤的诊断。

4.CT 扫描

颅脑 CT 扫描对颅骨碎片、弹片、创道、颅内积气、颅内血肿、弥漫性脑水肿和脑室扩大等情况的诊断,既正确又迅速,对内科疗效的监护也有特殊价值。

(五)诊断

作战时,因伤者多,检查要求简捷扼要,迅速明确颅脑损伤性质和有无其他部位合并伤。早期强调头颅 X 线平片检查,对明确诊断及指导手术有重要意义。晚期存在的并发症、后遗症可根据具体情况选择诊断检查方法包括脑超声波、脑血管造影及 CT 扫描等。在和平时期,火器性颅脑损伤伤者如能及时被送往有条件的医院,早期进行包括 CT 扫描在内的各种检查,可使诊断确切,以利早期治疗。

(六)救治原则与措施

1.急救

(1)保持呼吸道通畅:简单的方法是把下颌向前推拉,侧卧,吸除呼吸道分泌物和呕吐物,也可插管过度换气。

(2)抢救休克:早期足量的输血、输液和保持呼吸道通畅是战争与和平时期枪伤治疗的两大原则。

(3)严重脑受压的急救:伤者在较短时间内出现单侧瞳孔散大或很快双瞳变化,呼吸转慢,估计不能转送至手术医院时,则应迅速扩大穿通伤入口,创道浅层血肿常可涌出而使部分伤者获救,然后再考虑转送。

(4)创伤包扎:现场抢救只做伤口简单包扎,以减少出血,有脑膨出时,用敷料绕其周围,保护脑组织以免污染和增加损伤。强调直接送专科处理,但已出现休克或已有中枢衰竭征象者,应就地急救,不宜转送。尽早开始大剂量抗生素治疗,应用 TAT。

2.优先手术次序

大量伤者到达时,伤者手术的顺序大致如下。

(1)有颅内血肿等脑受压征象者,或伤道有活动性出血者,优先手术。

(2)颅脑穿通伤优先于非穿通伤手术,其中脑室伤有大量脑脊液漏及颅后窝伤也应尽早处理。

(3)同类型伤,先到达者,先作处理。

(4)危及生命的胸、腹伤优先处理,然后再处理颅脑伤;如同时已有脑疝征象,伤情极重,在良好的麻醉与输血保证下,两方面手术可同时进行。

3.创伤的分期处理

(1)早期处理(伤后72小时以内):早期彻底清创应于24小时以内完成,但由于近代有效抗生素的发展,对于转送较迟,垂危或其他合并伤需要紧急处理时,脑部的清创可以推迟至72小时。一般认为伤后3~8小时最易形成创道血肿,故最好在此期或更早期清创。

(2)延期处理(伤后3~6天):伤口如尚未感染,也可以清创,术后缝合伤口,置橡皮引流,或两端部分缝合或不缝依具体情况而定。伤口若已感染,则可扩大伤口和骨孔,使脓液引流通畅,此时不宜脑内清创,以免感染扩散,待感染局限后晚期清创。

(3)晚期处理(伤后7天以上):未经处理的晚期伤口感染较重,应先药物控制感染,若创道浅部有碎骨片,妨碍脓液引流,也可以扩大伤口,去除异物,待后择期进一步手术。

(4)二期处理(再次清创术):颅脑火器伤可由于碎骨片、金属异物的遗留、脑脊液漏及术后血肿等情况进行二次手术。

(七)清创术原则与方法

麻醉、术前准备、一般清创原则基本上与平时开放性颅脑损伤的处理相同,在战时,为了减轻术后观察和护理任务,宜多采用局麻或只有短暂的全身麻醉。开颅可用骨窗法和骨瓣法,彻底的颅脑清创术要求修整严重污染或已失活的头皮、肌肉及硬脑膜,摘尽碎骨片,确实止血。对过深难以达到的金属异物不强求在一期清创中摘除。清创术后,颅内压下降,脑组织下塌,脑搏动良好,冲净伤口,缝合修补硬脑膜,缝合头皮,硬脑膜外可置引流1~2天。

对于脑室伤,要求将脑室中的血块及异物彻底清创,充分止血,术毕用含抗生素的生理盐水冲净伤口,对预防感染有一定作用,同时可做脑室引流。摘出的碎骨片数目要与 X 线平片之数目核对,避免残留骨片形成颅内感染的隐患。新鲜伤道中深藏的磁性金属异物和弹片,可应用磁性导针伸入伤道吸出。颅脑贯通伤出口常较大,出口的皮肤血管也易于损伤,故清创常先从出口区进行。若入口处有脑膨出或血块涌出,则入口清创优先进行。

下列情况需行减压术,硬脑膜可不予缝合修补:①清创不彻底;②脑挫裂伤严重,清创后脑组织仍肿胀或膨出;③已化脓之创伤,清创后仍需伤道引流;④止血不彻底。

(八)术后处理

脑穿通伤清创术后,需定时观察生命体征、意识、瞳孔的变化,观察有无颅内继发出血、脑脊液漏等。加强抗脑水肿、抗感染、抗休克治疗。保持呼吸道通畅,吸氧。躁动、癫痫高热时,酌情使用镇静药,冬眠药和采用物理方法降温,昏迷瘫痪伤者,定时翻身,预防肺炎,压疮和泌尿系统感染。

(九)颅内异物存留

开放性颅脑损伤,特别是火器伤常有金属弹片及碎骨片、草木、泥沙、头发等异物进入颅内。当早期清创不彻底或因异物所处部位较深,难以取出时,异物则存留于颅内。异物存留有可能导致颅内感染,其中碎骨片易伴发脑脓肿,而且可促使局部脑组织退行性变,极少数金属异物尚可有位置的变动,从而加重脑损伤,从而需手术取出异物。摘除金属异物的手术指征为:①直径大于 1 cm 的金属异物因易诱发颅内感染而需手术;②位于非功能区、易于取出且手术创伤及危险性小;③出现颅内感染征象或顽固性癫痫及其他较严重的临床症状者;④合并有外伤性动脉瘤者;⑤脑室穿通伤,异物进入脑室时,由于极易引起脑室内出血及感染,且异物在脑室内移动可以损伤脑室壁,常需手术清除异物。手术方法可分为骨窗或骨瓣开颅直接手术取除异物及采用立体定向技术用磁性导针或异物钳取除异物。前者有造成附加脑损伤而加重症状的危险,手术宜沿原伤道口进入,避开重要功能区,可应用于表浅部位及脑室内异物取除。近年来,由于立体定向技术的发展,在 X 线颅骨正侧位片及头部 CT 扫描准确定位及监控下,颅骨钻孔后,精确地将磁导针插入脑内而吸出弹片;或利用异物钳夹出颅内存留的异物。此种方法具有手术简便,易于接受,附加损伤少等优点,但当吸出或钳夹异物有困难时,需谨慎操作,以免损伤异物附近的血管而并发出血。手术前后需应用抗生素预防感染,并需重复注射 TAT。

(王 亮)

第三节 急性硬脑膜外血肿

硬脑膜外血肿(EDH)是外伤后血肿积聚于颅骨与硬脑膜间。占闭合性颅脑损伤的 2%～3%,占颅内血肿的 25%～30%,仅次于硬脑膜下血肿。急性硬脑膜外血肿通常伤后 3 天内出现脑受压症状,占 86.2%,亚急性血肿占 10.3%,慢性血肿占 3.5%;颞叶最常见,亦见于额叶、顶叶、枕叶及颅后窝等,多为单发,有时与硬脑膜下或脑内血肿并存。

一、病因及致伤机制

多因头部遭受外力打击,颅骨骨折或局部变形,伤及血管形成血肿,积聚于颅骨与硬脑膜间,硬脑膜与颅骨分离时撕裂小血管,使血肿增大。颅盖部硬脑膜与颅骨附着较松,易分离;颅底部附着较紧,分离困难,故硬脑膜外血肿多见于颅盖部。出血常来源于脑膜血管、静脉窦及板障静脉,脑膜中动脉最常见。出血引起颅内压增高因出血速度、原发性脑损伤而不同,成人血肿幕上 20 mL,幕下 10 mL 即可引起急性脑疝。

成人脑膜中动脉主干及分支走行于骨沟中或被骨管包围,颅骨骨折易损伤,主干或主要分支损伤出血凶猛,短时间形成巨大血肿,多在颞部;前支出血在额顶部,后支出血在颞部或颞顶部。脑膜前动脉、脑膜中静脉、上矢状窦、横窦和乙状窦亦可出血,静脉壁无平滑肌层,无收缩力,出血猛烈。颅骨骨折引起板障静脉出血,不形成巨大血肿,常为颅后窝硬脑膜外血肿来源。少数病例损伤使颅骨与硬脑膜分离,但无骨折,硬脑膜表面小血管破裂形成 EDH。

二、临床表现

(1)头部直接暴力外伤史,15～30岁多见,婴幼儿颅内血管沟较浅,骨折不易损伤脑膜中动脉。发病急骤,临床表现取决于血肿的量、部位、形成速度、是否合并脑干伤或脑挫裂伤等。

(2)根据是否伴原发性脑损伤及损伤程度,出现三种意识改变:①伤后无昏迷,出现进行性意识障碍。②伤后短期昏迷后意识逐渐转清(中间清醒期),后来再度昏迷,是典型表现。③伤后持续性昏迷进行性加重。急性硬脑膜外血肿常见前两种意识障碍,第三种常见于硬脑膜下血肿和脑内血肿。

(3)硬脑膜外血肿压迫、脑水肿及颅内压升高,清醒患者常诉剧烈头痛,伴呕吐,昏迷患者呕吐频繁。早期出现 Cushing 反应,血压升高,收缩压明显升高,脉搏缓慢,呼吸变慢不规则。硬脑膜外血肿压迫脑功能区出现相应体征,如运动区可见中枢性面瘫、轻偏瘫、运动性失语等,矢状窦旁出现下肢单瘫,颅后窝出现眼震、共济失调及肌张力减低等。

(4)小脑天幕上硬脑膜外血肿引起脑移位导致小脑幕切迹疝,意识障碍进行性加重、患侧瞳孔散大、光反射消失和对侧病理征等。少数出血速度快,血肿量大,可造成脑干急性移位扭曲,使对侧大脑脚嵌压在小脑幕切迹缘,引起同侧肢体瘫和对侧瞳孔散大,脑疝急剧发展,短时间可出现双瞳孔散大,病理性呼吸及去大脑强直发作等导致死亡。小脑幕切迹疝晚期或颅后窝硬脑膜外血肿使颅后窝压力增高,推移小脑扁桃体疝至枕骨大孔下椎管内,形成枕骨大孔疝,出现呼吸功能抑制、心率慢、血压下降、呼吸及心跳停止等;颅后窝硬脑膜外血肿引起枕骨大孔疝,一旦意识障碍,瞳孔变化与呼吸骤停几乎同时发生。

(5)头颅 X 线片,如病情允许可常规拍摄颅骨正侧位片,枕部着力加摄额枕(汤氏)位,凹陷性骨折应做切线位,注意骨折线与正常压迹、颅缝、变异缝区别。95%的患者有颅骨骨折,线性骨折居多,多在着力部位,常横过脑膜血管沟或静脉窦。CT 检查是本病诊断之首选,能清晰显示脑组织受压,中线结构移位,脑室和脑池形态、位置及血肿量等,典型为颅骨下方凸透镜样高密度影(图 6-1)。DSA 可显示血肿部位典型双凸形无血管区及中线移位,矢状窦旁或跨矢状窦硬脑膜外血肿在静脉和静脉窦期可见该段矢状窦和静脉注入段受压下移。高度怀疑颅内血肿,无条件做 CT 检查时,颅内钻孔探查术简单有效。

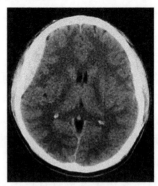

图 6-1　头颅 CT

显示急性硬脑膜外血肿,在右侧颅骨下方的凸透镜样高密度影

三、诊断及鉴别诊断

应在脑疝形成前早期诊断,临床密切观察颇重要,清醒患者出现淡漠、嗜睡或躁动,双侧眼底视盘水肿,血压升高,脉压>4.7 kPa(35 mmHg),出现新的神经体征进行性加重,应高度怀疑颅内血肿,及时行 CT 检查明确诊断。须注意与急性硬脑膜下血肿、脑内血肿和脑水肿鉴别(表 6-1)。

表 6-1　硬脑膜外血肿与硬脑膜下血肿、脑内血肿和脑水肿的鉴别

鉴别要点	硬脑膜外血肿	硬脑膜下血肿、脑内血肿	脑水肿
意识改变	常有中间清醒期	多为进行性意识障碍	相对稳定,脱水治疗好转
原发性损伤	无或很轻	一般较重	重或脑损伤
脑受压症状	多出现于伤后 24 小时内	24～28 小时内(特急型例外)	伤后 2～3 天脑水肿高峰期
病变定位	多在着力点或骨折线附近	多在对冲部位	着力部较轻,对冲部位重
颅骨骨折	多为线性骨折,约 90%	50% 有骨折	较少
脑血管造影	凸透镜样无血管区	月牙形无血管区或脑内"抱球征"	血管移位不明显
CT 检查	紧靠内板双凸透镜高密度影	硬脑膜下或脑内不规则高密度影	病变区呈低密度影
MRI 检查	T_2WI 可见内板下透镜状高信号影,强度变化与血肿期龄有关	T_2WI 可见急性期称低信号或等信号,亚急性及慢性为高信号	脑室、脑池变小,T_2WI 可见白灰质交界处损伤灶,伴高信号水肿区

四、治疗

(一)手术治疗

1.手术指征

(1)临床症状:体征呈进行性加重。

(2)无明显症状,但血肿厚度>1 cm。

(3)CT 检查:幕上血肿量>30 mL,颞部>20 mL,幕下>10 mL,中线移位>1 cm,有急性颅内压增高和占位效应。硬脑膜外血肿不易吸收,手术指征可适当放宽。

2.手术方法

手术方法包括骨窗开颅硬脑膜外血肿清除术,适于病情危急已出现脑疝,来不及 CT 检查,直接送手术室抢救患者,钻孔探查和扩大骨窗清除血肿,在瞳孔散大侧翼点附近钻孔可发现60%～70%的硬脑膜外血肿,其次是骨折线附近或着力部位,额极、顶结节或枕部钻孔,骨孔直径为3 cm,以防遗漏;若血肿清除后硬脑膜张力仍高或呈蓝色,应切开探查,以免遗漏硬脑膜下或脑内血肿;术毕硬脑膜外置胶管引流,分层缝合头皮,颅骨缺失待 2～3 个月后择期修补。

骨瓣开颅硬脑膜外血肿清除术适于血肿定位明确,根据 CT 检查成形骨瓣开颅;钻孔穿刺清除硬脑膜外血肿适于紧急抢救,锥孔或钻孔排出部分液态血肿,暂时缓解颅高压,赢得时间;小脑幕游离缘切开基底池外引流术适于硬脑膜外血肿发生脑疝的严重病例。

术后患者进入 ICU 观察意识、瞳孔、颅内压及生命体征,监测液体出入量、电解质、血糖、血气和肝肾功能等,术后 24～48 小时拔出引流;保持呼吸道通畅,昏迷患者及早气管切开,以防低氧血症;适量使用脱水利尿剂,维持水、电解质及酸碱平衡;预防感染,防止肺炎、尿路感染及压疮等;以及其他对症治疗。

(二)非手术治疗

非手术治疗的指征如下。

(1)意识清楚,无进行性意识障碍或 GCS≥14 分。

(2)无脑受压症状体征和视盘水肿。

(3)CT 检查幕上血肿量<30 mL,幕下血肿量<10 mL,中线移位<0.5 cm,无明显占位效应者。

(4)非颞部或颅后窝血肿。严密观察病情变化,合理应用降颅内压药,CT 监测血肿吸收情况,若病情恶化可立即手术。

脑原发性损伤较轻,无严重并发症者预后良好,死亡率 10%～25%,死因为脑疝引起继发性脑干损害。

(吴明忠)

第四节　硬脑膜下血肿

硬脑膜下血肿(SDH)是外伤性血肿积聚于硬脑膜与蛛网膜之间。发生率占闭合性颅脑损伤的 5%～6%,占颅内血肿的 50%～60%,是最常见的颅内血肿。

根据症状出现时间分为急性、亚急性和慢性硬脑膜下血肿。根据伴脑挫裂伤可分为复合型、单纯型硬脑膜下血肿,前者因脑挫裂伤、脑皮质动静脉出血,血液积聚在硬脑膜与脑皮质之间,可急性或亚急性起病,预后较差;后者为桥静脉断裂,出血较慢,血液积聚在硬脑膜与蛛网膜之间,呈慢性病程,脑部原发损伤较轻,预后较好。

一、急性硬脑膜下血肿

急性硬脑膜下血肿(ASDH)在伤后 3 天内出现症状,占硬脑膜下血肿68.6%。多伴较重的脑挫裂伤和脑皮质小动脉出血,伤后病情急剧变化,手术处理较复杂,弥散性活动性出血较难制止,术中及术后脑肿胀、脑水肿较重,治疗困难,死亡率、致残率高。

(一)病因及致伤机制

ASDH 多发生在减速性损伤,出血来源于脑皮质挫裂伤病灶中静脉和动脉,血肿常发生在着力部位脑凸面及对冲部位,如额叶底部、颞极和颞叶底部,常与脑挫裂伤并存,较小血肿也可出现症状。另一来源是脑表面桥静脉,多见于大脑上静脉注入上矢状窦,大脑中静脉和颞极静脉注入蝶顶窦,颞后下吻合静脉(Labbe 静脉)注入横窦等处,多不伴脑挫裂伤,称单纯型血肿,较广泛。

血肿发生部位与头部着力点和着力方式密切相关。①加速性损伤所致脑挫裂伤:血肿多在同侧。②减速性损伤所致脑挫裂伤:血肿多在对侧或着力侧,如一侧枕部着地减速性损伤,血肿多在对侧颞底、额极、颞极和额底部;脑挫裂伤区血肿较大,周围血肿较小,深部可有脑内血肿;枕部着力侧可发生颅后窝硬脑膜外血肿或硬脑膜下血肿。③头侧方受击的减速性损伤:多有同侧复合型硬脑膜下血肿,对侧多为单纯型硬脑膜下血肿,有时着力侧也有硬脑膜外和脑内血肿。④一侧前额着力减速性损伤:硬脑膜下血肿可发生在同侧额底、额极和颞极、颞底部,但同侧枕极和颅后窝几乎无血肿。⑤一侧前额部加速性损伤;多见着力部血肿。⑥枕部或前额部着力愈邻近中线,愈多发双侧硬脑膜下血肿。

(二)临床表现

1.意识障碍严重

脑挫裂伤及继发性脑水肿多同时存在,脑挫裂伤较重、血肿形成速度较快,脑挫裂伤昏迷与血肿导致脑疝昏迷重叠,意识障碍进行性加深,无中间清醒期或意识好转期。

2.颅内压增高明显

急性硬脑膜下血肿多为复合型损伤,可见头痛、喷射性呕吐、躁动,脉率慢、呼吸慢及血压升高等。病情常急剧恶化,一侧瞳孔散大后不久,对侧瞳孔也散大,出现去大脑强直和病理性呼吸,患者迅速处于濒危状态。局灶症状多见脑挫裂伤和血肿压迫可引起中枢性面瘫和偏瘫,局灶性癫痫发作,神经损害体征进行性加重等。

3.CT 检查

CT 是首选检查,可见脑表面新月形高密度影,内缘可不整齐,相对脑皮质内有点片状出血灶,脑水肿明显,脑室受压变形,向对侧移位(图 6-2)。

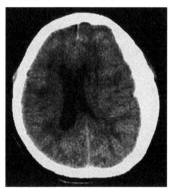

图 6-2　急性硬脑膜下血肿 CT

诊断额底、颞底和两侧性血肿可减少遗漏。颅骨 X 线片可见合并颅骨骨折发生率 50%,较硬脑膜外血肿发生率低,故无颅骨骨折时硬脑膜下血肿可能性大,骨折线与血肿位置常不一致。DSA 可见一侧硬脑膜下血肿典型表现同侧大脑前动脉向对侧移位,同侧脑表面新月形无血管区;如两侧硬脑膜下血肿可见双侧脑表面新月形无血管区,大脑前动脉仅轻微移位或无移位;额叶或颞叶底部硬脑膜下血肿 DSA 可无明显变化。

(三)诊断及鉴别诊断

诊断根据颅脑外伤史;伤后原发昏迷时间长或原发昏迷与继发性意识障碍重叠,昏迷不断加深,脑受压及颅内压增高,伴局灶性体征,CT 显示脑表面新月形高密度影,相对脑皮质点片状出血灶,同侧脑室受压变形,向对侧移位。急性硬脑膜下血肿应注意与急性硬脑膜外血肿鉴别(表 6-2)。

(四)治疗

1.手术指征

急性硬脑膜下血肿病情发展迅速,一经诊断应尽早手术治疗。

表 6-2　急性硬脑膜外血肿与急性硬脑膜下血肿的临床特点

临床特点	急性硬脑膜外水肿	急性硬脑膜下水肿
着力点	在着力点同侧	在着力点对侧多,在着力点同侧少
脑挫裂伤	轻,在冲击部位多	重,在对冲部位多
颅骨骨折	绝大多数均有(95%)	约半数(50%)
血肿与骨折关系	大多数在同侧	约半数在同侧
原发意识障碍	多较轻	多较重
中间意识好转期	较多见,常能完全清醒	较少见,不易完全清醒
蛛网膜下腔出血	较少见,轻	范围较广泛

2.手术治疗

(1)钻孔冲洗引流术:钻孔冲洗引流术适于病情稳定,脑损伤较轻,CT 确诊大脑凸面单纯型硬脑膜下液态血肿,一般在运动前区、后区和颞部钻 2～3 个孔,切开硬脑膜,生理盐水反复冲洗,引出积血,低位留置引流管,持续引流 24～48 小时,分层缝合头皮。

(2)骨窗或骨瓣开颅血肿清除术:骨窗或骨瓣开颅血肿清除术适于血肿定位明确,钻孔血肿呈凝血块,难以冲洗排出,钻孔冲洗,清除血肿后脑组织迅速膨起,颅内压升高;原则是充分清除血肿及挫碎糜烂脑组织,妥善止血。

(3)颞肌下减压术或去骨瓣减压术:颞肌下减压术或去骨瓣减压术,适于急性硬脑膜下血肿伴严重挫裂伤、脑水肿和脑疝形成患者,若无其他血肿,颅内压仍高可行颞肌下或去骨瓣减压术。

3.非手术治疗指征

患者神志清楚,生命体征正常,病情稳定,逐渐减轻,无局灶性神经功能受损表现,CT 检查脑室、脑池无显著受压,血肿量 40 mL 以下,中线移位不超过 1 cm,颅内压监测压力 3.3～4.0 kPa(25～30 mmHg)。

急性硬脑膜下血肿病情危重,死亡率高达 50%～90%,入院 GCS 评分和 CT 表现是判断预后的主要指标。老年人对冲性急性硬脑膜下血肿,血肿量小,病情可很重,预后极差。

二、亚急性硬脑膜下血肿

亚急性硬脑膜下血肿在伤后 3 天至 3 周出现症状,占硬脑膜下血肿 5%。致病原因及病理变化与急性硬脑膜下血肿相似,原发性脑损伤较轻,出血速度稍缓,血肿形成及脑受压较缓慢,颅内容积可代偿,常有中间清醒期,神志恢复不及硬脑膜外血肿明显。

亚急性硬脑膜下血肿如能及时确诊,尽早手术清除血肿,预后较好。

三、慢性硬脑膜下血肿

慢性硬脑膜下血肿(CSDH)在伤后 3 周以上出现症状,占颅内血肿 9.39%,占硬脑膜下血肿 15.6%,双侧发生率高达 14.8%,年发生率(1～2)/10 万,老年人约 16.5/10 万。

(一)病因及致伤机制

CSDH 病因尚未完全明确,65%～75%的病例有颅脑外伤史,34%有乙醇成瘾史,以及抗凝药治疗史等。目前有两种学说:外伤学说认为硬脑膜下腔桥静脉撕裂出血,主要位于矢状窦旁,颅底颞叶前端及小脑幕附近,如致伤作用方向与矢状窦平行,易撕裂桥静脉,作用方向与矢状窦垂直,因有大脑镰抵抗,不易撕裂。静脉出血速度与撕裂程度及颅内压有关。炎症学说认为血肿继发于出血性硬脑膜内层炎性产物,其他原因可能为慢性乙醇中毒,B族维生素、维生素 C、维生素 K 缺乏及凝血功能障碍等。CSDH 不断增大可能与患者脑萎缩、颅内压低、静脉张力增高及凝血机制障碍等因素有关。小儿常见双侧慢性硬脑膜下血肿,为产伤引起,出生 6 个月内发生率最高;也见于营养不良、坏血症、颅内外炎症和出血素质儿童,多为桥静脉破裂所致。CSDH 可引起颅腔内占位、局部压迫和供血障碍,导致脑组织萎缩与变性,癫痫发生率高达 40%。

(二)病理

CSDH 黄褐色或灰色结缔组织包膜多在发病后 5～7 天出现,2～3 周基本形成。靠近蛛网膜侧包膜较薄,血管很少,与蛛网膜轻微粘连,易剥开;靠近硬脑膜侧包膜较厚,与硬脑膜紧密粘连,剥除后可见新生毛细血管渗血。

(三)临床表现

(1)常见于老年人和 6 个月内婴儿,常有头部轻微外伤史,老年人轻度头部外伤史本人或家人易忽略或忘记,起病隐袭,受伤至发病时间为 1～3 个月,个别报告 3～4 年。

(2)临床表现:①慢性颅内压增高症状,头痛、恶心、呕吐、复视及视盘水肿等,头痛突出。②神经功能缺失症状,如病变对侧轻偏瘫、锥体束征、失语和癫痫发作,患侧瞳孔散大等。③精神障碍:轻症病例表现注意力不集中、记忆力减退、烦躁易怒等,重者出现痴呆、寡欲,甚至木僵。婴幼儿表现前囟膨隆、头颅增大、骨缝分离、眼球下转(落日征)和头皮静脉怒张等,前囟穿刺可吸出硬脑膜下积血。

(3)CT 检查可见:血肿密度直接征象,脑室、脑沟、脑池受压变形间接征象,病程愈短,血肿密度愈高,可能与血肿内血红蛋白破坏吸收有关。等密度血肿诊断困难,可借助脑室、脑池、脑干等受压间接征象判断,增强 CT 显示血肿内侧边缘弧形线状高密度影。MRI 显示等密度慢性硬脑膜下血肿,早期血肿 T_1WI 和 T_2WI 均为高信号;后期 T_1WI 低信号高于脑脊液,T_2WI 为高信号。

(四)诊断及鉴别诊断

1.诊断

根据头部外伤史,老年人轻度头外伤史,起病缓慢,颅内压增高症状为主,可伴精神症状和局灶性神经损害症状,结合 CT 及 MRI 特征性表现。

2.鉴别诊断

(1)慢性硬脑膜下积液(硬脑膜下水瘤):多与外伤有关,颇似 CSDH。前者囊内为清水样或黄变液体,后者为积血。鉴别主要靠 CT 或 MRI(见硬脑膜下积液)。

(2)半球占位病变:如脑膜瘤、胶质瘤、脑脓肿及肉芽肿等,进展缓慢,无头外伤史,局灶性神经功能缺失体征明显,CT、MRI 或 DSA 等可确诊。

(五)治疗

1.手术治疗

(1)患者有症状应尽早手术治疗:①钻孔或锥孔冲洗引流术为首选方法,安全简单,无严重并发症,疗效满意,治愈率达 95%;根据血肿部位及大小选择前后两孔(一高一低)或在血肿中心钻一孔,抽出积血后留置引流或持续负压引流,引流时间根据引流量多少及颜色,一般术后 3～5 天拔除,适于血肿包膜未形成钙化的多数成人患者,术后血肿复发率 5%～33%。②骨瓣开颅慢性硬脑膜下血肿清除术:额、颞顶部开颅术彻底清除血肿,尽量切除血肿囊,利于术后脑膨起;适用血肿晚期已机化或钙化、少数钻孔引流术失败患者。③前囟侧角硬脑膜下穿刺术适于早期血肿及囟门未闭婴儿。④脑室内镜术适于分隔型慢性硬脑膜下血肿,内镜直视下显微手术切除血肿内多囊性包膜,利于彻底冲洗引流血肿。

(2)术后并发症包括:①颅内压过低、脑膨起不全引起头晕呕吐,可静脉输注低渗溶液等。②术后血肿腔顽固性积液,多因清除血肿后脑萎缩不能复张,必要时去骨瓣缩小颅腔,消灭血肿腔。③血肿复发常见于老年脑萎缩患者。

2.非手术治疗

适于无临床症状或症状轻微,颅内压 2.0 kPa(200 mmH$_2$O)以下,CT 无中线移位、呈低密度影像者,合并凝血功能障碍及出血倾向的 CSDH 患者,如白血病、肝硬化和恶性肿瘤,病情允许可首选非手术治疗。可卧床休息、应用维生素类及止血类药,脑水肿可适当脱水。

慢性硬脑膜下血肿治疗及时,多数预后良好。

四、外伤性硬脑膜下积液

外伤性硬脑膜下积液是颅脑损伤后大量脑脊液积聚在硬脑膜下间隙,又称外伤性硬脑膜下水瘤(SDG)。好发于颞部,占颅脑损伤 1.16%,占外伤性颅内血肿 10%左右,占硬脑膜下血肿 15.8%。

(一)病因及致伤机制

颅脑损伤时脑组织在颅腔内强烈移动,脑表面、视交叉池及外侧裂池等处蛛网膜撕裂,裂口处蛛网膜恰似单向活瓣,脑脊液随患者挣扎屏气或咳嗽等用力动作不断流出,不能返回蛛网膜下腔,导致硬脑膜下水瘤样积液、局部脑受压及进行性颅内压增高。硬脑膜下积液一般 50～60 mL,多者可达 150 mL。急性型是伤后数小时或数天内出现压迫症状,积液多为粉红色或血性,亚急性为黄色液体,慢性多为草黄色或无色透明液体。硬脑膜下积液蛋白含量较正常脑脊液高,低于血性液体。

(二)临床表现

(1)病程多为亚急性或慢性,偶呈急性过程。急性型患者有颅内压增高症状,半数可出现偏瘫、失语或局灶性癫痫,个别出现嗜睡、意识蒙眬、定向力差及精神失常等。病情严重可发生单侧瞳孔散大、脑疝、昏迷和去大脑强直等。

(2)CT 显示脑表面新月形低密度影,有别于硬脑膜下血肿。MRI 图像显示积液信号与脑脊液相近,硬脑膜下出现 T$_1$WI 低信号、T$_2$WI 高信号新月形影像。

(三)诊断及鉴别诊断

头部外伤史,渐进性颅内压增高,局灶性神经体征,以及 CT、MRI 典型表现是确诊的依据。外伤性硬脑膜下积液主要应与慢性硬脑膜下血肿鉴别,血肿 T$_1$WI、T$_2$WI 均呈高信号。

(四)治疗

硬脑膜下积液出现临床症状需手术治疗,包括以下两种。

1.钻孔引流术

钻孔引流术是多数病例的首选,在积液腔低处放置引流管,外接封闭式引流瓶,术后 48～72 小时积液腔明显缩小,脑水肿尚未消退前拔除引流管,以免复发;慢性积液为使脑组织膨起,闭合积液腔,术后不用或少用脱水剂,取平卧位或头低向患侧卧位,促进脑组织复位,必要时腰穿缓慢注入生理盐水 20～40 mL 使残腔闭合。

2.骨瓣或骨窗开颅清除积液术

骨瓣或骨窗开颅清除积液术适用少数久治不愈复发病例,广泛切开增厚囊壁,使与蛛网膜下腔交通,或置管使囊腔与脑基底部脑池相通,必要时弃去骨瓣使头皮塌陷,缩小残腔。

硬脑膜下积液原发性脑损伤一般较轻,处理及时合理,效果较好;原发性脑损伤严重和/或伴颅内血肿者,预后较差,死亡率达 9.7%～12.5%。

(吴明忠)

第五节　外伤性颅内血肿

一、概述

外伤性颅内血肿在闭合性颅脑损伤中占 10% 左右,在重型颅脑损伤中占 40%～50%。

(一)颅内血肿的分类

1.按血肿症状出现的时间分类

(1)特急性血肿:3 小时以内出现血肿症状者。

(2)急性血肿:伤后 3 天内出现症状者。

(3)亚急性血肿:伤后 3 天至 3 周出现症状者。

(4)慢性血肿:伤后 3 周以上出现症状者。

2.按血肿在颅腔内部位不同分类

(1)硬脑膜外血肿:血肿位于颅骨和硬脑膜之间。

(2)硬脑膜下血肿:血肿位于硬脑膜和蛛网膜之间。

(3)脑内血肿:血肿位于脑实质内。

(4)特殊部位血肿:脑室内出血,出血在脑室系统内;颅后窝血肿,血肿位于颅后窝;脑干血肿,血肿位于脑干。

3.按血肿数目多少分类

(1)单发性血肿:颅内出现单一血肿。

(2)多发性血肿:两个以上同部位不同类型的血肿或不同部位的血肿。

4.按血肿是否伴脑挫裂伤分类

(1)单纯性血肿:不伴有脑挫裂伤的血肿。

(2)复合性血肿:血肿部位伴脑挫裂伤。

此外,CT 扫描的出现又引出以下两种概念。①迟发性颅内血肿:即伤后首次 CT 扫描未发现血肿,当病情变化再次 CT 检查发现了血肿。②隐匿性颅内血肿:伤后病情稳定,无明显症状,经 CT 扫描发现了颅内血肿。

(二)病理生理

正常时,颅腔的容积是脑的体积、颅内血容量和颅内脑脊液量三者之和。外伤后颅内形成血肿,为维持正常颅内压,血肿形成早期,机体借颅内血管的反射性收缩使血容量减少,并将一部分脑脊液挤压到椎管内,以及脑脊液分泌减少,吸收速度增加代偿。但这种代偿有一定限度。脑脊液可代偿的容量约占颅腔总量的 5% 左右,即相当于 70 mL,血容量可供代偿容量约 25 mL。但颅内血肿大多都伴有脑挫裂伤及脑水肿,因此,血肿即便小于 70 mL,也可产生急性脑受压及失代偿的表现。一般认为,幕上急性血肿超过 20 mL,幕下急性血肿超过 10 mL,即可产生症状而需手术处理。机体失代偿后可经以下环节形成恶性循环。

1.脑血液循环障碍

颅内压增高,脑静脉回流受阻,脑血流淤滞,引起脑缺氧和毛细血管通透性增强,产生脑水肿和颅内压增高。

2.脑脊液循环障碍

脑血液循环的淤滞,导致脑脊液分泌量增加和吸收量减少,脑水肿加重,闭塞了脑池和蛛网膜下腔特别是环池和枕大池。以及当脑疝形成时,中脑导水管受压,脑脊液循环障碍,致使颅内压更加增高。

3.脑疝形成

当血肿体积不断增大,压迫同侧大脑半球,导致颞叶钩回疝,压迫中脑致使导水管处脑脊液循环障碍。幕上颅内压急剧增高,压力向下传达到颅后窝,促使小脑扁桃体经枕骨大孔下疝,延髓受压,生命中枢衰竭,导致患者死亡。

(三)临床表现

1.颅内压增高症状

(1)头痛、恶心、呕吐:为头外伤的早期常见症状,如在急性期或亚急性期并发血肿者,头痛加剧,恶心、呕吐频繁。对慢性血肿则不明显。

(2)生命体征改变:急性颅内血肿引起的颅内压增高,可导致 Cushing 征,表现为血压升高,脉压增大,脉搏和呼吸减慢。

(3)意识障碍:颅内血肿患者的意识障碍变化多有"中间清醒期"或"中间好转期",即患者伤后出现原发性昏迷,当患者神志转清或意识障碍有好转时,由于颅内出血的存在,血肿不断增大,颅内压增高或脑疝形成,再次出现昏迷。某些颅内血肿伴严重脑挫裂伤,如原发昏迷程度加重,应考虑到有脑水肿或多发颅内血肿的可能。

(4)躁动:为颅内压急剧增高或脑疝发生前的临床表现。

(5)视盘水肿:亚急性或慢性血肿,以及少数急性血肿均可出现视盘水肿。

2.局灶症状

颅内血肿的局灶体征是伤后逐渐出现的,这与脑挫裂伤后立即出现的局灶症状有所不同。

3.脑疝症状

幕上血肿造成小脑幕切迹疝,表现为意识丧失,血肿同侧瞳孔散大,对光反射消失和对侧偏瘫等。少数患者由于脑干被推向对侧,致使对侧的大脑脚与小脑幕游离缘相挤压,出现颠倒症状,这在血肿定位时应予以注意。

脑疝晚期则可出现双侧瞳孔散大,固定和去脑强直,进一步发生枕骨大孔疝,出现病理性呼吸,最终导致呼吸停止。

(四)辅助检查

1.颅骨 X 线平片

了解有无颅骨骨折,骨折线的走行和其与硬脑膜外血肿的关系,对判断头部着力部位、出血来源和血肿的位置、类型有帮助。钙化松果体的移位,对判断幕上血肿的定位有帮助。

2.超声波探查

简单易行,便于动态观察。单侧的血肿可出现中线波移位;发展中的血肿,初次检查时中线波可无明显移位,但随着血肿增大,复查中将发现中线波明显移位,但额底、颞底和两侧性血肿,中线波常不出现移位。

3.脑血管造影

在无 CT 扫描的条件下,脑血管造影仍然是较好的诊断方法,但对已出现脑疝症状者切忌做此项检查,防止因造影延迟手术时间,造成不良后果。

4.CT 扫描

在外伤性颅内血肿的检查中,CT 扫描是目前最为理想的方法。它可以准确地判断血肿的类型、大小、位置和数目,以及同时伴有的颅骨、脑组织损伤的情况,便于同时处理。

(五)诊断与鉴别诊断

根据患者的头外伤史,进行性颅内压增高的症状、体征以及局灶体征,及时行 CT 扫描,将有利于颅内血肿的早期诊断。当伤情发展到脑疝形成时,应抓紧时间直接进行钻孔探查。在临床上,外伤性颅内血肿应与以下疾病进行鉴别。

1.脑挫裂伤

局灶神经体征伤后立即出现,颅内压增高症状多不明显。鉴别手段主要靠 CT 扫描。

2.脑血管意外

发病时患者突然感到剧烈头痛、头昏,然后意识丧失而昏倒。因病种不同可有不同的病史和临床特点,有时合并轻度头外伤时,在临床上难以鉴别。经 CT 扫描了解血肿的部位和类型将有助于鉴别诊断。

3.脂肪栓塞

常伴有四肢长骨骨折,伤后患者情况良好,但数小时或数月后,出现头痛、躁动、癫痫发作和意识障碍,全身皮肤可有散在小出血点。

(六)救治原则与措施

患者伤后无意识障碍及颅内压增高,CT 示血肿量小、中线结构移位不明显、脑室系统无明显受压,无局灶性神经系统体征可行保守疗法,余者多需手术治疗,清除血肿。手术指征为:①意识障碍逐渐加重。②颅内压增高,颅内压监测 ICP>12.7 kPa,并呈进行性升高。③有局灶性神经系统体征。④CT 示幕上血肿量大于 30 mL,幕下大于 10 mL,中线结构移位大于 1 cm,脑池、脑室受压明显。⑤在脱水、利尿保守治疗中病情恶化者。⑥硬脑膜外血肿不易吸收,指征须放宽。⑦颞叶、颅后窝血肿易致脑疝,需密切观察病情变化,在脑疝出现前及早手术。

二、硬脑膜外血肿

硬脑膜外血肿(epidural hematomas)位于颅骨内板与硬脑膜之间,占外伤性颅内血肿的30%左右,在闭合性颅脑损伤中其发生率2%~3%。临床统计资料显示外伤性硬脑膜外血肿以急性多见,约占86.2%,亚急性血肿占10.3%,慢性者少见,占3.5%;在我国 1978 年全国神经精神科学会上将伤后 3 小时内出现典型颅内血肿症状及体征者定为特急性血肿,以加强此类患者的救治工作,硬脑膜外血肿呈特急性表现者在各类外伤性血肿中较为多见。硬脑膜外血肿多为单发,多发者少见,但可合并其他类型血肿,构成复合型血肿,其中以外伤着力点硬脑膜外血肿合并对冲部位硬脑膜下血肿较为常见,脑内血肿少见。硬脑膜外血肿可见于任何年龄患者,以15~

40岁青壮年较为多见。儿童因颅内血管沟较浅且颅骨与脑膜粘连紧密,损伤脑膜动脉及脑膜剥离机会少,硬脑膜外血肿少见。

(一)急性硬脑膜外血肿

1.病因与病理

急性硬脑膜外血肿(acute epidural hematomas)的常见原因是颅骨骨折致脑膜中动脉或其分支撕裂出血,于颅骨内板和硬脑膜之间形成血肿,以额颞部及颞顶部最为常见。脑膜中动脉经颅中窝底的棘孔进入颅内,沿脑膜中动脉沟走行,在翼点处分为前后两支,翼点处颅骨较薄,发生骨折时脑膜中动脉及其分支均可被撕裂,其主干出血形成血肿以额部为主,前支出血形成血肿多位于额部或额顶部,后支出血血肿多位于颞顶或颞部。脑膜中动脉出血凶猛,血肿可迅速增大,数小时内产生脑疝,特急性硬脑膜外血肿多见于此处出血者。前额部外伤或颅前窝骨折,可损伤筛前动脉及其分支(脑膜前动脉),于额极部或额底部形成硬脑膜外血肿,此处血肿形成较慢且临床少见,易于漏诊。有时骨折损伤与脑膜中动脉伴行的脑膜中静脉,因出血缓慢,血肿多为亚急性或慢性,临床少见。矢状窦、横窦可因相应部位骨折使其撕裂出血造成矢状窦旁血肿、颅后窝血肿或骑跨静脉窦的硬脑膜外血肿。板障静脉或穿通颅骨的导血管因骨折引起出血,可于硬脑膜外间隙形成血肿,临床可以遇见,但较静脉窦出血所致血肿形成更为缓慢。有时头部外伤后,并无骨折,但外力可使硬脑膜与颅骨分离,致微小血管撕裂形成硬脑膜外血肿,多位于外伤着力点处,形成缓慢且血肿较小。

血肿的大小、出血速度是影响患者病情的两大因素,出血速度快血肿迅速形成者,即使血肿量较小,因颅内压增高来不及代偿,早期即出现脑受压及颅内压增高症状。大脑半球凸面急性血肿,向下向内挤压脑组织,形成颞叶钩回疝,产生临床危象。亚急性与慢性血肿可因颅内血液与脑脊液的减少,以代偿颅内压的缓慢增高,即使血肿较大,仍可无脑疝形成。若血肿量继续增加(大于100 mL),颅内压代偿失调,可出现危象。若救治不及时,则可致生命危险。

2.临床表现

(1)意识障碍:急性硬脑膜外血肿多数伤后昏迷时间较短,少数甚至无原发昏迷,说明大多数脑原发损伤比较轻。有原发昏迷者伤后短时间内清醒,后血肿形成并逐渐增大,颅内压增高及脑疝形成,出现再昏迷,两次昏迷之间的清醒过程称为"中间清醒期"。各种颅内血肿中,急性硬脑膜外血肿患者"中间清醒期"最为常见;部分无原发昏迷者伤后3天内出现继发昏迷,早期检查不细致容易漏诊;原发脑损伤严重,伤后持续昏迷或仅表现意识好转后进行性加重,无典型中间清醒期,颅内血肿征象被原发脑干损伤或脑挫裂伤掩盖,易漏治。

(2)颅内压增高:在昏迷或再昏迷之前,因颅内压增高,患者表现剧烈头痛、恶心、呕吐、躁动不安,血压升高、脉压增大、心跳及呼吸缓慢等表现。

(3)神经系统体征:幕上硬脑膜外血肿压迫运动区、语言中枢、感觉区,可出现中枢性面瘫、偏瘫、运动性失语、感觉性失语、混合性失语、肢体麻木等,矢状窦旁血肿可单纯表现下肢瘫。小脑幕切迹疝形成后,出现昏迷、血肿侧瞳孔散大、对光反应消失、对侧肢体瘫痪、肌张力增高、腱反射亢进、病理反射阳性等Weber综合征表现。脑疝形成后可短期内进入脑疝晚期,出现双瞳孔散大、病理性呼吸、去大脑强直等。若不迅速手术清除血肿减压,将因严重脑干继发损害,致生命中枢衰竭死亡。偶见血肿迅速形成,致脑干向对侧移位嵌压于对侧小脑幕上,首先表现对侧瞳孔散大,同侧肢体瘫痪等不典型体征,需要立即辅助检查确诊。幕下血肿出现共济失调、眼球震颤、颈项强直等,因颅后窝体积狭小,其下内侧为延髓和枕骨大孔,血肿继续增大或救治不及时,可因枕骨大孔疝形成突然出现呼吸、心跳停止而死亡。

3.辅助检查

(1)颅骨 X 线平片:颅骨骨折发生率较高,约 95％显示颅骨骨折。

(2)脑血管造影:血肿部位显示典型的双凸镜形无血管区,伤后数小时内造影者,有时可见对比剂外渗;矢状窦旁或跨矢状窦的硬脑膜外血肿,造影的静脉及静脉窦期,可见该段的矢状窦和注入静脉段受压下移。

(3)CT 扫描:表现为呈双凸镜形密度增高影,边界锐利,骨窗位可显示血肿部位颅骨骨折。同侧脑室系统受压,中线结构向对侧移位。

(4)MRI:多不用于急性期检查,形态与 CT 表现相似,呈梭形,边界锐利,T_1 加权像为等信号,其内缘可见低信号的硬脑膜,T_2 加权像为低信号。

4.诊断

依据头部外伤史,着力部位及受伤性质,伤后临床表现,早期 X 线颅骨平片等,可对急性硬脑膜外血肿做初步诊断。出现剧烈头痛、呕吐、躁动、血压增高、脉压加大等颅内压严重增高,或偏瘫、失语、肢体麻木等体征时,应高度怀疑颅内血肿,尽快行 CT 检查协助诊断。

5.鉴别诊断

急性硬脑膜外血肿应与硬脑膜下血肿、脑内血肿、局限性脑水肿及弥散性脑肿胀等进行鉴别诊断。

(1)硬脑膜下血肿及脑内血肿:与硬脑膜外血肿比较,受伤暴力较重,顶枕及颞后部着力对冲性损伤多见,中间清醒期少见,意识障碍进行性加重多见,颅骨骨折较少见(约 50％),CT 显示硬脑膜下及脑内不规则高密度影,脑血管造影为硬脑膜下无血管区及脑内血管抱球征。

(2)局限性脑水肿及弥散性脑肿胀:与各种血肿比较,受伤暴力更重,亦多见于对冲性损伤,原发损伤重,原发脑干损伤多见,伤后昏迷时间长,意识相对稳定,部分患者可有中间清醒期,水肿及肿胀以一侧为主者,临床表现与血肿相似。脑血管造影可见血管拉直,部分显示中线移位;CT 见病变区脑组织呈低密度影及散在点片状高密度出血灶,脑室、脑池变小。多数患者对脱水、激素治疗有效,重症者 24～48 小时内严重恶化,脱水、激素治疗及手术效果均不理想,预后差。

6.救治原则与措施

急性硬脑膜外血肿原则上确诊后应尽快手术治疗。早期诊断,尽量在脑疝形成前手术清除血肿并充分减压,是降低死亡率、致残率的关键。CT 可清晰显示血肿的大小、部位、脑损伤的程度等,使穿刺治疗部分急性硬脑膜外血肿成为可能,且可连续扫描动态观察血肿的变化,部分小血肿可保守治疗。

(1)手术治疗。①骨瓣或骨窗开颅硬脑膜外血肿清除术:适用于典型的急性硬脑膜外血肿。脑膜中动脉或其分支近端撕裂、静脉窦撕裂等出血凶猛,短时间形成较大血肿,已经出现严重颅内压高症状和体征或早期颞叶钩回疝表现,应立即行骨瓣开颅清除血肿,充分减压并彻底止血,术后骨瓣复位,避免二次颅骨修补手术;若患者已处于双侧瞳孔散大、病理性呼吸等晚期脑疝表现,为了迅速减压,可先行血肿穿刺放出血肿的液体部分,达到部分减压的目的,再进行其他术前准备及麻醉,麻醉完毕后采用骨窗开颅咬开骨窗应足够大,同时行颞肌下减压。骨瓣打开或骨窗形成后,即已达到减压的目的,血肿清除应自血肿周边逐渐剥离,遇有破裂的动静脉即电凝或缝扎止血;脑膜中动脉破裂出血可电凝、缝扎及悬吊止血,必要时填塞棘孔,血肿清除后仔细悬吊硬脑膜,反复应用生理盐水冲洗创面,对所有出血点进行仔细止血,防止术后再出血。硬脑膜外血肿清除后,若硬脑膜张力高或硬脑膜下发蓝,疑有硬脑膜下血肿时,应切开硬脑膜探查,避免遗漏血肿。清除血肿后硬脑膜外置橡皮条引流24～48小时。②穿刺抽吸液化引流治疗急性硬脑膜外血肿:部分急性硬脑膜外血肿位于颞后及顶枕部,因板障出血或脑膜动静脉分支远端撕裂出血所致,出血相对较慢,血肿形成后出现脑疝亦较慢,若血肿量大于30 mL,在出现意识障碍及典型小脑幕切迹疝之前,依据CT摄片简易定位,应用一次性穿刺针穿刺血肿最厚处,抽出血肿的液体部分后注入尿激酶液化血肿,每天1～3次,血肿可于2～5天内完全清除。穿刺治疗急性硬脑膜外血肿应密切观察病情变化,及时复查CT,若经抽吸及初次液化后血肿减少低于1/3或症状无明显缓解,应及时改用骨瓣开颅清除血肿。

(2)非手术治疗:急性硬脑膜外血肿量低于30 mL,可表现头痛、头晕、恶心等颅内压增高症状,但一般无神经系统体征,没有CT扫描时难以确定血肿的存在,经CT扫描确诊后,应用脱水、激素、止血、活血化瘀等治疗,血肿可于15～45天吸收。保守治疗期间动态CT监测,血肿量超过30 mL可行穿刺治疗,在亚急性及慢性期内穿刺治疗,血肿多已部分或完全液化,抽出大部分血肿,应用液化剂液化1～2次即可完全清除血肿。

(二)亚急性硬脑膜外血肿

外伤第4天至3周内出现临床症状及体征的硬脑膜外血肿为亚急性硬脑膜外血肿(subacute epidural hematomas),CT应用以后亚急性硬脑膜外血肿的发现率明显增加,约占硬脑膜外血肿的10.5%,但应与迟发性硬脑膜外血肿的概念结合起来进行诊断。

1.病因与病理

亚急性硬脑膜外血肿外伤暴力多较轻,着力点处轻微线形骨折,致局部轻微渗血,逐渐形成血肿;亦可无骨折,在受伤的瞬间颅骨轻微变形,后靠其弹性迅速复原,但已造成颅骨与硬脑膜剥离,致颅骨内面与硬脑膜表面微小血管损伤出血,形成血肿并逐渐增大。存在颅底骨折脑脊液漏者,因颅内压明显低于正常,亦是血肿变大的因素之一。脑膜中动脉及其分支因外伤产生假性动脉瘤破裂也是亚急性硬脑膜外血肿形成的可能原因之一。因血肿形成缓慢,颅内压可通过降低脑脊液分泌量、减少颅内血液循环总量进行代偿,出现临床症状较慢且相对较轻。亚急性硬脑膜外血肿早期为一血凝块,一般在第6～9天即出现机化,逐渐在硬脑膜面形成一层肉芽组织,血肿出现钙化现象是慢性血肿的标志,较大的血肿CT可显示其包膜及其中心液化。

2.临床表现

本病多见于青壮年男性,因其从事生产劳动及其他户外活动多,且其硬脑膜与颅骨连接没有妇女、儿童及老人紧密,好发于额、顶、颞后及枕部。因颅内压增高缓慢,可长时间处于颅内压慢性增高状态,头痛、头晕、恶心、呕吐等逐渐加重,延误诊治者可出现意识障碍、偏瘫、失语等。

3.辅助检查

(1)CT扫描:表现为稍高、等或低密度区呈梭形,增强CT扫描可有血肿内缘的包膜强化,有助于等密度血肿的诊断。

(2)MRI:硬脑膜外血肿在亚急性期与慢性期T_1、T_2加权图像均为高信号。

(3)脑血管造影:可见颅骨内板下梭形无血管区。

4.诊断及鉴别诊断

明确的外伤史,X线平片见到骨折,结合临床表现可做出初步诊断,个别外伤史不明确者要与慢性硬脑膜下血肿及其他颅内占位性病变进行鉴别。及时的CT、MRI或脑血管造影可以确诊。

5.治疗及预后

对已经出现意识障碍的患者,应及时手术治疗,CT 显示血肿壁厚,有增强及钙化者,行骨瓣开颅清除血肿,内侧壁应周边缓慢剥离,仔细止血,血肿清除后硬脑膜悬吊,外置橡皮条引流,骨瓣完整保留:部分亚急性期血肿液化良好,可行穿刺血肿抽吸液化引流治疗。个别症状轻微、意识清除、血肿量低于 30 mL 患者,可应用非手术治疗,期间密切观察病情,并动态 CT 监测,多数30～45 天可完全吸收。此类患者处理及时得当,多预后良好且无后遗症。

(三)慢性硬脑膜外血肿

1.发生率

由于诊断慢性硬脑膜外血肿的时间文献中报道不一,因此,其发生率悬殊也就很大。慢性硬脑膜外血肿占硬脑膜外血肿的比率在 3.9％～30.0％。

2.发生机制

慢性硬脑膜外血肿的发生机制目前尚不明确,但与慢性硬脑膜下血肿发生机制不同。多数人用出血速度来解释血肿形成过程。Gallagher(1968 年)提出"静脉出血"观点,他认为脑膜中静脉的解剖位置比脑膜中动脉更易受损。但 Ford 认为静脉出血不能造成硬脑膜剥离,故他不同意"静脉出血"的观点。Clavel(1982 年)认为用"出血源"来解释慢性硬脑膜外血肿的发生是不全面的,因为在相当部分慢性硬脑膜外血肿患者术中未发现有明确的出血源。Mclaurin 及 Duffner(1993 年)认为血肿的部位、血肿大小、颅腔容积的代偿作用、颅骨骨折及个体耐受差异是慢性硬脑膜外血肿形成的主要因素,而出血源则是次要的。因为52％～67％的慢性硬脑膜外血肿位于额顶部,此部位的出血源多为静脉窦,板障静脉出血,缓慢出血过程所致的颅内压增高可因脑脊液的排出而代偿,此处膜粘连紧密,不易迅速形成血肿。另外,硬脑膜外出血可通过颅骨骨折缝透入骨膜下或帽状腱膜下而减少或吸收。颅骨骨折发生同时造成硬脑膜剥离而发生的渗血,形成慢性硬脑膜外血肿可解释部分病例术中找不到出血源的原因。另外,有人提出外伤性假性脑膜中动脉瘤破裂也是发生慢性硬脑膜外血肿的原因之一。

3.临床表现

慢性硬脑膜外血肿可以无症状或中间清醒期长达数月、数年,甚至数十年。幕上慢性硬脑膜外血肿常表现为进行性头痛、恶心呕吐,轻度嗜睡,动眼、滑车神经麻痹、视盘水肿及偏瘫,行为障碍等。幕下者则以颈部疼痛和后组脑神经、小脑受累为主要表现。

4.诊断标准

多数人认为以头外伤 12 天以上诊断为慢性硬脑膜外血肿最为合理,因为此时显微镜下才能发现有血肿机化或钙化,而在亚急性硬脑膜外血肿(伤后 48 小时至 13 天)中则没有血肿机化这种组织学改变。

5.辅助检查

(1)CT:慢性硬脑膜外血肿几乎均发生在幕上,且主要发生在额、顶部。多数慢性硬脑膜外血肿在 CT 平扫中呈双凸透镜形低密度区的脑外病变表现,亦可呈等密度或高密度影。强化 CT扫描可减少漏诊率。强化 CT 中慢性硬脑膜外血肿呈周边高密度影,周边强化除血肿部位硬脑膜本身强化外,还与硬脑膜外层表面形成富含血管的肉芽组织有关。血肿亦可有钙化或骨化。绝大多数患者合并有颅骨骨折,其发生率要比急性硬脑膜外血肿更高。文献中报道合并颅骨骨折的发生率在 75％～100％,平均为 93％。

(2)MRI：对小而薄的慢性硬脑膜外血肿，MRI 发现率比 CT 要高。典型病例均表现为 T_1 及 T_2 加权像上硬脑膜外高信号。

6.治疗与手术病理所见

慢性硬脑膜外血肿可以自行机化、吸收。因此，对于症状轻微、意识清醒、血肿小于 3 cm× 1.5 cm 的病例可在 CT 动态观察下保守治疗。但是，保守治疗病例中偶有数月、数年后病情恶化或发生迟发性癫痫或再出血者。对已液化的慢性硬脑膜外血肿可行钻孔引流术，但多数情况下，为了清除机化的血凝块或寻找出血源应行开颅清除血肿。术中可见机化的血凝块或发生液化形成血肿。一般认为慢性硬脑膜外血肿液化形成包膜的时间在 5 周左右。部分病例血肿亦可发生骨化，血肿处硬脑膜上，亦可见有一薄层炎性肉芽组织，富含不成熟的小血管，这是慢性血肿刺激产生的，尤其多见于青年患者。

7.预后

慢性硬脑膜外血肿的预后与诊断和治疗是否延误及恰当密切有关。绝大多数患者预后良好。综合文献报告 83 例患者，1 例死亡，死亡率 1.2%，有 2 例患者遗有永久性神经功能缺陷。

三、硬脑膜下血肿

硬脑膜下血肿(subdural hematomas)为颅内出血积聚于硬脑膜下腔，占外伤性颅内血肿的 40% 左右，是最常见的继发性颅脑损伤。临床上多分为复合型硬脑膜下血肿和单纯型硬脑膜下血肿，前者与脑挫裂伤、脑内血肿或硬脑膜外血肿合并存在，脑皮质动静脉出血，血液积聚在硬脑膜和脑皮质之间，这类硬脑膜下血肿多因减速性损伤所致，即头部在运动中损伤，尤其是对冲性损伤所致的硬脑膜下血肿，一般原发性脑损伤较重，病情恶化迅速，伤后多持续昏迷，并且昏迷程度逐渐加深，部分有中间清醒期或中间好转期，早期缺乏特异性症状，易与硬脑膜外血肿混淆。当血肿增大到一定程度时，可出现脑疝形成瞳孔散大，并迅速恶化，预后不良，死亡率较高；单纯型硬脑膜下血肿系桥静脉损伤所致，受伤暴力轻，合并轻微脑损伤或无原发脑损伤，血液积聚于硬脑膜和蛛网膜之间，出血缓慢，多呈亚急性或慢性表现。临床上根据血肿出现症状的时间将硬脑膜下血肿分为急性、亚急性和慢性三种类型。

(一)急性硬脑膜下血肿

1.病因与病理

减速性损伤所引起的对冲性脑挫裂伤，血肿常在受伤的对侧，为临床最常见者；加速性损伤所致的脑挫裂伤，血肿多在同侧。一侧枕部着力，因大脑在颅腔内相对运动，凹凸不平的前、中颅窝底可致对侧额颞部脑挫裂伤及血管撕裂发生复合性硬脑膜下血肿；枕部中线着力易致双侧额叶、颞极部血肿；头部侧方着力时，同侧多为复合性硬脑膜下血肿或硬脑膜外血肿，对侧可致复合性或单纯性硬脑膜下血肿；前额部的损伤，青年人受伤暴力大可形成复合性血肿，单纯性硬脑膜下血肿少见，因枕叶靠近光滑的小脑幕，极少出现对冲性损伤及对冲部位的硬脑膜下血肿，而老年人因存在一定程度脑萎缩且血管脆性增加，额部着力外伤易发生硬脑膜下血肿。

2.临床表现

急性硬脑膜下血肿多合并较重脑挫伤，临床分类大多数为重型颅脑损伤，伤后原发昏迷多较深，复合性硬脑膜下血肿中间清醒期少见，多表现意识障碍进行性加重，部分有中间意识好转期，少部分出现中间清醒期。在脑挫伤的基础上随着血肿形成出现脑疝进入深昏迷。颅内压增高症状如呕吐、躁动比较常见；生命体征变化如血压升高、脉压增大、呼吸及脉搏缓慢、体温升高等明显；伤后早期可因脑功能区的损伤和血肿的压迫产生相应的神经系统体征，如中枢性面舌瘫及偏瘫、失语、癫痫等；出现小脑幕切迹疝时出现同侧瞳孔散大、眼球固定，对侧肢体瘫痪，治疗不及时或无效可迅速恶化出现双侧瞳孔散大、去大脑强直及病理性呼吸，进入濒危状态。特急性颅内血肿常见于减速性对冲性损伤所致硬脑膜下血肿。单纯性急性硬脑膜下血肿多有中间清醒期，病情进展相对较慢，局部损伤体征少见，颅内压增高表现及出现小脑幕切迹疝后表现与复合性硬脑膜下血肿相似。

3.辅助检查

（1）颅骨 X 线片：颅骨骨折的发生率较硬脑膜外血肿低，约为50％。血肿的位置与骨折线常不一致。

（2）脑血管造影：一侧脑表面的硬脑膜下血肿表现为同侧脑表现新月形无血管区，同侧大脑前动脉向对侧移位；两侧性硬脑膜下血肿的一侧脑血管造影显示为同侧脑表面的新月形无血管区，而大脑前动脉仅轻度移位或无移位。额底和颞底的硬脑膜下血肿，脑血管造影可无明显变化。

（3）CT 扫描：表现为脑表面的新月形高密度影，内侧皮层内可见点片状出血灶，脑水肿明显，同侧侧脑室受压变形，中线向对侧移位，是目前颅脑损伤、颅内血肿首选且最常用的确诊依据。

（4）MRI：可清晰显示血肿及合并损伤的范围和程度，但费时较长，有意识障碍者不能配合检查，多不应用于急性期颅脑损伤患者。

4.诊断

依据头部外伤史，受伤原因及受伤机制，原发昏迷时间较长或意识障碍不断加深，并出现颅内压增高的征象，特别是早期出现神经系统局灶体征者，应高度怀疑有急性硬脑膜下血肿的可能，应及时行 CT 检查确诊。

5.鉴别诊断

（1）急性硬脑膜外血肿：典型的硬脑膜外血肿的特点是原发性脑损伤较轻，有短暂的意识障碍，中间清醒期比较明显，继发性昏迷出现时间的早晚与血管损伤的程度和损伤血管的直径有关。病情发展过程中出现剧烈的头痛、呕吐、躁动不安等；并有血压升高、脉搏和呼吸缓慢等颅内压增高的表现。CT 扫描原发脑伤少见，颅骨内板下表现为双凸形高密度区。

（2）脑内血肿：急性硬脑膜下血肿与脑内血肿受伤机制、临床表现均极为相似，脑内血肿相对少见，病情进展较缓慢，脑血管造影、CT、MRI 均可对两者鉴别、确诊。

（3）弥散性脑肿胀：伤后短暂昏迷，数小时后再昏迷并迅速加重，且多见于顶枕部着力减速性对冲伤，单纯依据受伤机制和临床表现难以进行鉴别，CT 扫描显示一个或多个脑叶水肿肿胀、散在点片状出血灶，发展迅速或治疗不及时预后均极差。

6.治疗及预后

急性硬脑膜下血肿患者，病情发展迅速，确诊后应尽快手术治疗，迅速解除脑受压和减轻脑缺氧，是提高手术成功率和患者生存质量的关键。

（1）手术治疗。①骨窗或骨瓣开颅血肿清除术：是治疗急性硬脑膜下血肿最常用的手术方式，适应于病情发展快，血肿定位明确，血肿以血凝块为主，钻孔探查难以排出或钻孔冲洗引流过程中新鲜血液不断流出者，手术应暴露充分，清除血肿及挫碎、坏死的脑组织，仔细止血；清除血肿后脑肿胀明显应脑内穿刺，发现脑内血肿同时清除，血肿蔓延致颅底者，应仔细冲洗基底池；术中出现颅内压增高及脑膨出,有存在颅内多发血肿或开颅过程中继发远隔部位血肿的可能,应结合受伤机制对额、颞及脑深部进行探查,或行术中 B 超协助诊断,发现其他血肿随之予以清除;未发现合并血肿行颞肌下减压或去骨瓣减压,减压充分者硬脑膜缝合下置橡皮条或橡皮管引流24～48 小时,脑肿胀较重者硬脑膜减张缝合。合并脑室内出血者同时行脑室穿刺引流,术后脑疝无缓解可行小脑幕切开术。②内减压术:适用于严重的复合性硬脑膜下血肿,术前已经形成脑疝者。急性硬脑膜下血肿伴有严重的脑挫裂伤和脑水肿或脑肿胀时,颅内压增高,经彻底清除血肿及破碎的脑组织,颅内压不能缓解常需切除颞极及额极,作为内减压措施。③颞肌下减压术:将颞肌自颅骨表面充分剥离后,咬除颞骨鳞部及部分额骨及顶骨,骨窗可达 8～10 cm,然后放射状剪开硬脑膜达骨窗边缘,清除硬脑膜下血肿,反复冲洗蛛网膜下腔的积血,止血后间断缝合颞肌,颞肌筋膜不予缝合,以充分减压。一般多行单侧减压,必要时可行双侧颞肌下减压。④去骨瓣减压术:即去除骨瓣,敞开硬脑膜,仅将头皮缝合,以便减压,通常根据手术情况,决定是否行去骨瓣减压,并将骨窗加大,向下达颧弓向前达额骨眶突,使颞叶和部分额叶向外凸出减轻对脑干及侧裂血管的压迫。大骨瓣去除后,由于脑膨出导致的脑移位、变形和脑脊液流向紊乱,早期可致局部水肿加重,脑结构变形,增加神经缺损,晚期可导致脑软化、积液、穿通畸形及癫痫等并发症,应严格掌握指征。大骨瓣减压的指征为:特重型颅脑损伤,急性硬脑膜下血肿,伴有严重的脑挫裂伤、脑水肿肿胀,清除血肿后颅内压仍很高;急性硬脑膜下血肿时间较长,术前已形成脑疝,清除血肿后减压不满意者;弥散性脑损伤,严重的脑水肿,脑疝形成,CT 扫描硬脑膜下薄层血肿或无血肿;术前双侧瞳孔散大,对光反应消失,去大脑强直。

(2)非手术治疗:急性硬脑膜下血肿就诊后应立即给予止血、脱水、吸氧、保持呼吸道通畅等抢救治疗。下列情况可在密切观察病情变化、动态 CT 监测下采用非手术治疗:①意识清楚,病情稳定,无局限性脑受压致神经功能受损,生命体征平稳。②CT 扫描血肿 40 mL 以下,中线移位小于 1 cm,脑室、脑池无显著受压。③颅内压监护压力在 3.33 kPa(25 mmHg)以下。④高龄、严重的心肺功能障碍、脑疝晚期双侧瞳孔散大自主呼吸已停者。

(二)亚急性硬脑膜下血肿

亚急性硬脑膜下血肿(subacute subdural hematomas)为伤后第 4 天到 3 周之内出现症状者,在硬脑膜下血肿中约占 5%。出血来源与急性硬脑膜下血肿相似,所不同的是损伤的血管较小,多为静脉性出血,原发性脑损伤也较轻,伤后很快清醒,主诉头痛,伴有恶心、呕吐,第 4 天后上述症状加重,可出现偏瘫、失语等局灶性神经受损的症状体征,眼底检查可见视盘水肿。若病情发展较缓,曾有中间意识好转期,3 天后出现症状加重,并出现眼底水肿及颅内压增高症状,应考虑伴有亚急性硬脑膜下血肿,颅脑 CT 扫描显示脑表面的月牙形高密度影或等密度区,需注意脑室系统的变形、移位,磁共振成像(MRI)能直接显示血肿的大小、有无合并损伤及其范围和程度,尤其是对 CT 等密度期的血肿,由于红细胞溶解后高铁血红蛋白释放,T_1、T_2 均显示高信号,有特殊意义。脑超声波检查或脑血管造影检查亦有定位的价值。

亚急性硬脑膜下血肿的治疗可采用手术治疗和非手术治疗:①骨窗或骨瓣开颅术,同急性硬脑膜下血肿。②穿刺血肿抽吸液化引流术,亚急性硬脑膜下血肿多液化较完全,不以血凝块为主,大部分适合微创穿刺治疗,应用特制穿刺针于血肿中心处穿刺,抽出部分血肿,后注入尿激酶 1 万～2 万 U,每天 1～2 次,将凝固血肿液化后排出,亚急性硬脑膜下血肿病情较缓,脑损伤较轻,多预后良好。

(三)慢性硬脑膜下血肿

慢性硬脑膜下血肿(chronic subdural hematomas)头部外伤三周以后出现血肿症状者,位于硬脑膜与蛛网膜之间,具有包膜。常见于老年人及小儿,以老年男性多见。发病率较高,约占各种颅内血肿的10%,在硬脑膜下血肿中占25%,双侧血肿发生率10%左右。多数头部外伤轻微,部分外伤史缺乏,起病缓慢,无特征性临床表现,临床表现早期症状轻微,血肿达到一定量后症状迅速加重,临床上在经影像检查确诊之前,易误诊为颅内肿瘤、缺血或出血性急性脑血管病。

1.病因与病理

慢性硬脑膜下血肿的出血来源,许多学者认为,绝大多数都有轻微的头部外伤史,老年人由于脑萎缩,脑组织在颅腔内的移动度较大,容易撕破汇入上矢状窦的桥静脉,导致慢性硬脑膜下血肿,血肿大部分位于额颞顶部的表面,位于硬脑膜与蛛网膜之间,血肿的包膜多在发病后5~7天开始出现,到2~3周基本形成,为黄褐色或灰色的结缔组织包膜。电镜观察,血肿内侧膜为胶原纤维,没有血管,外侧膜含有大量毛细血管网,其内皮血管的裂隙较大,基膜结构不清,通透性增强,内皮细胞间隙可见红细胞碎片、血浆蛋白、血小板,提示有渗血现象,导致血肿不断扩大。研究发现,血肿外膜中有大量嗜酸性粒细胞浸润,并在细胞分裂时有脱颗粒现象,这些颗粒基底内含有纤维蛋白溶解酶原,激活纤维蛋白溶解酶而促进纤维蛋白溶解,抑制血小板凝集,诱发慢性出血。

小儿慢性硬脑膜下血肿较为常见,多因产伤引起,其次为摔伤,小儿出生时头部变形,导致大脑表面汇入矢状窦的桥静脉破裂;小儿平衡功能发育不完善,头部摔伤常见。小儿以双侧慢性硬脑膜下血肿居多,6个月以内的小儿发生率高,之后逐渐减少。除外伤以外,出血性疾病、营养不良、颅内炎症、脑积水分流术后等亦是产生小儿硬脑膜下血肿的原因。

2.临床表现

(1)慢性颅内压增高的症状:如头痛、恶心呕吐、复视等,查体眼底视盘水肿。

(2)智力障碍及精神症状:记忆力减退,理解力差,反应迟钝,失眠多梦,易疲劳,烦躁不安,精神失常等。

(3)神经系统局灶性体征:偏瘫、失语、同向偏盲,偏侧肢体麻木,局灶性癫痫等。

(4)幼儿常有嗜睡、头颅增大,囟门突出、抽搐、视网膜出血等。

(5)病情发展到晚期出现嗜睡或昏迷,四肢瘫痪,去大脑强直发作,癫痫大发作,查体一侧或双侧 Babinski 征阳性。

3.辅助检查

(1)颅骨平片:可显示脑回压迹,蝶鞍扩大和骨质吸收,局部骨板变薄甚至外突。患病多年的患者,血肿壁可有圆弧形的条状钙化,婴幼儿患者可有前囟扩大,颅缝分离和头颅增大等。

(2)脑血管造影:可见颅骨内板下月牙或梭形无血管区。

(3)CT 扫描:多表现为颅骨内板下方新月形、半月形或双凸透镜形低密度区,也可为高密度、等密度或混杂密度。单侧等密度血肿应注意侧脑室的受压变形及移位,同侧脑沟消失及蛛网膜下腔内移或消失等间接征象。增强扫描可显示出血肿包膜。

(4)MRI 对于慢性硬脑膜下血肿的诊断:MRI 比 CT 扫描具有优势。MRI 的 T_1 加权像呈短于脑脊液的高信号。由于反复出血,血肿信号可不一致。形态方面同 CT 扫描。其冠状面在显示占位效应方面更明显优于 CT。

4.诊断

多数患者有头部轻微受伤史,部分患者因外伤轻微,至数月后出现颅内压增高症状时已难以回忆受伤史。在伤后较长时间内无症状或仅有轻微头痛、头晕等症状,3周以后出现头痛、呕吐、复视,偏瘫,精神失常等应考虑慢性硬脑膜下血肿。确诊可行 CT、MRI 检查。

5.鉴别诊断

慢性硬脑膜下血肿在确诊之前,特别是外伤史不明确者,易出现误诊,及时地影像学检查是减少误诊的关键,临床上应与以下疾病进行鉴别。

(1)颅内肿瘤:无外伤史,颅内压增高的症状多数较缓慢。根据肿瘤发生的部位及性质,相对较早出现神经系统局灶刺激或破坏的症状,如癫痫、肢体麻木无力、语言功能障碍、视力减退、脑神经症状、尿崩及内分泌功能障碍等,并进行性加重。头颅 CT、脑血管造影及 MRI 检查均可对两者做出鉴别。

(2)脑血栓形成:亦多见于老年人,但无外伤史,意识障碍表现较轻而局灶性症状表现较重,多为急性静止时发病,缓慢进展,颅脑 CT 显示脑血管分支供应区低密度阴影。

(3)神经官能症:头痛头晕,记忆力减退,失眠多梦,注意力不集中,反应迟钝等。查体无神经系统局灶体征,颅脑 CT 检查无阳性改变。

(4)慢性硬脑膜下积液:又称硬脑膜下水瘤,与慢性硬脑膜下血肿极为相似,积液为淡黄色或无色透明,蛋白含量高于正常脑脊液,低于血肿液体。硬脑膜下积液可演变成慢性硬脑膜下血肿,常需颅脑 CT 或 MRI 检查才能明确诊断。

(5)其他:应与正常颅内压脑积水、脑脓肿、精神分裂症、高血压脑出血等进行鉴别。

6.治疗

慢性硬脑膜下血肿的诊断明确后,均应采取手术治疗,多数疗效比较好,甚至有些慢性硬脑膜下血肿患者已经脑疝形成,出现昏迷及瞳孔散大,颅脑 CT 显示脑中线显著移位,及时手术仍可挽救生命,并有良好预后。手术方式及原则基本一致。

(1)钻孔血肿冲洗引流术:是治疗慢性硬脑膜下血肿的首选方式,方法简单、损伤小,局麻下进行,采用细孔钻颅可于病房床边进行,于血肿较厚的部位或顶结节处钻孔,引流并冲洗血肿腔,为冲洗引流彻底,可前后各钻一孔,冲洗完毕后接引流袋闭式引流,引流 48～72 小时。

(2)骨瓣开颅血肿清除术:适用于血肿内分隔、血肿引流不能治愈者、穿刺治疗术后复发者及血肿壁厚或已钙化的慢性硬脑膜下血肿患者。手术打开骨瓣后,可见硬脑膜肥厚,硬脑膜下发蓝,硬脑膜上切一小口,缓慢放出积血,减压太快有诱发远隔部位血肿的可能,然后剪开硬脑膜,血肿外侧壁与硬脑膜粘在一起翻开,血肿内膜贴在蛛网膜上,易于剥离,仔细剥离,在内外膜交界处剪断,严格止血。术毕,缝合硬脑膜,骨瓣复位,分层缝合帽状腱膜及皮肤各层,血肿腔内置橡皮管引流 2～4 天。

(3)前囟侧角硬脑膜下穿刺术:小儿慢性硬脑膜下血肿,前囟未闭者,可经前囟硬脑膜下穿刺抽吸血肿,经前囟外侧角采用 45°斜行穿向额或顶硬脑膜下,进针 0.5～1.0 cm 即有棕褐色液体抽出,每次抽出 15～20 mL,若为双侧应左右交替反复穿刺,抽出血肿亦逐渐变淡,CT 随访,血肿多逐渐减少。穿刺有鲜血抽出或经多次穿刺血肿无明显减少甚至增大者,应该行骨瓣开颅血肿清除术。

由于老年患者有程度不同的脑萎缩、慢性硬脑膜下血肿长时间压迫脑组织,术后脑膨起困难,血肿壁厚硬脑膜下腔不能闭合,慢性出血等原因可导致血肿复发,术后应采用头低位、卧向患侧,多饮水,并动态的 CT 监测,若临床症状明显好转,即使脑不能完全复位,硬脑膜下仍有少量积液,可出院随诊,大部分患者硬脑膜下积液可完全消失。

(四)外伤性硬脑膜下积液

外伤性硬脑膜下积液(traumatic subdural hydroma)是指硬脑膜下腔在外伤后形成大量的液体潴留。其发生率占颅脑外伤的 0.5%～1.0%,占外伤性颅内血肿的 10%。

1.发病机制与病理

一般认为头外伤时,脑在颅内移动,造成脑池或脑表面的蛛网膜破裂并形成一个活瓣,使脑脊液进入硬脑膜下腔而不能回流,逐渐形成张力性液体潴留,覆盖于额、顶、颞表面,引起脑组织受压的表现。一般为 50～60 mL,多者在 100 mL 以上。临床上根据出现症状的不同分为急性、亚急性和慢性三种类型。急性期者液体多呈血性,即蛛网膜下腔出血,血性脑脊液进入硬脑膜下腔,亚急性者呈黄色液体,慢性者多为草黄色或无色透明液体。硬脑膜下积液的蛋白含量较正常脑脊液为高,但低于血肿液体。

2.临床表现

急性硬脑膜下积液的表现与急性、亚急性硬脑膜下血肿相似,但原发性脑损伤一般较轻,主要表现为颅内压升高与脑受压的局限性体征。病情的进展比硬脑膜下血肿缓慢。慢性者与慢性硬脑膜下血肿的症状相似,起病隐袭,往往不被注意,直到出现颅内压增高症状、精神障碍及脑受压征象才就诊。严重时出现昏迷、瞳孔散大、去脑强直等脑疝症状。

3.辅助检查

(1)脑超声波检查:单侧硬脑膜下积液者可见中线移位,而双侧者则诊断困难。

(2)脑血管造影:造影所见同硬脑膜下血肿。单凭脑血管造影无法鉴别积液或血肿。

(3)CT 扫描:显示为新月形低密度影,CT 值为 7 Hu 左右,近于脑脊液密度。占位表现较硬脑膜下血肿轻。硬脑膜下积液可发展为硬脑膜下血肿,可能系再出血所致,其 CT 值可升高。

(4)MRI:无论急性或慢性硬脑膜下积液,在 MRI 上均呈新月形长 T_1 与长 T_2 信号,信号强度接近于脑脊液。

4.诊断

根据轻度头外伤后继而出现的颅内压增高及脑受压征象及脑 CT 扫描或 MRI 的特征性表现,一般都能作出定位、定性诊断。部分病例因囊液蛋白含量高或伴出血,CT 及 MRI 的表现不典型,难与硬脑膜下血肿鉴别。

5.救治原则与措施

急性硬脑膜下积液可用钻孔引流,钻孔后切开硬脑膜排液后放置引流管,多数病例可顺利治愈。慢性硬脑膜下积液的治疗上与慢性硬脑膜下血肿相似,钻孔探查证实后,采用闭式引流的方法,引流 2～3 天即可治愈。硬脑膜下积液量较少者可暂保守治疗,部分病例可自行消散,亦可演变为慢性硬脑膜下血肿。如复查 CT 发现积液增加或临床症状加重,应及时手术治疗。

四、脑内血肿

外伤后在脑实质内形成血肿为脑内血肿(intracerebral hematomas)可发生于脑组织的任何部位,常见于对冲性闭合性颅脑损伤患者,少数见于凹陷骨折及颅脑火器伤患者。脑内血肿多以最大径 3 cm 以上,血肿量超过 20 mL 为标准。发生率为 1.1%～13.0%。在闭合性颅脑损伤中,脑内血肿多位于额叶及颞叶前部,约占脑内血肿总数的 80%,其余分别位于脑基底核区、顶叶、枕叶、小脑、脑干等处。

(一)急性脑内血肿

1.病因与病理

急性脑内血肿(acute intracerebral hematomas)即伤后3天内血肿形成并产生临床症状及体征,以额叶及颞叶前部和底侧最为常见,约占脑内血肿总数的80%,多与脑挫裂伤及硬脑膜下血肿并存,系因顶后及枕部着力外伤致额极、颞极和额颞叶底面严重脑挫裂伤,皮层下动静脉撕裂出血所致。因着力点处直接打击所致冲击伤或凹陷骨折所致脑内血肿较少见,约占10%,可见于额叶、顶叶、颞叶、小脑等处。因脑受力变形或因剪力作用致脑深部血管撕裂出血所致基底核区、脑干及脑深部血肿罕见。急性脑内血肿在血肿形成初期为一血凝块,形状多不规则,或与挫伤、坏死脑组织混杂,位于脑深部、脑干、小脑的血肿形状多相对规则,周围为受压水肿、坏死脑组织包绕。脑深部血肿可破入脑室使临床症状加重。

2.临床表现

急性外伤性脑内血肿的临床表现,与血肿的部位及合并损伤的程度相关。额叶、颞叶血肿多因合并严重脑挫伤或硬脑膜下血肿,表现为颅内压增高症状及意识障碍,而缺少定位症状与体征。脑叶血肿及挫伤累及主要功能区或基底核区血肿可表现偏瘫、偏身感觉障碍、失语等,小脑血肿表现同侧肢体共济及平衡功能障碍,脑干血肿表现严重意识障碍及中枢性瘫痪。顶枕及颞后着力的对冲性颅脑损伤所致脑内血肿患者,伤后意识障碍较重且进行性加重,部分有中间意识好转期或清醒期,病情恶化迅速,易形成小脑幕切迹疝。颅骨凹陷骨折及冲击伤所致脑内血肿,脑挫伤相对局限,意识障碍少见且多较轻。

3.辅助检查

(1)脑超声波检查:较其他类型的血肿更有意义,多有明显的中线波向对侧移位,有时可见血肿波。

(2)脑血管造影:根据脑内血肿所处部位不同,显示相应的脑内占位病变血管位置的改变。但在颅内看不到无血管区的改变。

(3)CT扫描:表现为圆形或不规则形均一高密度肿块,CT值为50~90 Hu,周围有低密度水肿带,伴有脑室池形态改变,中线结构移位等占位效应。常伴有脑挫裂伤及蛛网膜下腔出血的表现。

(4)MRI:多不用于急性期脑内血肿的检查。多表现为T_1等信号,T_2低信号,以T_2低信号更易显示病变。

4.诊断与鉴别诊断

急性外伤性脑内血肿,在CT应用之前,难以与脑挫伤、局限性脑水肿肿胀、硬脑膜下血肿等鉴别,脑血管造影对脑内血肿的诊断有帮助,受伤机制、伤后临床表现、超声波检查等可做出初步定位,诊断性穿刺、手术探查是确诊和治疗的方法。CT问世以来,及时CT扫描可以确定诊断。脑内血肿CT扫描显示高密度团块,周围为低密度水肿带,合并脑挫伤程度及是否并发急性硬脑膜外血肿亦多可清楚显示。

5.治疗及预后

急性脑内血肿以手术为主,多采用骨瓣或骨窗开颅,合并硬脑膜下血肿时先予清除,后探查清除脑内血肿和坏死脑组织,保护主要功能区脑组织,血肿腔止血要彻底,内减压充分者骨瓣保留,脑组织肿胀明显者去骨瓣减压。血肿破入脑室者,术后保留脑室引流。急性脑内血肿经CT确诊,患者表现颅内压增高症状,神志清楚,无早期脑疝表现,可采用CT定位血肿穿刺引流治疗或立体定向血肿穿刺排空术。穿刺治疗脑内血肿,应密切观察病情变化并动态 CT 随访,个别患者若症状体征加重或 CT 显示局部占位效应加重,应及时改行开颅血肿清除术。脑内血肿量大或合并损伤严重者,病情恶化迅速,死亡率高达 50%;单纯性血肿、病情进展较慢者,及时手术或穿刺治疗,预后多较好。血肿量低于 30 mL,临床症状轻,位于非主要功能区,无神经系统体征,意识清楚,颅内压监测低于 3.3 kPa(25 mmHg)者可采用非手术治疗。

(二)亚急性脑内血肿

亚急性脑内血肿(subacute intracerebral hematomas)指外伤后 3 天至 3 周内出现临床症状及体征的脑内血肿。多位于额叶、基底核区、脑深部、颞叶等处,顶枕叶、小脑、脑干罕见,因其原发伤多较轻且不合并硬脑膜下血肿,位于脑叶者预后好,位于基底核者因与内囊关系密切,偏瘫、失语等后遗症可能较重。

1.病因与病理

造成亚急性脑内血肿的外伤暴力相对较轻,对冲性及冲击性损伤,外伤时脑组织各部分相对运动产生的剪力作用损伤脑深部小血管,致其撕裂,出血缓慢,形成血肿并逐渐增大,于亚急性期内出现临床症状。脑内血肿形成 4~5 天以后,开始出现液化,血肿逐渐变为酱油样或棕褐色陈旧液体,周围为胶质增生带;2~3 周后血肿变为黄褐色囊性病变,表面有包膜形成,周围脑组织内有含铁血黄素沉着,皮层下血肿局部脑回增宽、平软。老年人血管脆性增加,易破裂出血形成血肿。

2.临床表现

亚急性脑内血肿多见于老年人,伤后多有短暂意识障碍,伤后立刻 CT 扫描多为正常,后逐渐表现头痛、头晕、恶心、呕吐、视盘水肿、血压升高、脉搏与呼吸缓慢等颅内压增高表现;基底核区血肿早期出现偏瘫、失语,额颞叶皮层下血肿可出现癫痫大发作。

3.辅助检查

(1)CT 扫描:初为高密度,随血肿内血红蛋白分解,血肿密度逐渐降低,边界欠清,3 周左右为等密度,2~3 个月后为低密度。

(2)MRI:T_1、T_2 加权像多均为高信号,周围有 T_1 加权像低信号水肿带相衬,显示清楚。

4.诊断与鉴别诊断

头部外伤史,伤后 4 天至 3 周内出现颅内压增高症状及体征可对亚急性脑内血肿做出初步诊断,应与亚急性硬脑膜下血肿和硬脑膜外血肿进行鉴别,及时 CT 可以确定诊断;脑血管造影可排除硬脑膜外血肿及硬脑膜下血肿,个别外伤史不确切的亚急性脑内血肿病例应与颅内肿瘤鉴别。

5.治疗与预后

亚急性脑内血肿确诊后,因其多不并发严重脑挫伤,脑内血肿单独存在,且已程度不同的液化,穿刺抽吸或立体定向穿刺血肿排空治疗,临床疗效极佳,前者依据 CT 简易定位,局麻下进行,穿刺血肿中心抽出大部分血肿后注入尿激酶液化引流 3 天内可清除全部血肿,本方法迅速有效;立体定向穿刺血肿排空术,定位精确,但操作过程复杂。CT 显示血肿量低于 30 mL,临床症状轻微,可采用非手术治疗。极少数慢性脑内血肿,已完全囊变,无占位效应,颅内压正常,除合并难治性癫痫外,一般不做特殊处理。

(三)迟发性外伤性脑内血肿

迟发性外伤性脑内血肿(delayed traumatic intracerebral hematomas)在文献中虽早有报道,

但自 CT 扫描应用以后,才较多地被发现,并引起人们重视。

1.发病机制

目前认为外伤后迟发性血肿的形成与以下几种因素有关:①脑损伤局部二氧化碳蓄积,引起局部脑血管扩张,进一步产生血管周围出血。②血管痉挛引起脑局部缺血,脑组织坏死,血管破裂多次出血。③脑损伤区释放酶的代谢产物,损伤脑血管壁引起出血。④与外伤后弥散性血管内凝血和纤维蛋白溶解有关。此外,治疗过程中控制性过度换气、过度脱水致颅内压过低,均可加重出血。

2.临床表现

大部分迟发性外伤性脑内血肿患者的原发伤不重,患者在经过一阶段好转或稳定期,数天或数周后又逐渐或突然出现意识障碍,出现局灶性神经体征或原有症状体征加重,部分患者的原发伤可以很重,伤后意识障碍亦可一直无改善或加重。复查 CT 才证实为迟发性脑内血肿。

3.诊断与鉴别诊断

迟发性脑内血肿的诊断主要依靠反复的 CT 扫描,脑血管造影。其病史诊断要满足以下四点:①无脑血管病。②有明确头外伤史。③伤后第一次 CT 扫描无脑内血肿。④经过一个好转期或稳定期后出现卒中发作。

在鉴别诊断上,此种"迟发性卒中"与高血压性脑出血不同,在年龄、血肿分布和病史等方面可以区别。对于脑血管畸形、颅内动脉瘤和肿瘤内出血,在有外伤史的情况下,术前难以截然区分,脑血管造影、CT 检查和病程的特点有助于鉴别诊断。脑 CT 特点是血肿呈混杂密度,血肿内有陈旧出血和新旧不同时间的出血,并呈扩张性占位性病变表现。

4.救治原则与措施

确诊后应及早做骨瓣开颅,清除血肿多能恢复良好。

五、特殊部位血肿

(一)脑室内出血

外伤性脑室内出血(traumatic intraventricular hemorrhage)并非少见,而且常出现在非危重的患者中。这是由于邻近脑室的脑内血肿破入脑室,或脑穿通伤经过脑室系统,伤道的血流入脑室,或来自脑室壁的出血所致。

1.损伤机制

(1)外伤性脑室内出血大多伴有广泛性脑挫裂伤及脑内血肿,脑室邻近的血肿穿破脑室壁进入脑室。

(2)部分患者为单纯脑室内出血伴轻度脑挫裂伤。这是由于外伤时脑室瞬间扩张,造成室膜下静脉撕裂出血。脉络丛的损伤出血极为少见。

脑室内的少量血液,可被脑脊液稀释而不引起脑室系统梗阻;大量者可形成血肿,堵塞室间孔、第三脑室、导水管或第四脑室,引起脑室内脑脊液循环梗阻。

2.临床表现

患者伤后大多意识丧失,昏迷程度重,持续时间长,有些患者意识障碍可较轻。多缺乏局部体征,患者可有剧烈头痛、呕吐、高热及脑膜刺激症状。极少数患者可呈濒死状态。

3.辅助检查

CT 表现为脑室内的高密度出血。如果脑内血肿破入脑室,可见半球内的血肿腔。当血肿较大造成脑室梗阻时,可见双侧脑室扩大。

4.诊断

CT 应用以前,脑室内出血的诊断较困难,多在钻颅和/或开颅探查中,穿刺脑室后确诊。CT 的出现,不仅使本病能得以确诊,而且可了解出血的来源,血肿在脑室内的分布及颅内其他部位脑挫裂伤和颅内血肿的发生情况。

5.救治原则与措施

治疗措施主要先进行脑室持续引流,以清除血性脑脊液和小的血块。当患者意识情况好转,脑脊液循环仍不通畅,脑室引流拔除困难时,及时进行分流手术。

对于单侧脑室内大血肿和并发硬脑膜外、硬脑膜下或脑内血肿者,应手术清除。

(二)颅后窝血肿

颅后窝血肿(hematoma of posterior fossa)较为少见,但由于其易引起颅内压急骤升高而引起小脑扁桃体疝,直接或间接压迫延髓而出现中枢性呼吸、循环衰竭,因此病情多急而险恶,应及早行手术以清除血肿,抢救脑疝,挽救患者生命。

1.损伤机制

颅后窝血肿主要见于枕部着力伤,常因枕骨骨折损伤静脉窦或导静脉而致,以硬脑膜外血肿多见,血肿多位于骨折侧,少数可越过中线累及对侧,或向幕上发展,形成骑跨性硬脑膜外血肿,当小脑皮质血管或小脑表面注入横窦的导静脉撕裂时,可形成硬脑膜下血肿,发病急骤,更易形成脑疝。小脑内血肿为小脑半球脑挫裂伤、小脑内血管损伤而形成的血肿,常合并硬脑膜下血肿,预后差。颅后窝血肿可直接或间接压迫脑脊液循环通路使颅内压升高而形成脑疝,或直接压迫脑干,从而使患者呼吸循环衰竭,危及患者生命。颅后窝血肿多因枕部着力的冲击伤而致,在对冲部位额极额底,颞极与颞底等部位易发生对冲性脑挫裂伤及硬脑膜下血肿或脑内血肿。

2.临床表现

(1)多见于枕部着力伤:着力点处皮肤挫裂伤或形成头皮血肿,数小时后可发现枕下部或乳突部皮下淤血(Battle 征)。

(2)急性颅内压增高:头痛剧烈,喷射性呕吐,烦躁不安,Cushing 反应,出现呼吸深慢、脉搏变慢、血压升高等,亚急性及慢性者,可有视盘水肿。

(3)意识障碍:伤后意识障碍时间较长,程度可逐渐加重。或有中间清醒期后继续昏迷。

(4)局灶性神经系统体征:小脑受累可出现眼球震颤、共济失调、伤侧肌张力减低等;脑干受累可出现交叉瘫痪,锥体束征,去大脑强直等。

(5)颈项强直:一侧颈肌肿胀,强迫头位,为其特征性表现。

(6)脑疝征:生命体征紊乱,呼吸骤停可较早发生。瞳孔可两侧大小不等,伴小脑幕切迹疝时可有瞳孔散大、对光反射消失等。

3.辅助检查

(1)X 线平片:汤氏位片可显示枕部骨折,人字缝分离等。

(2)CT 扫描:可显示高密度血肿,骨窗可显示骨折。

(3)MRI 扫描:CT 扫描因颅后窝骨性伪影可影响病变显示,需行 MRI 检查,符合血肿 MRI 各期表现。

4.诊断

有枕部着力的外伤史,出现颈项强直、强迫头位,Battle 征,头痛剧烈呕吐等临床表现时,即怀疑颅后窝血肿存在,进一步需行 CT 扫描予以确诊,必要时需行 MRI 检查。

5.救治原则与措施

诊断一旦明确或高度怀疑颅后窝血肿并造成急性脑受压症状者,应行手术清除血肿或钻孔探查术。钻孔探查术可根据枕部皮肤挫裂伤部位采取枕部旁正中切口或枕后正中直切口钻孔探查,X 线显示有枕骨骨折者可于骨折线附近钻孔探查,CT 显示血肿者,可按血肿所在部位标出切口位置,于血肿处或骨折线附近钻孔,发现血肿后,按血肿范围扩大骨窗,上界不超过横窦,下界可达枕大孔附近,清除血肿及碎裂失活脑组织,若颅内压仍高,可咬开枕大孔后缘及寰椎后弓,敞开硬脑膜,行枕肌下减压术。对于骑跨横窦的硬脑膜外血肿,需向幕上扩大骨窗,保留横窦处一骨桥,然后清除血肿,为了减少出血,应先清除横窦远处血肿,后清除其附近血肿,若横窦损伤所致血肿,可用明胶海绵附于横窦破孔处止血。颅后窝血肿可伴有额、颞部脑挫裂伤或硬脑膜下血肿,必要时可开颅清除碎裂组织及血肿。

(三)脑干血肿

脑干血肿(hematomain the brain stem)的诊断一般需行 CT 及 MRI 检查。CT 扫描可显示脑干内高密度出血灶,但因颅骨伪影的原因,常常显示病变欠佳。MRI 可较清楚地显示脑干血肿,急性期 T_2 呈低信号,较易识别。MRI 信号随血肿内血红蛋白的变化而变化,进入亚急性期,T_1 呈高信号,T_2 亦从低信号到高信号转变。脑干血肿多不需手术治疗,治疗措施同脑干损伤。当急性期过后,若血肿量大且压迫效应明显,可开颅后,用空针穿刺吸除血肿或选择脑干血肿最为表浅部切小口,排出血肿。

六、外伤性硬脑膜下积液演变为慢性硬脑膜下血肿

1979 年 Yamada 首先报道 3 例硬脑膜下积液演变为慢性硬脑膜下血肿(evolution of traumatic subdural hydroma into chronic subdural hematoma),此后此类报道逐渐增多。

(一)演变率

外伤性硬脑膜下积液演变为慢性硬脑膜下血肿的概率文献中报道为 11.6%～58.0%。Lee 等报道 69 例外伤性硬脑膜下积液 8 例演变为慢性硬脑膜下血肿;Koizumi 等观察 38 例外伤性硬脑膜下积液演变为慢性硬脑膜下血肿有 4 例;Yamada 等报道 24 例外伤性硬脑膜下积液有 12 例演变为慢性硬脑膜下血肿;Ohno 等报道外伤性硬脑膜下积液演变为慢性硬脑膜下血肿的演变率高达 58%;另有学者报道外伤性硬脑膜下积液演变为慢性硬脑膜下血肿占同期外伤性硬脑膜下积液住院患者的 16.7%。

(二)演变机制

外伤性硬脑膜下积液演变为慢性硬脑膜下血肿的机制单靠一种理论不能完全解释,目前有以下几种观点。

(1)硬脑膜下积液是慢性硬脑膜下血肿的来源,这是因为硬脑膜下长期积液形成包膜并且积液逐渐增多,导致桥静脉断裂或包膜壁出血,并且积液中纤维蛋白溶解亢进,出现凝血功能障碍,使出血不止而形成慢性血肿,这也可以解释为什么外伤性硬脑膜下积液演变为慢性硬脑膜下血肿常发生在积液 1 个月以后(包膜形成后)。

(2)慢性硬脑膜下血肿实际上是急性硬脑膜下出血转变而来的,其理由是仅根据 CT 上的低密度不能完全排除急性硬脑膜下出血而诊断为硬脑膜下积液,从而误认为慢性硬脑膜下血肿是由硬脑膜下积液演变而来,但这不能解释发生外伤性硬脑膜下积液与急性硬脑膜下血肿变为低

密度区时间上的差异,因为硬脑膜下积液常发生在伤后 1 周之内,而急性硬脑膜下血肿变为低密度灶慢性血肿往往需要 2 周以上。

(3)硬脑膜下积液发生性状改变,其蛋白质含量高或混有血液成分,易导致外伤性硬脑膜下积液演变为慢性硬脑膜下血肿。

(4)再次头外伤导致积液内出血,发展为慢性硬脑膜下血肿。

(三)临床特点

外伤性硬脑膜下积液演变为慢性硬脑膜下血肿的病例具有以下临床特点:①发病年龄两极化,常发生在 10 岁以下小儿或 60 岁以上老人,这可能与小儿、老人的硬脑膜下腔较大有关。②常发生在积液量少、保守治疗的慢性型病例中,这是因为在少量积液的保守治疗过程中,积液可转变为水瘤,包膜形成后发生包膜出血而导致慢性血肿;而早期手术打断了积液转变为水瘤及包膜形成的过程,故外伤性硬脑膜下积液演变为慢性硬脑膜下血肿不易发生在手术治疗的病例。③致病方式常为减速损伤。④合并的颅脑损伤常常很轻微。

(四)治疗与预后

文献报道中,无论是手术治疗还是保守治疗均无死亡发生,因此,这类患者预后良好。从临床恢复过程来讲,多主张早期手术钻颅引流治疗,但是对于症状不明显的少量慢性硬脑膜下血肿可在 CT 动态观察下保守治疗。

(吴明忠)

第六节　颅内压增高与脑疝

一、概述

颅内压增高是神经外科常见临床病理综合征,是颅脑损伤、脑肿瘤、脑出血、脑积水和颅内炎症等所共有征象,由于上述疾病使颅腔内容物体积增加,导致颅内压持续在 2.0 kPa (200 mmH$_2$O)以上,从而引起相应的综合征,称为颅内压增高。了解颅内压的调节和颅内压增高发生机制是学习和掌握神经外科学的重点和关键。

(一)颅内压的形成与正常值

颅腔容纳着脑组织、脑脊液和血液三种内容物,当儿童颅缝闭合后及成人,颅腔的容积是固定不变的,为 1 400～1 500 mL。颅腔内的上述三种内容物,使颅内保持一定的压力,称为颅内压(ICP)。由于颅内的脑脊液介于颅腔壁和脑组织之间,一般以脑脊液的静水压代表颅内压力,通过侧卧位腰椎穿刺或直接脑室穿刺测量来获得该压力数值,成人的正常颅内压为 0.7～2.0 kPa(70～200 mmH$_2$O),儿童的正常颅内压为 0.5～1.0 kPa(50～100 mmH$_2$O)。临床上颅内压还可以通过采用颅内压监护装置,进行持续地动态观察。

(二)颅内压的调节与代偿

颅内压可有小范围的波动,它与血压和呼吸关系密切,收缩期颅内压略有增高,舒张期颅内压稍下降;呼气时压力略增,吸气时压力稍降。颅内压的调节除部分依靠颅内的静脉血被排挤到颅外血液循环外,主要是通过脑脊液分泌和吸收的增减来调节。当颅内压高于正常颅内压范围的时候,脑脊液的分泌逐渐减少,而吸收增加,使颅内脑脊液量减少,以抵消增加的颅内压。相反,当颅内压低于正常范围时,脑脊液的分泌增多而吸收减少,使颅内脑脊液量减少,以维持颅内压不变。另外,当颅内压增高时,有一部分脑脊液被挤入脊髓蛛网膜下腔,也起到一定的调节颅内压的作用。脑脊液的总量占颅腔总容积的10%,血液则依据血流量的不同占总容积的2%～11%,所以一般而言允许颅内增加的临界容积约为5%,超过此范围,颅内压开始增高,当颅腔内容物体积增大或颅腔容量缩减超过颅腔容积的8%～10%,则会产生严重的颅内压增高。

(三)颅内压增高的原因

引起颅内压增高的原因可分为三大类。

(1)颅腔内容物的体积增大,如脑组织体积增大(脑水肿),脑脊液增多(脑积水),颅内静脉回流受阻或过度灌注,脑血流量增加,使颅内血容量增多。

(2)颅内占位性病变使颅内空间变小,如颅内血肿、脑肿瘤、脑脓肿等。

(3)先天性畸形使颅腔的容积变小,如狭颅症、颅底凹陷症等。

(四)颅内压增高的病理生理

1.影响颅内压增高的因素

(1)年龄:婴幼儿及小儿的颅缝未闭合或尚未牢固融合,颅内压增高可使颅缝裂开而相应地增加颅腔容积,从而缓和或延长了病情的进展。老年人由于脑萎缩使颅内的代偿空间增多,故病程亦较长。

(2)病变的扩张速度:1965年Langlitt在狗的颅内硬脑膜外放置一小球囊,每小时将1 mL体液注入囊内,使之逐渐扩张。开始由于有上述颅内压调节功能的存在,颅内压的变动很小或不明显;随着球囊的继续扩张,调节功能的逐渐耗竭,颅内压增高逐渐明显。当颅内液体在注入4 mL时终于达到一个临界点,这时只要向囊内注入极少量液体,颅内压就会有大幅度的升高,释放少量液体颅内压即显著下降。这种颅腔内容物的体积与颅内压之间的关系可以用曲线来表示,称为体积/压力关系曲线。颅内压力与体积之间的关系不是线性关系而是类似指数关系,这种关系可以说明一些临床现象,如当颅内占位性病变时,随着病变的缓慢增长,可以长期不出现颅内压增高症状,一旦由于颅内压代偿功能失调,则病情将迅速发展,往往在短期内即出现颅内压增高危象或脑疝;如原有的颅内压增高已超过临界点,释放少量脑脊液即可使颅内压明显下降,若颅内压增高处于代偿的范围之内(临界点以下),释放少量脑脊液仅仅引起微小的压力下降,这一现象称为体积压力反应(VPR)。

(3)病变部位:在颅脑中线或颅后窝的占位性病变,由于病变容易阻塞脑脊液循环通路而发生梗阻性脑积水,故颅内压增高症状可早期出现而且严重。颅内大静脉窦附近的占位性病变,由于早期即可压迫静脉窦,引起颅内静脉血液的回流或脑脊液的吸收障碍,使颅内压增高症状亦可早期出现。

(4)伴发脑水肿的程度:脑寄生虫病、脑脓肿、脑结核瘤、脑肉芽肿等由于炎症性反应均可伴有较明显的脑水肿,故早期即可出现颅内压增高症状。

(5)全身系统性疾病:尿毒症、肝性脑病、毒血症、肺部感染、酸碱平衡失调等都可引起继发性脑水肿而致颅内压增高。高热往往会加重颅内压增高的程度。

2.颅内压增高的后果

颅内压持续增高,可引起一系列中枢神经系统功能紊乱和病理变化。主要病理改变包括以下6点。

（1）脑血流量的降低，脑缺血甚至脑死亡：正常成人每分钟约有 1 200 mL 血液进入颅内，通过脑血管的自动调节功能进行调节。

正常的脑灌注压为 9.3～12.0 kPa（70～90 mmHg），脑血管阻力为 0.2～0.3 kPa（1.2～2.5 mmHg）。此时脑血管的自动调节功能良好。如因颅内压增高而引起的脑灌注压下降，则可通过血管扩张，以降低血管阻力的自动调节反应使上述公式的比值不变，从而保证了脑血流量的稳定。如果颅内压不断增高使脑灌注压低于 5.3 kPa（40 mmHg）时，脑血管自动调节功能失效，这时脑血管不能再做相应的进一步扩张以减少血管阻力。公式的比值就变小，脑血流量随之急剧下降，就会造成脑缺血。当颅内压升至接近平均动脉压水平时，颅内血流几乎完全停止，患者就会处于严重的脑缺血状态，甚至出现脑死亡。

（2）脑水肿：颅内压增高可直接影响脑的代谢和血流量从而产生脑水肿，使脑的体积增大，进而加重颅内压增高。脑水肿时液体的积聚可在细胞外间隙，也可在细胞内。前者称为血管源性脑水肿，后者称为细胞中毒性脑水肿。血管源性脑水肿多见于脑损伤、脑肿瘤等病变的初期，主要是由于毛细血管的通透性增加，导致水分在神经细胞和胶质细胞间隙潴留，促使脑体积增加所致。细胞毒性脑水肿可能是由于某些毒素直接作用于脑细胞而产生代谢功能障碍，使钠离子和水分子潴留在神经和胶质细胞内所致，但没有血管通透性的改变，常见于脑缺血、脑缺氧的初期。在颅内压增高时，由于上述两种因素可同时或先后存在，故出现的脑水肿多数为混合性，或先有血管源性脑水肿以后转化为细胞中毒性脑水肿。

（3）Cushing 反应：Cushing 于 1900 年曾用等渗盐水灌入狗的蛛网膜下腔以造成颅内压增高，当颅内压增高接近动脉舒张压时，血压升高、脉搏减慢、脉压增大，继之出现潮式呼吸，血压下降，脉搏细弱，最终呼吸停止，心脏停搏而导致死亡。这一试验结果与临床上急性颅脑损伤所见情况十分相似，颅内压急剧增高时，患者出现血压升高（全身血管加压反应）、心跳和脉搏缓慢、呼吸节律紊乱及体温升高等各项生命体征发生变化，这种变化即称为 Cushing 反应。这种危象多见于急性颅内压增高病例，慢性者则不明显。

（4）胃肠功能紊乱及消化道出血：部分颅内压增高的患者可首先出现胃肠道功能的紊乱，出现呕吐、胃及十二指肠出血及溃疡和穿孔等。这与颅内压增高引起下丘脑自主神经中枢缺血而致功能紊乱有关。亦有人认为颅内压增高时，消化道黏膜血管收缩造成缺血，因而产生广泛的消化道溃疡。

（5）神经源性肺水肿：在急性颅内压增高病例中，发生率高达 5%～10%。这是由于下丘脑、延髓受压导致 α-肾上腺素能神经活性增强，血压反应性增高，左心室负荷过重，左心房及肺静脉压增高，肺毛细血管压力增高，液体外渗，引起肺水肿，患者表现为呼吸急促，痰鸣，并有大量泡沫状血性痰液。

二、颅内压增高

颅内压增高是神经外科临床上最常见的重要问题，尤其是颅内占位性病变的患者，往往会出现颅内压增高症状和体征。颅内压增高会引发脑疝危象，可使患者因呼吸循环衰竭而死亡，因此对颅内压增高及时诊断和正确处理，十分重要。

（一）颅内压增高的类型

根据病因不同，颅内压增高可分为两类。①弥散性颅内压增高：由颅腔狭小或脑实质的体积增大而引起，其特点是颅腔内各部位及各分腔之间压力均匀升高，不存在明显的压力差，因此脑组织无明显移位。临床所见的弥散性脑膜脑炎、弥散性脑水肿、交通性脑积水等所引起的颅内压增高均属于这一类型。②局灶性颅内压增高：因颅内有局限的扩张性病变，病变部位压力首先增高，使附近的脑组织受到挤压而发生移位，并把压力传向远处，造成颅内各腔隙间的压力差，这种压力差导致脑室、脑干及中线结构移位。患者对这种颅内压增高的耐受力较低，压力解除后神经功能的恢复较慢且不完全，这可能与脑移位和脑局部受压引起的脑血管自动调节功能损害有关。由于脑局部受压较久，该部位的血管长期处于张力消失状态，管壁肌层失去了正常的舒缩能力，因此血管管腔被动地随颅内压的降低而扩张，管壁的通透性增加并有渗出，甚至发生脑实质内出血性水肿。

根据病变发展的快慢不同，颅内压增高可分为急性、亚急性和慢性三类。①急性颅内压增高：见于急性颅脑损伤引起的颅内血肿、高血压性脑出血等。其病情发展快，颅内压增高所引起的症状和体征严重，生命体征（血压、呼吸、脉搏、体温）变化剧烈。②亚急性颅内压增高：病情发展较快，但没有急性颅内压增高那么紧急，颅内压增高的反应较轻或不明显。多见于发展较快的颅内恶性肿瘤、转移瘤及各种颅内炎症等。③慢性颅内压增高：病情发展较慢，可长期无颅内压增高的症状和体征，病情发展时好时坏。多见于生长缓慢的良性肿瘤、慢性硬脑膜下血肿及其他破坏性或浸润性病变。

急性或慢性颅内压增高均可导致脑疝发生。脑疝发生后，移位脑组织被挤进小脑幕裂孔、硬脑膜裂隙或枕骨大孔中，压迫脑干，产生一系列紧急症状。脑疝发生又可加重脑脊液和血液循环障碍，使颅内压力进一步增高，从而使脑疝更加严重。

（二）引起颅内压增高的疾病

能引起颅内压增高的常见中枢神经系统疾病如下。

1.颅脑损伤

由于颅内血管损伤而发生的颅内血肿，脑挫裂伤伴有的脑水肿是外伤性颅内压增高常见原因。外伤性蛛网膜下腔出血，血块沉积在颅底脑池而引起的脑脊液循环障碍，以及红细胞阻塞蛛网膜颗粒所引起的脑脊液吸收障碍等，也是颅内压增高的常见原因。其他如外伤性蛛网膜炎及静脉窦血栓形成或脂肪栓塞亦可致颅内压增高，但较少见。

2.颅内肿瘤

颅内肿瘤出现颅内压增高者占80％以上。一般肿瘤体积愈大，颅内压增高愈明显。但肿瘤大小并非是引起颅内压增高的程度的唯一因素，肿瘤的部位、性质和生长速度也有重要影响。例如，位于脑室或中线部位的肿瘤，虽然体积不大，但由于堵塞室间孔、中脑导水管和第四脑室脑脊液循环通路，易产生梗阻性脑积水，因而颅内压增高症状可早期出现而且显著。位于颅前窝和颅中窝底部或位于大脑半球凸面的肿瘤，有时瘤体较大但颅内压增高症状出现较晚；而一些恶性胶质瘤或脑转移癌，由于肿瘤生长迅速，且肿瘤周围伴有严重的脑水肿，故多在短期内即出现较明显的颅内压增高。

3.颅内感染

脑脓肿患者多数有明显的颅内压增高。化脓性脑膜炎亦多引起颅内压增高，并随着炎症的好转，颅内压力亦逐渐恢复。结核性脑膜炎晚期，因脑底部炎症性物质沉积，使脑脊液循环通路受阻，往往出现严重的脑积水和颅内压增高。

4.脑血管疾病

由多种原因引起的脑出血都可造成明显的颅内压增高。颅内动脉瘤和脑动静脉畸形发生蛛网膜下腔出血后,由于脑脊液循环和吸收障碍形成脑积水,而发生颅内压增高。颈内动脉血栓形成和脑血栓,脑软化区周围水肿,也可引起颅内压增高。如软化灶内出血,则可引起急剧的颅内压增高,甚至可危及患者生命。

5.脑寄生虫病

脑囊虫病引起颅内压增高的原因:①脑内多发性囊虫结节可引起弥散性脑水肿。②单个或数个囊虫在脑室系统内阻塞导水管或第四脑室,产生梗阻性脑积水。③葡萄状囊虫体分布在颅底脑池时引起粘连性蛛网膜炎,使脑脊液循环受阻。脑棘球蚴病或脑血吸虫性肉芽肿,均在颅内占有一定体积,由于病变较大,因而产生颅内压增高。

6.颅脑先天性疾病

婴幼儿先天性脑积水多由于导水管的发育畸形,形成梗阻性脑积水;颅底凹陷和先天性小脑扁桃体下疝畸形,脑脊液循环通路在第四脑室正中孔或枕大孔区受阻;狭颅症,由于颅缝过早闭合,颅腔狭小,限制脑的正常发育,引起颅内压增高。

7.良性颅内压增高

良性颅内压增高又称假脑瘤综合征,以脑蛛网膜炎比较多见,其中发生于颅后窝者颅内压增高最为显著。颅内静脉窦(上矢状窦或横窦)血栓形成,由于静脉回流障碍引起颅内压增高。其他代谢性疾病、维生素 A 摄入过多、药物过敏和病毒感染所引起的中毒性脑病等均可引起颅内压增高。但多数颅内压增高症状可随原发疾病好转而逐渐恢复正常。

8.脑缺氧

心搏骤停或昏迷患者呼吸道梗阻,在麻醉过程中出现喉痉挛或呼吸停止等均可发生严重脑缺氧。另外,癫痫持续状态和喘息状态(肺性脑病)亦可导致严重脑缺氧和继发性脑水肿,从而出现颅内压增高。

(三)颅内压增高的临床表现

颅内压增高的主要症状和体征如下。

1.头痛

这是颅内压增高最常见的症状之一,程度不同,以早晨或晚间较重,部位多在额部及两颞,可从颈枕部向前方放射至眼眶。头痛程度随颅内压的增高而进行性加重。当用力、咳嗽、弯腰或低头活动时常使头痛加重。头痛性质以胀痛和撕裂痛为多见。

2.呕吐

当头痛剧烈时,可伴有恶心和呕吐。呕吐呈喷射性,易发生于饭后,有时可导致水、电解质紊乱和体重减轻。

3.视盘水肿

视盘水肿是颅内压增高的重要客观体征之一。表现为视神经盘充血,边缘模糊不清,中央凹陷消失,视盘隆起,静脉怒张,动脉曲张扭曲。若视盘水肿较长期存在,则视盘颜色苍白,视力减退,视野向心缩小,称为视神经继发性萎缩。此时如果颅内压增高得以解除,往往视力的恢复并不理想,甚至继续恶化和失明。

以上三者是颅内压增高的典型表现,称之为颅内压增高"三主征"。颅内压增高的三主征各自出现的时间并不一致,可以其中一项为首发症状。颅内压增高还可引起一侧或双侧外展神经麻痹和复视。

4.意识障碍及生命体征变化

疾病初期意识障碍可出现嗜睡,反应迟钝。严重病例,可出现昏睡、昏迷、伴有瞳孔散大、对光反应消失、发生脑疝、去脑强直。生命体征变化为血压升高,脉搏徐缓,呼吸不规则,体温升高等病危状态,甚至呼吸停止,终因呼吸循环衰竭而死亡。

5.其他症状和体征

头晕、猝倒、头皮静脉怒张、血压升高、脉搏徐缓。在小儿患者可有头颅增大、颅缝增宽或分裂、前囟饱满隆起。头颅叩诊时呈破罐声及头皮和额眶部浅静脉扩张。

(四)颅内压增高的诊断

通过全面而详细地询问病史和认真地神经系统检查,可发现许多颅内疾病在引起颅内压增高之前已有一些局灶性症状与体征,由此可作出初步诊断。如小儿的反复呕吐及头围迅速增大,成人的进行性剧烈的头痛、癫痫发作,进行性瘫痪及各种年龄患者的视力进行性减退等,都应考虑到有颅内占位性病变的可能。应注意鉴别神经功能性头痛与颅内压增高所引起的头痛的区别。当发现有视盘水肿及头痛、呕吐三主征时,颅内压增高的诊断大致可以肯定。但由于患者的自觉症状常比视盘水肿出现得早,应及时地做以下辅助检查,以尽早诊断和治疗。

1.CT 扫描

CT 是诊断颅内占位性病变的首选辅助检查措施。它不仅能对绝大多数占位性病变作出定位诊断,而且还有助于定性诊断。CT 具有无创伤性特点,易于被患者接受。

2.MRI

在 CT 不能确诊的情况下,可进一步行 MRI 检查,以利于确诊。

3.脑血管造影

脑血管造影主要用于疑有脑血管畸形或动脉瘤等疾病的病例。数字减影血管造影(DSA)不仅使脑血管造影术的安全性大大提高,而且图像清晰,使疾病的检出率提高。

4.头颅 X 线片

颅内压增高时,可见颅骨骨缝分离,指状压迹增多,鞍背骨质稀疏及蝶鞍扩大等。对于诊断颅骨骨折、垂体瘤所致蝶鞍扩大及听神经瘤引起内听道孔扩大等,具有重要价值。但单独作为诊断颅内占位性病变的辅助手段现已较少用。

5.腰椎穿刺

腰穿测压对颅内占位性病变患者有一定的危险性,有时引发脑疝,故应当慎重进行。

(五)治疗原则

1.一般处理

凡有颅内压增高的患者,应留院观察。密切观察神志、瞳孔、血压、呼吸、脉搏及体温的变化,以掌握病情发展的动态。有条件时可做颅内压监护,根据监护中所获得压力信息来指导治疗。频繁呕吐者应暂禁食,以防吸入性肺炎。不能进食的患者应予补液,补液量应以维持出入液量的平衡为度,补液过多可促使颅内压增高恶化。注意补充电解质并调整酸碱平衡。用轻泻剂来疏通大便,不能让患者用力排便,不可做高位灌肠,以免颅内压骤然增高。对意识不清的患者及咳痰困难者要考虑做气管切开术,并保持呼吸道通畅,防止因呼吸不畅而使颅内压更加增高。给予氧气吸入有助于降低颅内压。病情稳定者需尽早查明病因,以明确诊断,尽早进行去除病因的治疗。

2.病因治疗

颅内占位性病变,首先应考虑做病变切除术。位于手术易达到部位的良性病变,应争取做根治性切除;不能根治的病变可做大部切除、部分切除或减压术;有脑积水者可行脑脊液分流术,将脑室内液体通过特制导管分流入蛛网膜下腔、腹腔或心房。颅内压增高已引起急性脑疝时,应分秒必争进行紧急抢救或手术处理。

3.降低颅内压治疗

适用于颅内压增高但暂时尚未查明原因或虽已查明原因但仍需要非手术治疗的病例。高渗利尿剂选择应用的原则是:意识清楚,颅内压增高程度较轻的病例,先选用口服药物。有意识障碍或颅内压增高症状较重的病例,则宜选用静脉或肌内注射药物。

常用口服的药物:①氢氯噻嗪 25～50 mg,每天 3 次。②乙酰唑胺 250 mg,每天 3 次。③氨苯蝶啶 50 mg,每天 3 次。④呋塞米 20～40 mg,每天 3 次。⑤50%甘油盐水溶液 60 mL,每天 2～4 次。

常用的可供注射的制剂:①20%甘露醇 250 mL,快速静脉滴注,每天 2～4 次。②20%尿素转化糖或尿素山梨醇溶液 200 mL,静脉滴注,每天 2～4 次。③呋塞米 20～40 mg,肌内或静脉注射,每天 1～2 次。此外,也可采用浓缩 2 倍的血浆 100～200 mL 静脉注射;20%人血清蛋白 20～40 mL 静脉注射,对减轻脑水肿、降低颅内压有效。

4.激素应用

地塞米松 5～10 mg 静脉或肌内注射,每天 2～3 次;氢化可的松 100 mg 静脉注射,每天 1～2 次;泼尼松 5～10 mg 口服,每天 1～3 次,可减轻脑水肿,有助于缓解颅内压增高。

5.冬眠低温疗法或亚低温疗法

有利于降低脑的新陈代谢率,减少脑组织的氧耗量,防止脑水肿的发生与发展,对降低颅内压亦起一定作用。

6.脑脊液体外引流

有颅内压监护装置的病例,可经脑室缓慢放出脑脊液少许,以缓解颅内压增高。

7.巴比妥治疗

大剂量戊巴比妥钠或硫喷妥钠注射可降低脑的代谢,减少氧耗及增加脑对缺氧的耐受力,使颅内压降低。但需在有经验的专家指导下应用。在给药期间,应做血药物浓度监测。

8.辅助过度换气

目的是使体内 CO_2 排出。当动脉血的 CO_2 分压每下降 0.1 kPa(1 mmHg)时,可使脑血流量递减 2%,从而使颅内压相应下降。

9.抗生素治疗

控制颅内感染及防止感染,可根据致病菌药物敏感试验选用适当的抗生素。预防用药应选择广谱抗霉素,术前和术后应用为宜。

10.对症治疗

对患者的主要症状进行治疗,疼痛者可给予镇痛剂,但应忌用吗啡和哌替啶等类药物,以防止对呼吸中枢的抑制作用,而导致患者死亡。有抽搐发作的病例,应给予抗癫痫药物治疗。烦躁患者给予镇静剂。

三、急性脑疝

(一)概念

颅内某分腔占位性病变或弥散性脑肿胀,使颅内局部或整体压力增高,形成压强差,造成脑组织移位、嵌顿，导致脑组织、血管及脑神经受压，产生一系列危急的临床综合征，称为脑疝。简而言之，脑组织被挤压突入异常部位谓之脑疝。

(二)脑疝的分类及命名

颅内硬脑膜间隙及孔道较多，因而脑疝可以发生的部位也较多，目前尚无统一命名。按照颅脑的解剖部位，临床工作中较多见的脑疝有四类。

1.小脑幕孔疝

(1)小脑幕孔下降疝：最常见，小脑幕上压力高于幕下压力时所引起。多见于幕上占位性病变。但幕下病变引起梗阻性脑积水，导致脑室系统幕上部位(侧脑室及第三脑室)明显扩张时，亦可出现小脑幕上压力高于幕下。靠近幕孔区的幕上结构(海马回、钩回等)随大脑、脑干下移而被挤入小脑幕孔。

由于幕孔区发生疝的部位不同，受累的脑池和突入的脑组织也不同，故此类脑疝又分为三种：①脚间池疝(颞叶钩回疝)；②环池疝(海马回疝)；③四叠体池(大脑大静脉池)疝。以上几种脑疝以脚间池疝较多见。

(2)小脑幕孔上升疝：此病为颅后凹占位性病变引起，并多与枕骨大孔疝同时存在。其症状和预后较钩回疝更为严重。

2.枕骨大孔疝

枕骨大孔疝是由于小脑扁桃体被挤入枕骨大孔及椎管内，故又称为小脑扁桃体疝。

3.大脑镰下疝

大脑镰下疝出脑组织为扣带回，它被挤入大脑镰下的间隙，故又称为扣带回疝。

4.蝶骨嵴疝

蝶骨嵴疝是额叶后下部被推挤进入颅中窝，甚至挤入眶上裂、突入眶内。

(三)脑疝形成机制及病理改变

1.小脑幕孔疝

(1)局部解剖学特点：小脑幕是一个横铺于颅腔后部的硬脑膜组织，它将颅腔分为幕上幕下两个空间，其间有幕孔相通。幕孔呈卵圆形，纵径长于横径，其前缘游离。幕孔及邻近结构造成脑疝病变的解剖学基础：①颞叶内侧的海马沟及海马回正常情况下即位于小脑幕切迹游离缘的上方，其内侧跨过小脑幕孔游离缘。因此当外侧有占位性病变向内下挤压时，海马沟或海马回易于挤入幕孔之内造成脑疝。②脑干中脑部分，动眼神经及血管等重要结构均由幕孔通过。③基底动脉的分支小脑上动脉和大脑后动脉，分别走行于小脑幕切迹下方和上方，两动脉之间有动眼神经向前伴行。④中脑与幕孔之间有脑池，是脑脊液循环由幕下通向幕上的重要通道。此处前方为脚间池，两侧为环池，后方是四叠体池。

(2)脑疝形成机制：小脑幕孔疝多因一侧幕上占位性病变或脑水肿较为严重，从而造成颅内压力不平衡，特别是颞部压力的推动，使病变一侧的脑组织向压力较低的对侧及小脑幕下移位。因颅骨不具有弹性，小脑幕也较坚硬，这时位于小脑幕切迹上内方的海马沟或海马回即被挤入小脑幕孔的间隙内，从而形成了脑疝。脑疝形成后阻塞了脚间池、环池或四叠体池，并且压迫中脑和动眼神经及重要血管。这样就会发展成为如下的恶性循环。

小脑幕孔疝形成后，由于疝出的脑组织挤压中脑及动眼神经、大脑后动脉，并阻塞环池和导水管的脑脊液循环，从而促使颅内压不断增高，脑缺氧、缺血严重，如未及时抢救阻止这一恶性循环，即会使局部性的病变引起全局性病变，从而导致整个中枢神经系统的功能衰竭而死亡。

一般说来，广泛性的脑水肿，脑脊液梗阻性脑积水，及颅内两侧对称的占位病变，由于是弥散性颅内压增高，脑疝多发生于中线部位，即使形成海马沟或海马回疝，也往往为双侧疝。凡是足以引起脑组织侧移位的占位病变，脑疝常发生在病变同侧的小脑幕切迹处。颅内前方如有占位性病变，脑疝即发生在病变的后方。颅内幕上后方如有占位病变，脑疝即发生在病变前方。

接近小脑幕孔区的占位性病变，如颞叶及内囊部位的病变，最易形成颞叶钩回疝（前位疝）。顶枕部的占位性病变，易于形成海马回疝（后位疝）。幕孔周围质地坚韧的病变，如蝶骨嵴内侧脑膜瘤，由于病变本身的覆盖阻挡了小脑幕孔间隙，所以反而可以妨碍脑疝的形成。

（3）小脑幕孔疝的病理改变：①疝入的脑组织早期常有轻度水肿和淤血，晚期则发生出血、梗死或软化，因此体积膨大，从而对中脑的压迫更加严重。以上改变主要是由于疝入的脑组织嵌顿于小脑幕切迹游离缘与中脑之间，使血管受压，局部发生血液循环障碍所引起的。②中脑本身的变化：脑疝时中脑出现变形、移位、出血和水肿。严重者，脑疝压及中脑，使中脑水肿加剧，甚至引起导水管闭锁。中脑变形和移位随脑疝的发生方向和体积而改变，一般由于脑疝从一侧挤压，致脑干前后径因挤压而拉长，横径因挤压而变短，故同时脑干可有侧移位，而使中脑脚底挤压于小脑幕游离缘上，造成压迹。小脑幕上升疝或下降疝方向不同，脑干可以分别出现向上或向下移位，甚至使之扭曲。脑疝所致中脑出血和水肿是由于中脑局部受压损伤，以及弥散性脑组织缺血缺氧造成的。因为中脑和脑桥旁正中穿通动脉随脑干变形和移位，在脑干内容易被牵拉损伤，可导致脑干出血，出血还常常会向上下两个方向蔓延，向上会影响到大脑中线部位结构如视丘下部，向下则会累及延髓。导水管闭锁是中脑受压、变形、水肿、出血的结果。导水管闭锁绞窄引起脑脊液循环通路梗阻，造成梗阻性脑积水，从而使颅内压增高加重。③脑神经的损伤：动眼神经从脚间窝发出到海绵窦的走行过程中，易受损害。受伤机制：脑干向下移位时，大脑后动脉也向下移位，从而压迫动眼神经。岩床内侧韧带、小脑幕切迹缘、斜坡嵴等处均为坚韧结缔组织或骨性组织，可在以上部位受累而损伤动眼神经。动眼神经损害者可无病理改变，重者可使受压处发生压痕，局部有点状出血，甚至坏死。滑车神经因位置低，且在幕下，很少受累。但上升疝时则可损伤。④血管的改变：脑疝时血管位置及本身发生的改变。a.脚间池疝（钩回疝）：海马沟可将后交通动脉呈现弓形拉向内侧，大脑后动脉的起始段伴随脑干向下向内移位。b.环池疝：大脑后动脉后部向下向内移位。由于中脑和脑桥上部向下移位，基底动脉上端也向下移位。基底静脉后部则向后下及内侧移位。c.四叠体池疝：如脑疝偏重一侧，大脑后动脉的后方及其分支颞枕动脉和枕内动脉常被推向内下方，甚至超过中线。d.上升性小脑幕切迹疝：大脑后动脉，小脑上动脉，基底静脉及大脑内静脉均向上移位。由于血管移位和血管受损甚至梗死或出血，往往会导致枕叶梗死和脑软化。大脑大静脉的及基底静脉的损伤或阻塞会引起深部脑组织淤血水肿。以上严重的病理改变，就会造成致命的严重后果。⑤脑脊液循环障碍：由于小脑幕孔周围的脑池阻塞及导水管受压闭锁，使脑脊液既不能流向第四脑室，也不能使脑脊液由幕下通过脑池流向幕上蛛网膜下腔。结果形成梗阻性脑积水，使颅内压力增高。

除上述变化外，由于脑干向下移位，使视丘下部被牵拉压迫于后床突及附近韧带上，致垂体柄折叠，加以血管受损，梗阻性脑积水、脑组织缺血缺氧等病理变化，从而导致自主神经功能紊乱、代谢和内分泌障碍等，使病变更加复杂，更加严重。以上病理改变，错综复杂，形成恶性病理循环，局部病变累及为全脑性病变，全脑性病变又加重了局部病理变化，当脑干遭到严重损害，患者往往因生命中枢衰竭而死亡。

2.枕骨大孔疝

(1)解剖特点:枕大孔为卵圆形,其前后径约为 3.5 cm,横径约为 3 cm。其下缘相当于延髓与脊髓相连接处。枕骨大孔的上缘相邻为延髓,下缘为颈髓,后上邻近小脑扁桃体及小脑延髓池。除脑干外还有副神经、椎动脉、脊前和脊后动脉通过此孔。

(2)发生机制:颅后窝容量较小,对颅内压增高缓冲力有限。当颅内压增高传导至颅后窝占位病变时,由于周围为颅骨,上方为坚实的小脑幕,因此可发生两种脑疝。其一,邻近枕骨大孔后上方的小脑扁桃体被推挤入小脑延髓池,进而推入枕大孔突入椎管内。压迫延髓和上颈髓即形成小脑扁桃体疝。与此同时小脑延髓往往下降移位。其二,幕下压力增高,为求得空间代偿,邻近小脑幕孔区的小脑上蚓部及小脑前叶向上移动,严重者即可发生上升性小脑幕切迹疝。如小脑扁桃体疝急性发生,可由于疝出组织对延髓压迫导致延髓水肿、淤血、出血、软化等病理改变,加以脑脊液循环障碍和血管改变,致迅速出现延髓功能(生命中枢)衰竭。如系颅后窝原发病灶,因病程发展缓慢,颅内压缓慢增高,则可出现慢性小脑扁桃体疝。随后是小脑扁桃体缓缓地坠入椎管内,并无明显脑疝症状。但在这种病变基础上,如有用力咳嗽、挣扎、外伤、施行腰椎穿刺并快速大量放出脑脊液等诱因,即可引起脑脊液动力改变,使枕骨大孔疝骤然恶化,出现延髓危象,甚至突然呼吸停止。

综上所述,小脑幕上的病变容易引起小脑幕孔下降疝,小脑幕下病变易引起枕骨大孔疝。但从脑疝发生机制考虑,小脑幕上病变有可能引起以下两类脑疝:即小幕孔下降疝(其中包括种类型与一侧完全疝或双侧疝)及枕骨大孔疝。幕下占位性病变有可能引起以下三类脑疝:即枕骨大孔疝,小脑幕孔上升疝及小脑幕孔下降疝。

颅内占位性病变,有时还可并发其他部位的脑疝,成为多发性脑疝。这种情况多见于晚期脑疝病例。如小脑幕孔疝常合并有大脑镰下疝及蝶骨嵴疝等,往往使病情更加错综复杂。

3.大脑镰下疝(扣带回疝)

当一侧大脑半球有占位病变,除海马沟回小脑幕孔疝入外,病变侧的大脑内侧面扣带回也在大脑镰下前 2/3 部位向对侧疝入,因大脑镰后 1/3 与胼胝体接近,而其前 2/3 则与胼胝体有一段距离。一般扣带回疝不引起特殊症状,但有时由于扣带回疝可使大脑前动脉较窄,使本侧额叶内侧面或旁中央小叶出现血液循环障碍,甚至软化,出现对侧下肢运动和深感觉障碍以及排尿障碍等。但此种并发症并不常见。

(四)脑疝的分期

根据脑疝病程发展规律,在临床上可分为以下三期。

1.脑疝前驱期(初期)

该期指脑疝即将形成前的阶段。主要症状是患者突然发生或逐渐发生意识障碍。剧烈头痛,烦躁不安,频繁呕吐以及轻度呼吸深而快脉搏增快,血压增高,体温上升等。以上症状是由于颅内压增高使脑缺氧程度突然加重所致。

2.脑疝代偿期(中期)

该期指脑疝已经形成,脑干受压迫,但机体尚能通过一系列调节作用代偿,勉强维持生命的阶段。此期全脑损害引起症状为昏迷加深,呼吸深而慢,缓脉,血压、体温升高等。另外由于脑干受压,局灶性体征可有一侧瞳孔散大,偏瘫或锥体束征出现等。

3.脑疝衰竭期(晚期)

由于脑疝压迫,脑干衰竭,代偿功能耗尽。主要表现深度昏迷,呼吸不规律,血压急速波动并逐渐下降,瞳孔两侧散大而固定,体温下降,四肢肌张力消失。如不积极抢救,终因脑干衰竭死亡。

脑疝各期持续时间长短和临床表现的特点,取决于导致脑疝的原发病灶性质、部位和脑疝发生类型等因素。例如,急性颅脑损伤后所致脑疝,病程短促,多数一天之内即结束全部病程。而某些诱因(如腰穿)造成的急性枕骨大孔疝,往往呼吸突然停止而死亡,就无法对病程进行分期。

(五)脑疝的临床表现

1.小脑幕孔疝的临床表现

(1)意识障碍:患者在颅内压增高的基础上,突然出现脑疝前驱期症状(即烦躁不安,呕吐,剧烈头痛,呼吸深快,血压升高等),以后意识模糊,逐渐昏迷。但也可昏迷突然出现。昏迷往往逐渐加深,至脑疝衰竭期进入深昏迷。因此颅内压增高病变患者突然发生昏迷或昏迷逐渐加重,应当认为是脑疝的危险信号。脑疝出现昏迷的原因,一般认为是由于颅内压增高时脑缺氧,加以位于中脑部位的网状结构受脑疝的压迫,尤其中脑背盖部缺氧、出血,使中脑-间脑上升性网状结构受到损害所致。

从解剖关系来看,小脑幕孔疝较早出现意识障碍,是因为易影响网状结构上行激活系统所致。相反,枕骨大孔疝尤其是慢性枕骨大孔疝发生意识障碍往往不明显或出现较晚。

(2)生命体征的改变:①脑疝前驱期呼吸深快,脉搏频数,血压升高。②脑疝代偿期呼吸深慢,脉搏缓慢,血压高。③脑疝衰竭期呼吸抑制,不规则,脉搏细弱,血压急速波动至衰竭。

以上表现是由于脑疝初期因颅内压增高,脑血液循环障碍,脑缺氧,血中二氧化碳蓄积,兴奋呼吸中枢,呼吸变深变快。血压升高,从而代偿脑组织对血液和氧气需要量。至脑疝代偿期,颅内压增高及脑缺氧严重,使呼吸和心血管中枢再加强其调节作用来克服脑缺氧,血压更加增高,甚至收缩压可超过 26.7 kPa(200 mmHg),同时脉搏缓慢有力。这种缓脉的出现是由于血压骤然升高,通过心跳抑制中枢反射作用使心搏变慢的结果。也有人认为这是由于迷走神经受到刺激所致。脑疝衰竭,因呼吸和心血管中枢受到严重损害,失去调节作用,从而使呼吸变慢,血压下降,脉搏细弱和不规则;甚至呼吸停止,循环衰竭。一般为呼吸首先停止,而心跳和血压仍可维持一段时间。呼吸首先停止的原因,是因为呼吸中枢较心血管中枢敏感,易于衰竭,或因为延髓内呼吸中枢位置低于心血管中枢,枕骨大孔疝时呼吸中枢易先受压,所以呼吸最先停止。呼吸停止而心跳继续维持的原因可能与心脏的自动节律有关,因为此时有试验证明心血管中枢调节作用已经完全丧失。

脑疝时体温升高主要是由于位于视丘下部的体温调节中枢受损害,交感神经麻痹,汗腺停止排汗,小血管麻痹;使体内热量不能发散,加上脑疝时肌肉痉挛和去脑强直产热过多,使体温升高。

(3)眼部症状:脑疝时首先是脑疝侧瞳孔缩小,但时间不长,易被忽略;以后病变侧瞳孔逐渐散大,光反射减弱,而出现两侧瞳孔不等大现象;最后脑疝衰竭期双侧瞳孔全部散大,直接和间接光反应消失。在病变瞳孔出现变化的前后,可出现眼肌麻痹,最后眼球固定。

小脑幕孔下降疝时眼部症状主要是由于同侧动眼神经的损害所致。动眼神经是一种混合神经,其中包含有两种不同作用的神经纤维,一种是副交感神经纤维支配缩瞳肌和睫状肌;另一种是运动神经纤维,支配除上斜肌及外直肌以外的其余眼外肌。钩回疝时,瞳孔首先发生改变的原因有人认为副交感神经纤维分布在动眼神经的上部,当脑干向内向下移位时,使大脑后动脉压迫动眼神经,最初仅仅是副交感神经受到刺激,所以瞳孔缩小(刺激现象),以后因神经麻痹而致瞳孔散大,支配眼外肌的运动神经纤维直径细并且对损伤敏感,所以脑疝发生首先出现瞳孔改变。

但以上仍然难以解释临床上各种复杂现象,其原理有待于进一步研究。

(4)对侧肢体瘫痪或锥体束损伤:由于颞叶钩回疝压迫同侧大脑脚,损伤平面在延髓锥体束交叉以上,使支配对侧肢体的锥体束受到损伤。依据压迫程度不同可以出现不同程度对侧肢体偏瘫或轻偏瘫或锥体束征阳性。

少数病例也有出现同侧肢体偏瘫及锥体束征者,这可能是由于海马回及钩回疝入小脑幕孔内将脑干挤向对侧,使对侧大脑脚在小脑幕切迹游离缘上挤压较重所致。极个别情况,属于解剖变异,锥体束纤维可能未行交叉而下降。小脑幕疝时出现的病变同侧动眼神经麻痹及对侧肢体偏瘫,即形成交叉性瘫痪。这是中脑受损的典型定位体征(Weber 综合征)。

(5)去大脑强直:脑疝衰竭期,患者表现为双侧肢体瘫痪或间歇性或持续性四肢伸直性强直。往往同时伴有深昏迷,瞳孔两侧极度散大,呼吸不规则,高热等生命体征危重变化。去大脑强直这是由于脑疝挤压,在脑干红核及前庭核之间形成横贯性损伤,破坏了脑干网状结构下行抑制系统的结果。其四肢伸直性强直与去大脑皮质后上肢屈曲,下肢伸直性强直不同,后者的损伤部位是两侧大脑皮质或两侧内囊损害。

去大脑强直是病情危重,预后不良的表现之一。持续时间越长,预后越差。至脑疝晚期肌张力完全丧失,常为临近死亡征兆。

2.枕骨大孔疝的临床症状

(1)枕颈部疼痛及颈肌强直:慢性枕骨大孔疝时,除有颅内压增高症状外,常因小脑扁桃体下疝至颈椎管内,上颈脊神经根受到压迫和刺激,引起枕颈部疼痛及颈肌强直以至强迫头位。慢性枕骨大孔疝,有时因某一诱因(如用力咳嗽,腰穿放出大量脑脊液或过度搬运头部等)而引起脑疝急剧恶化,出现延髓危象甚至死亡。

(2)呼吸受抑制现象:由于小脑扁桃体对延髓呼吸中枢的压迫,表现为呼吸抑制,呼吸缓慢或不规则,患者此时往往神志清楚但烦躁不安。脑疝晚期,呼吸首先停止。

(3)瞳孔:由于枕大孔疝不直接影响动眼神经,所以不出现动眼神经受压症状。但这种脑疝发生时,初期常为对称性瞳孔缩小,继而散大,光反射由迟钝变成消失。这是由于急性脑缺氧损害动眼神经核的结果。

(4)锥体束征:枕骨大孔疝时,由于延髓受压,可以出现双侧锥体束征。一般由于小脑同时受累,故肌张力和深反射一并消失,锥体束征也可以不出现。而常表现为四肢肌张力减低。

(5)生命体征改变及急性颅内压增高:表现同小脑幕孔疝。

(六)诊断

1.病史及临床体征

注意询问是否有颅内压增高症的病史或由慢性脑疝转为急性脑疝的诱因。颅内压增高症患者神志突然昏迷或出现瞳孔不等大,应考虑为脑疝。颅内压增高患者呼吸突然停止或腰穿后出现危象,应考虑可能为枕骨大孔疝。诊断小脑幕孔疝的瞳孔改变应注意下列各种情况。

(1)患者是否应用过散瞳或缩瞳剂,是否有白内障等疾病。

(2)脑疝患者如两侧瞳孔均已散大,不仅检查瞳孔,尚可以检查两眼睑提肌肌张力是否有差异,肌张力降低的一侧,往往提示为动眼神经首先受累的一侧,常为病变侧。当然也可对照检查肢体肌张力,锥体束征及偏瘫情况以确定定位体征。

(3)脑疝患者两侧瞳孔散大,如经脱水剂治疗和改善脑缺氧后,瞳孔改变为一侧缩小,一侧仍散大,则散大侧常为动眼神经受损侧,可提示为病变侧。

（4）脑疝患者,如瞳孔不等大,假使瞳孔较大侧光反应灵敏,眼外肌无麻痹现象,而瞳孔较小侧睑提肌张力低,这种情况往往提示瞳孔较小侧为病侧。这是由于病侧动眼神经的副交感神经纤维受刺激而引起的改变。

体检时如仅凭瞳孔散大一侧定为病变侧,而忽略眼外肌改变及其他有关体征即进行手术检查,则有时会发生定侧错误,因此应当提高警惕。

脑外伤后即刻发生一侧瞳孔散大,应考虑到是原发性动眼神经损伤。应鉴别为眶尖或眼球损伤所致。

2.腰椎穿刺

脑疝患者应禁止腰穿。即使有时腰穿所测椎管内压力不高,也并不能代表颅内压力不高,由于小脑扁桃体疝可以梗阻颅内及椎管内的脑脊液循环。

3.X 线检查

颅骨平片(正侧位)。注意观察松果体钙化斑有无侧移位,以及压低或抬高征象。

4.头颅超声检查

了解是否有脑中线波移位或侧脑室扩大。以确定幕上占位性病变侧别。个别病例可见肿瘤或血肿之病理波。

5.脑血管造影术

颞叶沟回部时除表现有幕上大脑半球占位性病变的特点之外,还可见大脑后动脉及脉络膜前动脉向内移位。小脑幕孔上升疝时相反。慢性小脑扁桃体疝时,气脑造影往往气体不能进入第四脑室内而积存在椎管中,有时可显示出扁桃体的阴影。

6.CT 扫描检查

小脑幕孔疝时可见基底池(鞍上池)、环池、四叠体池变形或消失。下疝时可见中线明显不对称和移位。

7.MRI 检查

可观察脑疝时脑池变形、消失情况,清晰度高的 MRI 可直接观察到脑内结构如钩回、海马回、间脑、脑干及小脑扁桃体。

(七)预防

（1）对于颅内压增高症患者应早期诊断,早期治疗,以预防病变突然恶化,引起脑疝发生。

（2）颅内压增高症患者补液原则：①每天输液总量要少,一般成人患者总量为 1 500～2 000 mL。②输液速度要慢,以预防颅内压骤然升高。③静脉输入的液体,宜采用高渗葡萄糖溶液,一般采用 10％葡萄糖溶液为主。

（3）运送和搬运患者应尽量防止震动,检查患者时也应注意防止用力过大,如过猛地搬动患者的头颈部等。

（4）体位：颅内压增高症患者宜采用头高位,一般采用头高位 5°～15°,以利于颅内静脉血回流。

（5）腰椎穿刺不要快速大量放出脑脊液。颅内压增高症患者腰椎穿刺时,应当谨慎,最好采用细针并密闭测量颅内压。

(八)治疗

1.急救措施

脑疝发生后患者病情突然恶化,医务人员必须正确、迅速、果断地奋力抢救。其急救措施,首先应当降低颅内压。

(1)脱水降颅内压疗法:由于脑水肿是构成脑疝恶性病理循环的一个重要环节,因此控制脑水肿发生和发展是降低颅内压的关键之一。颅内占位性病变所导致的脑疝,也需要首先应用脱水药物降低颅内压,为手术治疗争得一定时间,为开颅手术创造有利条件。因此在脑疝紧急情况下,应首先选用强力脱水剂由静脉快速推入或滴入。

脱水药物降低颅内压力其原理可分为两类。一是高渗透性脱水药物,二是全身利尿性药物。①高渗透性脱水药物是由于静脉快速大量注射高渗药物溶液,使血液内渗透压增高,由于血-脑屏障作用,该种大分子药物不易进入脑及脑脊液内,在一定时间内,血液与脑组织之间形成渗透压差,从而使脑组织及脑脊液的水分被吸收入血液内,这部分水分再经肾脏排出体外,因而使脑组织脱水。同时因血液渗透压增高及血管反射功能,抑制脉络丛的滤过和分泌功能,脑脊液量减少,使颅内压力降低。此类药物如高渗尿素溶液、甘露醇、高渗葡萄糖溶液等。②利尿性药物的作用是通过增加肾小球的过滤和抑制肾小管的再吸收,尿量排出增加,使全身组织脱水,从而降低颅内压。此类药物如依他尼酸钠、呋塞米、乙酰唑胺、氢氯噻嗪等。

脱水降颅内压疗法的并发症:长时间应用强力脱水药物,可引起机体水和电解质的紊乱,如低钾和酸中毒等现象。颅脑损伤和颅内血肿患者,脱水降颅内压疗法可以使这类患者病情延误或使颅内出血加剧。因此在颅脑损伤患者无紧急病情时,一般伤后12小时内不用脱水药物而严密观察。脱水疗法可能导致肾功能损害。心血管功能不全者,可能引起心力衰竭。

应用脱水降颅内压疗法的注意事项:①高渗溶液的剂量和注入的速度直接影响脱水降颅内压的效果,一般用量越大,颅内压下降越明显,持续时间越长;注入速度越快,降颅内压效果越好。②高渗溶液内加入氨茶碱250 mg或激素(氢化可的松100～200 mg)可增强降颅内压效果。③在严重脑水肿和颅内压增高发生脑疝的紧急情况下,应当把20%甘露醇作为首选药物,足量快速静脉推入或滴入,为进一步检查和治疗做好准备,但应注意纠正水、电解质的紊乱。

(2)快速细孔钻颅脑室体外持续引流术:颅内占位性病变尤其是颅后窝或中线部位肿瘤,室间孔或导水管梗阻时,即出现脑室扩大。在引起脑疝危象时,可以迅速行快速细孔钻颅,穿刺脑室放液以达到减压抢救目的。应用脱水药未达到治疗效果者行脑室穿刺放液,脑室体外引流常常可以奏效。婴幼儿患者,也可以行前囟穿刺脑室放液。对于幕上大脑半球占位性病变所致小脑幕孔疝时不适宜行脑室引流,这类引流可加重脑移位。

2.去除病因的治疗

对已形成脑疝的病例,及时清除原发病灶是最根本的治疗方法。一般在脑疝代偿期或前驱期,清除原发病灶后,脑疝大多可以自行复位。但在脑疝衰竭期,清除原发病灶外,对某些病例还需要处理脑疝局部病变。处理脑疝局部的方法为以下几种。

(1)小脑幕孔疝:切开小脑幕游离缘,使幕孔扩大,以解除"绞窄",或直接将疝出脑组织还纳复位。有时在清除原发病灶颅内压降低情况下,刺激患者的气管,引起咳嗽,以帮助脑疝还纳。

(2)枕骨大孔疝:清除原发病灶外,还应将枕骨大孔后缘,第一颈椎后弓椎板切除,并剪开寰枕筋膜,以充分减压,解除绞窄并使疝下的脑组织易于复位或者直接将疝出的小脑扁桃体予以切除以解除压迫。

由巨大脑脓肿、慢性硬脑膜下血肿引起的脑疝,可以先行体外引流以降低颅内压,待患者情况稳定后再考虑开颅手术。

3.减压手术

原发病灶清除后,为了进一步减低颅内压,防止术后脑水肿,或者原发病灶无法清除,则常常需要进行减压手术。减压术的目的,是为了减低颅内压和减轻脑疝对脑干的压迫。例如,囊虫病、脑肿胀、脑水肿、广泛蛛网膜炎症粘连等疾病,原发病变不可能一举清除,也可行减压术。常做的减压术为颞肌下减压术、枕肌下减压术、内减压术。

前两者减压时,切除之骨窗应够大,硬脑膜切开要充分,以达到减压之目的,后者应切除"哑区"之脑组织。对于颅内压很高的颅脑损伤合并血肿者,还可以考虑大骨片减压或双额叶切除减压等。

4.椎管内加压注射脑疝还纳术

当颅后窝或中线部位占位性病变,突然发生脑疝以致呼吸停止的紧急情况下,一方面行人工呼吸及快速细孔钻颅,脑室体外引流并应用脱水降颅内压疗法。一方面注射呼吸兴奋药物,若此时患者呼吸仍不恢复,为使疝出之小脑扁桃体复位还纳至颅内,减少对延髓的压迫和牵拉,在颅内压降低的前提下,作腰椎穿刺椎管内快速注射生理盐水 $50 \sim 100$ mL,使椎管压力升高,将疝出之小脑扁桃体推回颅内。推入液体同时,可见到脑室体外引流管的液体快速流出,有时可收到一定效果。

5.其他治疗

脑疝形成的患者,无论其原发疾病性质如何,均处于十分紧急危险状态。因此在以上治疗或手术前后均应注意其他各方面的治疗。其中包括支持疗法;氧气吸入及保持呼吸道通畅,如气管切开术;促进中枢神经系统代谢药物治疗,如应用三磷腺苷、辅酶 A、细胞色素 C、核苷酸等以促进细胞代谢消除脑肿胀。其他药物如激素治疗及促进中枢神经系统兴奋和清醒的药物,如甲氯芬酯、乙胺硫脲等亦可应用。

在抢救脑疝过程中,无论是否手术,或手术前后,应注意纠正水、电解质紊乱,合理应用降颅内压、抗感染、解除脑缺氧(如吸氧及高压氧舱等)等各项措施,从而对脑疝患者进行积极正确有效的抢救。

(吴明忠)

第七章

颅 内 肿 瘤

第一节　少突胶质细胞瘤

少突胶质细胞瘤(oligodendroglioma)占脑胶质瘤的 4.0%～12.4%,占颅内肿瘤的 2.6%,由少突胶质细胞形成,平均年龄 40 岁。男性占 60%。90%位于幕上,其中 10%左右由丘脑长出,突入侧脑室或第三脑室;其余位于大脑白质内,半数位于额叶。肿瘤生长缓慢,病程较长。有时可见肿瘤钙化。肿瘤虽呈浸润性生长,但肉眼边界清楚,有利于手术切除。切除后复发较慢。复发后再切除仍可获较好效果。

一、病理

肿瘤多位于皮质下,侵犯皮质和邻近的软脑膜;部位较深的可侵及脑室壁。亦可通过胼胝体侵至对侧。肿瘤多实质性,边界光整,可与正常脑组织分开,但无包膜,质地脆软,切面灰红色,常有钙化。有些肿瘤有黏液样变,质地如胶冻样。较大的肿瘤中心常有囊腔形成,也可有坏死,但多不显著。肿瘤钙化是少突胶质瘤的形态特点之一,钙盐多沉积在肿瘤的周边部分,比较均匀,不太致密。周围脑水肿较轻。

镜检下,肿瘤与四周脑组织分界不清,呈浸润性生长。细胞极丰富,形状均匀一致。胞核圆形,染色深。胞质少而透亮或染浅伊红色,胞膜清楚,故胞核似置于空盒之内。银染色能见少而短的细胞突起。细胞排列成条索状或片状。其中可杂有星形细胞或室管膜细胞。血管较多,可有内膜增生和血管周围结缔组织增生。血管壁可有钙化。典型少突胶质细胞瘤的组织学特点:①细胞密集,大小一致,细胞质呈空泡状,肿瘤细胞呈"蜂房"状排列在一起。②细胞核位于空泡状细胞质的中央,大小一致,分化良好,细胞核内染色质丰富,故胞核染色极浓。③常可见到肿瘤细胞之间有球形或不规则形钙化物沉着,甚至可以形成大病灶状钙化。④肿瘤血管丰富,但均为细小的毛细血管,分支穿插于肿瘤细胞之间,瘤组织内很少见到粗大血管分布。⑤有时肿瘤细胞围绕血管生长而形成酷似假菊花团形态,注意同室管膜瘤相鉴别。

有的肿瘤分化不良,细胞及核形状不规则,核分裂较常见,称为间变性或恶性少突胶质细胞瘤,或称少突胶质母细胞瘤(oligodendroblastoma)。少突胶质细胞瘤和少突胶质母细胞瘤的不同之处在于,后者的组成细胞是少突胶质母细胞,与少突胶质细胞比较,少突胶质母细胞分化程度低,形状较圆,核较大而染色较浅,胞质较多,核分裂象常见。有时有巨细胞形成,血管内皮细胞增生及大片组织坏死。这类肿瘤并不少见,约占少突胶质细胞系肿瘤的 1/4。少突胶质细胞瘤是否恶性变,形成胶质母细胞瘤,意见尚不一致。也许后者起源于混在少突胶质细胞瘤内的星形细胞。

二、临床表现

少突胶质瘤生长很慢,病程较长。症状取决于病变部位。自出现症状至就诊时间平均 2～3 年,侵入脑室阻塞脑脊液循环者则病程较短。

(一)癫痫发作

癫痫发作为最常见的症状,见于 52％～79％的病例,并常以此为首发症状。

(二)精神症状

精神症状亦较常见。精神症状常见于额叶患者,尤其是广泛浸润,沿胼胝体向对侧额叶扩展者,以情感异常和痴呆为主。

(三)偏瘫和偏侧感觉障碍

偏瘫和偏侧感觉障碍较常见,占 1/3,是由于肿瘤侵犯运动和感觉区所引起。

(四)颅内压增高症状

颅内压增高症状一般出现较晚,见于 55％的患者除头痛、呕吐外,视力障碍和视盘水肿者约占 1/3。间变型肿瘤生长较快,临床特征与胶质母细胞瘤相似。

三、辅助检查

(一)头颅 X 线平片

头颅 X 线平片约半数可见钙化,有的报告高达 69％,呈絮状、片状或索条状。

(二)气脑、脑室和脑血管造影

造影检查一般只能定位,显示的影像与其他胶质细胞瘤相似。但血管造影几乎看不到肿瘤血管影。

(三)CT 扫描

CT 扫描多显示为低密度影,70％可见钙化,50％有周围脑水肿,但不广泛,注射造影剂后多数有不规则的影像增强。

(四)MRI

MRI 示长 T_1 长 T_2 信号,周围水肿易与肿瘤区分,若肿瘤内有较大的钙化,呈低信号。发生间变或恶性少突神经胶质瘤可有异常对比增强。在显示多灶性少突胶质瘤方面,MRI 优于 CT。

四、治疗

以外科手术切除为主,手术方法和原则与其他脑胶质瘤相同。术后进行放射治疗和化学治疗。由于肿瘤呈浸润性生长,术后几乎都要复发,但间隔时间较长。复发后再手术,仍能获得较满意的效果。

（王　亮）

第二节　多形性胶质母细胞瘤

多形性胶质母细胞瘤(glioblastoma multiforme)过去称为多形性成胶质细胞瘤。由于这种肿瘤的细胞形态复杂,并非单独含有成胶质细胞,为了避免与极性成胶质细胞瘤混淆,目前广泛使用多形性胶质母细胞瘤这个名称(简称胶母细胞瘤),需要注意的是,在胚胎发育中,并无胶质母细胞这种细胞。所谓胶母细胞瘤,只是这种肿瘤的称谓。按 Kernohan 的分类,属胶质细胞瘤Ⅳ级。其起源细胞可能是各种胶质细胞,但在肿瘤内已不再能找到起源细胞的原型。

胶母细胞瘤是最常见的脑胶质瘤之一,占脑胶质瘤的 25%～50%,也是最恶性的一种。患者的年龄多较大,85%介于 40～70 岁;男性较多见,占 55%～65%。成人胶母细胞瘤多位于额、顶、颞叶,枕叶少见,儿童多位于脑干。病程较短,肿瘤呈浸润性生长,生长迅速,手术切除肿瘤后复发较快。其预后是脑胶质瘤中最差的一种,是颅内肿瘤治疗上的一个重要研究课题。

一、病理

胶母细胞瘤体积常较大,多起源于脑白质中,大脑的前半部是好发部位,特别常见于额叶,颞叶次之,枕叶少见。肿瘤常沿神经纤维或血管方向呈浸润性生长,常侵犯几个脑叶。可侵犯大脑皮质,并可与硬脑膜粘连,或侵及深部结构,胼胝体常成为肿瘤跨越中线的桥梁。当额、顶、枕叶的胶母细胞瘤经胼胝体侵犯到对侧大脑半球时,冠状切面内肿瘤具有蝴蝶形的分布范围。或侵及脑室壁,并可突入脑室内。突出脑表面或突入脑室者,瘤细胞可随脑脊液播散,个别的可向颅外转移至肺、肝、骨或淋巴结。颞叶胶母细胞瘤常侵犯基底核。基底核和丘脑的胶母细胞瘤常经中间块侵入对侧丘脑,或经底丘脑和大脑脚侵入中脑。小脑的胶母细胞瘤较少见。

肉眼所见肿瘤边界常较光整,但实际瘤细胞浸润的区域远远超过这一边界。较表浅的胶母细胞瘤常侵犯和穿过大脑皮质并与硬脑膜黏着,手术易被误认为脑膜瘤。深在者常穿过室管膜突入脑室中。瘤的切面形状多不规则;有酱红色的肿瘤区、灰黄色的坏死区和暗红色的出血区,并可有囊肿形成(个数和大小不一),有的瘤腔中含有乳白色黏稠液体,易误认为脓液,但在镜检下没有脓细胞,仅为粉末状坏死物质。瘤组织柔软易碎,血供丰富,易出血,分化较好的区域质地较韧。周围脑组织明显水肿和肿胀,边界不清。

镜检见组成细胞有多种。①多角形细胞:不同大小和形状,聚集成堆而无特殊排列。分裂象多而不正常。②梭形细胞:有细长突起,状如成胶质细胞,交织成束,有时排列成假栅栏样,放射形指向中央坏死区,细胞内有胶质纤维。③星形母细胞:常围绕血管呈假菊花样。④多核巨细胞:常与多角形细胞混杂,大概是异常核分裂的产物。⑤星形细胞:常位于肿瘤的周边部分,可能是肿瘤周围正常脑组织中的星形细胞发展而成。

胶母细胞瘤的一个形态特点是瘤内血管改变:①主要影响小血管,特别是微血管。②血管增多扭曲,状如肾小球,称肾小球化。③血管内膜显著增生,突入管腔形成小堆,并可见核分裂象,有些血管甚至被增生内膜所阻塞。这种病态血管易于形成血栓,造成肿瘤的部分坏死。

生长特性:①胶母细胞瘤有沿白质中的神经束生长到远处的倾向,例如沿额顶束自额叶长到同侧顶叶,沿胼胝体长到对侧大脑半球,沿钩束自额叶长到颞叶等。②肿瘤侵入脑室后,可经脑脊液转移接种于远处脑室壁上和蛛网膜下腔。这种转移灶并不多见。③多中心性生长,有4.9%～20.0%的胶母细胞瘤,由几个独立的瘤中心组成。个别瘤中心常聚集在一处,有些在肿瘤主体邻近有卫星灶形成。肿瘤中心相互远离(在不同脑叶或两个大脑半球)的病例较少见,仅占全部肿瘤的2.5%。

二、临床表现

胶母细胞瘤恶性程度很高。患者就医前的病程常在1年以内,其中1个月内者占30%,3个月内者占60%,6个月内者占70%,偶尔也有病程较长者,超过2年者仅占7%。这可能是由于肿瘤以较良性的类型开始,后演变为胶母细胞瘤。

在临床方面,除病程较短,症状发展较快外,并无特异的症状群。①颅内压增高:由于肿瘤增长迅速并有广泛脑水肿,颅内压增高症状明显。几均有头痛,大多有呕吐及视盘水肿,并多有视力减退。②癫痫:25%～30%患者有癫痫发作。③精神症状:肿瘤多位于额叶,故常有精神症状,表现为淡漠、迟钝、智力减退、甚至痴呆等。④脑局灶症状:依肿瘤所在部位产生相应的症状,约一半患者有不同程度的偏瘫,亦常有偏侧感觉障碍、失语、偏盲等。儿童的胶母细胞瘤常发生在脑干,早期症状为脑神经麻痹(常为多发性)和长束征症状,由导水管阻塞引起的颅内压增高症状出现于晚期。个别由于瘤内出血可表现为卒中样发病。

三、辅助检查

(一)脑脊液检查
除压力增高外可有蛋白量及白细胞数增多。特殊染色有时可见瘤细胞。

(二)放射性核素
局部放射性核素浓集较明显,见于90%以上病例。

(三)头颅平片
头颅平片多显示颅内压增高征,少数由于病程短无颅内压增高表现。有的可见松果体钙化移位。

(四)脑室造影
脑室造影可显示脑室有明显受压移位,有的可见充盈缺损。额叶肿瘤有的可压迫阻塞室间孔,致两侧脑室不通。

(五)脑血管造影
脑血管造影可见脑血管受压移位。约50%显示肿瘤病理血管,粗细不匀,形式扭曲不整,呈细小点状或丝状,或扩张呈窦样,或有动静脉瘘早期静脉充盈。

(六)CT扫描
CT扫描显示为形状不规则、边缘不整齐影像,多数为混杂密度,少数为高密度。瘤内有囊腔者显示有低密度区。周围脑水肿广泛,脑室移位显著。注射对比剂后影像增强,呈结节状或环状增强。

(七)MRI
由于肿瘤发生间变,细胞密度及多形性增加,肿瘤血管增多,瘤内大片坏死并出血,T_1加权图像上呈混杂信号,以低信号为主,间以更低信号或高信号,反映了瘤内坏死或出血;T_2加权图像上呈高信号,强度不均匀,间有许多曲线状或圆点状低信号区,代表肿瘤血管;在长TR短TE(质子密度加权)图像上,肿瘤信号低于周围水肿信号,但肿瘤内部坏死区信号高于周围水肿信号;在 T_2 加权图像上,肿瘤内部坏死区其信号强度近乎周围水肿信号强度,瘤体信号强度相对减低。

四、治疗与预后

以手术治疗为主,切除肿瘤方法与星形细胞瘤相似,但无法做到全部切除,可尽量切除肿瘤,或同时做内或外减压术。肿瘤约 1/3 边界比较清楚,手术可做到肉眼全切除,另外 2/3 呈明显浸润性,如位于额叶前部、颞叶前部、枕叶者,可将肿瘤连同脑叶一并切除,这样效果较好。位于脑干,基底神经节及丘脑的肿瘤可在显微镜下切除,手术同时可做外减压术。术后给予放射治疗及化学治疗。术后症状复发时间一般不超过 8 个月,生存时间大多不过一年。术后同步放射化学治疗可延长生存期。

(王　亮)

第三节　星形细胞瘤

星形细胞瘤(astrocytoma)是最常见的脑胶质瘤之一,占全部脑胶质瘤的 17.0%~39.1%。根据病理及临床特点的不同,又可将此类肿瘤分为分化良好型及分化不良型两类,前者较多。在成年人中,星形细胞瘤多见于顶、颞叶,少见于枕叶;儿童则常发生于小脑半球,也可见于蚓部、脑干、丘脑、视神经、脑室旁等部位。这种肿瘤主要由成熟的星形细胞构成。可浸润性生长,也可边界完整。临床上病程较长。浸润性生长的星形细胞瘤难用手术完全切除,但术后复发较慢。边界完整的星形细胞瘤手术可完全切除,全切除后能获痊愈。

一、病理

根据病理形态,星形细胞瘤可分为三种类型,即原浆型、纤维型(又分为弥漫型和局灶型两种)和肥胖细胞型。原浆型和纤维型常混合存在,不易截然分开。

(一)原浆型星形细胞瘤

原浆型星形细胞瘤是最少见的一种类型。属分化良好型星形细胞瘤。多位于颞叶。部位表浅,侵犯大脑皮质,使受累脑回增宽、变平。肉眼观察:肿瘤呈灰红色质软易碎。切面呈半透明均匀胶冻样。深部侵入白质,边界不清。肿瘤内部常因缺血及水肿而发生变性,形成单个或多个囊肿,囊肿的大小和数目不定,其四周是瘤组织也可一大的囊肿壁内有一小的瘤结节。

在镜检下,肿瘤由原浆型星形细胞构成,胞质丰富呈均匀一致的粉红色,可以见到胞质突起。核圆形,大小一致,位于肿瘤细胞中心或偏一侧,有时可以见到核小体,核分裂少见。细胞形态和分布都很均匀,填充于嗜伊红间质中。后者状如蛛网,无胶质纤维。很少见到肿瘤血管增生现象,较纤维型星形细胞瘤生长活跃。

(二)纤维型星形细胞瘤

纤维型星形细胞瘤是常见类型,属于分化良好型星形细胞瘤,见于中枢神经系统的任何部位,以及各种年龄的患者。在儿童和青年中,较多见于小脑、脑干和下丘脑,在成人中多见于大脑半球。肿瘤中有神经胶质纤维,这是与原浆型的主要区别,并使肿瘤质韧且稍具弹性,有橡皮感。

弥漫纤维型星形细胞瘤的切面呈白色,与周围脑白质不易区别,邻近皮质常被肿瘤浸润;色泽变灰变深,与白质的分界模糊。肿瘤中心可有囊肿形成,大小数目不定。局灶纤维型的边界光整,主要见于小脑,常有囊肿形成。有时囊肿巨大,使肿瘤偏于囊肿一侧,成为囊壁上的一个结节。这时囊肿实际不属于肿瘤。手术时只要将瘤结节切除,就已将瘤组织全部去除。有些囊肿位于肿瘤内,囊肿四周是肿瘤组织。

在镜检下,肿瘤细胞分化良好,如正常的星形细胞,形状、大小和分布都不均匀。细胞质很少或看不到,散在分布,细胞核大小相差不大,圆或椭圆形,核膜清楚,核内染色质中等。肿瘤内血管内皮细胞和外膜细胞增生,有时可以见到点状分布的钙化灶。间质中有丰富的神经胶质纤维,交叉分布于瘤细胞之间。

(三)肥胖细胞型星形细胞瘤

这类肿瘤生长较快。属分化不良型星形细胞瘤。比较少见,占脑星形细胞瘤的1/4,多发生在大脑半球。肿瘤呈灰红色,切面均匀,质软。呈浸润性生长,但肉眼能见肿瘤边界。瘤内可有小囊肿形成。

镜检下见典型的肥胖细胞,体积肥大,呈类圆形或多角形,突起短而粗。分布致密,有时排列在血管周围,形成假菊花状。胞质均匀透明,略染伊红。细胞核卵圆形较小往往被挤到细胞的一侧,染色较浓。神经胶质纤维局限于细胞体周围。间质很少。

为便于临床掌握星形细胞瘤分化程度,Kernohan建议将星形细胞瘤按其组织细胞学分化程度分为四级。这种分级方法,尽管有一定的缺点,但有利于病理及临床的联系。

Ⅰ级:分化良好的瘤细胞。排列疏散均匀,细胞大小较一致,有的甚至与正常的组织细胞相似。

Ⅱ级:细胞较多,排列较密,部分细胞大小不等,形状不整,无核分裂象。

Ⅲ~Ⅳ级:明显恶性,细胞密集,分化程度低,核分裂象较多或细胞大小不等,形状不整,呈多形性胶质母细胞瘤的改变,有的可见瘤巨细胞。

二、临床表现

高分化星形细胞瘤恶性度不高,生长缓慢。开始时症状很轻,进展亦缓慢,自出现症状至就诊时间较长,平均两年左右,有的可长达10年,可因囊肿形成而使病情发展加快,病程缩短,个别的可在一个月以内。一般位于幕下者出现颅内压增高较早,病程较短。症状取决于病变部位和肿瘤的病理类型和生物学特性。

各部位星形细胞瘤的症状表现有所不同。

(一)大脑半球星形细胞瘤

1.分类

(1)局灶原纤维型星形细胞瘤:占大脑星形细胞瘤的半数。性别分布相等。住院时平均年龄约35岁,以21~50岁为多见,占全数的70%。病变部位以额叶为多见(40%),其次是颞叶(10%)。病程2~4年。

(2)浸润性纤维型星形细胞瘤:占大脑星形细胞瘤的20%。性别分布相等。以31~40岁为多见(占60%)。病变分布在颞、额、额顶诸叶的各占40%、30%、20%。平均病程3.5年。

(3)肥胖细胞型星形细胞瘤:占大脑星形细胞瘤的25%。男性占60%。住院时年龄大致平均分布于21~50岁间(共占全数的75%)。病变在额叶最多(40%),其次是颞叶(20%)。病程平均2年。

2.临床症状

(1)癫痫:约60%有癫痫发作,较生长快的其他神经胶质瘤为多见,肿瘤接近脑表面者易出现癫痫发作,一部分患者以癫痫发作为主要症状,可于数年后才出现颅内压增高症状及局部症状。癫痫发作形式与肿瘤部位有关,额叶肿瘤多为大发作,中央区及顶叶肿瘤多为局限性发作,颞叶肿瘤可出现沟回发作或精神运动性发作。

(2)精神症状:额叶范围较广泛的肿瘤或累及胼胝体侵及对侧者,常有精神症状,表现为淡漠、迟钝、注意力不集中、记忆力减退、性格改变,不知整洁、欣快感等。少数颞叶、顶叶肿瘤亦可有精神症状。

(3)神经系统局灶性症状:依肿瘤所在部位可出现相应的局部症状,在额叶后部前中央回附近者,常有不同程度的对侧偏瘫。在优势半球运动性或感觉性言语区者,可出现运动性或感觉性失语症。在顶叶者可有感觉障碍,特别是皮质感觉障碍。在顶叶下部角回及缘上回者,可有失读、失算、失用及命名障碍等。在颞枕叶累及视传导通路者可有幻视或视野缺损和偏盲。约1/5患者无局部症状,大多为肿瘤位于额叶前部颞叶前部"静区"者。

(4)颅内压增高症状:一般出现较晚。位于大脑半球非重要功能区的肿瘤,颅内压增高可为首发症状。少数患者可因肿瘤内囊肿形成或出血而急性发病,且颅内压增高症状较严重。

(5)其他:个别患者因肿瘤出血可表现为蛛网膜下腔出血症状。

(二)丘脑星形细胞瘤

1.丘脑性"三偏"症状

常有对侧感觉障碍,深感觉较浅感觉明显;丘脑性自发性疼痛并不常见;累及内囊时常伴有对侧轻偏瘫。丘脑枕部肿瘤可出现病变对侧同向偏盲。

2.共济失调

小脑红核丘脑系统受损者,可出现患侧肢体共济失调。

3.精神症状及癫痫发作

丘脑肿瘤时常出现精神症状(约占60%),表现为淡漠、注意力不集中、幼稚、欣快、激动或谵妄等,少见强迫性哭笑。约1/3患者可出现癫痫。

4.颅内压增高症状

约2/3患者出现,多在早期出现,为肿瘤侵犯第三脑室影响脑脊液循环所致。

5.其他症状

肿瘤向下丘脑发展时内分泌障碍较为突出,如影响到四叠体可出现瞳孔不等大,眼球上视障碍,听力障碍或耳鸣等症状。侵及基底核可有不自主运动。

(三)小脑星形细胞瘤

小脑星形细胞瘤占星形细胞瘤的1/4。3/5位于小脑蚓部和第四脑室,2/5位于小脑半球。儿童或青少年多见,平均年龄14岁,男女之比为2:1。病程取决于病变部位:蚓部和第四脑室者引起脑积水,平均病程7个月;小脑半球者平均病程1.5年。

1.颅内压增高

为最常见的症状,出现较早,头痛、呕吐、视盘水肿。

2.后颅窝和小脑症状

位于小脑半球者表现患侧肢体共济运动失调,以上肢较明显,并有眼球震颤,肌张力降低、腱反射减弱等,位于蚓部者主要表现身体平衡障碍,走路及站立不稳。小脑肿瘤可有构音障碍及暴发性语言。亦常有颈部抵抗及强迫头位。晚期可出现强直性发作。常因急性严重颅内压增高引起,表现为发作性的去皮质强直,发作时意识短暂丧失,全身肌肉紧张,四肢伸直,呼吸缓慢,面色苍白,冷汗,一般数秒或数十秒即缓解。其发生原因可由于肿瘤直接压迫或刺激脑干,或小脑上蚓部通过小脑幕切迹向幕上疝出,引起脑干暂时性缺氧所致。

(四)脑干星形细胞瘤

脑干星形细胞瘤占星形细胞瘤的 2%。70%的患者年龄在 20 岁以下。男女之比为 3:2。病变多位于脑桥,常侵及两侧脑干。早期出现患侧脑神经麻痹,如位于中脑可有动眼及滑车神经麻痹,在脑桥可有外展及面神经麻痹,在延髓可有面部感觉障碍及后组脑神经麻痹。同时出现对侧肢体运动及感觉障碍。肿瘤发展累及两侧时,则出现双侧体征。颅内压增高症状在中脑肿瘤出现较早,脑桥肿瘤出现较晚且较轻。

(五)视神经星形细胞瘤

视神经星形细胞瘤多见于儿童,亦见于成人。视神经呈梭形肿大,可发生于眶内或颅内,亦可同时受累,肿瘤呈哑铃形。发生于颅内者可累及视交叉,甚至累及对侧视神经及同侧视束。如继续增长可向第三脑室前部或向鞍旁发展。主要表现为患侧眼球突出,大多向外向下,视力减退。一般无眼球运动障碍。发生于颅内者可有不规则的视野缺损及偏盲。多产生原发性视神经萎缩,有的亦可出现视盘水肿。晚期可出现垂体下丘脑功能障碍。

三、辅助检查

(一)腰椎穿刺

多数脑脊液压力增高,白细胞计数多在正常范围,部分病例蛋白定量增高。

(二)头颅 X 线平片

约 80%患者显示颅内压增高征,15%～20%可见肿瘤钙化。视神经肿瘤可见视神经孔扩大,并可致前床突及鞍结节变形。

(三)脑室造影

幕上肿瘤显示脑室移位或并有充盈缺损。小脑肿瘤表现第三脑室以上对称扩大,导水管下段前曲,第四脑室受压移位。脑干肿瘤表现导水管及第四脑室上部向背侧移位。

(四)脑血管造影

显示血管受压移位,肿瘤病理血管少见。

(五)CT 扫描

大多显示为低密度影像,少数为等密度或高密度影像,边缘不规则,如有囊肿形成则瘤内有低密度区,周围常有脑水肿带,但较轻,脑室受压移位,亦多较轻,注射对比剂后肿瘤影像多增强。一般Ⅰ级星形细胞瘤为低密度病灶,与脑组织分界清楚,占位效应常显著;Ⅱ～Ⅲ级星形细胞瘤多表现为略高密度、混杂密度病灶或囊性肿块,可有点状钙化或肿瘤内出血。Ⅳ级星形细胞瘤显示略高或混杂密度病灶,病灶周围水肿相当明显,境界不清。增强扫描,Ⅰ级星形细胞瘤无或轻度强化,Ⅱ～Ⅳ级星形细胞瘤明显强化,呈形态密度不一的不规则或环状强化。

(六)放射性核素扫描

可显示肿瘤区放射性核素浓集,但浓度常较低,影像欠清晰。

(七)MRI

MRI 呈长 T_1、长 T_2 信号,信号强度均匀,由于血-脑脊液屏障受损不明显,周围水肿较轻,占位效应相对轻,肿瘤边界不清,不易与周围水肿鉴别。在 T_2 加权像甚至不易区别肿瘤的结构,但对肿瘤出血较 CT 显示为佳,同时由于蛋白渗出有时可见肿瘤在 T_1 加权像呈稍高斑片样信号异常。若做 Gd-DTPA 增强扫描,肿瘤多无对比增强。星形细胞瘤在 T_1 加权像呈混杂信号,以低信号为主,有时呈高信号表现,体现了瘤体内坏死或出血。T_2 加权像表现为高信号,信号强度一般不均匀。

四、治疗及预后

治疗以手术切除为主。幕上者根据肿瘤所在部位及范围,作肿瘤切除术、脑叶切除或减压术。大脑半球表浅部位的星形细胞瘤手术切除范围要适度,以不产生偏瘫、失语、昏迷,而又能达到减压目的为限。大脑半球深部星形细胞瘤可作颞肌下减压术。视神经肿瘤经前额开颅,打开眶顶及视神经管,切除肿瘤。视神经交叉和第三脑室星形细胞瘤做手术切除时,要避免损伤下丘脑。脑干肿瘤小的结节性或囊性者可在显微技术下做切除术。脑干星形细胞瘤引起阻塞性脑积水者,可做脑脊液分流手术,解除颅内压增高。多数学者认为脑干外生性肿瘤或位于延颈髓交界处的肿瘤可行手术治疗。国内王忠诚提出脑干内局限性的星形细胞瘤应争取切除。浸润性的实质性小脑星形细胞瘤的手术原则与大脑半球表浅部肿瘤相似。小脑肿瘤一般做后颅窝中线切口,切除肿瘤。局灶性囊性的小脑星形细胞瘤如有巨大囊腔和偏于一侧的瘤结节,只要将瘤结节切除即可,囊壁不必切除。

多数星形细胞瘤难以做到全部切除,术后可给予化学治疗及放射治疗,以延长生存及复发时间。对大脑半球Ⅰ～Ⅱ级星形细胞瘤是否行术后放疗有争议。Leibel 分析发现对未能全切除的Ⅰ～Ⅱ级星形细胞瘤手术加放疗的 5 年存活率为 46%,而单纯手术者仅 19%。但也有学者认为对Ⅰ～Ⅱ级星形细胞瘤术后放疗不能改善预后。对良性星形细胞瘤主张放疗的人认为可单纯行瘤床放疗,剂量 30～45 Gy,疗程为 6 周。一般不主张预防性脊髓放疗。化疗的作用和治疗方案的选择目前尚处于摸索阶段,应用价值还有争议。

平均复发时间为 2 年半,复发者如一般情况良好,可再次手术。但肿瘤生长常加快,有的肿瘤逐渐发生恶性变,再次复发时间亦缩短。

术后平均生存 3 年左右。5 年生存率为 14%～31%,幕下者较幕上者疗效为好,5 年生存率达 50%～57%。如能完全切除肿瘤,可恢复劳动能力并长期生存,有报告术后生存已达 18 年者。经手术与放射综合治疗的患者,五年生存率为 35%～54%。

影响其预后相关因素包括年龄、肿瘤大小、部位、组织学类型、病史长短及治疗等多个方面,而以肿瘤组织学性质、治疗情况等尤为重要。影响儿童Ⅰ～Ⅱ级半球星形细胞瘤预后的主要因素是年龄,婴幼儿就诊时肿瘤一般较大,患儿的一般情况不好,因而手术耐受性差,手术危险性相对较大龄儿童高,预后也不如大龄儿童。巨大的肿瘤手术难于切除,而且手术损伤较大,预后不能令人满意。Mercuri 随访 29 例儿童星形细胞瘤 5～27 年,发现囊性星形细胞瘤预后最好。此外,病史较长,有癫痫发作及肿瘤有钙化者预后相对较好,因为这类肿瘤生长缓慢,瘤细胞分化较好,复发率较低。手术切除程度和术后是否放疗也是影响预后的主要原因之一。不论良、恶性星形细胞瘤只要能够达到全切除或近全切除,其术后生存期均明显长于部分切除肿瘤者。

(王　亮)

第四节　矢状窦旁脑膜瘤

矢状窦旁脑膜瘤(parasagittal sinusmeningioma)是指基底位于上矢状窦壁的脑膜瘤。其瘤体常突向一侧大脑半球,肿瘤以一侧多见,也可以向两侧发展。临床上常见的肿瘤生长方式有以下几种:①肿瘤基底位于一侧矢状窦壁,向大脑凸面生长,肿瘤主体嵌入大脑半球内侧。②肿瘤同时累及大脑镰,基底沿大脑镰延伸,肿瘤主体位于一侧纵裂池内。③肿瘤由矢状窦旁向两侧生长,跨过上矢状窦并包绕之。矢状窦旁脑膜瘤常能部分或全阻塞上矢状窦腔,肿瘤常侵蚀相邻部位的硬脑膜及颅骨,使颅骨显著增生,向外隆起。

一、发病率

矢状窦旁脑膜瘤是临床上最常见的脑膜瘤类型之一,占颅内脑膜瘤的17%～20%。国内外不同研究机构报道的矢状窦旁脑膜瘤的发生率相差较多,原因是有些学者将靠近上矢状窦的一部分大脑镰旁和大脑凸面脑膜瘤也归于矢状窦旁脑膜瘤。矢状窦旁脑膜瘤在窦的不同部位发生率也不尽相同,以矢状窦的前1/3和中1/3最为多见。国内的报道中,位于上矢状窦前1/3的肿瘤占46.6%,中1/3占35.4%,后1/3占18.0%。发病高峰年龄在31～50岁,男性患者略多于女性。

二、临床表现

矢状窦旁脑膜瘤生长缓慢,早期肿瘤体积很小时常不表现出任何症状或体征,只是偶然影像学检查时发现,或仅在尸检中发现。随着肿瘤体积增大,占位效应明显增强,并逐渐压迫邻近脑组织或上矢状窦,影响静脉回流,逐渐出现颅内压增高、癫痫和某些定位症状或体征。

癫痫是本病的最常见症状,临床上有半数以上的患者以此为首发症状。肿瘤的位置不同,癫痫发作的方式也略有不同。位于矢状窦前1/3的肿瘤患者常表现为癫痫大发作,中1/3的肿瘤患者常表现为局灶性发作,或先局灶性发作后全身性发作;后1/3的肿瘤患者癫痫发生率较低,可有视觉先兆后发作。

颅内压增高症状也很常见,多因肿瘤的占位效应及阻塞上矢状窦和回流静脉引发静脉血回流障碍造成的,尤其是肿瘤发生囊变或伴有瘤周脑组织水肿时。表现为头痛、恶心、呕吐、精神不振,甚至出现视力下降,临床检查可见视盘水肿。

患者的局部症状虽然比较少见,但有一定的定位意义。位于矢状窦前1/3的肿瘤患者,常可表现为精神症状,如欣快、不拘礼节、淡漠不语、甚至痴呆、性格改变等。矢状窦中1/3的肿瘤患者可出现对侧肢体无力,感觉障碍等,多以足部及下肢为重,上肢及面部较轻。若肿瘤呈双侧生长,可出现典型的双下肢痉挛性瘫痪,肢体内收呈剪状,应与脊髓病变引发的双下肢痉挛性瘫痪相鉴别。后1/3的肿瘤患者常因累及枕叶距状裂,造成视野缺损或对侧同向偏盲。双侧发展后期可致失明。

有些患者还可见肿瘤部位颅骨突起。

三、诊断

头颅X线平片在本病的诊断上有一定意义,在CT/MRI应用以前,颅骨平片可确定约60%

的上矢状窦旁脑膜瘤。表现有局部骨质增生或内板变薄腐蚀,甚至虫蚀样破坏;血管变化可见患侧脑膜中动脉沟增深迂曲,板障静脉扩张,一些肿瘤可见钙化斑。

CT或MRI扫描是本病诊断的主要手段。CT扫描可显示出上矢状窦旁圆形、等密度或高密度影,增强扫描时可见密度均匀增高,基底与矢状窦相连。有些患者可见瘤周弧形低密度水肿带。另外,CT扫描骨窗像可显示颅骨改变情况。MRI与CT相比,在肿瘤定位和定性方面均有提高。肿瘤在T_1加权像上多为等信号,少数为低信号;在T_2加权像上则呈高信号、等信号或低信号;肿瘤内部信号可不均一;注射Gd-DTPA后,可见肿瘤明显强化。MRI扫描还可清楚地反映肿瘤与矢状窦的关系。

脑血管造影可见特征性肿瘤染色和抱球状供血动脉影像。在CT/MRI广泛应用的今天,脑血管造影则更多地被用来显示肿瘤的供血情况。在造影的动脉期可见肿瘤的供血动脉,位于矢状窦前1/3和中1/3的肿瘤主要由大脑前动脉供血,后1/3肿瘤主要由大脑后动脉供血,还可见脑膜中动脉及颅外血管供血。在造影的静脉期和窦期,可见相关静脉移位,有时可见上矢状窦受阻塞变细或中断,这对于术前准备及术中如何处理矢状窦有很大帮助。

四、手术治疗

矢状窦旁脑膜瘤的生长情况比较复杂,因此术前准备需要更加充分。术前行脑血管造影,了解肿瘤的供血情况及上矢状窦、回流静脉的通畅与否对手术有一定的指导作用。有些患者需同时行肿瘤主要供血动脉栓塞术,再手术切除肿瘤,以减少术中出血。另外,术前需详细了解肿瘤所在部位的解剖关系,了解肿瘤与上矢状窦,大脑镰和颅骨的关系。

一侧生长的矢状窦旁脑膜瘤可采用一侧开颅,切口及骨窗内缘均抵达中线。为避免锯开骨瓣或掀起骨瓣时矢状窦及周围血管撕裂引起大出血,尤其是肿瘤侵透硬脑膜和侵蚀颅骨并与之粘连紧密时,可在矢状窦一侧多钻数孔,用咬骨钳咬开骨槽的办法代替线锯锯开,并轻轻分离与颅骨的粘连,可以减少血管及矢状窦撕裂的机会。矢状窦旁脑膜瘤血供丰富,术中止血和补充血容量是手术成功的关键因素之一。除了术前可行供血动脉栓塞外,术中还可采取控制性低血压的方法。矢状窦表面出血可用明胶海绵压迫止血,硬脑膜上的出血可以用电凝或压迫的方法,也可开颅后先缝扎脑膜中动脉通向肿瘤的分支。双侧生长的肿瘤可采用以肿瘤较大一侧为主开颅,切口及骨瓣均过中线。肿瘤与硬脑膜无粘连或粘连比较疏松时,可将硬脑膜剪开翻向中线,如粘连紧密则要沿肿瘤周边剪开硬脑膜。对于体积较小的肿瘤,可仔细分离肿瘤与周围脑组织的粘连,在显微镜下沿肿瘤包膜和蛛网膜层面分离瘤体,由浅入深,逐一电凝渗入肿瘤供血的血管,并向内向上牵拉瘤体,找到肿瘤基底,予以分离切断,常可将肿瘤较完整地取出。

对于体积较大的肿瘤,尤其是将中央沟静脉包绕在内的肿瘤,为避免损伤中央沟静脉及邻近的大脑皮质功能区,可沿中央沟静脉两侧切开肿瘤并将之游离后,再分块切除肿瘤。术中应尽量保护中央沟静脉及其他回流静脉,只有在确实完全闭塞时方可切除。

对残存于矢状窦侧壁上的肿瘤组织有效而又简单易行的方法就是电灼,电灼可以破坏残留的肿瘤细胞,防止复发,但要注意电灼时不断用生理盐水冲洗,防止矢状窦内血栓形成。若肿瘤已浸透或包绕矢状窦,前1/3的上矢状窦一般可以结扎并切除,中、后1/3矢状窦则要根据其通畅与否决定如何处理。只有在术前造影证实矢状窦确已闭塞,或术中夹闭矢状窦15分钟不出现静脉淤血,才可考虑切除矢状窦,否则不能结扎或切除。也可以将受累及的窦壁切除后用大隐静脉或人工血管修补。也有学者认为窦旁脑膜瘤次全切除术后肿瘤复发率较低,尤其在老年患者中,肿瘤生长缓慢,即使复发后,肿瘤会将矢状窦慢慢闭塞,建立起有效的侧支循环,再行二次手术全切肿瘤的危险性要比第一次手术小得多。

肿瘤受累及的硬脑膜切除后需做修补,颅骨缺损可根据情况行一期或延期手术修补。

五、预后

矢状窦旁脑膜瘤手术效果较好。术中大出血和术后严重的脑水肿是死亡的主要原因。只要术中避免大出血,保护重要脑皮质功能区及附近皮质静脉,就能降低手术死亡率和致残率。肿瘤全切后复发者很少,但累及上矢状窦又未能全切肿瘤的患者仍可能复发,复发率随时间延长而升高,术后辅以放疗可以减少肿瘤复发的机会。

近年来,采用显微外科技术,有效地防止了上矢状窦、中央沟静脉及其他重要脑结构的损伤,减少了手术死亡率和致残率,提高了肿瘤全切率。

（王　亮）

第五节　大脑凸面脑膜瘤

大脑凸面脑膜瘤（convexity meningioma）是指大脑半球外侧面上的脑膜瘤,主要包括大脑半球额、顶、枕、颞各叶的脑膜瘤和外侧裂部位脑膜瘤,在肿瘤和矢状窦之间有正常脑组织。肿瘤多呈球形,与硬脑膜有广泛的粘连,并可向外发展侵犯颅骨,使骨质发生增生、吸收和破坏等改变。

一、发病率

大脑凸面脑膜瘤在各部位脑膜瘤中发病率最高,占全部脑膜瘤的 1/3（25.8％～38.4％）。大脑前半部的发病率比后半部高。

二、临床表现

因肿瘤所在的部位不同而异,主要包括以下几个方面。

(一)颅内压增高症状

颅内压增高症状见于 80％ 的患者,由于肿瘤生长缓慢,颅内压增高症状一般出现较晚。肿瘤若位于大脑“非功能区”,如额极,较长时间内患者可只有间歇性头痛,头痛多位于额部和眶部,呈进行性加重,随之出现恶心、呕吐和视盘水肿,也可继发视神经萎缩。

(二)癫痫发作

额顶叶及中央沟区的凸面脑膜瘤可致局限性癫痫,或由局限性转为癫痫大发作。癫痫的发作多发生于病程的早期和中期,以癫痫为首发症状者较多。

(三)运动和感觉障碍

运动和感觉障碍多见于病程中晚期,随着肿瘤的不断生长,患者常出现对侧肢体麻木和无力,上肢常较下肢重,中枢性面瘫较为明显。颞叶的凸面脑膜瘤可出现以上肢为主的中枢性瘫痪。肿瘤位于优势半球者尚有运动性和感觉性失语。肿瘤位于枕叶可有同向偏盲。

（四）头部骨性包块

因肿瘤位置表浅，易侵犯颅骨，患者头部常出现骨性包块，同时伴有头皮血管扩张。

三、诊断

颅骨 X 线平片常显示颅骨局限性骨质增生或破坏，脑膜中动脉沟增宽，颅底片可见棘孔也扩大。

（一）脑血管造影

脑血管造影可显示肿瘤由颈内、颈外动脉双重供血，动脉期可见颅内肿瘤区病理性血管，由于肿瘤血运丰富，静脉期肿瘤染色清楚，呈较浓的片状影，具有定位及定性诊断的意义。

（二）CT 和 MRI 检查

CT 可见肿瘤区高密度影，因肿瘤血运丰富，强化后影像更加清楚，可做定位及定性诊断。MRI 图像上，肿瘤信号与脑灰质相似。T_1 加权像为低到等信号，T_2 加权像为等或高信号，肿瘤边界清楚，常可见到包膜和引流静脉，亦可见到颅骨改变。

四、鉴别诊断

大脑凸面各不同部位的胶质瘤，一般生长速度较脑膜瘤为快。根据其所处大脑凸面部位的不同，症状各异，但其相应症状的出现，都早于而且严重于同部位的脑膜瘤。额极部的胶质瘤在早期很难与同部位的脑膜瘤相区别，但是一旦其临床症状出现，则进展速度快。颅骨平片检查颅骨一般无增生破坏情况，也无血管沟纹增多或变宽。脑血管造影显示相应部位的血管位移。

五、治疗与预后

大脑凸面脑膜瘤一般都能手术完全切除，且效果较好。与肿瘤附着的硬脑膜及受侵犯的颅骨亦应切除，以防复发。但位于功能区的脑膜瘤，术后可能残留神经功能障碍。

（王　亮）

第六节　室　管　膜　瘤

室管膜瘤和恶性室管膜瘤占颅内肿瘤的 2%～9%，占神经上皮性肿瘤的 18.2%，男性多于女性，多见儿童和青年，肿瘤 3/4 位于幕下，1/4 位于幕上，在儿童幕下占大多数。肿瘤多位脑室内，少数肿瘤主体位于脑组织内。

一、诊断

（一）临床表现

1.第四脑室室管膜瘤

（1）颅内压增高症状，其特点为间歇性，与头位变化有关，晚期呈强迫头位。

（2）脑干症状与脑神经损害症状，当肿瘤压迫或向第四脑室底浸润时可产生此症状。

（3）小脑症状,多表现为走路不稳,常可见眼球震颤,部分有共济失调。

2.侧脑室室管膜瘤

（1）颅内压增高症状。

（2）肿瘤局部症状:尤其当肿瘤向内囊、丘脑侵犯时,表现为对侧肢体轻瘫、偏身感觉障碍和中枢性面瘫。

3.第三脑室室管膜瘤

第三脑室室管膜瘤极为少见,由于第三脑室腔隙狭小,极易阻塞脑脊液循环道路,造成梗阻性脑积水。位于第三脑室前部可出现视神经压迫症状。

4.脑内室管膜痛

其组织来源为胚胎异位室管膜细胞,幕上多见于额叶和顶叶内,临床表现与脑各部占位症状相似,术前确诊困难。

5.复发和转移

室管膜指复发率较高,易发生椎管内播散性种植,颅外转移甚为少见。

(二)辅助检查

1.腰椎穿刺

绝大多数患者腰穿压力增高,约半数蛋白增高,可行脱落细胞检查。

2.颅骨 X 线片检查

多数患者有颅内压增高征象,肿瘤钙化亦多见于室管膜瘤。

3.头颅 CT 检查

位于侧脑室内的肿瘤一般显示不均匀的等密度或略高密度影,第四脑室多数体积较大,有梗阻性脑积水,增强扫描呈不均匀强化。

4.头颅 MRI 检查

T_1 加权上多呈低信号或等信号,T_2 加权呈明显高信号,肿瘤具有明显异常对比增强。

二、治疗

(一)手术治疗

手术治疗是肿瘤治疗主要手段。

(二)放射治疗

室管膜瘤为放疗中度敏感肿瘤之一,术后放疗有助于改善预后,对于放疗范围尚有争议。

(三)化疗

化疗是肿瘤治疗辅助手段之一。

三、预后

影响室管膜瘤预后因素包括肿瘤部位、组织学类型、复发速度和年龄。术后平均复发在 20 个月之内,5 年生存率为 30% 以上。

（王　亮）

第七节　垂　体　腺　瘤

一、概述

垂体腺瘤(pituitary adenomas)是发生于腺垂体的良性肿瘤,也是颅内最常见的肿瘤之一。根据肿瘤细胞的分泌功能,垂体腺瘤可分为分泌性(功能性)腺瘤和无分泌性(无功能性)腺瘤两大类。分泌性腺瘤占垂体腺瘤的65%～80%,根据肿瘤细胞产生激素的不同又分为营养性激素腺瘤和促性腺激素腺瘤两类。营养性激素腺瘤肿瘤细胞分泌无周围靶腺的垂体激素,包括催乳素(PRL)腺瘤和生长激素(GH)腺瘤两种;促性腺激素腺瘤肿瘤细胞分泌有周围靶腺的垂体促激素类激素,包括促肾上腺皮质激素(ACTH)腺瘤、促甲状腺激素(TSH)腺瘤和促性腺激素(GnH)腺瘤。无分泌性腺瘤占垂体腺瘤的20%～30%,肿瘤细胞无分泌激素功能或虽有分泌功能但目前技术尚不能检测。

近半个世纪特别是近二十年来随着垂体激素放射免疫检测、CT 和 MR 的临床应用,特别是对垂体微腺瘤认识的深入,垂体腺瘤特别是催乳素腺瘤的发病率逐年增加。一份流行病学调查表明催乳素腺瘤的发病率在女性竟高达1∶1 050,在男性也高达1∶2 800;而尸体解剖研究发现催乳素腺瘤的检出率为7%～21%。这些数据看起来有些危言耸听,但也确实从一个方面反映了垂体腺瘤发病率之高。

二、病理

(一)垂体腺瘤的病理分类

1892 年 Schoneman 根据 HE 染色将垂体腺瘤分为嫌色性、嗜酸性、嗜碱性及混合性腺瘤,这种方法一直沿用至今。1974 年 Trovillas 将垂体腺瘤分为有分泌活性和无分泌活性腺瘤两类;1975 年 Sager 又将垂体腺瘤分为嗜酸性、黏液性、嫌色性及瘤细胞瘤四类。根据免疫组化技术,垂体腺瘤分为催乳素细胞腺瘤、生长激素细胞腺瘤、促肾上腺皮质激素细胞腺瘤、促甲状腺激素细胞腺瘤、促卵泡激素、黄体生成素细胞腺瘤、多功能细胞腺瘤和无功能细胞腺瘤,这是最常用的分类方法。

根据超微结构特点,垂体腺瘤可以分为以下几种。

1.生长激素细胞和催乳素细胞腺瘤

分为颗粒密集型生长激素细胞腺瘤、颗粒稀疏型生长激素细胞腺瘤、颗粒密集型催乳素细胞腺瘤、颗粒稀疏型催乳素细胞腺瘤、混合性生长激素和催乳素细胞腺瘤等。

2.促肾上腺皮质激素细胞腺瘤

可分为伴有 Cushing 综合征的促肾上腺皮质激素细胞腺瘤、伴有 Nelson 综合征的促肾上腺皮质激素细胞腺瘤、静止的促肾上腺皮质激素细胞腺瘤等。

3.促性腺激素细胞腺瘤

可同时产生促卵泡激素和黄体生成素,但不一定相等。

4.促甲状腺激素细胞腺瘤

免疫组化促甲状腺激素不一定阳性,原因不明,分泌颗粒电子致密核心与界膜之间有明显电子透亮空晕是其特征。

5.其他

包括无特征性细胞腺瘤、嗜酸性粒细胞瘤、未分化腺瘤等。

(二)垂体腺瘤的组织发生

目前认为垂体腺瘤来源于腺垂体细胞,在同一种细胞内具有能与生长激素和催乳素两种激素抗体结合的颗粒,说明两种激素可以同时在同一垂体细胞内产生。促卵泡激素和黄体生成素可由同一种细胞分泌。垂体内一种细胞不是只能分泌一种相应的激素。这类多激素细胞腺瘤,称之为"异源性垂体腺瘤"。其发生机制一般认为与瘤细胞的基因表达有关。

(三)垂体增生

垂体增生是垂体病理中最有争议的问题,其是否能单独存在目前还不能肯定。垂体增生是非肿瘤细胞数量的增加,分弥散性增生和结节性增生,前者应与正常垂体区别,后者应与腺瘤区别。一般来说,垂体腺瘤与周围非肿瘤性腺垂体有明显分界,非肿瘤性腺垂体在腺瘤附近受挤压,网状纤维缺乏、不规则和退化。腺瘤除多激素来源的混合性腺瘤外,主要由一种细胞组成。在腺瘤的附近还可见到一些非肿瘤性细胞,而这些现象在垂体增生是不多见的。

(四)恶性垂体腺瘤(垂体腺癌)

关于恶性垂体腺瘤尚无一致的看法。一般认为,凡肿瘤细胞有明显异型性,易见到核分裂,特别是侵及邻近脑组织和颅内转移者,应视为恶性垂体腺瘤。

三、临床表现

垂体腺瘤主要表现为内分泌功能障碍和局部压迫两组症状。

(一)内分泌功能障碍

垂体腺瘤的内分泌功能障碍包括分泌性垂体腺瘤相应激素分泌过多引起的内分泌亢进症状,和无分泌性垂体腺瘤及分泌性垂体腺瘤压迫、破坏垂体造成的正常垂体激素分泌不足所致的相应靶腺功能减退两组症状。

1.垂体肿瘤激素分泌过多产生的内分泌症状

见于分泌性垂体腺瘤,且随肿瘤分泌激素种类的不同而表现为相应症状。

(1)催乳素腺瘤:催乳素腺瘤引起的高催乳素血症的临床表现因性别、年龄及肿瘤大小的差异而有所不同,多见于女性。

1)女性催乳素腺瘤:多见于20～30岁,典型临床表现为闭经、泌乳、不育三联症。①闭经:闭经或月经稀少几乎见于所有病例,这主要是由高催乳素血症所致。青春期前发生催乳素腺瘤可引起发育延迟和月经初潮延迟,随后月经稀少最终闭经;青春期后发生催乳素腺瘤表现为继发性闭经,即早期为正常排卵性月经,随后发展为虽有排卵而黄体期缩短,进而出现无排卵月经,最后月经稀发、闭经。②泌乳:多数患者表现为自发性泌乳,部分患者则需挤压乳头后才出现少量乳汁;多数表现为双侧泌乳,少数患者并未自己觉察而在检查时发现。闭经伴催乳素水平增高不一定有泌乳,有乳溢者也可无闭经。③不孕:催乳素腺瘤目前已成为不孕症的最常见原因之一。④更年期症状:部分患者可因雌激素水平低落,出现面部阵发性潮红、性情急躁、性欲减退、阴道干燥、性感丧失、性交困难等。⑤其他症状:催乳素腺瘤特别是病程较长的催乳素腺瘤患者常常表现为肥胖和高血压,目前还不清楚是与催乳素本身有关,还是其他因素所致。

2)男性催乳素腺瘤:男性催乳素腺瘤并不少见,由于临床症状较为隐袭,内分泌症状易于忽视,早期诊断较为困难,往往发展至大腺瘤时才作出诊断。早期主要症状为性功能减退,表现为性欲减退或缺失、阳痿、精子减少。可能与促性腺激素分泌不足或催乳素影响雄性激素的生成和代谢以及对精子生成的直接干扰有关。部分患者表现为男性乳房发育、泌乳、不育、睾丸萎缩等表现。

(2)生长激素腺瘤:生长激素腺瘤在青春期以前发生表现为巨人症和肢端肥大症,在青春期以后发生则只表现为肢端肥大症。

1)肢端肥大症:女性略多于男性,常于30～50岁起病,病程一般较为缓慢,早期诊断较为困难。①肢端肥大:常常是患者最早出现的临床表现,由于肿瘤长期大量分泌生长激素,全身骨和结缔组织过度增生、组织间液增加,造成特征性的容貌改变和全身组织器官肥大。②内分泌代谢紊乱:肢端肥大症患者甲状腺常常肿大,但功能多为正常。基础代谢率往往增高,可能与生长激素的代谢促进作用有关。至疾病后期,伴发垂体功能减退时,基础代谢率降低。绝大多数女性患者表现有月经失调甚至闭经。患者一般无排卵功能,不能生育。男性患者在疾病早期可呈性欲亢进,生殖器增大,随着病程的进展,性欲逐渐减退以至完全消失,并逐渐出现生殖器萎缩。性腺功能减退及腺体萎缩的原因,可能与继发性垂体功能低下有关。80%患者胰岛素耐受性增加,30%～60%患者糖耐量异常,30%患者患有糖尿病。少数患者血糖浓度可显著增高,但患者临床耐受性较好。糖尿病的发生主要与肿瘤细胞长期大量分泌的生长激素有关,多数随生长激素水平的控制而逐渐好转。

2)心血管系统表现:肢端肥大症患者全身脏器增生肥大,但心脏肥大的程度往往比其他脏器更为明显,心脏重量常在500 g以上。患者常有动脉硬化,尤其是冠状动脉粥样硬化。1/3患者存在肥大性心脏病,主要表现为左心室肥厚、充血性心力衰竭、心律失常甚至心肌梗死。其发生的机制与合并糖尿病和异常高浓度生长激素直接作用于心脏有关。18%～48%的患者常伴高血压。

3)垂体性巨人症:生长激素腺瘤在儿童期起病表现为巨人症,在少年期起病者表现为肢端肥大性巨人症,即身体既高大,又有肢端肥大症的表现。

4)生长过度:在儿童期或少年期起病后,生长异常迅速,可持续到青春期以后,患者身高可达2 m左右。由于生长主要从长骨的骨骺开始,所以大多数患者肢体特别长,下部量较上部量为大。也可出现内脏增大及软组织增厚。至成年期骨骺闭合后,则出现肢端肥大症的表现。生长激素分泌过度和性激素分泌不足是造成肢体过度发育的原因。

(3)促肾上腺皮质激素腺瘤:库欣综合征又称皮质醇增多症,是由于肾上腺皮质激素分泌过多所产生的一组临床症状群,它可以由垂体促肾上腺皮质激素分泌增多、肾上腺皮质肿瘤、肾上腺皮质结节性增生、异位促肾上腺皮质激素或促肾上腺皮质激素释放因子(CRF)分泌性肿瘤等多种原因引起。其中因垂体促肾上腺皮质激素分泌增多导致双侧肾上腺皮质增生所引起的库欣综合征,称为库欣病(Cushing病)。本病多见于女性,男女之比为1∶(3.5～8)。任何年龄均可发病,以20～40岁居多,约占2/3。起病大多缓慢,从起病到明确诊断一般2～5年。①一般表现:肥胖是最常见的临床表现(85%～96%),典型患者表现为以躯干为主的向心性肥胖、面部、颈部、躯干和腹部的皮下脂肪积聚导致满月脸、水牛背、锁骨上窝脂肪垫增厚和腹壁脂肪肥厚。重度肥胖比较少见。某些患者也可表现为全身性肥胖,儿童患者常表现为全身性肥胖和线性增长停滞。多数患者体重增加，某些患者虽然体重并不增加，但总是有向心性肥胖和特征性的脸部征象。75%～85%的患者有高血压，50%以上的患者舒张压＞13.33 kPa(100 mmHg)，高血压可以发生冠心病、脑卒中等并发症，是本病患者的主要死亡原因之一。水肿的发生率较低，约在20%以下。②皮肤改变：表皮及皮下结缔组织萎缩导致面部潮红，皮肤菲薄透亮，皮下血管清晰可见。血管脆性增加使皮肤稍受外力即可出现瘀斑，静脉穿刺处有时也可出现广泛的皮下出血。紫纹的发生率约为50%，最常见于下腹部，也可发生于大腿部、乳房、臀部、髋部和腋窝等处，表现为中间宽、两端细、表皮菲薄的紫色裂纹。然而这种紫纹也可见于短期内明显肥胖的年轻人。一般紫纹越宽、颜色越深，诊断意义越大。紫纹多见于年轻患者，老年患者相对少见。轻微的外伤及手术刀口愈合甚慢。50%的患者有表浅真菌感染。一般的细菌感染也不易局限，往往趋慢性经过或向周围扩散。由于高浓度的氢化可的松的作用，感染的症状和发热反应等常比同等感染程度的一般人为轻，应引起重视。多毛见于65%～70%的女性患者，但程度一般不重，表现为眉毛浓黑，阴毛增多、呈男性分布，面颊和两肩毳毛增多，在须眉区或胸腹部也可出现粗毛。35%的患者有痤疮。但男性化少见，明显的男性化更常见于肾上腺肿瘤。皮肤色素沉着较少见，常在膝、肘及指间关节的伸侧面比较显著。明显的色素沉着常见于异位促肾上腺皮质激素分泌性肿瘤。③精神症状：85%的患者出现精神症状，可表现为情感障碍(抑郁症、欣快)、认知障碍(注意力和记忆力减退)和自主神经功能障碍(失眠、性欲减退)等。④性腺功能障碍：性腺功能减低是比较常见的症状，在病程较长的患者中尤为明显。75%的绝经期前患者有月经稀少或闭经，常常伴有不育。男性患者表现为性欲低下和阳痿，精子生成减少，但女性化极为少见。⑤肌肉骨骼症状：40%的患者有腰背疼痛，肌肉无力也比较常见。X线检查显示50%的患者可见骨质疏松，如果定量测量骨密度则高达80%～90%。16%～22%有脊柱压缩性骨折。⑥代谢障碍：75%～90%的患者糖耐量降低，其中多数只表现为服用葡萄糖后3小时血糖水平不能恢复正常；20%有显性糖尿病，糖尿病性微血管病变和酮症较少见；10%的患者有肾结石，可能与氢化可的松诱导的高钙血症有关。10%的患者有多饮多尿，可能与高钙血症及糖尿病有关。

(4)促甲状腺激素腺瘤：真性促甲状腺激素腺瘤极为少见，临床表现为垂体性甲状腺功能亢进症，学者九百余例垂体手术仅见一例。多数为假性促甲状腺激素腺瘤，是由于原发性甲状腺功能减退，甲状腺激素对下丘脑的反馈性抑制减弱导致的垂体促甲状腺激素细胞的反应性增生。由于下丘脑分泌的促甲状腺激素释放激素(TRH)对催乳素的分泌有很强的激动作用，临床除表现为甲状腺功能低下症状外，还有高催乳素血症的典型表现，可误诊为催乳素瘤。

2.腺垂体功能减退症状

分泌性垂体腺瘤和无分泌性垂体腺瘤均可产生腺垂体功能减退症状，这是由于肿瘤对正常垂体的压迫、破坏所造成的。研究表明，腺垂体破坏50%一般情况下不产生明显垂体功能低下症状，破坏60%产生轻微症状，破坏75%产生中度症状，破坏95%产生严重功能低下症状。因此垂体腺瘤必须达到一定体积，才能影响垂体功能出现垂体功能低下症状，所以明显的垂体功能低下多见于垂体大腺瘤特别是巨大腺瘤。

根据对正常人体生理功能影响的不同，腺垂体功能分为主要功能和次要功能。主要功能包括对肾上腺和甲状腺的调控，而次要功能则包括对性腺和生长等功能的调控。促性腺激素分泌不足，在男性表现为性欲减退、阳痿、外生殖器萎缩、睾丸和前列腺萎缩、精子量减少、第二性征不明显、皮肤细腻、体毛黄软稀少和阴毛女性分布；在女性则主要表现为月经稀少或闭经、不孕、子宫和附件萎缩、性欲减退、阴毛和体毛稀少。促甲状腺激素分泌不足主要表现为畏寒、疲劳乏力、精神不振、食欲减退、嗜睡。促肾上腺皮质激素分泌不足主要表现为虚弱无力、厌食、恶心、抵抗力差、血压偏低、低血糖;在急性严重肾上腺功能不足时表现为极度淡漠、无力、甚至急性腹泻水样便。生长激素分泌不足在儿童可影响生长发育。神经垂体激素分泌不足极为少见,垂体腺瘤术前出现尿崩极为罕见。

(二)局部压迫症状

1.头痛

头痛常位于双颞、前额或眼球后,呈间歇性发作或持续性隐痛。头痛与肿瘤大小有关,垂体微腺瘤头痛常常较为显著,可能是肿瘤刺激局部鞍膈和硬脑膜所致,一旦肿瘤明显鞍上发展,头痛也随之减轻;头痛也与肿瘤的分泌类型有关,生长激素腺瘤头痛常常较为显著,可能与生长激素异常大量分泌造成骨及软组织增生有关。

2.视力损害

由于鞍膈与视神经之间一般有 2~10 mm 的间距,因而垂体腺瘤需要达到一定体积、向鞍上发展到一定程度才能接触视神经,再继续发展一定程度才能因为直接压迫视神经、视交叉和视束的视觉传导纤维或影响视觉传导纤维的血液供应而造成视力障碍,因而视力损害主要见于垂体大腺瘤。初期主要表现为视野障碍,随后再出现视力受损。视野障碍的类型与肿瘤向鞍上生长的方式及视交叉的位置有关,当肿瘤在视交叉前下方向上压迫视交叉,则视野以颞上象限→颞下象限→鼻下象限→鼻上象限的顺序发展,双颞侧偏盲为最常见的视野障碍,两侧视野改变的程度可以并不相同,当肿瘤偏侧向鞍上发展时可表现为单侧视野障碍。尽管多数肿瘤向鞍上生长的形态较为规则,然而视力减退几乎总是从一侧开始。视力减退可以是渐进性的,也可以是迅速发展的,经眼科治疗可以有一过性好转。垂体腺瘤的眼底改变表现为视神经萎缩。视神经萎缩的程度一般与视力损害的程度成比例。

3.邻近其他结构受压表现

肿瘤显著向海绵窦内发展,可以影响展神经或动眼神经出现患侧眼球内斜或患侧上睑下垂、瞳孔散大、眼球内斜。肿瘤显著向鞍上发展,可以影响下丘脑出现嗜睡、多食、肥胖、行为异常等症状。肿瘤向蝶窦和鼻腔发展,可出现鼻出血、脑脊液漏。但即使肿瘤体积巨大也极少引起颅内压增高和梗阻性脑积水。

四、诊断

(一)临床表现

垂体腺瘤的临床症状包括垂体功能障碍和垂体邻近结构受压两组症状。临床上对闭经、泌乳、不孕,阳痿、性功能障碍,身体过度发育、肢端肥大,氢化可的松增多表现,视力视野障碍、眼底萎缩,以及头痛等症状的患者,应该考虑有垂体腺瘤的可能,需要进行进一步的内分泌检查和神经影像学检查。

(二)内分泌学检查

内分泌学检查是诊断垂体腺瘤的重要依据。详细的内分泌学检查不仅可以检测异常增高的肿瘤激素,为定性诊断和判断病情提供依据;而且还可以了解正常垂体功能受肿瘤累及的程度,确定是否需要替代治疗。

1.分泌性垂体腺瘤的内分泌学检查

(1)催乳素腺瘤:血清催乳素水平检测是诊断垂体催乳素瘤特别是催乳素微腺瘤重要的内分

泌学指标,也是判断疗效的可靠指标。明显升高(>200 ng/mL)的催乳素水平可以肯定垂体催乳素瘤的诊断。一般情况下血清催乳素水平与肿瘤大小和内分泌症状之间有一定正相关关系,垂体微腺瘤患者血清催乳素水平多为轻度升高,一般不超过100 ng/mL,明显升高提示肿瘤向海绵窦内侵袭生长。在肿瘤坏死、出血、囊变时血清催乳素水平则相应减低。

除垂体催乳素瘤外,某些生理因素、药物和病理过程均可影响催乳素的分泌,造成不同程度的高催乳素血症。妊娠、哺乳,服用精神药物(多巴胺拮抗剂)、雌激素制剂、利血平等,患有原发性甲状腺功能减退、多囊卵巢综合征、空蝶鞍综合征等,均可导致高催乳素血症。另外,催乳素检测的实验室误差较大,对可疑患者应进行多次检测进行综合分析判断。

(2)生长激素腺瘤:基础生长激素水平是目前诊断垂体生长激素腺瘤和反映肿瘤活动程度的主要内分泌学指标。明显升高(>30 ng/mL)和显著降低(<2 ng/mL)的基础生长激素水平可以肯定或排除活动性肢端肥大症。正常人体在生理状态下生长激素也可呈阵发性大量分泌,所以轻度升高的生长激素水平也可见于正常人,特别是激烈运动、应激状态和睡眠时;另外,活动性生长激素腺瘤患者中20%生长激素浓度<10 ng/L,5%生长激素浓度<5 ng/L。一般情况下血清生长激素浓度与肿瘤大小和疾病活动程度之间呈一定正相关关系。

(3)促肾上腺皮质激素腺瘤:过去内分泌学检查对垂体促肾上腺皮质激素腺瘤的诊断和鉴别诊断处于重要地位,通过促肾上腺皮质激素和氢化可的松的测定结合各种抑制和刺激试验,一般均可明确诊断。现在由于高分辨CT和MRI已可显示小至3~5 mm的微腺瘤,影像学检查也成为诊断垂体促肾上腺皮质激素腺瘤的重要方法。①库欣综合征的筛选试验:氢化可的松是肾上腺皮质束状带分泌的主要糖皮质激素,占肾上腺各种皮质类固醇总量的81%,在血浆中以结合和游离两种形式存在,即一种和皮质类固醇结合球蛋白及清蛋白结合,占90%,无生物活性,不能通过肾小球,不随尿液排出;另一种以游离形式存在,有生物活性,可从肾脏滤过,当血中游离氢化可的松增加到超过肾脏重吸收的阈值时,尿中游离氢化可的松的排泄量也增加。受促肾上腺皮质激素分泌节律的影响,氢化可的松的分泌也有昼夜节律。白天工作夜间睡眠的正常人,血浆氢化可的松有明显的变化节律,午夜含量最低,清晨4时左右开始升高,6~8时达到高峰,以后逐渐下降,晚上入睡后逐渐降至最低水平。隔夜地塞米松抑制试验:隔夜地塞米松抑制试验比血浆氢化可的松的测定更有诊断价值。午夜口服地塞米松1 mg能够抑制90%以上的正常人清晨促肾上腺皮质激素的分泌,从而降低血浆氢化可的松浓度50%以上。尽管少数正常人血浆氢化可的松的抑制达不到这一水平,但几乎所有的库欣综合征患者均不能抑制到这一水平。综合文献,隔夜地塞米松抑制试验对库欣病的敏感性为92%,特异性为100%,诊断准确性为93%。隔夜地塞米松抑制试验不能抑制的患者高度提示为库欣综合征,应进一步行库欣综合征的确诊试验。②库欣综合征的确诊试验:对隔夜地塞米松抑制试验不能抑制,或尿游离氢化可的松或氢化可的松代谢产物升高的患者,应进一步行小剂量地塞米松抑制试验以肯定或排除库欣综合征。也有人认为尿游离氢化可的松增高即可肯定诊断而无需行此试验。方法是试验前1~2天收集24小时尿测定尿游离氢化可的松和/或17-羟类固醇、17-酮类固醇,试验第一天上午9点开始口服地塞米松0.5 mg,每6小时1次,共八次,同时收集24小时尿标本,正常情况下,服药第24~48小时的尿游离氢化可的松或氢化可的松代谢产物应抑制50%以上,如不能抑制,即可确诊为库欣综合征。

(4)促甲状腺激素腺瘤:详细的内分泌学检查是区别真性与假性促甲状腺激素腺瘤的重要步骤。真性和假性促甲状腺激素腺瘤患者血清促甲状腺激素均明显升高。然而,真性促甲状腺激素腺瘤患者在血清促甲状腺激素显著增高的同时,血清甲状腺激素水平也明显升高;假性促甲状腺激素腺瘤患者虽然血清促甲状腺激素也显著升高,但血清甲状腺激素水平却显著降低。

2.垂体功能检测

正常垂体功能检测包括垂体激素检测和促激素类激素靶腺功能检测两方面内容。目的在于反映正常垂体及其靶腺受肿瘤激素及肿瘤本身的直接破坏所造成的功能障碍和程度,为垂体功能评估和替代治疗提供依据。包括促肾上腺皮质激素和肾上腺功能(肾上腺皮质激素)检测、促甲状腺激素和甲状腺功能(甲状腺激素)检测、促性腺激素(黄体生成素 LH 和促卵泡激素 FSH)水平检测、生长激素水平检测和催乳素水平检测。

(三)垂体腺瘤的影像学表现

1.正常垂体的 CT 和 MRI 表现

熟悉正常垂体的影像学表现是诊断垂体微腺瘤等垂体微小病变的先决条件。垂体由腺垂体和神经垂体两部分组成。腺垂体又包括远侧部、结节部和中间部;神经垂体则包括漏斗部和神经部。远侧部又称垂体前叶,神经部称为垂体后叶,漏斗和结节部组成垂体柄。前叶约占垂体体积的 3/4,占据垂体窝的大部分,部分包绕中间叶和后叶。垂体的血液供应极为丰富,接受双侧垂体上动脉、垂体下动脉和下被囊动脉的供血。

(1)垂体高度:一般认为,正常垂体的高度男性≤5 mm,女性≤7 mm。垂体高度与年龄呈负相关,青春期或生育期由于内分泌功能活跃,垂体高度较高。一般认为正常垂体高度应≤8 mm,而垂体高度≥10 mm 则可肯定为异常。

(2)垂体密度(信号):正常垂体也可呈不均匀的混杂密度(信号),增强扫描垂体强化的程度主要取决于其血液供应,血供越丰富密度(信号)越高;其次,也与垂体的组织结构有关,组织结构越致密密度(信号)越高。前叶的血供较后叶丰富,且组织结构较后叶致密,因而密度(信号)较高。研究表明,64% 的正常垂体密度(信号)比较均匀,其中 26% 呈均匀一致的高密度(信号),38% 呈筛网状;36% 可出现局部低密度(信号)区,其中多数极小而无法用光标测量。明显的低或高密度(信号)区常见于垂体的中后部。正常情况下局部异常密度(信号)区的大小应小于垂体体积的 1/3 或直径在 3 mm 以下。明显的局部低密度(信号)区常为一些先天性变异如中间部囊肿等。

(3)垂体上缘形态:正常垂体多数上缘平坦或稍微凹陷,少数上缘膨隆。研究表明,51% 的正常垂体上缘平坦,31% 上缘凹陷,18% 上缘膨隆。垂体上缘膨隆多见于年轻女性,而上缘凹陷多见于老年人,且与鞍膈孔较大、鞍上池压迫垂体有关。

(4)垂体柄:一般认为,绝大多数垂体柄居中或稍微偏离中线。但详细的 MR 研究发现,46% 的正常垂体柄可以或多或少地偏离中线。根据垂体与垂体柄及大脑中线(纵裂)的关系,垂体柄的位置可分为三种类型。①垂体居中,垂体柄无偏斜,占 54%。②垂体偏离中线,垂体柄仍在垂体中线进入垂体,致使垂体柄倾斜,占 34%。③垂体居中,垂体柄偏离垂体中线进入垂体,垂体柄因而偏斜,占 12%。由此可见,部分正常人的垂体柄也可稍微偏离中线,只有当垂体柄明显偏离中线,或伴有其他异常时才可以认为异常。

2.垂体微腺瘤的 CT 和 MRI 表现

(1)直接征象:垂体内低密度(信号)区是诊断垂体微腺瘤的可靠征象。低密度(信号)区在 3 mm 以上或超过垂体体积的 1/3 即可诊断为垂体微腺瘤。低密度(信号)区的显示与垂体及肿瘤的造影剂充盈方式有关。造影剂快速增强扫描时,由于垂体的血供极其丰富,且无血-脑屏障,注入造影剂后可立即增强,其增强的程度与海绵窦及颈内动脉相接近。而肿瘤组织的血供不及垂体丰富,增强不及垂体迅速,肿瘤密度(信号)增加缓慢,因而在注入造影剂的一瞬间,肿瘤与邻近垂体组织或海绵窦相比呈低密度(信号)。随着时间的推移,循环血中的造影剂浓度逐渐降低,垂体与海绵窦的密度(信号)均逐渐下降,肿瘤组织逐渐呈等密度(信号)。因此,快速增强扫描可使低密度(信号)区的显示最佳,而延长注射造影剂至扫描完成的时间则会造成漏诊。少数微腺瘤表现为或高密度(信号)区,表现为等密度(信号)区的微腺瘤只能依据占位征象进行诊断。

(2)占位征象。①垂体增高和/或上缘膨隆:垂体高度超过 8 mm 即提示可能存在微腺瘤。但正常垂体高度也可能>8 mm。另外,垂体高度正常也不能否定微腺瘤的存在,因此不能单纯用垂体高度作为微腺瘤是否存在的唯一标准,必须结合其他 CT 表现。垂体增高且上缘膨隆,则高度提示微腺瘤的存在,若垂体上缘的隆起不对称,则更支持微腺瘤的诊断。有人报道,垂体增高且上缘隆起不对称,91%有肿瘤存在。垂体上缘呈普遍性隆起只有部分病例中线区有肿瘤存在。因为正常垂体上缘也可膨隆,故观察垂体上缘形态也需结合其他征象。②垂体柄移位:肿瘤的占位效应可将垂体柄推向对侧,但在少数情况下,垂体柄也可向肿瘤同侧移位。另外,动态增强扫描可见垂体柄周围毛细血管丛,微腺瘤的占位效应也可导致此毛细血管丛的移位。垂体柄偏离中线 2 mm 以上,常常提示微腺瘤的存在。同样,在分析垂体柄的变化时也需结合其他 CT 征象,因为微腺瘤患者垂体柄可以不移位,而正常人的垂体柄又可略偏离中线。③神经垂体消失:冠状 CT 扫描在通过垂体后缘的层面上,在鞍背前方常可见到略低密度的卵圆形后叶;而 MRI 检查可更清晰地显示神经垂体。微腺瘤的占位效应常导致后叶受压缩小而不能显示,或被挤向一侧。但若肿瘤发生于前叶前部,体积又较小,其占位效应不重,则仍可见到后叶。故神经垂体消失常常提示有微腺瘤,而后叶显示良好也不能完全排除微腺瘤。④鞍底骨质的变化:微腺瘤可导致鞍底骨质的吸收或破坏,使鞍底两侧厚度不一,CT 表现为鞍底一侧变薄或破坏。但正常人鞍底厚度有较大变异,只有骨质改变伴有相应部位的其他异常表现时,才可认为异常。

总之,垂体是否异常或是否存在微腺瘤,应从垂体高度、上缘形态、内部密度(信号)、异常密度(信号)区的存在及其大小、密度(信号)及边界、垂体柄的移位、神经垂体及鞍底骨质的变化等几方面进行仔细观察,还应结合临床表现进行综合分析。如果临床有闭经-泌乳、肢端肥大或巨人症、库欣病等内分泌障碍的症状和体征,放免检查有相应激素的分泌异常,CT 或(MRI)检查显示垂体局部低密度(信号)区大小超过垂体体积的 1/3 或大小在 3 mm 以上;或垂体高度>8 mm,上缘呈普遍或不对称隆起,内部密度(信号)不均匀,即可诊断为垂体微腺瘤。垂体柄移位、后叶消失及鞍底骨质的变化,仅提示有微腺瘤存在。

3.垂体大腺瘤的 CT 和 MRI 表现

CT 和 MRI 检查是诊断垂体腺瘤最主要的影像学方法,不仅可以作出定性诊断,而且还可以了解肿瘤的大小、形态、质地及与周围结构之间的关系,为治疗方法的选择提供依据。

非增强扫描可见蝶鞍扩大,鞍底和鞍背骨质吸收变薄、倾斜;肿瘤位于脑外,由鞍内向鞍上生长,占据鞍上池、第三脑室前部甚至达室间孔水平,但极少因此出现梗阻性脑积水;肿瘤可呈实体性或囊实性,无钙化,边界清楚,呈类圆形或哑铃形;两侧海绵窦受肿瘤推移挤压外移,少数肿瘤侵袭海绵窦腔包绕颈内动脉甚至使该侧海绵窦明显外移;有时肿瘤可明显向额叶或颞叶发展,或者突入蝶窦。增强扫描可见实体性肿瘤呈均一中度强化,囊性肿瘤呈周边强化,中小体积肿瘤在肿瘤周边可见残存垂体。

4.垂体腺瘤的放射学分类

(1)根据垂体腺瘤的大小将之分为微腺瘤(<10 mm)、大腺瘤(10～40 mm)和巨腺瘤(>40 mm)。

(2)根据垂体腺瘤蝶鞍断层表现,分为局限型和浸润型两种。①局限型:肿瘤限于蝶鞍硬脑膜的范围内,鞍底完整。Ⅰ级,肿瘤≤10 mm,蝶鞍大小正常(小于16 mm×13 mm),但可见一侧鞍底下沉或局部变薄、凹陷。肿瘤直径在10 mm以内,即微腺瘤。Ⅱ级,蝶鞍不同程度扩大,但鞍底完整。②浸润型:肿瘤破坏鞍底突入蝶窦内。Ⅲ级,蝶鞍不同程度扩大,但鞍底骨质有局限性侵蚀或破坏。Ⅳ级,鞍底骨质弥散性侵蚀和破坏,蝶鞍诸壁轮廓不清而呈幻象蝶鞍。

(3)对于向鞍上发展的肿瘤,根据其向鞍上发展的程度分为四级。

A级:肿瘤位于蝶骨平台上方10 mm以内,占据视交叉池,尚未推移第三脑室。

B级:肿瘤位于蝶骨平台上方10～20 mm,占据第三脑室前下部。

C级:肿瘤位于蝶骨平台上方20～30 mm,占据第三脑室前部。

D级:肿瘤位于蝶骨平台上方30 mm以上,达室间孔水平;或C级伴有不对称的侧方或多处扩展。

(4)根据CT、蝶鞍断层和其他神经放射学检查及临床症状,将垂体腺瘤分为两型六级。

1)局限型有0～Ⅱ级。

0级:肿瘤直径≤4 mm,蝶鞍大小正常,鞍结节角正常≥110°,CT、MRI检查难以检出。

Ⅰ级(微腺瘤):肿瘤直径≤10 mm。蝶鞍大小正常,鞍结节角减小,鞍底有局限性骨质变薄、下凹,双鞍底,病侧鞍底倾斜。CT可以发现肿瘤,此型仅有内分泌障碍症状。

Ⅱ级(鞍内型):肿瘤直径>10 mm。位于鞍内或轻度向鞍上生长,蝶鞍扩大,不对称,鞍结节角≤90°。鞍底局限性变化明显,病侧鞍底下沉呈双鞍底。CT扫描显示肿瘤位于鞍内或扩展到鞍上池前部。临床可有内分泌症状,无视力、视野改变。

2)侵蚀型有Ⅲ～Ⅴ级。

Ⅲ级(局部侵蚀型):肿瘤直径>2 cm,向鞍上生长,蝶鞍扩大较著,鞍底骨质有局限性侵蚀、破坏。CT扫描可见肿瘤扩展至视交叉池,第三脑室轻度抬高,临床有或无明显视觉障碍。

Ⅳ级(弥漫侵蚀型):肿瘤直径达4 cm左右,肿瘤向鞍上或蝶窦内生长,蝶鞍显著扩大,鞍壁骨质弥散性破坏,呈幻影蝶鞍,第三脑室前下部明显抬高。

Ⅴ级(巨大腺瘤):肿瘤直径>5 cm,肿瘤除向鞍上或蝶窦生长外,并可向前、中、后颅窝及海绵窦生长,第三脑室室间孔阻塞,有脑积水。

五、鉴别诊断

(一)垂体腺瘤

垂体腺瘤多见于成年人;表现为闭经泌乳、肢端肥大、巨人症、氢化可的松增多症等特征性表现;少见于儿童及青少年,表现为闭经泌乳、巨人症、氢化可的松增多症等明显内分泌异常;视力损害多在中晚期出现,即在肿瘤体积达到相当程度以后才出现视力损害;早期表现为肿瘤激素亢进症状,晚期才出现垂体功能低下表现;颅内压增高和尿崩症状极为罕见,眼球运动障碍仅见于极少数病例;详细的内分泌学检查可见肿瘤激素增高,晚期才出现垂体功能低下;X线片蝶鞍球形扩大,骨质吸收破坏,肿瘤钙化极为少见;CT和MRI检查显示蝶鞍扩大,肿瘤由鞍内向鞍上发展,易囊变,但无钙化,实体部分呈等或略高密度,中等程度增强。

(二)颅咽管瘤

颅咽管瘤多见于儿童,也可见于成年人;造釉细胞型颅咽管瘤可见于儿童和成人,特点是有钙化、易囊变;鳞状乳头型仅见于成人,无钙化和囊变。无垂体功能亢进症状,而表现为垂体功能低下如发育迟滞、性征发育不良等,1/3患者有尿崩,易出现颅内压增高症状;蝶鞍正常或呈盆性扩大,2/3患者有鞍上钙化斑块,蛋壳样钙化对确诊更有价值;CT和MRI检查肿瘤多发生于鞍上,向鞍上池、第三脑室和鞍内生长;70%~90%为囊性,壁薄呈环状强化,多有钙化。

(三)鞍结节脑膜瘤

鞍结节脑膜瘤多见于中老年女性,内分泌症状阙如,以视力损害为突出表现,且视力损害的程度与肿瘤大小不成比例;蝶鞍无扩大,几无骨质破坏,肿瘤向鞍后发展显著时可见鞍背上端骨质吸收;CT呈高密度影像,显著均匀强化,由于肿瘤起源于鞍结节,因而肿瘤主要位于鞍上且偏前,肿瘤与垂体之间有间隙;矢状重建图像或MRI检查可见肿瘤位于鞍上池内、垂体上方,基底位于鞍结节,多数向鞍结节后上方发展较著,可见特征性的"燕尾征"。

(四)鞍区动脉瘤

鞍区动脉瘤临床少见,偶见于中老年人;缺乏内分泌障碍表现,以眼球运动障碍和视力损害为主要表现,且视力损害的程度和眼球运动障碍的出现与病变大小不成比例;蝶鞍多无明显改变,偶尔可见扩大;CT扫描病变边缘清晰,显著增强,且与颈内动脉等脑底动脉关系密切;MRI扫描可见病变内部的流空效应,病变和脑底动脉环相连,可有附壁血栓;DSA检查可以明确诊断。但要警惕垂体腺瘤合并动脉瘤的情况。

(五)脊索瘤

脊索瘤多见于成年人;无垂体功能亢进症状,可见垂体功能低下表现,眼球运动障碍较为显著,向鞍上发展较著时可出现视力损害。平片检查可见蝶鞍及邻近蝶骨体、蝶骨大翼和枕骨基底部广泛骨质破坏;CT和MRI检查显示肿瘤主要位于颅底,骨质破坏范围广泛,蝶窦、蝶鞍、斜坡等部位被肿瘤侵蚀破坏,呈低密度病灶,中度增强,内有残存的被破坏的碎骨片。

(六)空蝶鞍综合征

本病未单独列出,在此略作介绍。空蝶鞍综合征(empty sella syndrome,ESS)是指鞍膈扩大或阙如,鞍上蛛网膜下腔疝入蝶鞍内,导致蝶鞍扩大、垂体受压变形而引起的临床综合征。多发生于中年肥胖及长期高血压的经产妇,病因及发病机制未完全明了,可分为原发性和继发性两类。原发性空蝶鞍综合征原因不明确,目前有多种学说,包括:①先天性鞍膈缺损。②垂体腺退化变性。③脑积水。④鞍内囊肿破裂。⑤垂体腺缺血坏死。⑥垂体淋巴炎等。继发性空蝶鞍综合征指发生于鞍区手术及放疗后患者。根据病变程度又将空蝶鞍综合征分为部分性(鞍内尚可见到腺垂体)和完全性(腺垂体完全消失)。

原发性空蝶鞍综合征绝大多数处于良性状态,患者无任何症状或仅有轻微症状。继发性空蝶鞍综合征通常呈良性过程,但易发生较严重并发症。其症状主要因蛛网膜下腔脑脊液冲击鞍区组织受牵拉、移位引起。其主要表现以下:①偏头痛。为非特异性,一般认为由于鞍内脑脊液搏动,对硬脑膜及周围结构压迫和硬脑膜扩张引起。②视力下降、视野缺损,有时可在影像学上发现视神经、视交叉及视束经过鞍膈孔部分或完全陷入鞍内,造成视路结构压迫。导致视力下降、视野缺损。有的在影像学上没有视路下疝而出现视野缺损,或有视路下疝而视力正常。有人认为,此临床表现可能是由于牵拉垂体柄,使视觉通路或血管出现显微结构变化所致。③非创伤性脑脊液漏,长期脑脊液搏动压迫。使鞍底骨质受侵蚀、变薄,甚至出现脑脊液鼻漏、颅内感染。

④垂体功能低下,腺垂体受挤压、萎缩严重,导致腺垂体激素分泌减少。⑤高泌乳素血症,为合并催乳素腺瘤或腺垂体过度分泌所致。⑥尿崩,牵拉垂体柄,使抗利尿激素无法到达垂体所致。⑦合并垂体腺瘤时,可有肢端肥大、Cushing 病等表现。

CT 及 MRI 为诊断空蝶鞍综合征的可靠方法,尤其是 MRI 诊断准确率最高,其可清晰显示垂体受压变薄、向后下方移位,主要表现:①蝶鞍增大或正常,鞍底下陷。②鞍内充满脑脊液信号,与鞍上池蛛网膜下腔相通。③垂体对称性受压变扁,高度<3 mm,紧贴于鞍底;垂体上缘凹陷,矢状面呈新月形,冠状面垂体柄与受压的垂体共同构成锚形。④平扫及增强扫描垂体内信号均无异常,也可仅见蝶鞍内均匀一致的长 T_1、长 T_2 脑脊液信号充填,但看不到垂体信号显示(完全性空蝶鞍)。⑤垂体柄延长直达鞍底,居中或后移。⑥视神经上抬,垂体与视神经的距离延长。X 线平片结合气脑造影曾是空蝶鞍综合征的主要诊断方法,可见蝶鞍扩大呈球形或方形,骨质疏松,造影时气体可进入鞍内。

空蝶鞍综合征无症状者无需特殊处理,但应定期随访。有症状者应行对症治疗,包括激素替代治疗及用溴隐亭纠正高催乳素血症等,必要时行手术治疗,其指征:①顽固头痛。②进行性视力下降或视野缺损。③脑脊液鼻漏。④明显的内分泌功能紊乱。手术方式为空蝶鞍填充术,手术可经额或鼻蝶入路行蝶鞍内填塞,以消除鞍内异常扩大的蛛网膜下腔,解除垂体受压,抬高隔鞍,减轻视神经张力,进而改善视力障碍、视野缺损。其目的为消除鞍内异常的蛛网膜下腔,解除脑脊液搏动对垂体组织及骨质的压迫。抬高陷入鞍内的视路结构,减轻垂体柄的牵拉。鞍内填充物包括肌肉、脂肪、明胶海绵等,因生物材料可被吸收致空蝶鞍综合征复发,故有人采用惰性材料如可脱性球囊、硅橡胶等。有人采用肌肉-骨骼-肌肉制成的"三明治"样填充物,术后 5 年复查,未见明显吸收表现,短期疗效较显著,可即刻改善头痛、视野缺损等症状。长期疗效有待大组病例长期随访观察。

六、治疗

(一)经蝶窦切除垂体腺瘤

1.经蝶窦切除垂体腺瘤的适应证和禁忌证

近年来由于对蝶鞍局部解剖研究的深入、CT 和 MR 的临床应用、经蝶窦垂体腺瘤切除手术经验的积累、手术显微镜和 X 线定位设备的临床应用,经蝶窦垂体腺瘤切除术变得相当安全和简单。绝大多数垂体腺瘤均适合经蝶窦手术切除;对垂体微腺瘤和侵蚀蝶鞍主要向蝶窦内生长的肿瘤更应该采用经蝶窦手术切除。

对显著向额叶或颞叶发展的垂体腺瘤、合并蝶窦急性化脓性炎症的垂体腺瘤,不适合经蝶窦手术。根据手术条件和经验的不同,蝶窦发育较差和合并蝶窦慢性炎症的垂体腺瘤应列为经蝶窦手术的相对禁忌证。

对显著向两侧海绵窦和邻近结构如上颌窦内侵袭生长的垂体腺瘤,经蝶窦手术不能全切;肿瘤向鞍上发展部分与鞍内部分连接处显著狭窄的垂体腺瘤,经蝶窦手术常常难以切除鞍上发展的部分,手术疗效不满意。但这两种情况采用经颅手术时在绝大多数情况下并不能比经蝶窦手术切除更多的肿瘤。鉴于两者在手术创伤、并发症等方面的悬殊差异,仍以采用经蝶窦手术为好。

垂体微腺瘤由于蝶鞍扩大不明显,术中蝶鞍定位要求较高,鞍底硬脑膜出血常常较剧烈,脑脊液漏和尿崩等并发症相对较多;主要向蝶窦内生长的垂体腺瘤和经蝶窦手术后复发的垂体腺瘤,由于局部解剖关系不清,比切除一般垂体腺瘤需要更娴熟的技巧。建议初次开展经蝶窦切除垂体腺瘤手术的医师,谨慎选择此类患者。

2.经蝶窦垂体腺瘤切除的术前准备

(1)X 线平片和断层检查:X 线平片可以提供蝶鞍局部骨质结构的全貌,应作为垂体腺瘤患者术前的常规检查,不能因为已进行 CT 或 MRI 检查而忽略。注意观察以下内容:①蝶鞍的大小、形态、左右及前后位的倾斜度,鞍底骨质的厚度及是否完整;蝶窦气化的类型,蝶窦与蝶鞍特别是蝶窦前上、后下与蝶鞍的相互位置关系。指导术中准确辨认蝶鞍;确定鞍底打开的前后位置。②观察蝶窦隔的位置、数目、形态、厚度,根据蝶窦隔与鞍底的相互位置关系,指导术中确定鞍底打开的左右位置。

(2)CT 扫描或 MRI 检查:CT 扫描或 MRI 检查能清楚显示肿瘤的直接征象及其与周围结构之间的关系,是垂体腺瘤患者最重要的影像学检查。注意观察以下内容:①对垂体微腺瘤要注意垂体的高度、上缘形态、垂体柄的位置,肿瘤的大小、位置、形态、与垂体前叶及后叶的位置关系、与海绵窦的关系。②对垂体大腺瘤要注意肿瘤大小、形态、内部质地;向鞍上发展的程度、方向;海绵窦受累的类型(推移挤压或侵袭窦腔)、位置、程度,肿瘤与颈内动脉的关系;蝶鞍周围脑池、视神经、鞍上动脉、间脑、脑干等受压的程度及其相互位置关系;残存垂体的位置、大小。③蝶鞍大小、形态、鞍底是否完整,蝶窦气化的类型、有无炎症息肉,蝶鞍与蝶窦的相互位置关系,蝶窦隔与鞍底的位置关系,肿瘤突入蝶窦的位置、大小,鼻腔内有无炎症息肉、鼻中隔有无偏曲、鼻甲是否肥大、两侧鼻腔的大小。

(3)垂体功能检查:详细的内分泌学检查一方面可以了解肿瘤激素分泌水平,为疗效判断提供依据;另一方面可以了解正常垂体功能情况,明确是否需要替代治疗,为手术创造安全条件。

(4)神经眼科学检查:检查视力、视野和眼底情况,了解患者术前视功能的损害程度,作为推断和观察手术疗效的依据。术前视力损害越重(如小于 4.0)术后恢复越慢且很难恢复至理想水平;如视力仅为光感或手动,少数患者术后视力有可能没有恢复甚至完全丧失。

(5)耳鼻喉科检查:了解鼻腔有无炎症、息肉,鼻中隔有无偏曲,鼻甲是否肥大,鼻窦有无炎症。

(6)鼻腔准备:如鼻腔、鼻窦内有炎症术前要予以控制;术前要剪鼻毛。

(7)控制并发症:高血压、糖尿病是垂体腺瘤常见的并发症,术前要仔细观察,系统治疗,待病情控制以后再考虑手术。

3.经口鼻蝶窦入路切除垂体腺瘤

(1)手术器械:双极电凝、手术显微镜或头灯、消毒钳、针持、枪状镊子、吸引器、拉钩、刀柄、剥离子、鼻腔牵开器、髓核钳、椎板咬骨钳、骨凿、锤子、刮钩、钩刀、刮匙、取瘤钳或取瘤镊。

(2)手术步骤:全麻→保护角膜→消毒面部,铺无菌巾→消毒双侧鼻腔、口腔→填塞口咽部→局麻上唇黏膜→上唇黏膜切口至上颌骨牙槽突骨膜→剥离上颌骨牙槽突骨膜至梨状孔→剥离鼻中隔前端→剥离双侧鼻中隔黏膜(或一侧鼻中隔软骨部、两侧骨部黏膜)至蝶窦腹侧壁→剥离双侧鼻底黏膜→放置鼻腔牵开器,修正方向→咬除鼻中隔(或仅咬除骨性鼻中隔)→开放蝶窦腹侧壁→切开蝶窦黏膜,探查鞍底位置,修正方向→扩大蝶窦腹侧壁开口,咬除蝶窦隔,显露鞍底→鞍底开窗→鞍内穿刺→切开鞍底硬脑膜及垂体→刮除肿瘤→止血→扩大切除微腺瘤→修补脑脊液漏→撤出鼻腔牵开器→复位黏膜,再次消毒鼻腔,双侧鼻腔填塞纱条。

(3)手术方法。①一般准备:全麻后平卧位,头略后仰。常规消毒面部皮肤,铺无菌单;放置手术显微镜;用1%威力碘消毒双侧鼻腔、口腔;湿绷带填塞口咽部。②上唇黏膜切口和显露梨状孔:用拉钩牵开上唇,用含有肾上腺素的局麻药或生理盐水注入上唇近齿龈部黏膜下和骨膜下;再经鼻前庭注入双侧鼻中隔和鼻底部骨膜下,以此将黏膜自骨和软骨表面分离。沿上唇距齿龈0.5 cm两侧犬齿间作横行切口,第一刀与黏膜垂直达黏膜下,第二刀由黏膜下与上颌骨牙槽突表面垂直直达骨质表面。剥离上颌骨牙槽突骨膜至梨状孔下缘,然后剥离前鼻棘和鼻中隔前下缘的皮肤和黏膜,显露鼻中隔软骨前下缘,注意保持皮肤和黏膜的完整,以免形成面部瘢痕。③剥离鼻中隔和鼻底黏膜:紧贴软骨面于骨膜下剥离鼻中隔前下缘右侧黏膜至蝶窦腹侧壁,再沿梨状孔下缘于骨膜下剥离右侧鼻底黏膜,最后剥离右侧鼻中隔与鼻底黏膜交界处,即鼻中隔软骨与硬腭连接处。该处黏膜与骨质粘连紧密,应从前往后直视下自上而下(沿鼻中隔向鼻底)和自下而上(自鼻底向鼻中隔)逐渐剥离,必要时紧贴骨质表面锐性分离。采用相同的方法剥离左侧鼻中隔和鼻底黏膜。注意黏膜的剥离必须在骨膜下进行,尽量保持骨膜的完整,以防鼻中隔穿孔。为防治鼻中隔穿孔,可采用保留鼻中隔软骨的方法,即在剥离左侧鼻中隔黏膜时,从右侧将鼻中隔软骨与前鼻棘和硬腭骨质的连接处向左侧折断,直至鼻中隔骨部(犁骨),然后向上方将鼻中隔软骨与骨部(犁骨)连接处分离,将鼻中隔软骨和左侧鼻中隔黏膜作为一层结构与鼻底黏膜分离。有学者推荐采用保留鼻中隔软骨的方法。④扩大梨状孔和确定进路方向:绝大多数情况下不需要扩大梨状孔,但如牵开器太粗而患者梨状孔又太小,可咬除梨状孔下缘和外侧少许骨质扩大梨状孔。前鼻棘并不妨碍手术操作,应原位保留以防术后鼻小柱偏斜。根据以前鼻棘为基点硬腭与蝶鞍前壁之间的角度可以确定前鼻棘与蝶鞍前壁之间的连线,该线即大致为手术进路,沿此方向向后上方剥离鼻中隔黏膜即可到达蝶窦腹侧壁,自中线向外侧剥离蝶窦腹侧壁黏膜,在蝶窦前壁上份外侧可找到蝶窦口,沿此方向安放牵开器绝大多数情况下均可满足切除肿瘤的需要。犁骨恒定位于中线,牵开器前端距犁骨两侧的距离应该相等,以防侧向偏斜。少数患者蝶窦腹侧壁骨质菲薄,特别是肿瘤向蝶窦内生长时骨质吸收使蝶窦腹侧壁更为薄弱,剥离过程中容易捣碎蝶窦腹侧壁而难以准确确定蝶窦腹侧壁和蝶窦口,手术操作中应引起注意。⑤切除鼻中隔、进入蝶窦:用髓核钳咬除鼻中隔骨部(犁骨),注意保留犁骨后部作为确定中线的标志。如骨质较厚可用骨凿凿开,而不要用髓核钳左右摇曳以防将犁骨完全取下。咬除蝶窦腹侧壁骨质即可进入蝶窦,切开蝶窦黏膜,探查蝶鞍的位置,根据蝶鞍的位置确定蝶窦腹侧壁开窗的位置,一般蝶窦腹侧壁开窗达(1.0～1.5)cm×(1.0～1.5)cm即可满足手术切除肿瘤的需要。蝶窦隔的变异甚多,约半数患者蝶窦有多个纵隔、斜隔、甚至横隔,术前应根据影像学检查仔细分析,以免术中定位困难。蝶窦黏膜应尽量保留,学者近千例经蝶垂体手术尚未发现形成蝶窦黏液囊肿。⑥确定鞍底开窗的位置和大小:根据影像学显示的蝶窦隔与蝶鞍的相互关系,进一步确定中线和鞍底开窗的左右位置和大小,对偏于一侧生长的肿瘤特别是微腺瘤,鞍底开窗可向该侧适当扩大,但两侧尽量不要显露海绵窦;根据肿瘤与蝶鞍的相互关系,确定鞍底开窗的前后位置,一般应以蝶鞍前壁与下壁转折处为中心咬除骨质,或向后方略多于前上方,前上方不宜过高,应在鞍膈或鞍结节下方。垂体大腺瘤蝶鞍扩大骨质吸收变薄,咬除蝶窦隔时多可同时打开鞍底,垂体微腺瘤或鞍底骨质较厚时则需要用骨凿凿开,然后用椎板咬骨钳扩大鞍底开窗至(1.0～1.2)cm×(1.0～1.2)cm即可满足手术切除肿瘤的需要。核实手术方向及诊断:用长针选择鞍底中部无血管区穿刺鞍内,以排除鞍内动脉瘤(抽出新鲜动脉血液)或手术方向偏斜(抽出脑脊液或新鲜静脉血液),如穿出肿瘤组织或陈旧性血液或囊液则可明确诊断。⑦切除肿瘤:X形切开鞍底硬脑膜,在接近海绵窦时硬脑膜增厚不要损伤,海绵间窦出血可以电凝或压迫止血。切开硬脑膜以后,即可见质地细软的灰白色肿瘤组织涌出。用刮匙分块刮除肿瘤,先切除鞍内肿瘤,然后切除向两侧海绵窦发展的肿瘤,最后切除向鞍上发展的肿瘤。切除明显向海绵窦发展的肿瘤时常常可触及颈内动脉,注意轻柔操作以免损伤颈内动脉和展神经。对显著向鞍上发展的肿瘤,不要急于向鞍上搔刮,只要肿瘤鞍内与鞍上部分连接处不十分狭窄,在鞍内肿瘤切除后鞍上部分会自动垂落入鞍内,必要时可在鞍内肿瘤切除后通过增加颅内压的方法促使肿瘤进入鞍内。肿瘤切除后可见肿瘤上壁翻入鞍内,肿瘤较小时肿瘤上壁多为质地粗糙似横纹肌样的红色残存垂体和鞍膈;肿瘤较大时肿瘤上壁则为增厚并透射上方鞍上池灰暗色彩的蛛网膜,注意不要撕破造成脑脊液漏。⑧瘤床处理:肿瘤切除后大多数瘤床没有明显出血,少数出血用凝血酶盐水浸泡顷刻即可,个别仍有活动性出血者最好电凝出血点或用明胶海绵压迫。仔细观察有无脑脊液漏,如无脑脊液漏则无需填塞蝶鞍和蝶窦,如有脑脊液漏则取自体肌肉制成肌肉浆覆盖漏液部位,然后填塞明胶海绵。无需重建鞍底。不填塞蝶窦。⑨鼻腔处理:撤出牵开器,复位鼻中隔和鼻黏膜,清理鼻腔内分泌物,再次消毒鼻腔,双侧鼻腔内填塞油纱。⑩术后处理:术后预防性应用抗生素,全麻清醒后即可进食和下地活动,2~3天后拔除纱条。

4.经单侧鼻腔-蝶窦入路切除垂体腺瘤

经口鼻蝶窦入路切除垂体腺瘤是国内外经蝶窦切除垂体腺瘤的常规手术方式,也有由此派生的经鼻蝶入路等手术方式。虽然上述手术方式较开颅手术有很大的优越性,但仍存在手术创伤大、时间长、局部并发症多等缺点。学者1994年3月开始采用经单侧鼻腔蝶窦入路切除垂体腺瘤,取得了满意疗效。

(1)手术器械:经单侧鼻腔-蝶窦入路切除垂体腺瘤所需器械与经口鼻蝶窦入路切除垂体腺瘤类似。

(2)手术步骤:全麻→保护角膜→消毒面部,铺无菌巾→消毒双侧鼻腔,收敛手术侧鼻腔黏膜→沿手术侧鼻腔探查蝶窦下壁及前壁,寻找蝶窦口,确定进路方向→放置鼻腔牵开器→填塞鼻后孔→切开并剥离蝶窦腹侧壁黏膜→折断犁骨根部,剥离对侧蝶窦腹侧壁黏膜→开放蝶窦腹侧壁骨质→切开蝶窦黏膜,探查鞍底位置,修正方向→扩大蝶窦腹侧壁开口,咬除蝶窦隔,显露鞍底→鞍底开窗→鞍内穿刺→切开鞍底硬脑膜及垂体→刮除肿瘤→止血→扩大切除微腺瘤→修补脑脊液漏→取出鼻后孔棉条,再次消毒鼻腔→复位黏膜,撤出鼻腔牵开器→双侧鼻腔后上部填塞纱条。

(3)手术方法。①一般准备:全麻后仰卧位,头部略后仰,常规消毒面部皮肤,铺无菌单;放置手术显微镜;用1%威力碘消毒双侧鼻腔。②选择入路鼻腔:一般根据习惯选择左侧或右侧鼻腔入路,多数情况下学者习惯采用左侧鼻腔入路。但如肿瘤生长明显偏向右侧或左侧则分别选择左侧或右侧鼻腔入路,即选择肿瘤生长偏向的对侧鼻腔入路。③确定进路方向:经术侧鼻腔用剥离子沿鼻后孔向前上方触摸蝶窦下壁,沿蝶窦下壁继续向前上方即到达蝶窦前壁,再用剥离子在蝶窦前壁自下而上于中线外侧寻找蝶窦开口,确定蝶窦开口后沿此方向将牵开器徐徐放入,直至蝶窦腹侧壁,并使牵开器前端上缘位于蝶窦口附近。④扩大术野进入蝶窦:用牵开器前端自鼻中隔根部向对侧折断部分犁骨(鼻中隔根部),再向外侧折断同侧中鼻甲,撑开牵开器扩大术野。弧形切开鼻中隔根部和蝶窦腹侧壁黏膜后翻向外侧;咬除鼻中隔根部少许骨质即进入蝶窦,切开蝶窦黏膜,用刮匙确定蝶鞍前壁与下壁的转折处,然后修正牵开器的指向,使之正好指向蝶鞍前壁与下壁转折处。扩大蝶窦开窗至(1.0~1.5)cm×(1.0~1.5)cm,蝶窦开窗宜中线两侧等大或手术侧稍大,注意保留后下部犁骨作为确定中线的参考标志。

以下步骤与经口鼻蝶窦入路切除垂体腺瘤类似,不再赘述。

经口鼻蝶窦入路切除垂体腺瘤自上唇切口剥离上颌骨牙槽突骨膜达梨状孔,然后剥离双侧鼻底和鼻中隔黏膜至蝶窦前下壁,因而手术路径长、创伤大、定位难、出血多、时间长,不仅增加了手术难度,而且术后上切牙麻木、鼻中隔穿孔等局部并发症多。

与常规经鼻蝶窦入路垂体腺瘤切除术相比,经单侧鼻腔蝶窦入路具有以下优点:①无须切开上唇黏膜,无需剥离双侧鼻底和鼻中隔黏膜,没有上切牙麻木、鼻中隔穿孔、鼻黏膜萎缩等并发症。②创伤极小,失血量明显减少,一般只有几十毫升。③手术时间明显缩短。④无须术中 X 线定位,免除了患者及医护人员的放射损伤与防护问题。⑤由于手术未剥离鼻底和鼻中隔黏膜,纱条仅填塞鼻腔后上部的上中鼻道即可,术后仍然可以用鼻腔呼吸,免除了鼻腔不通用口呼吸的痛苦,有利于术后呼吸管理;而且术后鼻腔纱条留置时间明显缩短,手术当天或次日即可拔除鼻腔纱条。⑥术后无明显刀口疼痛;全麻清醒后即可进食和下地活动。

5.经蝶窦切除垂体腺瘤术中蝶窦和蝶鞍定位技巧

准确定位蝶窦和蝶鞍是经蝶窦切除垂体腺瘤的先决条件。多年以来经蝶窦切除垂体腺瘤手术定位的常规方法为术中 X 线定位,以确保准确进入蝶鞍切除肿瘤。常规的 X 线定位设备为 X 线电视,可以进行实时动态的连续观察,手术定位十分简单;对于具有相当经蝶窦垂体手术经验的医师,也要求具备大功率床边 X 光机,以便必要时摄片定位。然而 X 线定位设备价格昂贵,这是经蝶窦垂体手术至今未能在国内普遍开展的主要原因;另外 X 线术中定位还涉及患者及医护人员的放射损伤与防护问题。

有学者1991年在没有任何术中 X 线定位设备的条件下,依靠蝶鞍局部的解剖关系,开展了经蝶窦垂体腺瘤切除术,除早期 1 例定位偏向斜坡并随即纠正外,其余病例均定位准确。利用局部解剖关系定位简单实用,分为蝶窦定位和蝶鞍定位两步。

(1)蝶窦定位。蝶窦的定位方法:①在蝶鞍侧位片上以前鼻棘为基点,向蝶鞍前壁引一直线,即大致为手术进路,该线与硬腭之间的扇形区域即为经口鼻蝶窦入路时需要剥离的鼻中隔黏膜区域,该角度一般在 30°～45°。②蝶窦口位于蝶窦前壁上份鼻中隔两侧、中鼻甲后上方,用弯头剥离子沿蝶窦前壁向外上方探查即可找到蝶窦口,找到蝶窦口即可准确进入蝶窦;蝶窦口是牵开器前端上缘的安放位置,也是蝶窦开窗的上缘界限。③用剥离子沿一侧鼻腔下鼻道向后方找到鼻后孔,沿鼻后孔向上方可触及水平位的鼻咽顶部即蝶窦下壁,沿蝶窦下壁向前上方移动可感到水平位的蝶窦下壁逐渐移行为呈垂直位的蝶窦前壁,多数情况下牵开器前端指向蝶窦前壁下部或中下部即可。④在鼻腔外侧壁由下向上依次辨别下鼻道、下鼻甲、中鼻道、中鼻甲和上鼻甲,多数情况下牵开器前端安放在适对中鼻甲后端或稍微偏向上方显露出部分上鼻甲即可。

大多数垂体腺瘤患者蝶窦气化良好,蝶鞍扩大,根据上述方法定位进入蝶窦基本可以满足打开蝶鞍切除肿瘤的需要。为进一步使蝶窦打开的位置更为适合切除肿瘤的需要,术前应根据影像学检查仔细分析肿瘤与蝶鞍、蝶鞍与蝶窦、蝶窦腔与蝶窦诸壁、蝶窦前下壁与鼻腔的相互位置关系,调整牵开器前端的安放位置。一般情况下如垂体腺瘤较小,蝶鞍扩大不明显,牵开器前端的安放位置宜稍微上移,如肿瘤体积较大,蝶鞍下沉较明显,牵开器前端的安放位置宜稍微下移。当然最重要的是打开蝶窦以后的调整。

(2)蝶鞍定位。蝶鞍的定位方法:①根据蝶鞍矢状断层、CT 矢状重建或矢状 MR 图像显示的蝶鞍与蝶窦的相互位置关系,进入蝶窦后首先探查蝶窦的最前上部和最后下部,即可确定蝶鞍的位置和鞍底开窗的高度及宽度。②犁骨恒定位于中线,是确定中线避免左右偏斜的主要解剖标志。③冠状 CT 和蝶鞍冠状断层图像可显示蝶窦隔与鞍底的相互位置关系,是确定中线的准确标志,对垂体微腺瘤可以利用这一定位关系仅仅打开局部鞍底,切除肿瘤。④鞍底硬脑膜总是具有一定的弧度,据此可进一步确定蝶鞍。如打开鞍底后见硬脑膜呈与影像学检查相符合的弧形,则可确定为鞍底硬脑膜;反之,如硬脑膜呈平坦而无蝶鞍弧形的冠状位或水平位,则可能偏斜至斜坡或蝶骨平台。对甲介型蝶窦,也可在准确安放牵开器后,用骨凿和咬骨钳去除未气化的骨质,到达蝶鞍。该处为松质骨因而易于切除,出血也不太多,可用骨蜡涂抹止血。根据硬脑膜形态的变化可以确定蝶鞍。

6.经蝶窦切除垂体腺瘤的术后处理

(1)一般处理。①吸氧:吸氧的主要原因是防止因全麻对呼吸的抑制所造成的缺氧,一般6～8小时即可。②体位:麻醉完全清醒以前取平卧位,麻醉清醒以后取自由体位。对少数眼睑肿胀较明显者取头高位,以利面部肿胀的消退。③应用抗菌药物预防感染。④经单侧鼻腔:纱条拔出以后注意观察鼻腔渗液的情况,对术中出现脑脊液漏者尤应注意观察有无脑脊液漏。纱条拔出以后鼻腔滴注氯麻液或呋麻液,以减轻鼻腔黏膜肿胀和预防鼻腔感染,注意每天清理鼻腔分泌物。⑤记尿量:对绝大多数垂体大腺瘤患者,术后尿崩的发生率极低,不需要记录尿量或仅记录术后第一天尿量即可。对垂体微腺瘤,特别是行垂体微腺瘤扩大切除的患者,则应记录每小时或每两小时尿量,以便为术后尿崩的诊断与治疗提供依据。同时还应注意尿液的颜色、比重甚至电解质含量等情况。尿液的颜色对诊断术后尿崩比尿量更为直观和方便。如尿液颜色正常或较深,则基本可以排除尿崩。⑥垂体激素检测:垂体激素检测应分别在术后不同时间重复进行。目的一是了解垂体肿瘤激素分泌是否恢复正常,或减轻的程度,为判断疗效和进行进一步治疗提供依据;二是了解手术对垂体功能的影响,为术后是否需要替代治疗提供依据。

(2)脑脊液鼻漏的诊断与处理:脑脊液鼻漏是经蝶窦垂体腺瘤切除术后最为常见的并发症,多见于垂体微腺瘤。脑脊液鼻漏如不及早愈合,有可能由此造成颅内感染。

1)原因:部分性空蝶鞍、鞍膈孔过大和鞍膈下方残存垂体太少是经蝶窦切除垂体腺瘤发生脑脊液漏的解剖学基础,手术操作本身对鞍上池蛛网膜的直接损伤是发生脑脊液漏的直接原因。因而脑脊液漏多见于垂体微腺瘤,常在术中用刮匙搔刮鞍膈下方肿瘤时发生,偶尔也发生在用组织钳或刮匙镊子进入鞍内取出肿瘤之时。垂体大腺瘤由于鞍上池蛛网膜显著增厚所以极少发生脑脊液漏。

2)预防:多数情况下脑脊液漏的发生是可以避免的,由于绝大多数肿瘤质地细软,术中轻轻搔刮即可切除肿瘤。所以搔刮鞍膈下方肿瘤时应尽量轻柔;先用刮匙将肿瘤刮到鞍外再用组织钳或刮匙镊子取出肿瘤;采用双极电凝替代机械切割的方法实行垂体微腺瘤扩大切除;特别是采用显微手术,术中早期发现鞍上蛛网膜及其深部呈灰蓝色的脑池,可最大程度地减少脑脊液漏的发生。

3)诊断:术中出现脑脊液漏,当蛛网膜漏口较小时,表现为鞍内持续流出暗色液体;漏口较大时,表现为术野中突然涌入大量暗色液体,此时不要误认为损伤了重要血管而惊慌失措,脑脊液的颜色较出血更为灰暗。用吸引器吸除术野内的液体,随之可见脑搏动,涌入术野内的脑脊液的量也逐渐减少。此时如没有处理完肿瘤可继续切除肿瘤,随后自患者股部取肌肉用针持反复钳夹成肌肉浆,填入漏口部位,如有组胶可将其注入肌肉浆周围。如瘤床较大可再填入明胶海绵。提高颅内压,观察无脑脊液漏后即可结束手术。单纯用明胶海绵或自体脂肪填堵脑脊液漏效果并不理想;由于漏口部脑脊液的存在,EC 耳脑胶常常难以封闭漏口,或虽于术中堵住漏口,但术后患者喷嚏等动作时急剧的颅内压变化有可能使胶与漏口脱离而再次出现脑脊液漏。

一般只有在术中出现了脑脊液漏的情况下,术后才有可能出现脑脊液鼻漏;在罕见的情况下脑脊液鼻漏也见于术中无脑脊液漏的患者。术后是否存在脑脊液鼻漏需要在术后拔出鼻腔纱条以后才能作出诊断。表现为头部位置变化如由仰卧位变为侧卧位和坐位时由鼻孔连续滴出数滴无色或淡血性水样液体。但应与鼻腔渗出液和泪液两种情况相鉴别。

4)脑脊液鼻漏与渗出液的鉴别:由于对鼻腔及蝶窦黏膜的刺激和损伤,术后短期常有渗液自鼻腔流出,如经验不足可能难以与脑脊液漏鉴别。①脑脊液鼻漏时流出的脑脊液为无色或淡血性的水样液体,而渗液为黏稠的黄色液体。②脑脊液鼻漏为间断性的,常与体位变化有关;而渗液为持续性的,与体位变化关系不大。③脑脊液鼻漏量较多,一次可能滴出数滴甚至更多;而渗液量较少,常为一滴黏稠液体缓慢向下流动。④脑脊液糖定性检查(用尿糖试纸)为＋～＋＋;而渗液糖定性为阴性。

5)脑脊液鼻漏与泪液的鉴别:由于手术消毒时对眼睛结膜的刺激使泪液产生增多,而鼻腔的手术操作及术后的鼻腔填塞又使泪液经鼻泪管由中鼻道的流出受到影响,因而脑脊液鼻漏还要与泪液鉴别。泪液也可呈间断外流,无色水样,但量较少,见于双侧。

6)处理:漏液较轻时1～2天后多可自行愈合,无需特殊处理。漏液较重或虽然漏液较轻但3天后仍未减轻或停止者,由于漏道周围组织浸泡在脑脊液中往往很难愈合,而一旦继发颅内感染则可能危及患者生命,因此应行腰穿蛛网膜下腔置管持续体外引流。

7)方法:将18号硬脑膜外麻醉穿刺针末端磨成30°锐角以利穿透硬脊膜。取 $L_{3～4}$ 或 $L_{2～3}$、$L_{4～5}$ 间隙常规腰椎穿刺,见有脑脊液通畅外流后向尾侧放置塑料或硅胶硬脑膜外麻醉导管,拔出穿刺针后蛛网膜下腔留管5～10 cm,用纱布覆盖穿刺点后胶布固定或直接用护肤膜覆盖,引流管外接常压闭式引流袋,调整引流袋高度即可调节脑脊液的引流量。引流袋平放于床平面时每天可引流脑脊液300～450 mL,如患者出现明显头痛、呕吐等低颅内压症状则暂时夹闭并随后抬高引流袋高度,但不宜超过室间孔高度(相当于外耳孔和冠状缝连线)。

一般引流5天左右均可治愈脑脊液漏。引流期间平卧位,全身应用抗生素。引流管不通时多数将引流管向外拔出少许即可,偶尔被蛋白质凝块等堵塞可用盐水冲洗。一般置管引流后数小时脑脊液漏即停止,持续3天无脑脊液漏则抬高引流袋高度至接近室间孔水平,如24小时内仍无脑脊液外漏即可夹闭引流管,夹管24小时仍无脑脊液漏即可拔管,抬高和夹闭引流过程中一旦出现脑脊液漏则应再次低位引流。

腰穿蛛网膜下腔置管持续体外引流将脑脊液引流至体外,从而避免脑脊液对漏道周围组织的浸泡,促进漏口早日愈合,是处理术后脑脊液漏简单、安全、有效的方法。

对腰穿蛛网膜下腔置管不成功者,可再次行经蝶窦手术取自体肌肉修补。

(3)尿崩的诊断与处理:尿崩是经蝶窦垂体腺瘤切除术后比较常见的并发症,几乎均见于垂体微腺瘤。

1)原因:垂体微腺瘤由于瘤体较小,对垂神经体功能影响较轻,机体尚没有对后叶功能进行代偿。术中的机械性搔刮有可能损伤垂体下动脉、神经垂体甚至垂体柄而发生尿崩。更常见的原因是行垂体微腺瘤扩大切除、特别是采用机械性方法切割瘤周垂体时,直接切除神经垂体而发生尿崩。垂体大腺瘤由于瘤体较大,对神经垂体功能损伤较重,神经垂体功能已经代偿,因而术后尿崩较为少见。

2)预防:预防的关键在于避免损伤神经垂体、垂体柄和神经垂体供血血管。垂体腺瘤质地细软,轻轻搔刮即可切除,而神经垂体质地较韧,需用力搔刮才能切除,因而切除肿瘤时动作要尽量轻柔。采用显微手术很容易区别灰白色质地细软的肿瘤和浅黄色质地致密的神经垂体;在高倍放大下采取用双极电凝依次电灼瘤周垂体的方法替代机械性切割瘤周可能受肿瘤侵袭结构的方法,均可显著减少尿崩的发生或尿崩的程度。

3)诊断:尿崩的诊断主要依据尿量、脉搏血压变化、皮肤脱水情况和患者自觉症状来进行综合分析和判断。尿崩多见于术 3 小时以后,表现为尿量持续在 300 mL/h 以上,脉搏逐渐加快、血压逐渐降低、脉压逐渐缩小,皮肤黏膜弹性较差,患者自觉烦渴难忍。尿崩须与术后一过性多尿相鉴别,后者是由于入量过多所致,患者尽管尿量增多,但无明显口渴,脉搏血压平稳,无脱水征象。除观察尿量以外,尿液的颜色对诊断术后尿崩比尿量更为直观和方便,尿崩时尿液呈无色水样,如尿液颜色正常或较深,则基本可以排除尿崩。术后尿崩的诊断多年来一直存在认识上的误区,主要原因是对术后尿崩缺乏深入研究,没有发现术后尿崩的特殊性,生搬硬套一般尿崩症的诊断和治疗原则来处理术后尿崩问题。一般尿崩症患者由于长期尿崩,体内电解质大量丢失,尿液为低渗尿且氯化钠等电解质含量极低。然而术后尿崩为急性尿崩,体内电解质储备相对较好,再加上为纠正多尿、循环血量不足而大量补液,尿比重和尿液中电解质特别是氯化钠含量并不明显降低反而可能升高,因而在尿崩早期甚至尿崩已相当严重时仍不能做出正确诊断,延误治疗。

4)处理:对尿崩症的治疗多年来也存在认识上的误区,一是认为由于抗利尿激素缺乏,尿液浓缩功能障碍,尿液成分几乎均为水,电解质含量极低,因而治疗上单纯补充大量水分如 5% 葡萄糖溶液即可;二是认为术后尿崩为一过性,治疗上不宜使用垂体后叶粉等长效药物。有学者研究发现,术后尿崩患者尿液电解质(主要是氯化钠)含量约相当于血浆的一半。

术后尿崩多为一过性,如处理正确及时,多在 1~3 天内稳定、1~2 周内好转。治疗中注意以下原则。①控制尿量:对轻度尿崩,口服氢氯噻嗪(25~50 mg,每天 3~4 次)可将尿量控制在4 000 mL/d 左右。氢氯噻嗪为噻嗪类利尿药,主要通过抑制磷酸二酯酶的活性来增加肾脏远曲小管和集合管细胞对水的通透性,因而能明显减少尿崩患者的尿量。②对中重度尿崩,则应使用加压素来控制尿量。加压素为油制鞣酸加压素,直接补充体内抗利尿激素的不足,因而作用迅速而显著。术后急性期用量 30~60 U 多可在1~2 小时内将尿量控制正常,必要时可重复使用;注意从小剂量开始,如用量过大可用呋塞米等利尿药拮抗。根据术中情况估计术后肯定会发生尿崩时可于术后预防性应用小剂量垂体后叶粉。尿崩基本控制后改用氢氯噻嗪口服。③纠正水、电解质紊乱:尿崩急性期即予以控制则一般不会发生水、电解质紊乱。如尿量控制不满意,术后急性期按尿量的一半补充等渗电解质溶液即可将血浆渗透压控制在大致正常范围内;亚急性期由于患者长期多尿、大量电解质丢失,再加上口服和静脉补液时电解质补充不足,因而临床几乎均表现为低渗性脱水。对术后尿崩导致的低渗性脱水用等渗盐水很难纠正,必须用 3%~5% 高渗盐水才能产生良好效果。根据当日血浆氯化钠浓度计算出累计丧失量于当日一次或分次补给,可阻断低渗→多尿→低渗的恶性循环,水、电解质紊乱 1~3 天内即可纠正。在输注高渗盐水的过程中,伴随着血浆渗透压的提高,细胞内水分外移,尿量随之增多为正常现象,不必过多补液而影响高渗盐水的疗效。在补充氯化钠的同时还要注意钾的补充。

(4)其他并发症的处理:经蝶窦切除垂体腺瘤的常见并发症主要有脑脊液鼻漏和尿崩两种。其他并发症较为少见。眼球运动神经损害偶见于展神经,常发生在切除显著侵袭海绵窦腔特别是包裹颈内动脉和展神经的肿瘤之时,表现为患侧眼球内斜和复视,多于术后 1~2 周内好转。

术后视力损害加重主要见于术前视力极差如光感或手动的患者,一般不能恢复。其他更为少见的并发症有误入海绵窦损伤颈内动脉造成大出血、动眼神经损伤、鞍上血管损伤、下丘脑损伤、垂体功能低下等。

(二)经颅切除垂体腺瘤

经颅入路切除垂体腺瘤包括经额下入路、翼点入路和额蝶入路切除垂体腺瘤。随着经蝶窦入路切除垂体腺瘤手术的逐渐普及,经颅切除垂体腺瘤的应用已越来越少。目前经颅切除垂体腺瘤主要用于不适合经蝶窦入路切除的垂体腺瘤如明显向额颞叶发展的垂体巨大腺瘤和蝶窦发育不良或伴发蝶窦炎症的患者;另外,在缺乏开展经蝶窦垂体手术条件的单位或缺乏开展经蝶窦垂体手术经验的医师仍采用这一传统的方法切除垂体腺瘤。

经颅切除垂体腺瘤的手术操作与一般开颅手术基本相似,但应注意以下几个方面技巧。

1.手术入路选择

额下入路是经颅切除垂体腺瘤的经典方法,优点是显露充分,能同时显露双侧视神经、视交叉和颈内动脉,具备切除肿瘤的良好角度;在前置位视交叉或视交叉前间隙狭小时,可以结合额蝶入路切除肿瘤。缺点是需要抬起额叶造成手术对脑组织牵拉较重,易于损伤嗅神经。翼点入路是近年来鞍区手术采用较多的手术入路,优点是通过打开侧裂池利用额颞叶之间的间隙进入鞍区,对脑组织的机械性牵拉较轻,不易损伤嗅神经;尽管也可以经视交叉前间隙和颈内动脉内外侧间隙切除肿瘤,但对肿瘤和邻近结构的显露和切除角度不如额下入路,手术技巧要求相对较高。

额下入路取双额冠状切口,骨窗下缘尽量与前颅底齐平以尽量减少对脑组织的牵拉;同时头后仰15°~30°,使额叶借其重力自然垂落进一步减轻对额叶的牵拉。翼点入路骨窗宜略向前上方扩大以利于从视交叉前间隙切除肿瘤。

如肿瘤外形比较规则,常规采用右侧入路;如肿瘤明显向侧方扩展,则根据扩展部位的不同采用不同侧其他入路:肿瘤明显侵入一侧额颞叶脑内时行同侧入路;肿瘤明显侵入海绵窦时取对侧入路可能更有利于从视交叉前间隙切除肿瘤;肿瘤明显侵入双侧额颞叶脑内时行一侧或双侧入路。

在显露鞍区时,应首先缓慢放出脑脊液,降低脑压,避免过度牵拉脑组织。在嗅结节及前穿质附近,由额叶内侧至前脑内侧束的下行传导束及由隔区至中脑背盖的投射纤维紧靠脑表面走行,过度牵拉或损伤大脑前动脉的穿动脉,均可直接或间接损伤这些结构而出现意识障碍。

2.切除肿瘤的途径

在绝大多数情况下,均经视交叉前间隙切除肿瘤。当肿瘤向前上方发展较著时,此间隙显得较为狭小,当肿瘤被部分切除后,向前上方移位的视神经及视交叉复位,视交叉前间隙则明显扩大。如确为前置位视交叉,可以采用经额窦入路切除肿瘤,或经颈内动脉-视神经间隙切除肿瘤。但应注意,颈内动脉在此发出一组垂体上动脉,主要分布于垂体柄和前叶,也分布于视神经、视交叉、视束前部、乳头体及灰结节等部,应尽量避免损伤以免出现供血区域的功能障碍。另外,颈内动脉在此段还发出后交通动脉和脉络膜前动脉,一旦损伤将产生严重后果。一般情况下不推荐经终板入路切除肿瘤。终板本身虽无重要结构,但终板周围存在许多调整人体体液平衡及生殖功能的高级中枢,视上核和穹隆柱位于视交叉后上方终板侧方,是重要的体液平衡中枢并参与记忆功能;终板血管器官位于前联合下方终板的中线部位,调节人体的体液平衡及生殖功能;穹隆下器官位于室间孔水平,也参与体液平衡的调节。上述结构的损伤均可产生严重的体液失衡,特别是水盐代谢障碍;穹隆柱及视上核的损伤还可出现记忆障碍,但可随尿崩的控制而改善。

3.切除肿瘤的方法

肿瘤切除的基本方法是先在鞍内分块切除,随着肿瘤鞍内部分的切除,向鞍上扩展的部分多可自动垂落进入鞍内。因此应耐心地于视交叉后下方分块切除鞍内各部位的肿瘤,最后再向上方切除上方残留的肿瘤。根据手术中的具体情况采用不同角度和大小的刮匙切除肿瘤。注意肿瘤本身并不形成瘤壁,所谓的瘤壁实际上是肿瘤周围的正常结构特别是垂体受肿瘤推移挤压而形成的,一旦切除将造成正常垂体功能的进一步损害。在切除蝶鞍后上方、入路同侧、前方的肿瘤时,可用不同角度和大小的间接鼻咽镜观察,以正确判断肿瘤存留的大小及与周围结构的关系。

4.手术并发症

(1)下丘脑损伤:垂体大腺瘤特别是巨大腺瘤均累及三脑室及其周围的下丘脑,下丘脑室周带的直接或间接损伤是垂体巨大腺瘤手术死亡的主要原因。因为调整人体生存及生殖的神经内分泌核团、调整人体水盐代谢及糖代谢的化学感受区均位于室旁带。神经内分泌核团主要包括室旁核、弓状核及视上核,室旁核是自主神经系统及内分泌系统的高级整合中枢,调整机体适应内外环境改变的神经肽及胺类几乎均产生于室旁核。因此,下丘脑,特别是双侧下丘脑的损伤必将影响人体基本生命活动的维持。由于肿瘤组织的长期压迫,下丘脑的功能代偿多有程度不同的障碍,术中过分牵拉或间接损伤下丘脑,势必加剧原有的功能障碍而出现基本生命活动的紊乱,因此在切除上部肿瘤时必须谨慎细致,突入鞍内的肿瘤上壁往往包括下丘脑的一部分,一定要妥善保护不可切除。下丘脑的间接损伤继发于供应下丘脑的血管损伤。脑底动脉各部几乎均发出穿动脉供应下丘脑及丘脑、基底核或内囊。在前穿质附近,有大量发自颈内动脉终末段、大脑中动脉主干、后交通动脉、大脑前动脉及前交通动脉的穿动脉穿经入脑;在下丘脑视束沟、灰结节外侧部以及视束、大脑脚与乳头体之间的区域集中了大量发自颈内动脉终末段、脉络膜前动脉、后交通动脉及大脑后动脉的穿动脉。这些穿动脉之间几乎没有吻合,其中任何一支损伤,接受供血的区域将发生梗死。垂体巨大腺瘤常常累及这些区域,由于这些穿动脉多数直径不足1 mm,应引起高度重视。

(2)脑底血管损伤:虽然少见,但常常造成术中难以控制的出血。少数颈内动脉海绵窦段可突入鞍内,尽管钝性操作一般不致损伤,但切除肿瘤之前鞍内穿刺时进入血管腔可抽得动脉血,不要将此误认为鞍内动脉瘤而放弃肿瘤切除。垂体巨大腺瘤合并鞍内动脉瘤极为少见。大脑前动脉近侧段越过视交叉或视神经上面行向内上方;在视交叉的前方、上方,少数在视交叉一侧与对侧大脑前动脉借前交通动脉相连,在解剖鞍上池特别是经颈内动脉内外侧间隙切除肿瘤时,应注意保护大脑前动脉、前交通动脉及其穿动脉。在处理蝶鞍前外侧部肿瘤时,应注意勿损伤眼动脉。垂体巨大腺瘤常常挤压或部分包绕眼动脉,而此处又为经颅入路的视线死角,容易遗漏肿瘤,可用刮匙反复搔刮,配合鼻咽镜下的间接观察,方可切除该处肿瘤而不损伤眼动脉。如肿瘤自海绵窦上方向额颞叶脑内生长,应注意勿损伤大脑前动脉、大脑中动脉、后交通动脉、脉络膜前动脉及其穿动脉。垂体大腺瘤常常累及海绵窦,其中多数为由内向外挤压海绵窦内壁,占据海绵窦内侧、前下、后上甚至外侧腔隙,少数侵蚀海绵窦内壁进入海绵窦腔包绕颈内动脉和展神经,重者海绵窦外壁可明显向外膨隆,但极少突破海绵窦壁进入脑内,出现海绵窦内神经症状者也较少。处理明显侵入海绵窦内的肿瘤是垂体巨大腺瘤手术的又一困难之处。在切除颈内动脉周围的肿瘤时应尽量使用钝性操作,用刮匙分块刮除,避免损伤颈内动脉海绵窦段及其分支。前下间隙肿瘤的切除最为困难,肿瘤常常侵入眶上裂,该处又为视线死角,应在间接鼻咽镜观察下反复搔刮,多能全切,一般不主张磨除前床突、切开海绵窦壁进入海绵窦腔。

(3)垂体功能障碍:多数术后垂体功能维持原状或略有好转,加重是术后较为少见的并发症。由于肿瘤组织的挤压,残存垂体位于肿瘤周边,特别是鞍膈下及鞍背前方;垂体柄多数位于肿瘤的后方或后外方;注意避免误切,尽量做到保留垂体的选择性全切或选择性次全切除。一般认为,如能保留正常垂体的1/3,即可维持一般的生理需要。

(4)术后视力障碍:加重并不多见。由于肿瘤体积巨大,鞍上扩展明显,视神经常严重受压、变扁、向前上方移位,有时可宽达 1 cm,极薄,贴附于肿瘤表面而不易辨认,有时可误认为增厚的蛛网膜束带,从视神经管颅口处仔细观察可以辨别为视神经而避免损伤。有时肿瘤可自明显变宽的视神经或视交叉、视束中间向上突出,多数可从视神经下方切除。另外还应注意勿损伤视神经、视交叉及视束的供血血管,以免术后残存视力进一步下降。

（王　亮）

第八节　黑色素瘤

颅内黑色素瘤为少见的中枢恶性肿瘤,其恶性度高,病程短,进展快,诊治困难。可分为原发和转移性两大类。颅内黑色素瘤约占原发颅内肿瘤的 0.1%,年轻人多发,20 岁左右为发病高峰,男女比例约为1.6∶1。颅内的成黑色素细胞多见于软脑膜,特别是脊髓和延髓下部的前方,也存在于脑内血管鞘的周围,这些细胞成为中枢黑色素瘤的起源,所以肿瘤的好发部位是脊髓周围、脑底部等。

一、病理

肿瘤多沿脑膜向四周扩散,向脑内呈浸润性生长。瘤细胞也可脱落于蛛网膜下腔,形成播散转移。肿瘤还可侵犯脑表的血管,造成蛛网膜下腔出血。镜下可见细胞为圆形、多角形等多种形态,还可见多核巨细胞,这些细胞内含有黑色素。

二、临床表现

由于肿瘤好发于颅底,常常出现脑神经受累症状。若肿瘤引起脑脊液循环障碍,则可发生颅内压增高症状。部分患者可发生反复出现的蛛网膜下腔出血。

三、辅助检查

（一）CT 扫描
平扫可见轻度高密度影,肿瘤可被境界清晰地增强。肿瘤沿软脑膜扩散时,脑膜可被增强。

（二）MRI 检查
特征性影像为 T_1 加权像呈高信号,T_2 加权像呈低信号。

四、诊断

如果腰穿脑脊液呈黑色或茶色,找到含有色素颗粒的细胞,结合影像检查,可诊断为黑色素瘤。单凭 CT、MRI 证据,诊断十分困难。

五、治疗

(一)手术治疗

颅内黑色素瘤恶性程度极高,需综合治疗。对于单发颅内大结节性病灶可行手术切除,切除范围根据病灶部位及与周围结构关系而定,不必强求全切除。术后应行辅助治疗。

(二)放射治疗

恶性黑色素瘤只有一定的放射敏感性,局部外放疗的目的是杀灭瘤床内肿瘤,以降低局部复发风险。全颅放疗单独应用效果差,常用于巨大、多发病灶。立体定向放射外科(SRS)治疗恶性黑色素瘤颅内转移十分有效,单次大剂量照射可以克服其对射线的抵抗性,对病灶周围脑组织损伤小,局部转移灶控制率高。单独采用或加全颅放疗可延长生存时间,提高中枢神经系统病灶的控制率。患者死亡原因多为颅外病变进展。

(三)化学治疗

达卡巴嗪是目前最常用且最有效的治疗恶性黑色素瘤的药物,可在术后或放疗后单独静脉应用,如果为脑脊液播散性转移,可行鞘内注射。替莫唑胺是一种细胞生长抑制剂,是新型的口服烷化剂,生物吸收性高,易通过血-脑屏障,与达卡巴嗪作用机制相同,对恶性黑色素瘤及其他系统性转移瘤有效率为 25%,可降低转移,提高恶性黑色素瘤临床前期抗肿瘤活性。

(四)免疫疗法

积极的特异性免疫疗法是重要的辅助方法,用于治疗残留很小病灶的恶性黑色素瘤,毒性较小。高剂量干扰素 β、干扰素 α 可提高疾病控制率和生存时间,但其剂量有争议,不易耐受。

(王 亮)

第九节 脉络丛乳头状瘤

脉络丛乳头状瘤是缓慢生长的良性肿瘤,来源于脑室的脉络丛上皮细胞,本病可发生于任何年龄,但以儿童多见,主要见于 10 岁以前,男性多于女性,本病好发部位因年龄而有所不同,儿童多见于侧脑室而成年人多于第四脑室,在侧脑室者多位于三角区。

一、诊断

(一)临床表现

(1)脑积水与颅内压增高,大部分患者有脑积水,有梗阻性脑积水和由于脑脊液生成和吸收障碍产生的交通性脑积水两种情况,颅内压增高与脑积水有直接关系。

(2)局限性神经系统损害,生长于侧脑室者半数有对侧锥体束征,位于后颅窝者表现为走路不稳,眼球震颤及共济障碍。

(二)辅助检查

1.腰椎穿刺

肿瘤脑脊液中蛋白含量明显增高,有的严重其外观为黄色。

2.头颅 X 线检查

多表现为颅内压增高征象;15%～20%可见病理性钙化。

3.头颅 CT 检查

肿瘤 CT 扫描呈高密度影,增强扫描均匀强化,边缘清楚而规则,可有病理性钙化。

4.头颅 MRI 检查

多表现为 T_1 加权像中为低信号,较脑实质信号低较脑脊液信号高,T_2 加权像呈高信号,与脑脊液分界清,肿瘤有显著对比增强并合并脑积水表现。

二、治疗

治疗以手术切除为主,尽可能全切,本肿瘤系良性肿瘤,全切除后会获得良好效果。

三、预后

即使是脉络丛乳头状癌的 5 年生存率亦可达 50%。

(王　亮)

第十节　血管网状细胞瘤

血管网状细胞瘤的组织来源,多数认为是血管源性,起自血管母细胞系的干细胞。也有认为起自血管内皮细胞,2000 年 WHO 分类将其归于组织来源未定的肿瘤。单独发生(57%)和作为 von Hippel-Lindau 病的一部分(43%)发生。为好发于小脑的成人脑肿瘤,35～45 岁为发病高峰。但因为 von Hippel-Lindau 病是遗传性疾病,多从 20 岁前后即开始发病。占全脑肿瘤的 1.0%～1.5%,每 100 万人口约有 50 人发病。在成人颅后窝肿瘤中占 7.3%～12.0%。男女比例约 2：1。约 6%的视网膜血管瘤患者伴发小脑的血管网状细胞瘤,而小脑血管网状细胞瘤患者中约有 20%伴发视网膜血管瘤。

一、病理

(一)大体所见

小脑发生的血管网状细胞瘤多以巨大的囊泡和壁在结节的形式出现(70%～80%)。小脑表面常有异常扩张的血管。囊液多为黄色,抽出后放置于体外可凝固成胶冻状。肿瘤结节多为粉红色,在囊壁靠近脑膜面生长。脑干、脊髓、大脑半球发生的肿瘤多为实质性,和周围组织界限不清,肿瘤多呈紫红色,血运丰富,质地柔软富有弹性。

(二)镜下所见

由密织网状排列的毛细血管或巨大的海绵状血管组成。肿瘤细胞为含有脂肪的细胞质明亮的多形性细胞,多不含有作为内皮细胞标志的第Ⅷ因子(factor Ⅷ)抗原。肿瘤细胞与毛细血管密接,缓慢生长,很少见到核分裂。肿瘤沿毛细血管走行向周围脑组织浸润性生长。

二、临床表现

多数以颅内压增高引起的头痛发病,以小脑症状发病的却很少。平均病程 6～12 个月,入院时的体征有视盘水肿、小脑症状、眼震等。症状缓慢发生,一部分病例伴有红细胞增多症(polycythemia,红细胞在$5×10^{12}/L$以上),是由于肿瘤细胞产生红细胞生成素(erythropoietin)所引起。12%～20%的病例有家族遗传倾向。

三、影像学检查

(一)头颅 X 线
只有部分患者可见颅内压增高征象。常无其他异常征象。

(二)脑血管造影
椎动脉造影可见肿瘤结节的异常血管网或血管染色。

(三)CT 检查
幕下小脑半球的囊性占位病变,少数为实体性肿块,囊性型平扫为较均匀的低密度灶,较脑脊液密度略高。增强扫描可见强化的壁结节,囊壁无强化,有轻度水肿,第四脑室可见受压移位,伴幕上梗阻性脑积水,但很少见到明显的脑积水。实质型呈略高或等密度,分叶状,脑水肿及幕上脑积水更明显。增强扫描瘤体明显强化,少有钙化。

(四)MRI 检查
因不受颅后窝骨伪影的影响,检出率明显高于 CT,且对肿瘤结构显示清晰。囊性肿瘤T_1WI囊部为低信号,壁结节为等信号,T_2WI均为高信号,壁结节不易发现。周围可见迂曲走行的肿瘤血管流空影。MRI 增强后的 T_1 加权像上肿瘤结节明显地被强化。实性肿瘤 T_1WI 为等信号,T_2WI 为高信号,增强扫描明显均匀强化。MRI 对囊性血管网状细胞瘤诊断有特异性,对实质型无特异性。

四、诊断

成人小脑占位病,CT 或 MRI 上呈圆形囊性,囊壁上有均匀一致的强化瘤结节,诊断不难确立。结合家族史、红细胞计数、眼底及其他脏器改变等,有利于诊断和鉴别诊断。

五、治疗

血管网织细胞瘤是一种良性肿瘤,手术切除肿瘤可以治愈。囊性肿瘤经探查穿刺证实后,先切开囊腔吸出囊液,将自囊壁突入囊内的瘤结节沿其周围剥离,全部切除。

(1)对瘤结节无明显突出而隐蔽在囊壁内者,应仔细寻找,发现颜色厚度异常处,探查寻找瘤结节,予以切除。对多发肿瘤结节尤应仔细寻找,一一切除。单纯引流囊液,只能获得一时的症状缓解,常于数年内症状复发。

(2)一般囊性肿瘤,切除瘤结节可以治愈,囊壁不必切除。

(3)实质性血管网织细胞瘤,手术切除有一定的难度,手术的危险性也大。暴露肿瘤切瘤时,首先自瘤周分离,寻找肿瘤供血动脉,电凝离断,再沿肿瘤包膜逐步分离,电凝使其皱缩,再次进行完全控制肿瘤供血后,力争完整切除肿瘤。在未完全控制肿瘤供血时,勿分块切瘤,以免出血妨碍肿瘤切除。

（王　亮）

第十一节　颅内脂肪瘤

原发于颅内的脂肪瘤(intracranial lipomas,ICLs)是中枢神经系统较为少见的良性肿瘤,由脂肪组织发生,随着神经影像学的发展,对本病的报道日渐增多。

一、概述

颅内脂肪瘤在临床上发病率较低,Kazner 等在 3 200 例颅内肿瘤患者中通过 CT 检查发现了 11 例颅内脂肪瘤,约占 0.34％。颅内脂肪瘤可发生于各年龄组,无性别差异。可发生于颅内任何部位,但多见于中线周围,以胼胝体区多见。Maiuri 回顾了文献中的全年龄组 203 例,发现最常见的位置是胼胝体的体部,占 64％;位于四叠体池和环池的占 13％;位于漏斗及视交叉区的占 13％;位于桥小脑角的占 6％;位于侧裂的占 3％。颅内脂肪瘤常合并有其他中枢神经系统畸形,如胼胝体发育不全、透明隔缺如、脊柱裂、脑膨出、脑膜脑膨出、小脑蚓部发育不全、脑皮质发育不良等。

颅内原发的脂肪瘤,其发生机制仍存在着争议,有多种理论:①胚胎间质细胞的移位。②软脑膜脂肪细胞过度增生。③软脑膜上结缔组织的脂肪瘤化生。④增生的神经胶质细胞的脂肪变性。⑤神经管闭合时,隶属于中胚层的脂肪细胞被卷入其中。⑥胚胎形成过程中,原始脑膜的残留和异常分化,神经嵴向间质衍化的结果。多数学者倾向于认同最后一种理论,认为颅内脂肪瘤为一种先天性畸形,而非真正的肿瘤。Truwit 提出,起源于神经嵴的原始脑膜间充质组织在胚胎发育过程中常常被程序化地溶解和吸收,由此产生蛛网膜下腔;胼胝体的生长、发育是从其嘴部向压部开始的,如果其背侧的原始脑膜不被溶解吸收,而是分化成脂肪组织,阻碍了蛛网膜下腔的发生,也导致了相邻的胼胝体的严重发育不良,形成较大的脂肪瘤;在胚胎发育后期,胼胝体前部已大部分发育,如果与背侧胼胝体沟相邻的原始脑膜溶解、吸收和分化成蛛网膜下腔发生障碍,形成较小的脂肪瘤,位于胼胝体体部背侧,呈狭带状或呈 C 形绕在胼胝体压部;处于胚胎发育较晚阶段,脂肪瘤常伴有胼胝体发育不良或轻微畸形,从而在组织发生学上肯定了颅内脂肪瘤是原始脑膜间充质异常分化形成。

二、病理学

大体标本:脂肪瘤大小不一,可小如豆粒或大如香蕉。形状有卵圆形、细线状或柱状。瘤体呈金黄或黄白色,外面可有纤维结缔组织囊包绕,质地较韧,囊壁及周围脑组织可有不规则钙化。

镜下检查:肿瘤是由细纤维分隔的成熟脂肪细胞组成,周围由薄层纤维囊包裹,细胞核位于周边,有时可见齿状胞核,细胞间质为结缔组织,其内还可含有部分神经组织和血管结构,没有上皮样结构。

三、临床表现

半数以上的颅内脂肪瘤无明显症状,少数颅内脂肪瘤可在相应部位的头皮下有脂肪堆积。肿瘤多为检查时偶然发现,部分患者虽有症状,但无明显特异性。癫痫是颅内脂肪瘤最常见的症状,尤其是胼胝体脂肪瘤的患者癫痫发生率可达 60% 以上,绝大部分始于 15 岁以前,几乎均是局限性发作,有的发作频繁,药物难以控制。癫痫发生的原因可能是由于瘤体周围脑组织发生胶质变性对脑组织的刺激,也有可能与胼胝体联合纤维被阻断有关。除癫痫外,还可伴有智力低下、精神障碍、行为异常、性格改变、痴呆及记忆力减退等,有的儿童出现生长迟滞。其他部位的脂肪瘤多表现为该部位的一般占位性病变的症状和体征,如靠近脑室周围的脂肪瘤可引起梗阻性脑积水症状,桥小脑角区脂肪瘤可引起面、听神经及后组颅神经受累、脑干受压的表现。

四、影像学

颅内脂肪瘤的 CT 和 MRI 扫描表现较有特征性,具有重要的诊断价值。典型的颅内脂肪瘤在 CT 上表现为中线附近、均一的脂肪样低密度影,边界清楚,其 CT 值为 $-100 \sim -50$ Hu,增强后病灶不强化,亦无明显占位效应和周围脑组织水肿,常可伴有线状或点状钙化。由于颅骨在脑实质内产生伪影,时常影响肿瘤的检出,特别是位于脑干及其周围池内较小脂肪瘤的检出有较大困难。

MRI 表现上,病变主要分布于中线及其附近部位,并常伴有胼胝体发育不良等先天性畸形。不同部位其形态表现多样。病灶边缘清晰,无占位效应和瘤周水肿带,可显示棘状突起或锯齿样改变,沿脑沟、脑池生长,这是颅内脂肪瘤的特征性表现。脂肪瘤具有短的 T_1 弛豫值和长的 T_2 弛豫值,增强后无强化。在 STIR 序列中脂肪瘤中的脂肪完全被抑制,呈低信号,该序列为脂肪成分的定性提供了准确可靠的诊断手段。

五、诊断及鉴别诊断

多数脂肪瘤无症状,常为偶然发现。因其影像学特点较典型,诊断并不困难,但需与畸胎瘤、皮样囊肿、表皮样囊肿及蛛网膜囊肿相鉴别。脂肪瘤因不含有脱屑的上皮组织及其他的组织成分,故在 CT 和 MRI 上表现为均质性,而畸胎瘤和皮样囊肿因有多种组织成分共存,影像学上很少表现为均质性。此外,皮样囊肿及表皮样囊肿病灶虽然在 CT 上呈低密度,但 CT 值高于脂肪瘤组织。病变好发部位不同:畸胎瘤和皮样囊肿多位于第三脑室后方。表皮样囊肿常见于桥小脑角区、鞍区、第四脑室等部位,多沿脑池延伸生长。蛛网膜囊肿好发于侧裂、枕大池等部位。

六、治疗

目前,对于颅内脂肪瘤是否需要手术治疗仍然存在着争议,多数学者不主张直接手术切除肿瘤,其理由:①脂肪瘤与毗邻神经组织粘连紧密,且常包裹周围脑神经和血管,手术难以全切除病灶,勉强全切除常造成严重的神经功能损害。②肿瘤为良性,且生长缓慢,很少引起致命性的颅内压增高。③肿瘤所表现出的症状、体征并不完全是由脂肪瘤本身引起,可能为伴发的其他先天性畸形所致(额骨缺损,胼胝体发育不良等),手术切除后并不能明显改善症状和体征。

因此,对于无临床症状的患者,应密切随访,不需立即手术治疗。对于引起明显邻近结构受压表现的,如阻塞室间孔引起脑积水、桥小脑角区肿瘤引起神经损害表现或出现癫痫症状、经药物治疗无法控制者的患者,可考虑行手术切除。而对于伴有脑积水的可行分流术以缓解症状。

手术应以减轻病灶对邻近结构的压迫为主要目的,强调显微操作,不必强求全切除,因其为良性病变,生长缓慢,即使部分切除也可获得较长时期的症状缓解。Kiymaz认为位于重要功能区或者与周围重要血管、神经关系密切(如胼胝体、鞍区、脑桥小脑角、脑干背侧等处)的脂肪瘤,手术很难达到全切除,如果为了达到全切除目的,可能会过度牵拉或损伤重要的血管及神经,以致遗留严重的并发症。对于切除后仍有癫痫的患者,需要继续服抗癫痫药物治疗。

七、预后

本病属良性病变,预后良好。Baeesa及Jallo认为由于脂肪瘤属于良性肿瘤,生长缓慢,部分或大部切除后常能获得长时间的缓解。过去因手术例数少,效果不一,近年来手术效果较前有较明显的改善,Baeesa报道了2例儿童脑干背部脂肪瘤(1例位于四叠体,1例位于延髓背侧),均采用显微外科手术进行减压治疗;手术以后,术前症状均消失,其中1例脑积水症状也得到了缓解。有学者报道的手术切除胼胝体脂肪瘤7例,其中对2例有顽固性癫痫发作的患者采取了胼胝体切开,肿瘤全切3例(42.9%),术后除了3例短期有轻度并发症(缄默、轻瘫)外,其余4例恢复良好,6例随访1～3年,术前癫痫、头痛、幻听、精神呆滞等症状完全消除。

(王　亮)

第十二节　脑 转 移 瘤

原发肿瘤的来源最多为肺癌(50%),60%～70%为男性,其次为乳腺癌(11.5%)、消化系统肿瘤(10%)。有相当一部分转移瘤病例找不到原发病灶。经血流转移为最常见的途径,肿瘤细胞通过体循环进入脑内。如肺癌、乳腺癌、皮肤癌等多经此途径。头皮、颅骨附近发生的肿瘤可直接侵入脑内。

一、病理

转移瘤可以发生在脑的任何部位,约75%长在幕上,25%长在幕下。肿瘤栓子沉积于脑动脉从皮质进入髓质时的分叉部,肿瘤多发生在血管分布最广泛的大脑中动脉供血区域。以额叶部位最多见,其次多发部位依次为顶叶、枕叶、颞叶、小脑。肿瘤多为单发或多发的结节,呈暗红色至灰白色,中心部多伴有坏死。半数以上的肿瘤边界清晰,血运较差,伴有明显的水肿带。分化高的瘤细胞镜下呈原发瘤的特点。

二、临床表现

转移瘤无特征性症状,和其他恶性脑肿瘤有类似的表现:①急速发展的局灶性症状,如偏瘫、偏身感觉障碍、失语等。②颅内压增高表现,约1/4的患者有视盘水肿。③急速发生的精神症状,精神症状在20%～30%的病例发生,是区别于原发恶性脑肿瘤的特征。

三、影像学检查

(一)CT 扫描

平扫 CT 上可见到单个或多个低密度灶,中线结构移位,脑室受压等。几乎所有的病灶都有增强效应。增强 CT 的特点:①被明显增强的高密度灶,位于脑皮质,伴有明显的脑水肿。②被圆形增强的高密度灶,被广泛的脑水肿所包围。③多数病例可见环形增强。

(二)MRI 扫描

在显示小的瘤灶、颅后窝病灶、颅底转移及脑膜转移等方面优于 CT 检查。一般情况下,T_1 加权为低信号,T_2 加权为高信号,除多发肿瘤以外无特征性。肿瘤可被 Gd-GDTA 明显强化。另外,转移性腺癌的 T_2 加权多为低或等信号。常呈长 T_1、长 T_2 信号,伴有出血时,可见短 T_1 高信号,周围水肿明显。增强扫描很重要,可以发现平扫未发现的小瘤灶。并可确定有无脑膜的转移等。疑有颅底转移时,为突出强化病灶与周围结构的信号对比,增强扫描的同时要加脂肪抑制序列为好。

四、诊断

既往有肿瘤病史的患者,如果出现了头痛、恶心、呕吐等颅内压增高症状和局限性定位体征,应首先想到颅内转移的可能,诊断并不困难。对无癌瘤病史,中年以上的患者,出现颅内压增高和神经系统定位体征,在短期内病情进展迅速,CT 扫描如见脑皮髓交界处圆形占位,增强效应显著,周围脑水肿明显,特别是多发病灶者,支持转移瘤的诊断。

五、鉴别诊断

多发转移瘤要和多中心胶质瘤、多发脑脓肿、多发结核球、淋巴瘤、脑猪囊尾蚴病、多发硬化等多种疾病进行鉴别;单发者也要和胶质瘤、淋巴瘤、脑脓肿等鉴别。合并出血时要注意和脑出血鉴别。鉴别诊断时,要密切结合临床病史及其他检查材料,不能仅仅以影论病。单发者常需鉴别的肿瘤要点如下所述。

(一)胶质瘤

(1)胶质瘤很少有多发。

(2)胶质瘤患者无癌瘤病史。

(3)肿瘤周围的水肿不如转移癌明显。

(4)胶质瘤多发生在髓质,而转移癌多在皮髓交界处发生。

(二)脑脓肿

囊性多发的转移癌和脑脓肿在 CT 影像上常常难以区分,但通过详细询问病史,可以鉴别。

六、治疗

由肺癌所致的脑转移,脑常常是唯一的转移器官,所以对多数病例应积极治疗(手术＋放疗)。

(一)手术治疗

对脑转移瘤是否施行手术,有时很难做出判断。

1.相对适应证

(1)单发病灶全身状态好。

(2)病灶在手术后不至于遗留严重后遗症的部位,即病灶在大脑深部及优势半球时要特别注意。

(3)原发灶已全切除、全切者尚无症状。

(4)虽有颅外转移,但开颅手术时颅外转移没有构成直接危及生命的危险。

2.手术切除的方法及步骤

手术切除的方法及步骤同星形细胞瘤。

(二)放射治疗

对多发病灶不能手术的病例应施行放疗。全脑照射剂量为 30～40 Gy。对单发病灶的术后,应加以局部放射,剂量为 20～30 Gy。γ 刀对直径在 3 cm 以下的单发转移灶非常有效。对颅内压增高的患者要特别注意,应避免放射造成的颅内压增高、脑疝。

(三)化疗和免疫疗法

除绒癌以外,目前的治疗效果尚未得到确认。

(四)激素疗法

激素本身对肿瘤影响不大,但对减轻肿瘤周围的脑水肿却非常有效。对颅内压增高的病例应常规给予。

（王　亮）

第八章

神经系统发育异常性疾病

第一节 颅内先天性蛛网膜囊肿

一、命名

颅内先天性蛛网膜囊肿(congenital intracranial arachnoid cyst)是指颅内先天存在的一类由透明菲薄的膜包裹无色透亮脑脊液的囊肿,属于非肿瘤性良性囊肿。蛛网膜囊肿由 Howship(1816)和 Bright(1931)最早报道,此后,文献中曾用不同名称命名这种病变,常用的名称包括囊性粘连性蛛网膜炎、蛛网膜下囊肿、局限性浆液性脑膜炎、慢性囊性蛛网膜炎、囊性增生性蛛网膜病、假性脑瘤、颞叶发育不全、颅内良性囊肿、囊性软脑膜炎、脑膜囊肿、蛛网膜憩室等。

二、发生率

颅内先天性蛛网膜囊肿临床上比较少见,在 CT 应用之前,文献中多为个案报道,缺乏大宗病例报告。随着 CT 的普及应用,无症状的颅内先天性蛛网膜囊肿发现增多,文献中报道其发生率约为颅内占位性病变的 0.1%～1.0%。

三、发病机制

颅内先天性蛛网膜囊肿是先天性胚胎发育异常或组织异位发育所致,故也称之为"真性蛛网膜囊肿"或"特发性蛛网膜囊肿"。其发病机制可概括为以下几个方面:①在胚胎期逐渐形成蛛网膜下腔的过程中,由于局部液体流动变化或小梁不完全断裂,形成假性通道或引流不畅的盲袋,逐渐增大形成蛛网膜囊肿。②胚胎发育期间室管膜或脉络膜组织异位于蛛网膜下腔,发育成退化的分泌器官,阻塞脑脊液循环形成囊肿。③先天性异常妨碍脑脊液循环也能产生蛛网膜囊肿。例如,Lilliequist 膜闭锁,阻断脚间池和视交叉池交通,可发生鞍上囊肿。覆盖 Luschk 氏孔的室管膜和软脑膜、蛛网膜退化不全可形成脑桥小脑角囊肿。④蛛网膜在胚胎期发育异常,分裂成二层,脑脊液在其中积聚而形成囊肿。⑤因脑发育延缓,蛛网膜下腔扩大,形成囊肿。如颅中窝蛛网膜囊肿,有时也称颞叶发育不全。⑥脑室系统原发性阻塞,如导水管阻塞,引起脑室内压增高,使侧脑室颞角、第三脑室前或后壁疝出,形成憩室样囊肿。⑦胎儿期脑损伤引起小量蛛网膜下腔出血,逐渐形成包膜和吸收水分发展成囊肿。⑧结缔组织疾病可引起蛛网膜弹性减小,如

Marfan氏综合征,产生多发性脑、脊髓的蛛网膜囊肿。⑨出生后感染、外伤、出血等引起的蛛网膜粘连,脑脊液被包裹,为后天性的继发性蛛网膜囊肿。

蛛网膜囊肿增大的机制尚不清楚,目前有以下几种学说:①渗透学说:蛛网膜囊肿液与附近蛛网膜下腔中的脑脊液渗透压不同,特别是囊内出血后,脑脊液顺渗透梯度进入蛛网膜囊肿内而使之逐渐增大。②单向活瓣学说:蛛网膜囊肿与蛛网膜下腔间歇性单向交通,脑脊液可进入囊内,但不能流出,以致囊肿不断增大。③囊壁分泌学说:异位的脉络膜和室管膜组织具有分泌功能,因囊液增多而囊肿增大。④流体力学学说:因脑、脑脊液搏动压力,静脉性压力如咳嗽、用力等或沿血管的蠕动压力可引起脑脊液进入蛛网膜囊肿,使之逐渐增大。⑤滤过学说:脑脊液在蛛网膜颗粒中可以通过完整的膜进入硬脑膜静脉窦,同样脑脊液也可能经完整的囊膜进入蛛网膜内。⑥分房学说:局限性蛛网膜下腔扩大因出血或粘连引起分房而增大。

四、病理

(一)发生部位

蛛网膜囊肿可发生在有蛛网膜的任何部位。最常见的部位是颞叶和外侧裂(占35%~60%),大脑半球凸面亦常见(17.4%),其次是颅后窝(12.8%~30.0%),其他少见部位包括鞍上、鞍内、脑桥小脑角、大脑纵裂、脑室或斜坡等。

(二)病理分类

一般将蛛网膜囊肿分为蛛网膜内囊肿和蛛网膜下囊肿两类。前者由蛛网膜分裂异常所致,完全由分裂成二层的蛛网膜包裹,与蛛网膜下腔不交通。软脑膜完整,囊壁与软脑膜直接相贴,其间的蛛网膜下腔可闭塞或潜在。后者因脑发育不全、胶质异位发育等原因引起,由蛛网膜和软脑膜组成其囊壁,本质上是局部的蛛网膜下腔扩大,与蛛网膜下腔可交通、不交通或间歇性交通。

(三)组织学

蛛网膜囊肿一般呈圆形、卵圆形或不定形,其大小不一,小者可似花生米,大者可累及数个脑叶,直径可达10 cm以上。囊壁为半透明状,外观呈暗色或乳白色或混浊状态,内含脑脊液,囊液蛋白含量增高。局部脑组织或颅骨可因蛛网膜囊肿长期压迫而萎缩或变薄。

囊壁由扁平上皮细胞组成,常为单层,偶可多层,厚1~2 μm,外层由致密胶原纤维加强。有时囊壁中可发现室管膜细胞或脉络膜组织。电镜下细胞具有囊泡、吞饮陷窝、张力微丝、多泡体和溶酶体等,游离面无绒毛和纤毛。细胞内桥粒相互连接。囊液的理化特征与脑脊液相同,少数可有囊液变黄、蛋白增高或迁移的白细胞等,可能是囊内出血的结果。

五、临床表现

(一)年龄、性别

本病可见于任何年龄,但以儿童最为多见,青少年及成人亦不少见。文献中报道年龄最小者为1个月新生儿,年龄最大者为79岁,平均年龄38岁。男性多见,男女之比为2:1。

(二)病程

多数患者的病程在数月至数年,有的长达数十年。有的可因囊内出血而突然发病。

(三)症状与体征

绝大多数为慢性起病,个别因囊内出血突然起病。其临床症状和体征与蛛网膜囊肿的大小和位置有关。有的患者可终生无症状,仅在尸解或CT扫描时偶然发现,其囊肿直径多在5 cm

以下。蛛网膜囊肿常见的症状和体征如下。

1.颅内压增高征

主要是因囊肿逐渐增大引起占位效应或梗阻脑脊液循环通路导致脑积水所致,以颅后窝蛛网膜囊肿发生颅内压增高的机会最多,达58%以上。颅内压增高征表现为头痛、呕吐、视盘水肿等,婴幼儿常有颅缝裂开、前囟隆起等表现。

2.脑积水

因囊肿压迫造成脑室系统阻塞发生梗阻性脑积水,尤其是颅后窝蛛网膜囊肿及脑室内蛛网膜囊肿。在部分患者中,脑积水亦与脑脊液吸收障碍有关。表现为头围扩大、前囟隆起、颅骨骨缝裂开等。

3.局灶性神经功能障碍

囊肿压迫可产生癫痫、轻度运动或感觉障碍等。幕上小型蛛网膜囊肿可无明显局灶性体征,幕下者可因局部脑神经被挤压和粘连而引起一系列脑占位性病变的症状和体征,酷似小脑肿瘤。其局灶性神经功能障碍的表现与蛛网膜囊肿的部位关系密切,不同部位的蛛网膜囊肿可引起各异的症状、体征。例如,颅中窝蛛网膜囊肿主要表现为轻偏瘫、三叉神经痛等局灶性脑损害;鞍区蛛网膜囊肿可出现类似鞍区肿瘤的表现,即视力视野障碍、内分泌障碍等;大脑凸面蛛网膜囊肿以偏瘫、失语、癫痫为主要表现;脑桥小脑角蛛网膜囊肿可出现脑神经障碍,即耳鸣、耳聋、面肌痉挛、三叉神经痛等脑桥小脑角肿瘤表现;四叠体池蛛网膜囊肿可出现上视困难、瞳孔散大、听力障碍和平衡障碍等。

4.头围增大或颅骨不对称畸形

常见于婴幼儿,约37.5%的小儿患者可出现头围异常增大。部分小儿患者可仅有头围增大或因囊肿局部压迫而致颅骨不对称发育畸形,而无其他异常表现。

5.其他

小儿病例可出现癫痫及发育迟缓。Ciricllo(1991)报道40例儿童颅内蛛网膜囊肿,11例(27.5%)有癫痫,12例(30%)发育迟缓。鞍上蛛网膜囊肿可累及下丘脑或压迫第三脑室底部而出现性早熟,有时亦可出现共济失调、肢体震颤、舞蹈症及手足徐动症,个别病例发生"摆头洋娃娃征象"、发作性睡眠。先天性蛛网膜囊肿一般不引起智力障碍,仅在巨大型病例中,当囊肿占据多个脑叶时才有可能智力下降。

六、辅助检查

(一)腰穿

由于蛛网膜囊肿可与蛛网膜下腔相通,因此,脑脊液压力可以正常。脑脊液蛋白定量多数正常,少数增高,但不超过1 g/L,可有轻度细胞增多,以淋巴细胞为主。

(二)脑电图

多呈现局灶性脑波抑制,有癫痫发作者可出现癫痫波。

(三)颅骨平片

可出现颅内压增高和脑积水征象,尚可见局部颅骨膨起变薄,多呈圆形透光区。颅中窝蛛网膜囊肿,X线颅骨平片出现颞骨变薄隆起、蝶骨小翼抬高、颅中窝扩大等;鞍区者表现为蝶鞍扩大(可不对称)、鞍背脱钙、颅穹窿部膨隆、内板变薄等;大脑凸面蛛网膜囊肿主要表现为颅骨内板局限性变薄。

（四）脑血管造影

有较高的诊断价值。除脑积水的表现外，尚表现为无血管性的占位性病变，不同部位的蛛网膜囊肿各有其特点。鞍上蛛网膜囊肿可见到鞍上无血管区、双侧大脑前动脉水平段和基底静脉抬高、丘脑前穿支弯曲等脑室扩大的表现。大脑凸面者可见浅静脉在囊肿的外侧，而动脉与皮层一起移向囊肿的内侧，这是大脑凸面蛛网膜囊肿的特征性脑血管造影表现。位于小脑后的蛛网膜囊肿椎动脉造影示小脑后有一无血管区，小脑后下动脉及其分支前移，小脑染色正常，下蚓静脉向上前移位。四叠体池蛛网膜囊肿可见大脑后动脉抬高，小脑上动脉下移，丘脑后穿支伸直，脉络膜后动脉下移，小脑内静脉、Galen 静脉和直窦近侧段上移，小脑前中央静脉后移，基底动脉紧靠斜坡。

（五）气脑或脑室造影

表现为脑积水征象，有时气体或造影剂进入囊肿内，则可确诊。鞍上蛛网膜囊肿可见第三脑室底部抬高及第三脑室内有充盈缺损或脑室变形等；脑室内者示脑室扩大伴脑室内充盈缺损；脚间池蛛网膜囊肿可表现为脚间池早期消失，导水管后移；四叠体池蛛网膜囊肿气脑造影示第三脑室后部充盈缺损，早期导水管呈弓状弯曲，松果体上陷窝保留，晚期闭塞。

（六）CT

CT 扫描是目前诊断颅内蛛网膜囊肿最可靠的方法，既能定位，又可定性诊断。颅内蛛网膜囊肿在 CT 上表现为边界清楚的脑外低密度区，多呈圆形或卵圆形，有时为不规则形。CT 值在 3～5 Hu 之间，周围无水肿，当发生囊内出血时，可呈高密度或等密度改变。当伴有慢性硬脑膜下血肿时，CT 难以区别，如低密度区内发现有横行的增厚蛛网膜结构（囊肿与血管之间的壁），提示有血肿存在，此时脑血管造影或 MRI 的诊断价值更高。38.4％患者在 CT 上呈现有占位效应，囊肿周围皮层显示灰质明显受压。CT 同时可显示是否有脑积水及其程度。颅中窝蛛网膜囊肿出现脑积水的发生率为 19％，颅后窝蛛网膜囊肿脑积水的发生率为 58％，脑室内蛛网膜囊肿发病时几乎均伴脑积水。强化 CT 扫描一般无强化。在脑池造影的 CT 扫描中，可了解脑脊液动力学改变。与蛛网膜下腔相通的蛛网膜囊肿，CT 上的低密度区常被造影剂填充，廓清比邻近脑池要慢。有时在扫描晚期可见囊肿内密度稍有增高，这可能是由于造影剂经囊壁弥散入囊内或囊壁有间歇性交通的关系。

有人将颅中窝蛛网膜囊肿分为三型：Ⅰ型最轻，囊肿很小呈纺锤状，无中线结构移位；Ⅱ型囊肿中等大小，呈三角形或方形，一半有脑室系统中度受压变形改变；Ⅲ型囊肿最严重，较大，呈卵圆形或圆形，对大脑和脑室有明显压迫作用。CT 脑池造影时，对比剂可充盈Ⅰ、Ⅱ型，Ⅲ型无充盈，说明Ⅲ型为真正的非交通性囊肿，而Ⅰ、Ⅱ型则为蛛网膜憩室。术后复查 CT，Ⅰ、Ⅱ型囊肿完全消失和大脑再膨胀，但Ⅲ型囊肿未见完全消失，即使囊肿变小，占位效应完全消失，脑实质也不可能完全再膨胀。鞍上蛛网膜囊肿可与双侧侧脑室额角一起重叠，而出现特征性的小兔头阴影。

当颅后窝蛛网膜囊肿发生在胚胎 9 周之前时，可导致窦汇前移，在造影和强化 CT 扫描时可见窦汇、横窦上移，呈倒 Y 形，即所谓的等角征。

（七）MRI

先天性蛛网膜囊肿典型的 MRI 表现为边界清晰的均一病灶，在 T_1 加权像、质子密度加权像与 T_2 加权像上，囊肿内均与脑脊液等信号，囊壁很薄，不易显影。

七、诊断与鉴别诊断

颅内先天性蛛网膜囊肿单靠临床表现难以确诊,凡出现颅内压增高、脑积水、癫痫,尤其是小儿患者,应想到患本病的可能。应及时行 CT 扫描或 MRI 检查以明确诊断,但最后确诊有赖于组织学检查。因该病在 CT 上与后天性囊肿、表皮样囊肿、皮样囊肿、脂肪瘤、胶样囊肿、出血后继发空洞、单纯囊肿及梅毒瘤等类似,应注意鉴别。蛛网膜囊肿常见部位及脑脊液 CT 值的密度是其鉴别要点。

八、治疗

颅内先天性蛛网膜囊肿的治疗存在争议。有人认为鉴于手术有一定危险性及并发症,且手术治疗有时无效,对于无症状者不必手术,但须密切观察。近年来随着显微神经外科技术的应用,囊肿可以完全切除而治愈,不少学者反对保守治疗,因为蛛网膜囊肿是一种难以预测的潜在的致死性疾病,随时有出血的危险。先天性蛛网膜囊肿有时可以自行消失,但极为罕见。

(一)手术指征

Gonzalez 于 1982 年提出蛛网膜囊肿的绝对手术指征:①颅内出血,如硬脑膜下出血或囊内出血;②有颅内压增高;③有局灶性神经体征,如出现偏瘫、失语等;④对于无上述情况仅有头围增大或颅骨局部变形、占位效应、癫痫的儿童亦应考虑手术。

(二)手术方法

1979 年,Anderson 提出蛛网膜囊肿的手术原则:①儿童一旦发现有蛛网膜囊肿应即行囊肿全切除或次全切除术,以控制颅内压;②幼儿仅在开颅术效果不佳时才考虑分流术;③成人,尤其是老年人应首先行囊肿-腹腔分流术;④术后 CT 随访 1～2 年,如囊肿未缩小,应作囊肿-腹腔分流术,如 CT 发现脑室进行性扩大,则应作脑室-腹腔分流术。其手术方法大致可分为两类,即囊肿直接手术和分流术。

1.囊肿直接手术

手术方式大致包括以下几种。

(1)囊肿穿刺抽吸引流术:这是 Katagiri 最先提出的治疗蛛网膜囊肿的方法,在囊肿穿刺抽吸引流后,常不久即复发,远期效果不佳,故临床上很少单独应用本法,多与立体定向术及分流术联合应用,适用于位置深在的蛛网膜囊肿,如四叠体蛛网膜囊肿。

(2)脑室囊肿袋形缝合术:这是 Sansregret 提出的治疗蛛网膜囊肿的手术方法。

(3)囊肿切除术:这是目前常用的手术方式之一,常与分流术联合应用。分囊肿部分切除术、大部切除术与完全切除术。不同部位的囊肿手术入路不同。例如,鞍内蛛网膜囊肿应首先经蝶窦入路,鞍上者可取经额下、经侧脑室室间孔或经胼胝体入路等。囊肿切除术适用于各部位的囊肿,尤其是颅中窝、大脑凸面、鞍区、颅后窝、脑室内等部位的蛛网膜囊肿。部分囊肿切除术因囊肿壁切除不全,术后易复发。囊肿完全切除术是最理想的手术方式,但常因囊肿位置深在,周围有重要结构,局部粘连,难以做到全切除。显微技术使全切率提高。近年来亦有人采用脑室镜行蛛网膜囊肿切除术,因蛛网膜囊肿血运不丰富,尤适于脑室镜下手术。

(4)囊壁大部切除加囊肿-脑室或脑池分流术:这一手术方法已被肯定有效,术中应注意保护桥静脉,缓慢放液,以免脑突然塌陷或中线结构骤然移位造成严重后果。尽可能多切除囊壁,包括内层囊壁,建立囊肿与脑池或脑室之间的交通为手术原则,从而避免术后囊肿复发。

(5)囊壁大部切除加带蒂大网膜颅内移植术：采用大网膜颅内移植治疗的目的主要是利用其吸收功能。适用于巨大型难治性蛛网膜囊肿，尤其是术后复发者。

2.分流术

由于囊肿的位置及手术者技术和设备等原因，并非每例都能做到全切除，为防止蛛网膜囊肿复发或减少症状，人们常单用或与囊壁切除术联合应用囊肿-脑室/腹腔或心房分流术。适用于颅中窝、鞍上、脑室内、四叠体池、大脑半球间池、脚间池等部位的蛛网膜囊肿。通过立体定向术将分流管插入囊肿内的方法更为简便，避免了开颅，尤其适宜老年人。如有脑积水，可同时采用脑室-腹腔分流术。如果不考虑囊肿的位置，分流术成功率较其他术式为高。但对长期发育迟缓的改善不大。

（三）手术结果

大多数蛛网膜囊肿通过手术治疗可达到根治或消除症状及体征的目的。多数病例术后几天内症状就逐渐消失。病程较长，神经功能已有严重损害者，术后残余症状可持久存在，儿童可遗有发病时的反应迟钝或智力减退。有癫痫者术后部分患者消失或减轻。不同部位、不同手术方式的患者，其手术效果不同。Anderson（1979）报告24例幕上蛛网膜囊肿，术后效果优良率达79.2%，无死亡。Little（1973）报告20例颅后窝蛛网膜囊肿，术后完全恢复5例，明显改善11例，死亡4例。Anderson（1979）报告8例在6～15个月年龄时行蛛网膜囊肿手术的小儿患者，在术后6～19年复查发现头围稍大，无明显神经功能障碍，但大多数有不同程度的学习困难和轻度性格缺陷；CT示囊肿残腔缩小，不到原来大小的10%，脑室无明显扩大，但不甚规则，脑沟稍增宽。Ciricllo（1991）对34例手术治疗的蛛网膜囊肿患者进行随访，囊肿均有缩小，但仅有10例术后囊肿完全消失。

九、预后

由于蛛网膜囊肿属于颅内良性囊肿，只要能控制好颅内压，预后一般良好。能完全切除者，大多可达治愈的目的。手术死亡率在0～20%之间，平均在4%以下。

（王顺利）

第二节　脑穿通畸形

一、定义

Heschl于1859年最早提出脑穿通畸形这一术语。关于这种疾病的称呼十分混乱，人们对其认识不一，最初本病是指大脑半球脑实质先天性缺损并与脑室相通。以后许多学者也曾沿用过脑穿通畸形这一概念，由于人们的认识不同，所包括范畴也就不一样。文献中本病曾用过的名称有脑穿通囊肿、先天性脑空洞症、脑积水性空洞脑、脑憩室、良性脑囊肿等。1925年，LeCount将之定义为"与脑室相通的囊或表面覆盖蛛网膜的并由一薄层脑组织与脑室相隔的囊肿"。脑穿通畸形又分真性脑穿通畸形及假性脑穿通畸形。前者指大脑皮质原发性发育异常的囊肿，与脑室相通；后者即所谓的"良性脑囊肿"，不与脑室相通，单发或多发脑空洞，主要是继发于脑血管闭塞,并常沿大脑中动脉分布区发生。目前,脑穿通畸形多指真性脑穿通畸形而言,一般定义为大脑半球内有空洞或囊肿与脑室相通,其内充满脑脊液,有时扩延至软脑膜,但不进入蛛网膜下腔的一种疾病。其囊壁为结缔组织。

二、发生率

脑穿通畸形的发生率很低。本病可为单发,也可为多发,绝大多数为单发,占 87% 以上。脑穿通畸形文献中报道约占颅内良性囊肿的 0.3%~0.9%。在 Draw 等(1948)报道的 30 例良性脑囊肿的病例中,仅有 1 例脑穿通畸形;Naef(1958)报道其发生率为 0.3%;Bisgaard-Frantzen (1951)则报道为 0.9%。早产儿、过期儿、难产儿的脑穿通畸形发生率高。

三、病因及发生机制

(一)病因

脑穿通畸形的病因是多种多样的,大致可分为先天性及后天性两大类。

(1)先天性脑穿通畸形:一般认为先天性脑穿通畸形与胚胎期的发育异常或母体的营养障碍有关,也可能与遗传因素有关,家族性脑穿通畸形已有报道。1983 年,Berg 报道了一组 5 例家族性脑穿通畸形。1986 年,Zonana 报道 2 个家族中 6 个成员患婴儿偏瘫,其中 5 例有先天性脑穿通畸形。

(2)后天性脑穿通畸形:后天性脑穿通畸形是由各种原因引起脑组织破坏所致,包括产伤、颅脑外伤(尤其是颅脑火器伤)、颅内血肿、颅内炎症、窒息、脑部手术、脑梗死等各种造成脑血管循环障碍的疾病。另外,脑脊液循环障碍、脑室穿刺、脑积水、颅内良性囊肿自发破入脑室及脑变性疾病等,亦可能为其病因。产伤及新生儿脑外伤在病因学中的重要性,未成熟脑对腔隙形成具有敏感性,这一观点已被许多学者注意到。许多学者认为多数后天性脑穿通畸形是继发于血管病变。脑积水可能与脑穿通畸形有关,但解释不足,脑积水可能使在先前存在的裂隙扩大而形成囊肿。颅内蛛网膜囊肿自发破入脑室也可为本病的病因之一。

(二)发生机制

一般认为上述诸因素造成脑组织的局限性软化坏死、吸收、脑脊液渗入,脑组织搏动及脑室内压增高,使脑室"疝入"囊腔内,即形成脑穿通畸形。反复多次脑室穿刺或造影,可造成脑组织缺损,亦可形成脑穿通畸形。脑积水、脑脊液循环障碍或先天性脑室系统阻塞引起的脑室内压增高,脑室颞角或第三脑室就会疝出,形成憩室样囊肿,在先存在有脑裂隙或脑室壁坏死的情况下,由于局部阻力变小,脑积水造成脑室压力增高,使裂隙或囊肿扩大而形成脑穿通畸形。Jaffe (1929)指出产伤中,由于脑组织坏死、软化、出血而发展成脑穿通囊肿,这种倾向随年龄的变大而减小,而在整个婴儿期似乎这一倾向很重要,在脑积水的患者中这种倾向更明显。出血性囊肿的扩大其机制与硬脑膜下血肿相似或者直接与脑室相通。Barret(1965)指出婴儿前囟不闭合亦是易感因素之一,存在两种危险性:一是导致脑室向脑组织缺损的区域畸形发育,并在前囟区更明显,脑室内的脑脊液搏动可加速前囟门区脑腔隙的形成;二是前囟门不闭合具有医源性危险,临床上常通过前囟门进行诊断性穿刺或治疗,而每次操作都是一次危险。因此前囟不闭合在脑穿通畸形的发生学上有一定意义。

四、临床表现

(一)年龄与性别

脑穿通畸形可见于任何年龄。先天性脑穿通畸形多见于婴幼儿,尤其是早产儿、难产儿、过期儿。后天性脑穿通畸形可见于任何年龄,外伤性者多见于青壮年,脑血管性者多见于老年人。朱树干报道 45 例脑穿通畸形,年龄 80 天至 58 岁,平均 14 岁。本病男性多于女性,男女之比为 3.5∶1。

(二)病程

本病病程长短不一,曾报道 45 例学者,从发病到就诊时间为 80 天到 22 年,平均 7 年。个别病例可因外伤或囊内出血而急骤发病,酷似颅内血肿或脑血管病。

(三)症状与体征

脑穿通畸形因其病因不同,症状体征亦不同。其临床表现主要取决于囊肿的大小、部位和紧张度。由于其表现多样化,加之发病率低,因此临床上认识有一定困难。Barret(1965)认为此病的特征表现为先天性偏瘫,偏瘫的对侧颅骨部分隆起,颅骨单侧明显透光阳性,脑电图示单侧明显低电压。脑组织缺损、脑萎缩、血栓形成及脑组织坏死可造成明显偏瘫。透光征阳性和单侧脑电图低电压,是继发于皮层萎缩及脑脊液聚集。局部颅骨隆起内板变薄,可能是由于脉络丛搏动传播到囊腔所致。

本病的主要症状和体征为智力低下(80%)、癫痫发作(3.6%)、语言不清或失语(76%)、颅内压增高(22.2%)、脑积水(31%)、视力减退或失明(22.2%)、脑神经麻痹(42.2%)、双侧瘫或四肢瘫(36%)、偏瘫偏身感觉障碍(8.9%)、四肢不自主扭动(4.4%)、共济失调(5.1%)、病理征阳性(20%)等。

婴幼儿以头围增大、癫痫、颅骨畸形、肢体瘫痪为主要症状体征。儿童青少年患者以智力低下、脑性瘫痪、癫痫发作和脑积水的症状和体征更为明显。外伤性脑穿通畸形以颅内压增高为主。总之,颅骨局限性隆起、颅骨变薄及单侧颅骨透光阳性、脑电图明显病侧低电压为先天性脑穿通畸形的三大临床特征。

五、辅助检查

(一)脑电图

主要显示为病变侧明显低电压。可能与脑组织缺损及局部脑萎缩和脑脊液聚集有关。

(二)颅骨平片

除有颅内压增高征象外,尚有局限性颅骨隆起、颅骨板变薄、颅脑穹窿变小等。

(三)脑血管造影

可表现为脑内无血管区占位性病变,易与脑内血肿相混淆。有时可见静脉窦扩大或动脉栓塞等表现。

(四)气脑和脑室造影

在无 CT 的情况下,脑室造影为首选检查方法。多有不同程度的脑室扩大、变形或中线结构移位及脑积水等。若造影剂进入囊腔即可确诊,表现为与脑室相通的、不规则的、不等大的脑内囊肿。

(五)CT 扫描

不仅能确诊,而且对了解囊肿的大小、部位、形态、数目及治疗方案选择、预后估计、鉴别诊断等均有重要意义。CT 扫描主要表现为脑实质内边界清楚的脑脊液性低密度区,并与脑室相通。其他表现有脑积水、脑皮层萎缩等。强化扫描不增强。

(六)MRI

脑穿通畸形在 MRI 中呈长 T_1 和长 T_2 像,常与脑脊液一样,在 T_1 加权像上呈囊状低信号,在 T_2 加权像上呈高信号。

六、诊断与鉴别诊断

(一)诊断

脑穿通畸形在 CT 问世以前,由于人们对这一病理改变认识不足,并且多病因及囊肿部位不同导致其临床表现变化莫测,因此单凭症状和体征难以诊断,确诊有赖于放射学检查,尤其是 CT 扫描。妊娠史、生产史及外伤史有助于诊断。约 85％ 以上患者有早产、难产或产伤史,头外伤史等。

(二)鉴别诊断

本病主要须与脑裂性孔洞脑及良性脑囊肿等相鉴别。

1.脑裂性孔洞脑

脑裂性孔洞脑是脑发生上的真正缺损,其特征是大脑皮质灰质异位、多小脑回和纤维变性,一般为双侧,对称性与脑室相通,也可与蛛网膜下腔相通,其囊壁为室管膜。而脑穿通畸形的囊壁为结缔组织,有时伴有淋巴细胞浸润。借此可将两者区别开来。

2.良性脑囊肿

即所谓的假性脑穿通畸形,占颅内占位性病变的 0.4％～1.0％。是一类不与脑室交通的单发性或多发性脑空洞,由透明的菲薄的膜包裹着无色清亮的液体。其病因可能为生产时脑血管损伤所致,多沿大脑中动脉分布区发生。借助 CT 可将两者鉴别出来。

七、治疗

目前脑穿通畸形尚无成熟的治疗方案。多数学者认为无颅内压增高和脑积水者可采用保守治疗,有颅内压增高症状者应考虑尽早手术治疗。早期引流可使囊腔不再扩大。尽管小儿的大囊肿的病变其最终结果可自行变小,但是,并非总是如此。脑穿通畸形作为一种良性病变,也存在着潜在性危险。因此,一般主张有症状者,一旦确诊,应早期手术。手术方式有以下几种。

(一)单纯囊肿切除术

适用于较局限的单发者。

(二)囊肿大部切除加脉络丛电灼术

此手术方式囊肿切除不完全,容易术后复发。

(三)囊肿大部切除加分流术

此法疗效较好,亦可单纯行分流术,可采用脑室-心房分流术或脑室(囊腔)-腹腔分流术及脑室-膀胱分流术。

(四)囊壁部分切除加脑皮层造瘘术

适用于脑穿通畸形较大,累及两个以上脑叶者。

(五)囊腔持续引流术

适用于局限于一个脑叶的单发病变,一般引流 7～10 天。无论何种手术方式,术后都应常规放置囊腔外引流管,一般引流管放置3~5天,待体温正常及脑脊液变清时即可拔除引流管。对于术后复发者可行第二次手术,近年来亦有人采用上述某一治疗方式加脑组织移植术,疗效有待于进一步观察。

八、预后

脑穿通畸形的预后尚可,小儿患者可随年龄的增长,囊肿自行变小,或停止发展而终生无症状。伴有智力低下、偏瘫者,预后较差,无论手术与否其智力及偏瘫均不能明显改善。手术治疗只能改善症状,达到解剖治愈,对功能上的疗效有待于进一步研究。手术治疗有一定复发率。有报道手术治疗18例,无手术死亡率,经术后随访2个月至5年,7例好转,11例治愈。

(王顺利)

第三节 灰质异位症

一、定义

在胚胎发育过程中,成神经细胞没有及时地移动到皮质表面,而聚集在非灰质部位,即称为灰质异位症(heterotopic gray matter)。

二、发生学

成熟脑组织的所有神经元和胶质细胞都起源于胚胎脑室系统管腔周围的生发层,而且必须向外移行才能到达它们最终所在部位。神经元增殖的关键时期是胚胎第10~18周,胶质细胞增殖开始较晚,且一直要持续到出生以后。细胞移行主要按两条途径进行,即辐射方向的移行和切线方向的移行。辐射状移位是从生发层直接移行到最终所在部位,这是细胞分布到大脑皮质、基底神经节和大脑浦肯野细胞的主要机制。最终将定位于大脑皮质最深层的成神经细胞最先开始移行,而这些最后将组成表面皮层的成神经细胞必然要通过已定位于较深层的神经元才能到达自己的最终位置。小脑内颗粒细胞层是通过切线方向移行构成的,来自脑室周围区的成神经细胞首先移行到浅表部位,构成外颗粒层,然后再向内移行到达它们的最终位置。若神经元移行过程中发生障碍,不能通过已经定位于较深层的神经元,而在白质中异常积聚,即发生灰质异位症。

三、临床表现

本病常在青少年发病。小灶性灰质异位一般无症状,但可诱发药物难以控制的癫痫发作。大块的灰质异位常有精神异常、癫痫发作及脑血管异常。其中以癫痫发作为灰质异位症最常见的症状,往往是迟发性顽固性癫痫,药物难以控制。灰质异位症往往合并其他脑部发育畸形,包括小头畸形、透明隔阙如、巨脑回畸形、无脑回畸形、胼胝体发育不良或缺失、小脑发育异常、大脑导水管狭窄等。先天性心脏病及骨骼畸形也有发生。

四、诊断与鉴别诊断

凡有药物难以控制的顽固性癫痫发作者,均应想到本症的可能,确诊有赖于辅助检查。由于患者常有双侧半球损害,并有双侧脑电图异常,故需与原发性癫痫相鉴别。气脑造影可见脑室内悬垂状充盈缺损,异位的灰质悬在室管膜上突入脑室内,需与室管膜下瘤及结节性硬化的错构瘤相鉴别。

CT 扫描可证实其诊断,典型的灰质小岛位于脑室周围,呈结节状。可为局限性或弥漫性,也可位于脑深部或皮层下白质区,呈板层状。异位灰质的 CT 值与正常灰质相似,不强化,有时无法分辨肿瘤与异位的灰质。

MRI 检查具有高分辨和区别灰质及白质的特点,是灰质异位症的首选检查方法。异位的灰质在 MRI 图像上比 CT 更明显,表现为与灰质等信号的大块异位灰质,位于半卵圆中心,并有占位效应。异位灰质与皮层灰质的 T_1 和 T_2 像类似,在所有的脉冲序列中均为等信号。无症状的灰质异位症,CT 常误诊为脑瘤,而 MRI 可明确其诊断与鉴别诊断。

五、治疗

由于灰质异位症最主要、最常见的症状为癫痫,故对症治疗是必要的,但是抗癫痫药物常难以控制其重症的癫痫发作,故近来有人采取手术治疗癫痫。1989 年,Stearns 首次报告 1 例胼胝体切开治疗灰质异位症的难治性癫痫发作,并取得成功。他指出灰质异位症及类似的神经移位异常患者,其癫痫很难用药物控制,但可用病灶切除术,得到成功的治疗。灰质异位症导致癫痫者如能确定散在的癫痫灶,才能适合病灶切除术。如能仔细选择患者,胼胝体切断术可作为治疗临床上难治性癫痫伴多发性灰质异位症的方法。

(王顺利)

第四节　胼胝体畸形

一、胼胝体发育不全或阙如

(一)发生学

胼胝体是大脑两半球间最主要的一大块有髓纤维的集合体,连接着两侧大脑半球,并形成侧脑室的顶。它是从原始终板发生的前脑连合之一。胚胎期 12～20 周胼胝体出现并由前向后发育,逐渐形成横贯大脑半球的胼胝体。胚胎 74 天时可在胚胎上见到最早的胼胝体纤维,至115 天胼胝体在形态上成熟。在此期间胚胎的发育过程中,早期宫内感染、缺血等原因可使大脑前部发育失常而发生胼胝体缺失,晚期病变可使胼胝体压部发育不良。但 Barkovich(1988)认为胼胝体发育不良是由于胼胝体形成的前驱阶段受损,并非发生于胼胝体形成期。胼胝体发育不良也有遗传基础。

(二)病理学

胼胝体发育不良或阙如(callosum corpus dysplasia or defect)自 1812 年 Rell 进行了尸解报

告以来,Bull(1967)、Brun(1973)等也对其进行了详细描述。胼胝体发育不良可为完全或部分阙如。最常见的是胼胝体和海马连合完全性发育不良,而前连合得以保留。在胼胝体所保留的纤维束中,只有 Probst 束,这是向前后方向投射,不越过中线的纤维束。由于没有胼胝体纤维的约束力,第三脑室顶向背侧抬高,室间孔明显扩大,使第三脑室和侧脑室形成一个蝙蝠形囊腔。侧脑室后面向中间方向扩大。在胼胝体部分发育不全中,最常见的是压部缺失,但体部和嘴部的任何一部分均可受累。

胼胝体发育不全或缺失可合并其他脑发育畸形,包括异位症、大脑导水管狭窄、透明隔发育不良或缺失、穹窿阙如、蛛网膜囊肿、Chiari 畸形、Dandy-Walker 综合征、Aicardi 综合征、小脑回、脑裂畸形、脑神经阙如、脑穿通畸形、脑积水、脑膨出、独眼畸形、嗅脑阙如、前脑无裂畸形、小头畸形、脑回过多症、视-隔发育不良、半球间裂囊肿、脑萎缩以及 13、14、15、18 三体病和胼胝体脂肪瘤等。

(三)临床表现

胼胝体发育不良大多数为散发性,原因不明。但也有在姐妹兄弟中发病者,家族发病者呈 X 连锁隐性发病。其临床表现与其合并的其他脑畸形有关,因为先天性胼胝体发育不全或阙如的本身一般不产生症状。在成人患者中,用复杂的心理测定检查方法,可发现两半球间的信息传递有轻微障碍。新生儿或婴幼儿可表现为球形头、眼距过宽或巨脑畸形。多在怀疑脑积水行 CT 扫描检查时,才发现有胼胝体发育不良或阙如的特征性图像。可出现智力轻度低下或轻度视觉障碍或交叉触觉定位障碍。严重者可出现精神发育迟缓和癫痫。因脑积水可发生颅内压增高,婴儿常呈痉挛状态及锥体束征。X 连锁遗传者的特点为出生后数小时有癫痫发作,并出现严重的发育迟缓。

(四)辅助检查

1.颅骨平片

颅骨无变化或增大,前囟膨出或呈舟状颅畸形,平片不能诊断。

2.气脑或脑室造影

气脑或脑室造影可以确诊,表现为特异性两侧侧脑室明显分离,侧脑室后角扩大,第三脑室背部延长,小脑延髓池扩大,并有其他脑畸形的表现。

3.脑血管造影

脑血管造影表现:①大脑前动脉正常曲度消失、下移,然后屈曲迂回或呈放射状分支;②大脑中动脉正常或稍有上抬;③大脑内静脉及大脑大静脉变直或向上向后移位;④丘纹静脉和大脑内静脉分别重叠;⑤两侧大脑内静脉侧移位,离开中线;⑥大脑内静脉和下矢状窦之间距离变短;⑦胼周静脉和大脑内静脉距离变短。

4.CT

CT 表现为两侧脑室分离,第三脑室扩大、上移并向前延伸。冠状扫描可清楚地显示侧脑室前角呈人字形分离和扩大、第三脑室上移。

5.MRI

MRI 是目前诊断胼胝体发育不良或阙如的首选方法,表现如下。

(1)胼胝体全部或部分阙如。

(2)海马回、前联合或后联合全部或部分阙如。

(3)额回小,双额角分离,伴内侧凹陷,外侧面变尖。

（4）孟氏孔外侧延长。

（5）第三脑室增大并上抬。

（6）侧脑室体部增大变圆。

（7）侧脑室内侧壁分离，形成一个向前开放的角。

（8）脑沟沿脑室内壁呈放射状排列，顶枕裂与矩状裂不会聚，内侧裂与狭窄的半球下缘垂直。

（9）异常的矢状方向走行的胼胝体带，形成侧脑室体部与额角的内侧壁。

（10）大脑皮质形成异常，包括无脑回、巨脑回、多发小脑回及灰质异位症等。

（11）海马回形成异常伴开放扩张形颞角。

（12）完全交通性或多发分叶状半球间裂。

（13）胼周动脉与大脑内静脉因第三脑室上抬而向两侧分离。

（五）诊断

胼胝体发育不全或阙如单靠症状和体征难以诊断，气脑造影和 CT 扫描也只能靠第三脑室和侧脑室的形态间接判断。MRI 使其诊断变得清楚而容易。诊断时应注意发现是否合并有其他脑部畸形。

（六）治疗

有症状者可行对症治疗，有脑积水者可行分流术，目前无特殊治疗方法。

二、胼胝体脂肪瘤

脂肪瘤（lipoma）又称血管肌肉脂肪瘤，一般认为颅内脂肪瘤是先天性缺陷疾病。严格地说，颅内脂肪瘤不是真正的肿瘤而是异位的畸形病变，为颅内间叶组织发育障碍，实际上是一种错构瘤。Willis（1948）将它描述为多余的肿瘤样结构，由不适当的组织混合组成。脂肪瘤常伴有其他的发育障碍，如胼胝体脂肪瘤常有胼胝体发育不全；肿瘤以脂肪为主，当伴发大量血管和纤维组织的增生时，有时还有肌肉和骨性组织等其他类型的间叶组织存在；无新生物的生物学特性。

（一）历史回顾

1956 年 Rokitansky 最早报道首例胼胝体脂肪瘤的尸解报告，以后人们对颅内脂肪瘤的尸解有陆续报告，1939 年 Sosman 报道首次生前诊断的胼胝体脂肪瘤，以后他对 X 线诊断本病进行了报告，1975 年 New 和 Scott 首次描述了胼胝体脂肪瘤的 CT 表现，从此人们对本病有了进一步的认识。

（二）发生率

脂肪瘤临床上十分罕见，除胼胝体脂肪瘤外，大多数的颅内脂肪瘤通常是在尸体解剖时偶然发现。大宗尸解报告中颅内脂肪瘤的发现率为 0.08%～0.64%。国外文献中报道颅内脂肪瘤占脑肿瘤的0.09%～0.37%，占先天性脑肿瘤的 0.3%～3.0%。国内文献报道占脑肿瘤的 0.01%～0.20%。综合国内外 26 组颅内肿瘤资料，计 88 421 例，先天性脑肿瘤 6 802 例，颅内脂肪瘤 34 例，占颅内肿瘤的 0.038 5%，占先天性脑肿瘤的 0.5%。近年来 CT 检查的普及，颅内脂肪瘤的意外发现增加，Faerber 和 Wolport 报告的 6 125 例 CT 扫描中，发现 5 例脂肪瘤，占 0.08%；Kazner 的 40 000 人次的 CT 扫描中，发现 14 例，占0.035%。自 Rokitansky 于1856 年首次报道至 1992 年，文献中记载不足 200 例。

（三）发病机制

颅内脂肪瘤的发病机制目前尚不能肯定。关于其发病机制有以下几种观点：①颅内脂肪瘤为类似于错构瘤的先天性肿瘤，系脂肪发育过程中组织异位畸形，并随着人体发育而生长形成，多数学者支持这一观点。颅内脂肪瘤常伴有神经管发育不全的畸形，支持上述观点。②并存的畸形不是颅内脂肪瘤的发生原因，二者之间存在着遗传因素，颅内脂肪瘤是与遗传有关的蛛网膜异常分化形成的。③颅内脂肪瘤是结缔组织中脂肪组织、神经胶质脂肪变性而形成的。总之，其发生机制有待于进一步研究。

（四）病理

脂肪瘤多位于软脑膜下或脑池内，界限不清，借助大量纤维和血管与神经组织交织在一起。胼胝体脂肪瘤可为一薄层。弥漫地覆盖在胼胝体上或纵卧于胼胝体的大脑正中裂内，组织学检查以完全分化成熟的脂肪细胞为主，亦有胎性脂肪组织，细胞内可有泡沫状粉染物质，不易见到细胞核，大小不一，没有恶性征象。常伴有其他结构，如大量纤维组织和血管。血管的大小不一，排列较紊乱，可见管壁增厚，平滑肌增大，纤维组织内有大量胶原纤维形成束带状。血管周围的间叶细胞增大堆积。有些尚含有横纹肌、骨和骨髓组织等。

（五）临床表现

1.年龄与性别

本病可发生在任何年龄，以青少年发病最多见，50％以上发病年龄在 30 岁以下，文献中年龄最小者为 3 天，最大者为 91 岁。男女之比为 2∶1。

2.发生部位

颅内脂肪瘤好发于神经系统不同部位相连处，含有丰富蛛网膜的部位，多见于中线部位或中线旁部位。最常见的部位是胼胝体，占 28％～50％，其次为基底池或灰白结节、四叠体板，脑外侧各部及大脑凸部少见；位于岛叶者极为罕见，文献中迄今仅有 3 例记载。Hatashita 于 1983 年首先报道第 1 例岛叶脂肪瘤。Kreiner（1935）复习文献和根据自己的观察，指出颅内脂肪瘤的好发部位依次是环池、四叠体区、视交叉池及漏斗部、脚间池、外侧裂池、桥小脑角池、小脑延髓池、侧脑室和第三脑室的脉络膜、胼胝体池。

3.症状与体征

颅内脂肪瘤多数很小，多在 2 cm 以下，并且常在尸检或 CT 扫描时偶然发现。本病症状进展缓慢，病程较长，可达 10 年以上，偶可症状自行缓解。当脂肪瘤位于脑非重要功能区时一般不出现神经系统症状和体征。但 Kazner 报道 14 例患者，10 例有肿瘤引起的神经性症状。颅内脂肪瘤的临床表现缺乏特异性症状及体征。10％～50％患者无症状。

（1）癫痫：这是颅内脂肪瘤最常见的症状，约占 50％，可为各种类型癫痫，但以大发作为主。其癫痫发作可能与肿瘤邻近结构出现胶样变性刺激脑组织或脂肪瘤包膜中致密的纤维组织浸润到周围神经组织，形成兴奋灶有关；也可能与胼胝体发育不良或脂肪瘤本身有关。Kazner（1980）报道的 3 例患者均有癫痫，其中 2 例为大发作，1 例为精神运动性发作伴头痛。孙四方（1989）报道的 3 例胼胝体脂肪瘤均有癫痫，其中 1 例为大发作，2 例为小发作，以后发展成大发作，发作前常有幻觉。

（2）脑定位征：颅内脂肪瘤很少引起脑定位征，有时可压迫周围结构而出现相应的定位体征。如胼胝体脂肪瘤压迫下丘脑，出现低血钠、肥胖性生殖无能等间脑损害表现；桥小脑角脂肪瘤可出现耳鸣、听力下降、眩晕、三叉神经痛、眼球震颤、共济失调等；鞍区脂肪瘤可引起内分泌紊乱及视力、视野改变等。延髓颈髓背侧脂肪瘤可表现为肢体麻木无力，延髓麻痹，呈进行性加重，伴胸背肩颈枕一过性疼痛发作，大小便功能障碍，四肢肌张力增高，肌力下降，双侧病理征阳性；侧裂池或岛叶脂肪瘤可出现钩回发作、肢体无力等。

（3）颅内压增高：脑室脉络丛脂肪瘤，可阻塞室间孔引起脑脊液循环受阻或四叠体区脂肪瘤压迫中脑导水管引起梗阻性脑积水而发生颅内压增高，如头痛、呕吐、视盘水肿等。

（4）其他症状：约20％的患者有不同程度的精神障碍，甚至痴呆，可能是由于肿瘤累及双侧额叶所致，表现为淡漠、反应迟钝、无欲、记忆力下降、小便失禁等。胼胝体脂肪瘤精神障碍可达20％～40％，轻瘫占17％，头痛占16％。

（5）伴发畸形：本病常伴发神经管发育不全的其他畸形，以胼胝体脂肪瘤最多见，48％～50％的胼胝体脂肪瘤伴有胼胝体发育不全或阙如。其他常见的畸形有透明隔缺失、脊柱裂、脊膜膨出、颅骨发育不全（额、顶骨缺损）、小脑蚓部发育不全等。少见的畸形有漏斗胸、硬腭高弓、心隔缺失、唇裂、皮下脂肪瘤或纤维瘤等。

（六）辅助检查

1.颅骨平片

典型的胼胝体脂肪瘤X线平片可见中线结构处"酒杯状"或"贝壳状"钙化影，这一典型征象可作为诊断颅内脂肪瘤的确诊依据。脑桥小脑角脂肪瘤有时可有内听道扩大及岩骨嵴缺损等。其X线断层片能清楚地显示脂肪瘤局部X线透过较多的透亮区。同时颅骨平片尚可显示合并的颅脑畸形，如颅骨发育不全、骨缺损等。

2.脑血管造影

颈内动脉造影时，胼胝体脂肪瘤可呈现大脑前动脉迂曲扩张，有时两侧大脑前动脉合二为一，胼缘动脉、胼周动脉也相应扩张，供应脂肪瘤的许多小分支成平行网状，大脑前动脉、胼缘动脉常被肿瘤包裹。脑桥小脑角脂肪瘤，在脑血管造影上可见小脑前下动脉及其分支迂曲扩张。脑血管造影还可同时显示并存畸形，如胼胝体发育不全、脑积水及静脉引流异常等。

3.CT检查

脂肪瘤的CT表现为圆形、类圆形或不规则形的低密度区，CT值为$-110\sim-10$ Hu。其边缘清楚，低密度灶周围可有层状钙化。强化后低密度区不增强，CT值无明显增加。低密度区直径多在2 cm左右。冠状扫描钙化层显示更清楚。钙化灶以胼胝体脂肪瘤多见，其他部位的脂肪瘤钙化少见。有时亦可发现多发性脂肪瘤，特别是在侧脑室脉络丛附近，25％的胼胝体脂肪瘤患者在脉络丛可见第二个脂肪瘤。Nabawi报道的5例胼胝体脂肪瘤有1例合并双侧脉络丛脂肪瘤。Kriener研究的5例胼胝体脂肪瘤，合并有侧脑室脉络丛小肿瘤；孙四方（1989）的3例胼胝体脂肪瘤亦有1例双侧侧脑室三角部脉络丛脂肪瘤。脂肪瘤的CT其他表现包括胼胝体发育不良、侧脑室分离、侧脑室脉络丛肿瘤等。

4.MRI

MRI是目前诊断脂肪瘤最好的方法。T_1加权像及T_2加权像上均呈高信号，脂肪瘤壁上的钙化有时呈无信号影。

大脑半球间裂（胼胝体）脂肪瘤的MRI显示：①位于中线几乎对称的脂肪肿块，占据半球间裂的局部区域，通常在胼胝体附近；②在胼胝体压部周围示不同程度的延展，经脉络裂到脉络丛，沿大脑裂分布；③37％～50％同时伴有胼胝体发育不良；④11％同时伴有皮下脂肪瘤；⑤包围半球间动脉使其形成梭状扩张；⑥脂肪瘤外周壳状钙化或其中含致密骨。

（七）诊断与鉴别诊断

由于颅内脂肪瘤临床上没有特异性表现，单靠其表现诊断十分困难。对于长期癫痫发作合并智力障碍的患者,应行神经放射学检查。根据其好发部位,CT 上脂肪样低密度区及 MRI 上 T_1 及 T_2 加权像均为高信号,诊断多能确立。

本病尚需要与皮样囊肿、表皮样囊肿、畸胎瘤、蛛网膜囊肿、慢性血肿、颅咽管瘤、胼胝体胶质瘤等相鉴别。皮样囊肿、表皮样囊肿、蛛网膜囊肿均表现为 CT 无强化的低密度区,但 MRI 上 T_1 加权像为低信号,与脂肪瘤表现不同。上皮样囊肿的 MRI 表现与脂肪瘤均为 T_1 及 T_2 加权像高信号,但前者多有岩骨骨嵴骨质破坏,CT 扫描可发现。畸胎瘤 CT 表现为不均匀的囊性肿物,其肿瘤直径多在 2.5 cm 以上。

(八)治疗

对于无症状的脂肪瘤一般不需要治疗。由于其生长缓慢、病程较长,多数人不主张直接手术治疗,对有头痛和癫痫者可给予对症治疗。不主张直接手术的理由有:①脂肪瘤组织中含有丰富的血管,弥散分布着致密的纤维组织,其胶质性包膜与周围脑组织粘连紧密,即使采用显微手术,也难以分离出肿瘤,不能达到全切除的目的;②颅内脂肪瘤所表现出的非特异性症状、体征,并非是脂肪瘤本身引起的,多为伴发的其他畸形引起,肿瘤切除后,不能圆满地改善症状;③颅内脂肪瘤生长缓慢,几乎不形成致命性颅内压升高。只有极少数患者有直接手术的指征,如引起梗阻性脑积水者、鞍区脂肪瘤引起视力、视野损害者、脑桥小脑角脂肪瘤引起耳鸣、耳聋者可考虑直接手术。合并脑积水者亦可以单行脑脊液分流术,解除颅内高压,缓解症状。胼胝体脂肪瘤完全切除十分困难,因为瘤内富含血管及致密纤维组织,后者覆盖胼周动脉及其分支上,而且大脑前动脉常常包裹在肿瘤内,囊壁与周围脑组织粘连,即使显微手术也难以保护这些血管,因此,多数情况下只能行肿瘤部分切除术。

(九)预后

文献中报告的手术疗效不能令人满意,大约半数患者术后仍有癫痫发作,甚至有人认为手术不能改善癫痫症状。Tahmouresie(1979)报道的 21 例脂肪瘤手术患者,10 例死亡,4 例无变化,1 例有严重神经功能缺失,仅 5 例术后有改善。孙四方(1989)报道 3 例经手术治疗胼胝体脂肪瘤,1 例术后癫痫无改善且遗有左侧轻偏瘫,1 例术后无变化,1 例术后癫痫不再发作并恢复原工作。Hatash ita(1983)报道 1 例岛叶脂肪瘤经手术部分切除,术后患者恢复良好。由于脂肪瘤多数患者不出现致命性颅内压增高及致命性占位病变效应,故多数不必手术治疗。

(王顺利)

第五节　眶距增宽症

一、概述

眶距增宽症是指两眼眶间骨性距离过度增宽的一种疾病,是颅面畸形的一种常见类型。涉及头面部多个解剖剖位,与颅脑外科、耳鼻喉科、颌面外科均有关联。本病可能是以下畸形的表现之一:①颅面部正中裂或鼻裂。②额鼻部鼻筛型脑与脑膜膨出或额窦肥大。③颅缝早闭症。④颅骨发育不良综合征。⑤颅面外伤后畸形。眶距增宽症多为单侧或不对称者。确定眶间距宽的关键是内眶距的精确测量。通常以眶内侧壁的泪嵴(dacryon)点为测量基准,两侧泪嵴点间的距离称为内眶距(inter-orbitaldistance,IOD)。头颅骨的正位片亦可测定这一间距,但可因摄片投射角的差异而造成误差。头颅 CT 平扫及冠状扫描,可以确定左右眼眶及眼球在前后突度及高低距离方面的差异,这对于单侧眶距增宽症的诊断有较高的价值。眼眶骨性间距的宽度随种族、年龄、性别而有所不同。东方人种的眶间距较西方人宽。我国正常女性的眶间距为 23～32 mm,平均 27.88 mm,正常男性的眶间距为 24～35 mm,平均 28.87 mm。一般而言,眶间距在25～32 mm范围者均属于正常。

二、分类

(一)西方标准

Tessier 根据西方人的头面测量值 ICD 为标准,将眶距增宽症严重程度分为 3 度。Ⅰ度,轻度眶距增宽,30～34 mm;Ⅱ度,中度眶距离增宽,35～39 mm;Ⅲ度,重度眶距增宽,>40 mm,或虽在 35～39 mm,但伴有眼球横轴歪斜或高低不平者。

(二)东方标准

东方人的眶间距较西方人略宽。适于中国人的眶距增宽度 IOD 诊断标准如下:Ⅰ度,32～35 mm;Ⅱ度,36～39 mm;Ⅲ度>40 mm。

三、手术技术

(一)手术适应证

眶距截骨手术仅适合于真性眶距增宽症。某些遗传性或创伤性内眦角畸形(如内眦赘皮)所致的轻度畸形,或鼻梁过于平坦眶距轻度增宽者,并非真性眶距增宽症。对此,纠正内眦畸形或填高鼻梁即可桥正或改善轻度眶距增宽症状。

(二)手术时机

在年龄选择上,目前趋向于较早进行手术矫治。一般来说,手术以 5～6 岁时进行为佳。也有人主张更早期手术。但是过早的手术,不但在进行眶缘下眦骨时会损伤恒牙的胚胎,而且还会影响颅面骨骼的正常发育。在 5～6 岁患儿骨骼和软组织发育相对成熟,且骨组织较薄软,手术矫正的操作远较成年期为方便。

(三)手术方法选择

本症的手术方式有两种,即经颅外截骨术和经颅内截骨术,后者实际上是一种颅内、外联合入路手术。对面部宽大、X 线显示眶间距未见明显缩小的中度眶距增宽症患者,一般采用颅外入路手术。但若伴发筛板的脱垂,则颅内入路截骨矫治手术更为便利。对严重的眶距增宽(Ⅲ度),尤其是双眶不在同一水平位的眶距增宽,必须采用经颅内、外联合入路的眶周矢状截骨术,以彻底松开和游离眶缘骨架,截除眶间多余骨块,选定新的位置重新固定眶架。中面部骨性劈开,一般适用于Ⅲ度眶距增宽伴严重的眶纵轴倾斜的病例。

(四)切口选择

颅内—外联合径路选用头颅冠状切口。颅外径路的"U"形截骨和"O"形截骨也选用冠状切口。而眶内壁截骨内移则即可采用冠状切口,也可选择鼻根内眦部的局部切口。

(五)颅外径路截骨手术

截骨方式有如下几种。

1.眶内侧壁截断及内移

截除鼻中隔过宽的鼻骨及筛小房,截断眶内侧壁和鼻眶缘,将眶连同内眦韧带向中央移动靠拢,最后用钢丝直接结扎固定,或应用钢板、钢钉固定。截骨后两旁残留的骨间隙进行嵌入植骨。这种术或只对部分眶内侧壁和眶内缘进行了游离,使两侧内韧带及其骨块向中央移动,并不是向内移动整个眼眶和眼球。

2."U"或"O"形截骨术

"U"形截骨范围包括眶内侧壁、外侧壁、眶下缘和眶,截下的骨块呈"U"字形。对过宽的鼻根部及筛小房组织一并截除,将眶下部向中央靠拢,以钢丝结扎固定,遗留的两侧骨隙予以植骨。本术式可以缩短 IOD 距离约 10 mm,故对于筛板位置较高及无脑膜膨出的Ⅱ度眶距增宽症患者尤为适用。"O"形截骨术截骨范围更大,除上述"U"形截骨区域外,还将眶上缘及额窦低部骨质一并截断,向中央拉拢固定。因此,"O"形术式较"U"形手术更加彻底,适用于中度眶距增宽而额窦尚未完全发育的病例。为避免暴露颅前窝,本手术不宜用于 7 岁以下儿童。

(六)颅内径路手术

本术式实属颅内一颅外联合径路的手术方法,结合前述的前额开窗、眶上骨桥制备眼眶截断,两侧向中央靠拢,最后予植骨。除双侧眼眶周壁及眶的截骨外,应保留鼻骨中央和部分筛骨正中板。

(七)手术难点和处理

眶距增宽症的术式较为复杂,术前应有全面的估计。术中操作宜轻柔、准确和熟练。一些难点尤应引起注意,并予以妥善解决。

1.截骨范围

在眶架后方截断眶壁时,应恰当选择截骨线。截骨线过于靠近视神经孔,将导致眶架移位后压迫视神经和血管,造成视神经损伤;如截骨线过于接近眶缘前方,则不能有效地矫正畸形。理想的截骨线应选在眶顶部的眶上裂部位、距蝶骨嵴 8~10 mm 处。截骨后,在将两侧眶架向中央拉拢结扎时,为避免眶缘骨架对眼球造成压迫而导致眼球突出、眼压增加,可用一块宽约 0.6 cm 的骨片嵌植在鼻中央骨缝部,以减轻眶缘骨架对眼球的压力,而后进行结扎、固定。在鼻部中央及颅前窝进行截骨时,其范围应包括筛板、筛房、鼻根和上颌骨额突等组织。可连同鼻梁、鼻中隔、筛板、鸡冠、嗅窝全部截除;也可保存鸡冠、嗅窝和鼻中隔,而分别在它们的两侧做旁中央截除术。后一种手术操作,由于保留了嗅板及嗅神经,故术后患者保留了正常的嗅觉,且鼻中隔仍保留,故左右鼻道仍保持了正常解剖形态。手术时一般不需切除鼻中甲,但如患者有鼻中甲肥大,则应做截除术,以免阻碍了眶架的靠拢而阻塞鼻道通气。

2.术中止血

眶距增宽症的手术范围较大,需用时间长,术中出血多。因而手术中止血问题很重要,尤其是对于小儿患者。用含有肾上腺素的局部麻醉药物浸润头面部切口处软组织.头皮钳夹止血,骨创面以骨蜡封填,吸收性明胶海绵或止血纱布进行脑和脑膜表面的止血,均有利于达到较为完善的止血效果。

3.术中降低颅内压

在截除颅前窝骨组织时,应注意保护脑组织,避免过度地牵拉造成脑组织损伤。可在截骨之前,用 20%甘露醇快速静脉滴注;也可在截骨过程中有意识地剪开硬脑膜一个小口,放出一些脑脊液,直到脑组织塌陷,足以良好地暴露颅前窝结构,包括鸡冠、筛板及蝶骨嵴等。也可采用过度换气的方法,使颅内压明显地降低。术前估计手术中可能会有明显地降低。术前估计手术中可能会有明显牵拉与压迫脑组织时,可在手术开始前先做腰椎穿刺并置管,术中可随时释放脑脊液。此管可留置于术后,通过释放脑脊液以调控颅内压。

4.防治脑脊液漏

手术结束时,应严密修补脑膜裂口,这对于防止脑脊液漏和脑组织疝出很重要。尤其是手术中由于颅底筛板被凿开,可致硬脑膜裂口而造成脑脊液鼻漏。应仔细地进行检查。切忌遗漏。切口应严密分层缝合。如术后残腔较大,有积液可能时,可于术区置管引流。术后长期、顽固的脑脊液漏,可经腰椎蛛网膜下腔置管引流脑脊液,有利于脑膜裂口的愈合,并预防发生颅内感染。

5.保护眼和角膜

眶距增宽症手术,在截骨锯眶时,可能因牵拉或碰触眼球而致损伤。或在术中长时间暴露膜而引起角膜损伤,术后出现角膜溃疡。重者溃疡长期不愈,终致角膜混浊和形成白斑。术前戴接触镜(隐形眼镜),或术中暂时性缝合上下眼睑,对保护眼球都有益处。

6.脑与脑膜膨出的处理

部分眶距增宽症病例,是由脑与脑膜膨出引起,可在术中还纳膨出物。在修补膨出囊的同时,进行眶距增宽矫正术。但对3岁以下幼儿,最好先行膨出囊修补术,待6个月后再行眶距增宽矫正手术。

四、并发症和后遗症

在眶距增宽矫正术后,患儿常在后期出现轻微的面部缺陷,如斜视、塌鼻梁、眼内眦畸形等。如初次手术的植骨片逐渐吸收、坏死或脱落,还可出现局部感染性窦道或瘘管、脑膜-脑膨出、脑脊液漏等,甚至眶距逐渐增宽复发等。在进行初次手术前,应将这些情况与患者及其家属讲清楚。可以分期进行相应的美容整形手术。

眶距增宽症是一动态变化的病理发展过程,患者病状和体征可能随着面部的发育将出现不同形式的畸形,且一直要待到生长发育结束,才会表现出稳定的畸形状态。因此,内眦固定、鼻部植骨、额窦植骨、眼外肌的矫正等,可能会随着时间的推移而出现结果变化。部分患者可能需要再次或多次地进行整形美容手术。

(王顺利)

第六节　大脑瘫痪

大脑瘫痪(以下简称脑瘫)是指未成熟大脑的非进行性欠缺或病损所引起的运动和姿势紊乱。有些病损虽发生于锥体交叉以下的上颈髓病变,而在技术上不符合此定义,但仍可按脑瘫来治疗。脑瘫的发病率为 0.6%～5.9%。其发病率同产前护理类型、社会经济条件、环境,以及母亲和婴儿所接受的产科和儿科的护理类型而不同。近年来由于医疗水平的提高,挽救了很多产伤或产前有缺陷的儿童,因而增加了脑瘫患者的人数。

脑瘫的病因可分为产前、产时和产后,产前因素最多见,其次为产时。产前如母亲妊娠早期的病毒感染,使用某些药物,胎儿真红细胞增多症。另外,胎儿缺氧与胎盘破裂、胎盘梗死、母亲心肺疾病等因素有关。产时最常见原因为早产,另外还有难产、产程延长导致的缺氧及使用产钳导致的产伤。常见的产后因素为脑炎、脑膜炎、创伤、血管意外和缺氧。

脑瘫有四种临床类型:痉挛型、运动障碍型、共济失调型和混合型。其中痉挛性麻痹至少占65%,运动障碍占25%,共济失调占3%,混合型占10%。四种类型相应的脑部病损区域:大脑皮质(痉挛性麻痹)、中脑或脑基质(运动障碍)、小脑(共济失调)、广泛脑部病变(僵硬或混合型)。脑部CT及磁共振能精确地确定脑部病损部位。运动障碍型脑瘫又分为5种类型:异常姿势或活动型、手足徐动型、手足震颤型、舞蹈病型和僵硬型。另外,根据瘫痪的形式不同分为单瘫、偏瘫、截瘫、三肢瘫、四肢瘫等。几乎所有脑瘫患者都有动作或姿势缺陷,并伴有其他功能障碍,如失语、失聪、失明或感觉缺失。

脑瘫是不能治愈的,往往需全面权衡患者的自身及社会条件,制订一个阶段性、综合性治疗计划。所谓综合性治疗计划,应包括心理学训练、语言训练、作业疗法、物理疗法、特殊教育及矫形外科治疗。综合治疗的目的是帮助卧床不起的患者能够坐稳,方便护理;对能行动的患者,使他们走向社会,会用轮椅和助行工具。每个治疗训练计划需根据实际情况制订,如患者的社会地位、经济条件、心理状态等,但最终决定治疗效果的是大脑的病损程度。如脑部损害严重,有时任何疗法均难以奏效。

矫形手术治疗主要是针对痉挛性脑瘫的治疗。痉挛是临床上用来描述医师检查患者时感到肢体肌肉阻力增加的状态,表现为肌张力增加和腱反射亢进,其原因为过度的牵张反射,这是上神经元综合征的一种病理现象。选择性脊神经后根切断术(selective posterior rhizotomy,SPR)作为解除肢体痉挛的安全有效的方法,已经越来越广泛的应用于临床。

一、选择性脊神经后根切断术

自20世纪80年代初南非Peacock医师报道应用选择性脊神经后根切断术(SPR)治疗痉挛性脑瘫以来,引起了广泛的关注,也推动了对中枢神经反射弧等相关学科的研究。国内自1990年首次报道以来,普及速度很快,并积累了一定的临床经验。近年对手术适应证、并发症及手术方法改进报道较多,SPR手术收到了可喜的初步肯定的疗效。

(一)作用机制

通常认为,脑瘫患者大脑特定区受损,丧失了来自大脑皮层高级中枢的抑制作用,使易化区作用增强,导致 γ 传出纤维系统抑制作用丧失,α 运动神经元兴奋增强,肌张力和维持姿势的功能倾向于脊髓反射弧的调节,全身肌肉都处于一个过度收缩状态。这种由于 γ 运动神经元兴奋,增加肌梭传入冲动,α 运动神经元兴奋梭外肌收缩的反射过程,称 γ 环路。显然,中断 γ 环路,可降低肌张力,解除痉挛。早年,Sherrington把猫的中脑横断能产生 γ 痉挛,这种痉挛和僵直可通过切断脊神经后根来解除。这个经典试验证明高级中枢存在着下行抑制系统,肌张力是由 γ 环路形成的。Fasan改进的SPR手术就是选择性切断了含有 I_a 纤维的后根,减弱了 γ-运动神经元的兴奋冲动,从而使 I_a 纤维传入冲动减少,肌张力下降,同时保留了肢体的感觉神经纤维。腰段SPR不仅能使下肢运动功能改善,还能改善上肢功能,甚至视力改善、语言清楚.提示脊髓还有某种上行纤维参与 γ 环路,有待进一步研究。

(二)适应证与禁忌证

患者的选择应根据肌力、肌张力、肢体活动度、控制力、反射、步态和便于对患者护理等因素来考虑。多数学者认为的手术适应证:①年龄在6岁以上,20岁以下。②以痉挛为主,肌张力在

4 级以上。③有自控能力和某种程度的运动能力,智力好,有接受启发诱导能力,有利于术后康复。④僵直型和智力低下者亦有利于家人护理。伴有肢体轻度挛缩者可辅以矫形手术。

提出的禁忌证:①肌力、肌张力低下,运动功能不良者。②患者站立行走伴有痉挛者。③手足徐动型、震颤型、共济失调型、脊柱融合术后。④严重的固定性挛缩畸形,脊柱畸形或不稳。

(三)手术方法

1.选择性腰骶神经后根切断术

行气管插管全麻。患者俯卧于特制拱架或"U"形布卷上,使脊柱腰段呈弧形后突。L_5、S_1 间后正中切口,切除棘突和椎板,保留双侧小关节突。调整手术台,使患者头低足高位以防止脑脊液过量流失。纵行切开硬脑膜,在椎间孔出口处找到脊神经后根会合,仔细辨认并分离出后根,再将其分成 5～8 根亚束,用神经阈值探测仪(10 mV 电压)测试每根亚束的电兴奋阈值,切除比例应根据患者的痉挛程度,选择兴奋阈值低者切除 1/4～1/2。

2.选择性颈脊神经后根切断术

行气管插管全麻。全程不用或慎用肌松剂。取俯卧位头低位,双上肢外展置外展架上。取 C_4～T_1 棘上正中切口,钝性分离椎旁肌及附着点,显露棘突和椎板,在椎板中央做纵行骨槽达硬脑膜外,向两侧翻开椎板,保留两侧关节突,切开硬脑膜囊,显露脊髓,以脊神经前后根会合出椎间孔处为线索,判明尚未与前根合半的后根,用橡皮条牵引标出。此时可清楚看到各神经后根小束。周围有软脊膜包绕,极易分开,用刺激仪电极钩刺激各小束,观察前臂及手的活动,确定各小束阈值,将阈值低的神经小束切除 0.5～1.0 cm,各颈神经后根切除比例 C_5 为 40％,C_6 为 50％,C_7 为 60％,C_8 为 50％,T_1 为 35％左右。

(四)术后处理

腰骶神经后根切断术后 1 周可行腰背肌功能锻炼,下肢抬高、外展、伸膝等功能训练,卧床 1 个月后腰围保护下床活动,进行行走功能锻炼。选择性颈脊神经后根切断术后 3 天即可在颈托或石膏围领支持下进行各种功能训练。训练包括前臂屈伸及手的抓握,持物对指、对掌等。康复后期进行生活自理能力训练。二者因术后早期肌力下降,均需进行肌力的强化训练,特别应注意调动患者的主观能动性。

(五)常见并发症

术后约 1/2 患者出现感觉迟钝,感觉神经传导速度减慢,常持续 3 周。少部分出现肌张力低下,肢体软弱,通常理疗后能恢复。Peacock 发现 3 例患者出现这种现象未恢复。近年发现此现象可能与神经后根切除比例过高有关。另外,较严重并发症有支气管痉挛、吸入性肺炎、尿潴留、肠胀气、感觉丧失等。其他并发症如头痛、恶心、呕吐及术后发热,只需适当对症处理后 3～5 天即消失。不少学者认为,SPR 手术后脊柱后柱破坏可能导致脊柱不稳,并建议术中采用再植椎板等技术。Peter 对 SPR 行多平面椎板切除,对脊柱稳定性、脊柱发育及椎板切除手畸形的发生进行了放射性评估,发现畸形与脑瘫本身有关,似乎与椎板切除无关。近年多数学者认为应在术中保持神经后根显露前提下,尽量减少椎板破坏,特别是小关节突的破坏。术后制动也很重要,一般需腰围制动 1～2 年。

二、痉挛性脑瘫的矫形手术治疗

虽然 SPR 手术在解除痉挛,降低肌张力,防止复发方面较单纯矫形手术有优势,但长期肌张力增高导致的关节周围软组织挛缩,出现肢体的固定畸形,行 SPR 手术后由于痉挛的解除及肌张力的降低,只能使其得到部分纠正。SPR手术只能较理想的解除痉挛,降低肌张力,不能完全解除肌挛缩。此类患者所占比例不小,均需行矫形手术。另外,部分痉挛性脑瘫患者因肌张力较低,不需行SPR手术,局部肢体痉挛畸形可通过矫形手术治疗。

矫形手术在脑瘫患者治疗的主要原则:矫正畸形;平衡和调整肌力;稳定关节;恢复肢体力线。静力性畸形可应用肌腱延长松解术、关节囊切开、筋膜切断及截骨术以矫正骨与关节畸形。动力性畸形的纠正主要靠平衡及调整肌力。但平衡肌力在脑瘫患者中要想达到理想的结果有一定困难。因影响肌转位手术效果的因素较多,同时肌转位后也需经过特殊训练,有时还可采用过强肌力的肌肉运动神经肌支切断术来达到拮抗平衡,但神经切断术效果不够持久,易于复发,这点应引起注意。也可采用三关节固定术、距下关节外固定术以稳定足部。治疗前要制订周密的治疗计划,要取得患者及其家人的合作。

(一)上肢痉挛性瘫痪与畸形

上肢痉挛性瘫痪以手指和腕部屈曲畸形多见,并常伴有拇内收、尺偏或桡偏畸形。前臂旋前、肘屈曲及肩部内收内旋畸形较少见。上肢痉挛性瘫痪的治疗目的是恢复运动功能,特别是手部的日常生活动作的恢复更为重要。但其治疗效果比下肢差,尤其是手指屈曲伸展受限伴有腕关节不稳的患者,很难完成日常生活动作。应用颈动脉交感神经剥离术治疗手指痉挛性瘫痪,取得了一定的效果。屈腕或屈指挛缩时,可行内侧屈肌止点剥离松解术;腕部桡偏或尺偏畸形,可行软组织松解术;当伴有骨质改变时,可行腕关节融合术;拇内收畸形可行掌骨对掌成形术。

1.前臂屈肌起点剥离术

(1)手术适应证:手腕屈曲挛缩畸形或伴有肘部屈曲挛缩畸形者。伴有骨质结构畸形者禁忌该手术。

(2)手术方法:臂丛或全麻,从肱骨内上髁上方5 cm处开始,沿尺骨向下切开并延长10～15 cm,远端稍向前。切开皮肤、皮下组织和深筋膜,在肱骨内上髁后侧尺神经沟内,将尺神经游离并拉向后侧,游离进入尺侧腕屈肌和指深屈肌的两个神经分支,以便向远侧移位。将肱二头肌腱切开,保护正中神经,显露肱骨内上髁部屈肌起点,将旋前圆肌、掌长肌、尺侧腕屈肌和指浅屈肌的起点,用刀于肱骨内上髁处切开,在骨膜下将它们剥离,并向下推开,使其自然回缩,挛缩得以缓解。切开影响关节伸直的其他纤维组织,使肘和腕关节及手指能伸至正常位置。将尺神经移于肱骨内上髁前方,止血,冲洗切口,按层次缝合。注意勿伤及肘部神经、血管。

(3)术后处理:用石膏托将肘关节固定于伸展位,腕及手指于功能位,3周后去掉石膏托,开始功能锻炼。

2.尺侧屈腕肌代桡侧腕长、短伸肌术

(1)手术适应证:屈指肌痉挛,并有非固定性畸形,当手指屈曲时,腕可背伸,腕屈曲时才能伸指。年龄以6～7岁以后手术为好。上肢肌肉普遍受累,缺乏可利用肌肉的患者为本手术之禁忌证。

(2)手术方法:选用全麻或臂丛麻醉,平卧位。于尺侧腕屈肌止点沿掌侧腕横纹做横切口,切开皮肤和皮下组织及深筋膜,于腕豌骨近侧显露尺侧腕屈肌腱,用血管钳挑起,在靠近腕豌骨处切断。以前臂中下1/3交界为中心,沿尺侧腕屈肌做纵行切口,长3～5 cm,显露肌腱,并用血管钳将其挑起,用盐水纱布包裹,将断端从切口抽出。使前臂旋前,于前臂下1/3背侧中间做纵行切口,长5～6 cm,显露出指总伸肌腱,于其桡侧拇长展、拇短伸肌的深层,可看到桡侧腕长短伸肌腱。将尺侧曲腕肌腱移植到桡侧腕长、短伸肌腱上。在掰切口之间做一皮下隧道,将尺侧屈腕肌通过皮下隧道拉到背侧第 3 切口内,缝合第 1、2 切口。将桡侧腕长短肌腱挑起,用尖刀于中间打孔,将尺侧屈腕肌腱穿过两肌腱的裂孔,将肌腱拉紧,在腕背伸 10°位,将肌腱缝合固定在桡侧腕长短伸肌腱上。彻底止血,缝合切口。术中注意保持一定张力缝合肌腱,并注意游离尺侧屈腕肌腱,勿伤及其深面的尺神经。隧道应位于皮下脂肪,并应宽敞,以便于肌腱滑动。

(3)术后处理:腕关节背伸 20°石膏固定,3 周后拆石膏行功能锻炼。

3.颈总动脉交感神经网剥离切除术

(1)手术适应证:脑瘫上肢肌力不协调,手部功能障碍。雷诺病或手部缺血性疾病。脑供血不全性疾病。高血压或动脉硬化者禁忌此手术。

(2)术前准备:术前查脑血流图并同术后比较。智商测定及手的功能记录,以便术前术后比较。

(3)手术方法:颈丛或全麻。仰卧位,两肩下垫扁枕,颈部过伸位。从甲状腺水平沿胸锁乳突肌前缘向内下方切口,止于锁骨上方 2 cm 处,切开皮肤、皮下组织和筋膜,颈阔肌行钳夹切断后,稍分离即可看到胸锁乳突肌前缘,沿其前缘向深部解剖,将肩胛舌骨肌牵向下方或切断,即可看到有搏动的颈总动脉鞘,用镊子提起鞘膜,用刀切开,游离颈总动脉。将颈总动脉用血管钳挑起,用橡皮条穿过其后方,轻轻提起颈总动脉,用小解剖刀将其外膜上的纤维鞘分离,行环状切除。在分离前先于鞘膜外注入等渗盐水,使鞘膜与血管外膜分离,便于游离切除。剥离切除的颈总动脉外层的疏松结缔组织内含有丰富的交感神经网,直到看见颈总动脉致密灰白色的弹性外膜为止。一般环状切除 2 cm 长一段即可。彻底止血,留置引流条,按层次缝合。

(4)注意事项:颈总动脉剥离是在颈动脉窦和甲状颈干之间进行的,术中勿干扰颈总动脉分叉处之颈动脉窦,此窦平甲状软骨;术中注意勿刺破颈总动脉,并注意保护颈总静脉;术中注意勿伤及膈神经和喉返神经;一般左手瘫剥离右侧,右手瘫剥离左侧,双手瘫则需两侧同时剥离或分期进行剥离。

(5)术后处理:术后 24 小时注意观察呼吸,以防血肿压迫。术后防止喉头水肿,可予蒸汽吸入,每天3 次,连续 3 天。术后 24～48 小时拔除引流管。术后应早期行功能锻炼。另外,伸指和伸拇肌麻痹者,可行尺侧屈腕肌代伸指和伸拇长肌。腕关节固定性屈曲畸形及腕关节不稳等,可行腕关节融合术。

(二)髋内收畸形

脑瘫髋内收畸形较为常见,通常是由于肌力失衡和不良姿势所致。多同时合并其他畸形。本文介绍内收肌切断及闭孔神经肌支切断术。

1.手术适应证

髋内收内旋肌群痉挛形成剪刀步,影响患肢负重功能。已有股骨上端内旋畸形者,为本手术之禁忌证。需配合旋转截骨术。

2.手术方法

硬脑膜外麻醉,平卧位。从耻骨肌附着处开始向下延长切口 8～10 cm,切开皮肤、皮下组织及深筋膜,显露内收长肌腱、耻骨肌腱和内收大肌腱。分开内收长股与内收短肌,于二股之间找到闭孔神经前支及其分支。钳夹每个肌支,将痉挛严重的肌支分别切断,任其自然回缩。将内收长肌靠近耻骨起点处横行切断,再将内收短肌斜行切断,以减少局部间隙。将下肢外展,用手触摸有无紧张挛缩的肌腱、筋膜限制外展运动,如有即将其切断。如果内收肌前面的肌纤维也挛缩紧张,可将其部分筋膜及纤维束切断。止血,冲洗切口,按层次缝合。如双侧内收肌均挛缩,手术可同时进行。

3.术后处理

患肢置于外展位 30°,加强大腿外展功能练习,防止内收肌再挛缩。拆线后要配合综合性康复训练。

(三)痉挛性屈膝畸形

脑瘫患者膝部屈曲挛缩畸形常合并髋屈曲内收及跟腱挛缩畸形,因为股直肌、肌薄肌、股二头肌、半腱半膜肌和缝匠肌等都是双关节动力肌,踝部及髋关节的异常改变都会影响到膝关节。应仔细研究步态,因屈膝步态可由以上任何一个因素所引起。任何髋部屈曲畸形都可减弱臀大肌、小腿三头肌的肌力而影响伸膝功能。因此,任何影响屈膝步态的因素都要纠正。轻度膝屈挛缩不一定都需手术,可先用牵引、按摩或用夹板矫正,若失败可用肌腱松解、延长,或腘绳肌代股四头肌,既能矫正膝挛缩,又能增强伸膝作用,必要时可行后关节囊切开。如有骨质结构性畸形,可行股骨髁上截骨术。另外,长期屈膝会使髌韧带拉长而致伸膝无力,可行髌韧带紧缩术,本文介绍髌韧带紧缩术。

1.手术适应证

髌韧带松弛,髌骨向上移位。膝关节可被动伸直但不能主动伸直,膝关节差 10°～20°者。膝关节屈曲挛缩畸形未矫正前禁用。

2.手术方法

绕髌骨内侧从上极开始向下止于胫骨结节下方做"S"形切口。切开皮肤、皮下及深筋膜,沿髌韧带两侧缘切开,游离髌韧带,但勿进入关节,将髌韧带下极两侧的阔张筋膜切开,至牵拉髌骨可向下移动为止。此时用血管钳,穿过髌韧带后方,将松弛之韧带提起、切断,向下拉髌骨,使髌韧带重叠缝合,矫正韧带松弛,且膝关节可被动屈曲达 90°。止血,冲洗切口,按层次缝隙合。术中注意勿伤及关节囊。

3.术后处理

膝关节伸直位石膏固定 4 周,拆除固定后开始练习膝关节屈伸活动。在石膏固定期间应进行股四头肌收缩锻炼。应预防关节囊粘连和髌韧带过紧引起屈膝受限,因此髌韧带的缩短程度要适当。

(四)痉挛性足下垂

儿童期马蹄足可用手法矫正,可牵拉三头肌缓解肌痉挛和用夹板矫正使之处于功能位,间断或持续进行,要维持到骨骼发育成熟为止。也可用石膏矫正,将踝关节固定在功能位 3 周,然后改为夜间夹板。当保守法失败或畸形严重时,可考虑外科手术,但手术最小年龄也得在 7～8 岁。较大儿童或成年人,保守疗法很少成功,一般要用手术治疗。一般手术矫正痉挛性足下垂常用方法有腓肠肌腱两个头剥离松解术;胫神经肌支切断术;跟腱延长术等。

1.胫神经肌支切断术

(1)适应证:腿三头肌痉挛所致的踝阵挛。

(2)术前准备:术前仔细检查判明阵挛是由腓肠肌引起还是由比目鱼肌引起。如果是由腓肠肌引起,当膝关节屈曲 90°位时,阵挛即减轻或消失;如果是比目鱼肌引起,虽膝关节屈曲位阵挛也不缓解。前者需做腓肠肌两个头剥离术,后者需做胫神经比目鱼肌支切断术。术前把治疗计划、治疗结果和手术后要积极进行功能训练等要求详细向患者及其家属解释清楚,争取患者配合治疗。

(3)手术方法:硬脑膜外麻醉,侧卧位。于腘窝部做纵行"S"形切口,长 3～4 cm,切开皮肤和皮下组织。切开深筋膜,显露胫神经,它位于腘窝部血管浅面。胫神经的第 1 分支是皮肤感觉支,不做处理;以下两个分支为运动支,分别位于神经干的内侧和外侧,内侧者进入内侧头,外侧者进入外侧头。此两分支在靠近腓肠肌两个头处进入肌肉内,再进入肌肉之前,内侧支又分为 3 个细支,外侧支分为两个细支,在小分支之前,于其远端胫神经后侧分出一个比目鱼肌支,它又分为两上支,分别进入比目鱼肌内侧及外侧头内。在远端还有一分支进入比目鱼肌肉内。用平头镊子钳夹刺激每个神经肌支,可辨认痉挛程度,然后将选定的分支从主干起源处切断,把远端从肌肉内拔除。止血,冲洗切口,缝合切口。

(4)注意事项:术中勿伤及腘窝血管,神经肌支也不要切除过多,以防肌无力。

(5)术后处理:术后不需外固定,早期开始步行锻炼。

2.腓肠肌内外侧头剥离术

单纯腓肠肌挛缩引起痉挛性马蹄足,在屈膝 90°位时,马蹄足可减轻或消失,可用腓肠肌内外侧头剥离术,如仍有踝阵挛,可行联合神经肌支切断术。

(1)适应证:本手术适用于单纯腓肠肌挛缩,但对伴有比目鱼肌挛缩者不适用。

(2)手术方法:于腘窝后侧做纵行"S"形切口,切开皮肤和皮下组织及深筋膜,显露腓肠肌内外侧头,在股骨内外髁后侧的附丽部,用纱布条将腓肠肌内外侧头提起,用骨膜剥离器将它从股骨髁部剥离下来,任其自然回缩,如有必要可从胫神经干找出支配腓肠肌两个头的神经分支予以切断。止血,冲洗切口,按层次缝合。

(3)术后处理:术后不需外固定,早期锻炼患肢使其功能恢复。

另外,矫治痉挛性足下垂的手术还有跟腱延长术、足三关节融合术、足部肌腱转位术等,这些术式可能同瘫痪性足下垂矫治手术稍有不同,如痉挛性足下垂跟腱延长术同小儿麻痹后遗迟缓性瘫痪的跟腱延长术不同的是,痉挛性马蹄足跟腱切腱位置要高一些,在靠近腱与肌腹连接处。二者差别不大,本文不再介绍。

(孙希鹏)

第九章

脊 髓 疾 病

第一节 脊 髓 损 伤

一、脊髓损伤的定义与分类

(一)定义

脊髓损伤(spinal cord injury,SCI)是指由于外界直接或间接因素导致脊髓损伤,在损害的相应节段出现各种运动、感觉和括约肌功能障碍,肌张力异常及病理反射等的相应改变。

脊髓损伤的程度和临床表现取决于原发性损伤的部位和性质。脊髓损伤是脊柱骨折的严重并发症,由于椎体的移位或碎骨片突出于椎管内,使脊髓或马尾神经产生不同程度的损伤。胸腰段损伤使下肢的感觉与运动产生障碍,称为截瘫,而颈段脊髓损伤后,双上肢也有神经功能障碍,为四肢瘫痪,简称"四瘫"。

(二)病理生理

脊髓损伤后病理过程分为3期。①急性期:伤后立即出现组织破裂、出血,数分钟即出现水肿,1~2小时肿胀明显,出血主要在灰质,毛细管内皮肿胀,致伤段缺血、代谢产物蓄积,轴突变性、脱髓鞘。②中期:损伤中心区坏死碎片被巨噬细胞移除,胶质细胞和胶原纤维增生。③晚期:大约半年后,胶质细胞和纤维组织持续增生,取代正常神经组织,完全胶质化。

病理上按损伤的轻重可分为脊髓震荡、脊髓挫裂伤和出血、脊髓压迫、脊髓横断伤。

1.脊髓震荡

脊髓震荡与脑震荡相似,是最轻微的脊髓损伤。脊髓遭受强烈震荡后立即发生弛缓性瘫痪,损伤平面以下感觉、运动、反射及括约肌功能全部丧失。因在组织形态学上并无病理变化发生,只是暂时性功能抑制,在数分钟或数小时内即可完全恢复。

2.脊髓挫伤与出血

脊髓挫伤与出血为脊髓的实质性破坏,外观虽完整,但脊髓内部可有出血、水肿、神经细胞破坏和神经传导纤维束的中断。脊髓挫伤的程度有很大的差别,轻的为少量的水肿和点状出血,重者则有成片挫伤、出血,可有脊髓软化及瘢痕的形成,因此预后极不相同。

3.脊髓压迫

骨折移位,碎骨片与破碎的椎间盘挤入椎管内,可以直接压迫脊髓,而皱褶的黄韧带与急速形成的血肿亦可以压迫脊髓,使脊髓产生一系列脊髓损伤的病理变化。及时去除压迫物后,脊髓的功能可望部分或全部恢复;如果压迫时间过久,脊髓因血液循环障碍而发生软化、萎缩或瘢痕形成,则瘫痪难以恢复。

脊髓压迫可分为原发性脊髓损伤与继发性脊髓损伤。前者是指外力直接或间接作用于脊髓所造成的损伤,后者是指外力所造成的脊髓水肿、椎管内小血管出血形成血肿、压缩性骨折以及破碎的椎间盘组织等形成脊髓压迫所造成的脊髓的进一步损害。

(1)原发性脊髓损伤。①脊髓休克:当脊髓与高位中枢断离时,脊髓暂时丧失反射活动的能力而进入无反应状态的现象称为脊髓休克。临床上主要指脊髓损伤的急性期,表现为弛缓性瘫痪,出现肢体瘫痪、肌张力减低、腱反射消失、病理反射阴性,休克期一般持续2~4周,随后肌张力逐渐增高,腱反射活跃,出现病理反射,但是脊髓功能可能无恢复。②脊髓挫伤:血管损伤;神经细胞损伤;神经纤维脱髓鞘变化。有不同程度瘫痪表现,有后遗症,程度不同,表现不同。③脊髓断裂:伤后4小时断端灰质出血、坏死,白质无改变;24小时断端中心损害,白质开始坏死;伤后72小时达到最大程度,3周病变结束成为瘢痕。

(2)继发性脊髓损伤。①脊髓水肿:创伤性反应、缺氧、压迫均可造成脊髓组织水肿,伤后3~6天最明显,持续15天。②脊髓受压:移位的椎体、骨片、破碎的椎间盘均可压迫脊髓组织,及时解除压迫后,脊髓功能有可能全部或大部恢复。③椎管内出血:血肿可压迫脊髓。

4.脊髓断裂(脊髓横断伤)

脊髓的连续性中断,可为完全性或不完全性。不完全性常伴有挫伤,又称挫裂伤。脊髓断裂后恢复无望,预后恶劣。

(三)病因分类

脊髓损伤是因各种致病因素(外伤、炎症、肿瘤等)引起的脊髓的横贯性损害,造成损害平面以下的脊髓神经功能(运动、感觉、括约肌及自主神经功能)的障碍。脊髓损伤可根据病理情况、致病因素及神经功能障碍情况进行分类。

1.外伤性脊髓损伤

外伤性脊髓损伤是因脊柱脊髓受到机械外力作用,包括直接或间接的外力作用造成脊髓结构与功能的损害。脊柱损伤造成了稳定性的破坏,而脊柱不稳定是造成脊髓损伤,特别是继发性损伤的主要原因。

(1)直接外力:刀刃刺伤脊髓或子弹、弹片直接贯穿脊髓,可造成开放性的脊髓损伤。石块或重物直接打击于腰背部,造成脊柱骨折而损伤脊髓。

(2)间接外力:交通事故、高处坠落及跳水意外时,外力多未直接作用于脊柱、脊髓,但间接外力可引起各种类型不同的脊柱骨折、脱位,导致脊髓损伤。间接外力作用是造成脊柱、脊髓损伤的主要原因。

2.非外伤性脊髓损伤

非外伤性脊髓损伤的发病率难以统计,有的学者估计与外伤性脊髓损伤近似。非外伤的脊髓损伤的病因很多,Burke与Murra将非外伤性脊髓损伤的原因分为两类。

(1)发育性病因:发育性病因包括脊柱侧弯、脊椎裂、脊椎滑脱等。脊柱侧弯中主要是先天性脊柱侧弯,易引起脊髓损伤;而脊椎裂主要引起脊髓栓系综合征。

(2)获得性病因:获得性病因主要包括感染(脊柱结核、脊柱化脓性感染、横贯性脊髓炎等)、肿瘤(脊柱或脊髓的肿瘤)、脊柱退化性、代谢性、医源性等疾病。

(四)临床分类

1.完全性脊髓损伤

损伤后在病理上损伤平面的神经组织与上级神经中枢的联络完全中断。临床上表现为损伤的神经平面以下：①深、浅感觉完全丧失,包括鞍区感觉。②运动功能完全丧失。③深、浅反射消失。④大小便功能障碍,失禁或潴留。急性脊髓损伤的早期,常常出现脊髓休克,主要表现为肢体瘫痪、肌张力减低、腱反射消失、病理反射阴性。休克期长短各异,短则2周,长则可达2个月。休克期过后,损伤平面以下脊髓功能失去上运动神经元的抑制,表现出损伤平面以下肌张力增高、腱反射亢进、病理征阳性,即痉挛性瘫痪。但是患者仍然表现为全瘫,不能自主活动,感觉障碍,括约肌功能障碍。

2.不完全性脊髓损伤

损伤后损伤平面以下感觉与运动功能,或者括约肌功能不完全丧失。如损伤平面以下可以无运动功能,但是存有感觉,包括鞍区感觉,也可以保留部分肌肉的运动功能。而无感觉功能。包括以下4个类型:脊髓半侧损伤综合征(Brown-Sequard综合征)、中央型脊髓损伤、前侧型脊髓损伤、脊髓后部损伤。

(1)脊髓半侧损伤综合征:常见于颈椎或胸椎的横向脱位损伤,亦可见于锐器刺伤半侧脊髓,损伤了同侧的下行运动纤维(皮质脊髓束),也损伤了对侧传过来上行的感觉束(丘脑脊髓束)。临床表现为伤侧平面以下运动功能及深感觉障碍,对侧浅感觉和皮肤痛、温觉障碍。

(2)中央型脊髓损伤综合征:常见于颈椎后伸损伤和颈椎爆裂性骨折,脊髓受到前后方挤压,导致中央部位缺血(或出血)损伤,而周边相对保留。临床表现为运动感觉障碍,上肢瘫痪症状较下肢重,近端重于远端;圆锥部位神经功能大多保留,浅感觉多保留。

(3)前侧型脊髓损伤综合征:常见于颈椎爆裂骨折或者颈椎后伸损伤,损伤了脊髓前部,而脊髓后方未受到损伤。临床表现为损伤平面以下深感觉、位置觉保存,浅感觉和运动功能受到不同程度的损伤。

(4)脊髓后侧损伤:较少见,常见于椎板骨折向内塌陷压迫脊髓后部,而前侧脊髓未受到损伤,临床表现为脊髓深感觉障碍或者丧失,运动功能保留或轻度障碍。

3.无骨折脱位脊髓损伤

(1)颈椎无骨折脱位脊髓损伤:颈椎无骨折脱位脊髓损伤多见于中老年人,跌倒或者交通意外等导致头部碰撞,致头颈部过伸(或者过度屈曲)损伤。这类患者通常既往有颈椎病史或颈椎管狭窄的病理基础。临床多为不全性脊髓损伤的表现,严重时也可能出现完全性脊髓损伤。因为患者既往有颈椎病史,所以部分患者有肌张力增高、腱反射亢进、病理征阳性的上运动神经元损伤的表现。MRI能够显示狭窄的椎管和脊髓损伤的表现。儿童在车祸伤或者高处坠落伤时,颈椎过度屈曲和拉伸,也可能出现脊髓损伤,但是较少见。

(2)胸椎无骨折脱位的脊髓损伤:胸椎无骨折脱位的脊髓损伤主要发生于儿童和青壮年,多数因为严重的外伤、碾压伤和砸伤直接作用于胸腰部脊髓导致损伤,也可见于儿童的过度训练致伤。临床表现为损伤平面以下的脊髓功能障碍,多数为完全性脊髓功能障碍,可能与损伤时脊髓直接受损、脊髓血管缺血、脊髓内压力增高有关。

4.圆锥损伤

脊髓圆锥在第一腰椎平面水平,故腰第一腰椎体骨折脱位是圆锥损伤最常见的原因。损伤后出现鞍区、肛周、阴茎的感觉障碍,肛门括约肌和尿道括约肌功能障碍,球海绵体反射、肛门反射消失,患者出现大小便功能障碍。

5.马尾神经损伤

第二腰椎以下为马尾神经损伤,由于马尾神经相对耐受性好,而且是周围神经,故损伤的表现多数为损伤神经的支配区感觉、运动功能障碍或者大小便功能障碍。

二、脊髓损伤病理机制

目前普遍认为急性脊髓损伤包括原发和继发损伤两个阶段。既然原发性损伤已经发生,那么对于到医院治疗的患者。医师的目的就在于尽最大可能减少继发性损伤。

在原发损伤基础上发生的多种因素参与的序列性组织自毁性破坏的过程称为继发性损伤。脊髓继发损伤是脊髓组织对创伤所产生的组织反应,组织反应可加重脊髓原发损伤。其程度取决于原发损伤的大小,一般不会超过原发损伤的程度。

(一)脊髓原发与继发损伤的定义

1.脊髓原发损伤

脊髓原发损伤指受伤瞬间外力或骨折脱位造成脊髓的损伤。根据损伤的程度,临床可见脊髓组织破碎或断裂,亦可见脊髓外形完整,但由于血管和组织细胞损伤,常导致出血、血管闭塞、循环障碍、组织细胞水肿等。

2.脊髓继发损伤

脊髓继发损伤指组织遭受外力损伤后,组织细胞对创伤发生的系列反应与创伤的直接反应分不开,包括出血、水肿、微循环障碍等。此外,还包括组织对创伤发生的生化分子水平反应等,如钙通道改变、自由基蓄积、神经递质内源性阿片增加、细胞凋亡加快、一氧化氮及兴奋性氨基酸增加等。组织的这些变化,使该处的组织细胞受到损伤,加重损伤。对继发损伤的两点说明:①继发损伤是在组织受伤后发生的生化分子水平的反应,是在受伤的生活组织中发生,组织破碎、细胞死亡,则无从发生反应。②脊髓原发损伤程度决定脊髓继发损伤程度。组织受伤重,其组织反应也重;组织受伤轻,其组织反应也轻。

(二)完全脊髓损伤的原发与继发损伤

1.完全脊髓损伤的组织病理学改变

在试验中,完全脊髓损伤模型的脊髓组织并未破裂,但损伤不可逆转。伤后30分钟,可见伤段脊髓灰质出血,有多个出血灶;伤后6小时,灰质中神经细胞退变、坏死;伤后12小时,轴突退变,白质出血,灰质开始坏死;伤后24小时,白质也坏死,致该节段脊髓全坏死,失去神经组织,以后则由吞噬细胞移除坏死组织,并逐渐由胶质组织修复,大约6周,达到病理组织改变的终结。这一完全脊髓损伤的过程是进行性加重的过程。

Tator将此过程分为损伤期、继发反应损伤期和后期。

Kakulas(1999年)将人体完全脊髓损伤的组织病理学改变归纳为3期。①早期:即急性期,伤后即刻发生组织破裂出血,数分钟出现水肿,1～2小时肿胀明显。出血主要在灰质,尚存的毛细血管内皮细胞肿胀,伤段血供障碍,细胞缺血坏死,轴突溃变。②中期:即组织反应期,在伤后数小时开始,代谢产物蓄积,白细胞从血管壁中移出成吞噬细胞,移除坏死组织及发生一系列生化改变,24小时胶质细胞增多,断裂轴突溃变,5～7天胶质增生。③晚期:即终期,坏死组织移除后遗留囊腔,胶质增生,有的囊腔内有胶质细胞衬里,有的伤段脊髓完全胶质化,约6个月后组织改变结束。

在临床上,24~48 小时内手术常见的脊髓伤段改变:脊髓和硬脑膜断裂、硬脑膜破口、豆腐状脊髓组织溢出,说明脊髓伤段碎裂。亦可见脊髓和硬脑膜的连续性存在,伤段硬脑膜肿胀,触之硬,硬脑膜下脊髓呈青紫色出血、苍白缺血或脊髓稍肿胀,外观近于正常,背侧血管存在。

2.继发损伤与原发损伤的关系

发生完全脊髓损伤后,继发损伤的反应主要在脊髓伤段的两端紧邻生活组织处,可发生退变甚至坏死。如脊髓断裂或碎裂节段原始有 2 cm 长度者,由于两端组织坏死,坏死长度可达 3 cm。

(三)不全脊髓损伤的原发与继发损伤

1.不全脊髓损伤的病理组织学改变

不论试验观察、Kakulas 人体不全脊髓损伤解剖所见,还是临床手术所见,不全脊髓损伤后脊髓伤段外观正常或稍肿胀,早期可见灰质中出血灶,从伤后即刻至伤后 24 小时,出血灶虽有所扩大,但未导致大片白质出血;晚期可见囊腔形成。严重的不全脊髓损伤,灰质发生坏死,部分白质保存;轻度不全脊髓损伤,灰质中神经细胞退变,大部分白质保存。因此,不全脊髓损伤多可恢复,但不能完全恢复。

2.不全脊髓损伤的继发损伤

在脊髓伤段及其邻近部位可发生继发损伤的组织反应,由于脊髓组织原发损伤轻,其组织反应也轻,继发损伤的程度也轻,并未超过脊髓原发损伤程度。这主要表现在:①在组织学上,伤后24 小时,未见组织损伤加重。②继发损伤的动物试验模型均为不全脊髓损伤,伤后未治疗均有脊髓功能恢复,未见加重成完全脊髓损伤。③临床治疗的不全脊髓损伤,如治疗得当,患者均有不同程度恢复。

(四)继发性损伤的发生机制

研究较多的参与机制有血管机制、自由基学说、氨基酸学说、钙介导机制、电解质失衡及炎症等。

1.血管学说

在所有脊髓二次损伤机制中,血管学说的地位相对重要。其中比较明确的机制有微循环障碍、小血管破裂出血、自动调节功能丧失及氨基酸介导的兴奋毒性作用。脊髓损伤后损伤区域局部血流量立即降低,此时若不经治疗,则会出现进行性加重的缺血。脊髓损伤后进行性缺血的确切机制还不清楚,目前认为全身性因素及局部因素均参与了这一过程。严重脊髓损伤导致交感神经兴奋性降低,血压下降,从而使脊髓不能得到有效的局部血液供应。有学者通过试验性脊髓损伤后发现,损伤后几小时内脊髓血流量进行性下降,可持续 24 小时,且以脊髓灰质最为明显。他们经过病理学检查提示损伤区早期中央灰质出血,之后范围逐渐扩大并向周围蔓延,伤后24~48 小时出血区及其周围白质发生与周围界限清楚的创伤后梗死。有研究显示,有强烈而持久缩血管作用的内皮素(ET)可能在急性脊髓损伤的继发性损伤中起重要作用,而利用药物改善局部血流,随着血流的恢复,坏死面积及功能丧失均明显减少。

2.自由基学说

脊髓损伤后由于局部缺血、缺氧,导致能量代谢障碍,兴奋性氨基酸积聚,自由基的增加,通过脂质过氧化损伤细胞膜的结构、流动性和通透性,使 Na^+/K^+-ATP 酶活性下降,细胞能量代谢失常,细胞内钙超载,最终导致组织坏死和功能丧失。普遍认为脊髓损伤急性期产生的自由基是引起继发性坏死的主要原因。自由基对细胞膜双磷脂结构进行过氧化作用,生成多种脂质过氧化物,损伤细胞膜,并引起溶酶体及线粒体的破裂。脊髓损伤后内源性抗氧化剂明显减少或耗竭,基础及临床研究认为预先给予抗氧化剂如维生素 E、MP 等可明显减轻组织损害。

3.电解质失衡学说

电解质的平衡对于维持机体生理功能有极为重要的作用,而脊髓损伤后局部内环境破坏,引起离子失衡,诱发脊髓的继发性损害。Ca^{2+} 是脊髓继发损伤连锁反应过程中的重要活性离子之一,发挥着极大的作用。脊髓损伤后,脊髓局部血流量进行性下降,脊髓缺血、缺氧,组织细胞膜上的 Ca^{2+} 通道超常开放,Ca^{2+} 大量内流并聚集在细胞内,而细胞内钙超载,会激活多种蛋白酶及磷脂酶 A_2,经过一系列生化反应,产生大量自由脂肪酸,通过脂质过氧化反应损害细胞器及膜结构,致细胞自溶,后者复又加重微循环障碍,形成恶性循环。

脊髓损伤后病理生理变化是一个由多种因素参与的复杂过程,众多机制均起作用。随着脊髓损伤基础与临床研究的不断深入,对损伤机制的不断明确,最终会探索出比较完善的脊髓损伤治疗方案,进一步改善患者的预后。

三、脊髓损伤诊断与治疗

(一)脊髓损伤的临床表现

在脊髓休克期间表现为受伤平面以下出现弛缓性瘫痪,运动、反射及括约肌功能丧失,有感觉丧失平面及大小便不能自解,2～4 周后逐渐演变成痉挛性瘫痪,表现为肌张力增高、腱反射亢进,并出现病理性锥体束征。

胸段脊髓损伤表现为截瘫,颈段脊髓损伤则表现为四肢瘫,上颈椎损伤的四肢瘫均为痉挛性瘫痪,下颈椎损伤的四肢瘫由于脊髓颈膨大部位和神经根的毁损,上肢表现为弛缓性瘫痪,下肢仍表现为痉挛性瘫痪。

(二)脊髓损伤的神经学检查

1."瘫痪"的定义和术语

(1)四肢瘫:指由于椎管内的颈段脊髓神经组织受损而造成颈段运动和/或感觉的损害或丧失。四肢瘫导致上肢、躯干、下肢及盆腔器官的功能损害,即功能受损涉及四肢。但本术语不包括臂丛损伤或者椎管外的周围神经损伤造成的功能障碍。

(2)截瘫:指椎管内神经组织损伤后,导致脊髓胸段、腰段或骶段(不包括颈段)运动和/或感觉功能的损害或丧失。截瘫时,上肢功能不受累,但是根据具体的损伤水平,躯干、下肢及盆腔脏器可能受累。本术语包括马尾和圆锥损伤,但不包括腰骶丛病变或者椎管外周围神经的损伤。

(3)四肢轻瘫和轻截瘫:不提倡使用这些术语,因为它们不能精确地描述不完全性损伤,同时可能错误地暗示四肢瘫和截瘫,仅可以用于完全性损伤。相反,用 ASIA 残损分级较为精确。

(4)皮节:指每个脊髓节段神经的感觉神经(根)轴突所支配的相应皮肤区域。

(5)肌节:指受每个脊髓节段神经的运动神经(根)轴突所支配的相应一组肌群。

(6)感觉平面:通过身体两侧(右侧和左侧)各 28 个关键点(图 9-1)的检查进行确定。根据身体两侧具有正常针刺觉(锐或钝区分)和轻触觉的最低脊髓节段进行确定。身体左右侧可以不同。

2.感觉检查

感觉检查的必查部分是检查身体左右侧各 28 个皮节的关键点($C_2 \sim S_{4\sim5}$)。关键点应为容易定位的骨性解剖标志点。

3.运动检查

肌肉的肌力分为 6 级。

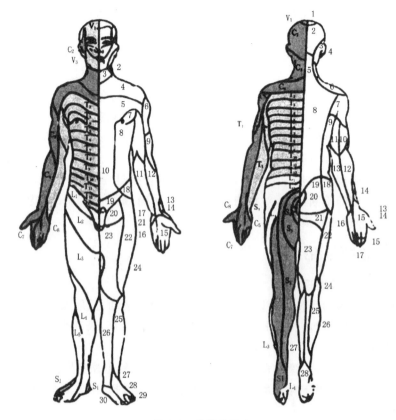

图 9-1　感觉关键点

0 级：完全瘫痪。

1 级：可触及或可见肌收缩。

2 级：去重力状态下全关节活动范围（ROM）的主动活动。

3 级：对抗重力下全 ROM 的主动活动。

4 级：肌肉特殊体位的中等阻力情况下进行全 ROM 的主动活动。

5 级（正常）：肌肉特殊体位的最大阻力情况下全 ROM 的主动活动。最大阻力根据患者功能假定为正常的情况进行估计。

5^* 级（正常）：假定抑制因素（即疼痛、废用）不存在情况下，对抗重力和足够阻力情况下全 ROM 的主动活动，即认为正常。

应用上述肌力分级法检查的肌肉（双侧）：①C_5 屈肘肌（肱二头肌、肱肌）。②C_6 伸腕肌（桡侧伸腕长和短肌）。③C_7 伸肘肌（肱三头肌）。④C_8 中指屈指肌（指深屈肌）。⑤T_1 小指外展肌（小指外展肌）。⑥L_2 屈髋肌（髂腰肌）。⑦L_3 伸膝肌（股四头肌）。⑧L_4 踝背伸肌（胫前肌）。⑨L_5 足踇长伸趾肌（足踇长伸肌）。⑩S_1 踝跖屈肌（腓肠肌和比目鱼肌）。选择这些肌肉是因为它们与相应节段的神经支配相一致，至少接受 2 个脊髓节段的神经支配，每块肌肉都有其功能上的重要性，并且便于仰卧位检查。

4.Frankel 脊髓损伤分级法

目前临床上应用较多的还有 Frankel 脊髓损伤分级法（表 9-1）。

表 9-1　Frankel**脊髓损伤分级法**

等级	功能状况
A	损伤平面以下深、浅感觉完全消失,肌肉运动功能完全消失
B	损伤平面以下运动功能完全消失,仅存某些包括骶区感觉
C	损伤平面以下仅有某些肌肉运动功能,无有用功能存在
D	损伤平面以下肌肉功能不完全,可扶拐行走
E	深、浅感觉,肌肉运动及大小便功能良好,可有病理反射

(三)脊髓损伤的诊断

在临床上诊断并不很困难。根据患者提供的病史、症状,经过全面系统的神经功能检查,再结合 X 线片、CT 和 MRI 等影像学资料,以及诱发电位辅助检查,可得出完整的结论。

1.合适的固定

防止因损伤部位的移位而产生脊髓的再损伤。一般先用颌枕吊带牵引或持续的颅骨牵引。

2.减轻脊髓水肿和继发性损害

(1)地塞米松:10～20 mg 静脉滴注,连续应用 5～7 天后,改为口服,每时 3 次,每次 0.75 mg,维持2周左右。

(2)甘露醇:20％甘露醇 250 mL 静脉滴注,每天 2 次,连续 5～7 次。

(3)甲泼尼龙冲击疗法:每千克体质量 30 mg 剂量一次给药,15 分钟静脉注射完毕,间隔 45 分钟后,再以 5.4 mg/(kg·h)维持。脊髓损伤 3 小时内维持23 小时。脊髓损伤 3～8 小时内维持 47 小时。

(4)高压氧治疗:据动物试验,伤后 2 小时进行高压氧治疗效果最好,这显然不适合于临床病例根据实践经验,一般伤后 4～6 小时内应用也可收到良好的效果。

3.促进神经恢复药物

(1)神经营养因子(NTFs):目前临床较为常用的为鼠神经生长因子(恩经复)18 μg 肌内注射,1 次/天,4 周 1 个疗程。

(2)神经节苷脂(Ganglioside,GM-1):每天 20～40 mg,遵医嘱一次或分次肌内注射或缓慢静脉滴注。在病变急性期(尤急性创伤):每天 100 mg,静脉滴注;2～3 周后改为维持量,每天 20～40 mg,一般 6 周。

4.手术治疗

手术治疗的目的是解除对脊髓的压迫、减轻神经的水肿和恢复脊椎的稳定性。手术的途径和方式视骨折的类型和致压物的部位而定。如果外伤后诊断明确,有明确的骨折脱位压迫神经,原则上无绝对手术禁忌证的情况下急诊手术,可以尽可能挽救患者的神经功能,即便患者神经严重损伤,估计无恢复的希望,也可以稳定脊柱,便于术后护理,大大减少术后并发症。

5.陈旧性脊髓损伤的治疗

实际上是陈旧性脊椎损伤合并脊髓损伤。临床上超过 2 周甚至 3 周,除非手术切开,已不能通过间接整复骨折脱位者为陈旧性脊椎骨折脱位合并脊髓损伤。

陈旧性脊髓损伤分为稳定型和不稳定型,功能障碍主要由不稳定所致。不稳的发生可以是急性、亚急性或慢性,并可引起临床症状和影像学异常进行性加重。不稳定型损伤伴有临床症状者一般需要手术治疗,其目的:①解除疼痛症状。②改善神经功能。③维持脊柱稳定性,在可能情况下纠正畸形。

四、早期药物治疗与预后评估

(一)脊髓损伤与早期药物治疗的关系

1.脊髓损伤早期药物治疗

治疗的时间窗非常短暂。从病理组织改变看,伤后 12 小时灰质坏死,24 小时伤段脊髓坏死,因此用甲泼尼龙(MP)治疗的时间应控制在伤后 8 小时之内,此时组织的反应已开始,用药可减轻继发损伤。

2.完全脊髓损伤早期药物治疗效果

美国国家急性脊髓损伤研究所(NASCIS Ⅲ)对 499 例脊髓损伤进行治疗,其中完全脊髓损伤占51.5%,分别用 MP 24 小时、48 小时和 tirilazadmesylate(TM)治疗,在 6 个月时,按 ASIA 运动评分,MP 24 小时组为 1.7 分,MP 48 小时组为 4.6 分,TM 组在两者之间,可见完全脊髓损伤,早期药物治疗的效果非常有限,仅有 1 块肌肉功能有所恢复。

据临床观察,完全脊髓损伤早期药物及手术治疗后,颈脊髓损伤可见到 1 个神经根恢复,胸腰段可见腰丛神经根恢复,而胸脊髓伤未恢复。这也说明完全脊髓损伤的药物治疗效果有限。这是因为脊髓已受到完全程度的损伤,继发损伤的作用已经很小。在颈脊髓,同序数神经根是从同序数颈椎的上缘离开颈椎,当颈椎骨折致脊髓损伤时,同序数颈脊髓与其神经根不在损伤的中心而在损伤的上部,损伤相对较轻,故可能恢复。在胸腰段,腰丛($L_2 \sim L_4$)的脊髓在 T_{12} 平面内,L_1 椎体平面为骶髓,当 T_{12}、L_1 骨折脱位时,L_1 骨折,T_{12} 向前脱位,损伤了 T_{12}、L_1 之间的 L_5 与骶髓及其间的腰丛神经根。因为神经根为纤维组织,较脊髓更耐受损伤,所以当脊髓完全损伤时,神经根不一定完全损伤。另外,由于 $L_2 \sim L_4$ 脊髓在 T_{12} 椎管内,它们同时向前移位,不一定损伤,故 $L_2 \sim L_4$ 神经根有可能恢复。

3.不全脊髓损伤早期药物治疗效果

NASCIS Ⅲ 对 48.5% 的不全脊髓损伤患者进行治疗,治疗后 6 个月 ASIA 运动评分:MP 24 小时组为 25.4 分,MP 48 小时组为 28.9 分,TM 组在两者之间,较完全脊髓损伤好。这主要由于脊髓损伤较轻、可逆,抑制继发损伤,有利于脊髓功能恢复。我们在临床中见到较重的不完全脊髓损伤患者(仅保留骶区肛门感觉,上下肢伤平面以下皆瘫),经 MP 24 小时治疗及手术减压后 1 年,上下肢感觉和运动均恢复,排尿功能正常,但遗留病理反射。需要说明的是,虽然在试验研究中许多继发损伤因素分别被抑制后,脊髓功能恢复较对照组佳,但在临床中许多继发损伤因素被抑制后并未见到功能改善,这可能与继发损伤的因素多而我们仅抑制其中一部分,且所占比例或所起作用又较小有关。因此,治疗脊髓继发损伤应采用多方法联合治疗。

(二)脊髓损伤的预后

一般情况下,完全性四肢瘫患者如果损伤超过 1 个月时感觉和运动仍完全丧失,则下肢运动功能几乎没有恢复的可能。也有学者认为患者伤后完全性截瘫 48 小时而无丝毫恢复者,其功能将永久丧失。完全性脊髓损伤患者的大部分神经恢复发生在损伤后 6~9 个月,损伤后 12~18 个月则为进一步恢复的平台期,随后恢复的速度则迅速下降。不完全性截瘫患者损伤 1 个月后肌力 1 或 2 级的肌肉在 1 年后有 85% 肌力提高到 3 级。故目前的临床上,不管是颈椎还是腰椎或者胸椎,对于不完全瘫痪的患者预后较为乐观,而完全性瘫痪的患者,L_2 以下的损伤,可能有部分恢复，也可能由于神经损伤严重无任何恢复。

五、干细胞治疗

(一)干细胞概述

1.干细胞的研究现状

在现代医学高度发达的今天，脊髓损伤(spinal cord injury，SCI)仍然令脊柱外科和神经外科医师们感到十分困惑。实际上能够供给医师们使用的医疗手段非常有限，目前针对脊髓损伤的治疗手段主要以激素冲击、手术减压固定、各类营养神经治疗、远期康复锻炼为主，但对脊髓损伤均不能获得理想的治疗效果。当前，科学家们和医疗工作者们普遍将脊髓损伤的治疗寄希望于再生医学，即干细胞治疗。

干细胞是存在于胚胎和成体中的一类特殊细胞，它能长期地自我更新，在特定的条件下具有分化形成多种终末细胞的能力。

干细胞研究自 1967 年第一次用于骨髓移植治疗造血功能障碍起，直至 1998 年美国成功地在人类胚胎干细胞体外培育后，才使干细胞研究上了一个新台阶。随后在 21 世纪之初，干细胞研究曾连续两年被美国 Science 杂志评为十大科学进展之一，并被推举为 21 世纪最重要的十项研究领域之首，位居"人类基因组测序"这一浩大工程之前。目前，干细胞相关技术的研究已经成为各国科技竞争的焦点，而在我国颁发的国家"十一五"规划纲要中，也明确提出重点支持干细胞研究。随着干细胞领域的新知识和研究方法地不断涌现，最终将产生针对脊髓损伤、肿瘤、心脏病、糖尿病，以及影响人类健康的许多其他疾病的崭新的治疗手段。科学的历史已经证明，关于干细胞的研究最终将为人类健康带来无限的益处，最终我们将构建出新的、可供安全移植到患者体内的器官，而干细胞的研究无疑会为这项突破作出巨大贡献。

2.干细胞的定义及分类

干细胞是指同时兼具自我更新能力和产生分化细胞能力的一类细胞，这类细胞可经培养进行不定期分化，并产生特化细胞。

依据分化潜能的大小，可将干细胞分为 3 种类型：一是单能干细胞(也称专能干细胞)，这类干细胞只能向一种类型或密切相关的两种类型的细胞分化，如神经干细胞；二是全能干细胞，此类细胞具有分化为完整个体的能力，如胚胎干细胞；三是多能干细胞，这类细胞具有分化为多种细胞组织的潜能，但不具备发育为完整个体的能力，如骨髓间充质干细胞。初步研究表明：在脊髓中移植入这些全能干细胞或多能干细胞后，能够在宿主体内存活、迁移，与宿主组织整合，并可根据所处的局部环境发生分化，一般先分化成神经元祖细胞和胶质祖细胞，然后再分化成神经元和胶质细胞。科学家希望移植的干细胞可替代损伤、死亡的神经元，重建神经元回路，并在损伤部位的近端和远端间起连接中断作用。此外，还希望可通过基因修饰使干细胞表达外源性基因，然后将其移植到受损部位，使它们分泌大量的治疗性神经营养因子，以防止神经元死亡并促进神经再生。

(二)干细胞治疗脊髓损伤的机制

随着对干细胞了解的日益深入，研究发现干细胞移植治疗脊髓损伤，对不完全脊髓损伤可加快神经恢复时间，利于患者早期功能锻炼，减轻社会及家庭压力，而针对完全性脊髓损伤，虽然不能完全修复损伤脊髓，但可以使脊髓损伤平面下降，提高患者生活质量。因此，进一步开展干细胞治疗脊髓损伤研究具有重要意义。

1.脊髓损伤的病理机制

脊髓损伤后,血-脊髓屏障被破坏,局部缺血、缺氧,多种炎性因子进入损伤区域,触发细胞坏死和凋亡等级联效应。在损伤残存的神经细胞的同时,还会造成脊髓创伤区边缘脊髓组织的损伤,因此预防继发损伤是早期治疗的重要内容。从病理生理机制角度分析,脊髓损伤后出现的局部微环境改变也是造成神经系统再生失败的重要原因。脊髓损伤后局部微环境的变化包括:①损伤造成神经细胞死亡,脊髓屏障破坏造成脊髓内环境失衡。②细胞毒性物质造成缺血-再灌注损伤。③损伤后多种抑制性因子表达于细胞表面。④反应性胶质细胞大量增殖,所形成的胶质瘢痕及再生抑制分子阻止了轴突再生和跨越损伤区。

2.干细胞的选择及治疗脊髓损伤的机制

(1)神经干细胞:神经干细胞(NSC)可通过以下几方面修复脊髓损伤。①NSC及分化后产生的神经元和胶质细胞可以分泌多种神经营养因子,改善损伤脊髓局部微环境,促进轴突再生;同时它们还能产生多种细胞外基质,填充脊髓损伤后遗留的空腔,为轴突的再生提供支架。②补充缺失的神经元和胶质细胞。③使残存脱髓鞘的神经纤维髓鞘化,以恢复神经纤维结构的完整性。但神经干细胞分离提纯困难,成本高,不利于临床推广。

(2)胚胎干细胞:胚胎干细胞(ES细胞)是来源于胚泡分化5天后的内细胞团,最早用于治疗脊髓损伤。在一定条件下,ES细胞可诱导分化成为神经前体细胞及有生理功能的神经细胞,当移植到健全或损伤的中枢神经系统后,可以与宿主细胞整合,修复重建损伤的神经组织。同时,脊髓损伤的环境除了产生某种细胞因子,刺激ES细胞迁移外,同时也能使ES细胞存活,并按微环境的诱导,分化成为神经细胞,分泌相关细胞因子,以继续促进损伤脊髓功能的恢复,防止继发性脊髓损伤的发生。但这些细胞移植入宿主体内后除分化成神经前体细胞外,还能分化成多种其他类型的前体细胞,使移植部位容易形成类似畸胎瘤的副产品,并且ES细胞涉及伦理学、法律以及组织相容性和胚胎的来源问题,其临床应用目前还受到限制。

(3)骨髓间充质干细胞:骨髓间充质干细胞(MSCs)来源广泛,取材方便,具有强大的增生能力,在体外长期培养过程始终保持其多向分化潜能,在适宜的条件下能分化为神经元及神经胶质细胞,还可分泌多种神经营养因子如神经生长因子、脑源性神经营养因子、胶质细胞源性神经营养因子,且异基因移植中不存在免疫排斥反应,也不涉及医学伦理问题,因此当前全世界应用于临床治疗的干细胞移植主要为MSCs。MSCs可来源于骨髓、脐带及脐血。骨髓MSCs含量低,104或105个骨髓单个核细胞含有1个MSCs,患者要经历采髓过程,还需要等待3周左右体外培养扩增;人脐血含有MSCs,但传代培养困难,不易大量获得;人脐带含有丰富的MSCs,在体外能够大量扩增,还可将其冻存,应用前复苏,短时间内即可收获足够量的细胞。有学者比较骨髓、脐带、脐血获得的MSCs,这3种来源的MSCs具有同样的MSCs表面分子表达,而脐带MSCs与脐血MSCs不表达与移植排斥相关的HLA DR,在混合淋巴细胞检测中呈免疫抑制,并抑制T细胞增生。异体移植该细胞可产生免疫耐受性,表明其为一类免疫缺陷细胞,异基因移植不会发生免疫排斥反应。基于上述,目前临床应用细胞移植主要为这3种MSCs。

(4)脐血干细胞:脐血干细胞来源广泛,具有免疫原性低、可塑性强、体外诱导分化好等特点,有很好的应用前景。近来研究表明,脐血干细胞在体外培养或体内移植后可分化成神经干细胞,并可促进神经损伤动物的功能恢复。Saporta等给脊髓压伤的大鼠模型经静脉进行了脐血单个核细胞移植,5天后观察到移植组的功能改善明显。细胞免疫学检测发现,移植细胞多聚集于损伤区周围,并表达神经细胞标志。王连仲等采用自体骨髓干细胞联合脐血单个核细胞治疗胸段慢性脊髓损伤患者,提示改善 ASIA 残损分级和运动感觉功能,并可部分促进慢性脊髓损伤的恢复。脐血干细胞修复脊髓的机制不仅是分化、替代损伤的神经元,还可能通过分泌神经营养因子和调节自体免疫过程来实现神经保护功能。

(三)干细胞临床移植方式

1.脊髓损伤部位原位移植

在脊髓损伤手术治疗中,将干细胞直接移植到损伤区周围,可促进神经细胞功能的改善和恢复。但要把握手术时机极为关键,尤其是急诊手术。由于临床上多需要二次手术,局部种植虽然提高了移植物抵达受损部位的数量,但可能会增加脊髓二次损伤及感染率,还有可能给患者增加痛苦和经济负担。如通过增加移植细胞数量,使经椎管内移植拥有局部种植的治疗效果,可减少移植带来的附加损伤,优化移植方式。Geffner 等将骨髓基质干细胞经局部种植、椎管内移植、静脉移植等途径用于治疗 52 例脊髓损伤患者,其结果提示多种移植途径均安全、可行,并能提高脊髓损伤患者的生活质量。

2.脑脊液途径移植

选择合适时机进行干细胞移植,通过椎体穿刺将干细胞注入脑脊液中,干细胞会迁移至脊髓损伤部位,并修复受损的神经细胞。此种方法简便易行,可重复性好。大量研究发现,将异体骨髓间充质干细胞(BMSCs)移植至 SCI 大鼠蛛网膜下腔后,大鼠后肢运动功能恢复明显,且在一定时间内不引起机体排斥反应,损伤区脊髓空洞中可见新生轴突,且移植的 BMSCs 表达神经元或胶质源标记物,体感诱发电位亦有改善。移植的 BMSCs 细胞可以迁移至损伤的胸髓区,BMSCs 可以通过血管间隙向脊髓实质内浸润,部分 BMSCs 可分化为 Nestin 阳性、不成熟的神经元或胶质细胞。采用 SPIO 纳米颗粒可有效标记 BMSCs,利用 MRI 行活体示踪研究,发现蛛网膜下腔移植的 BMSCs 可迁移到脊髓损伤区城。Satake 等发现标记的 BMSCs 多聚集在损伤中心区,占整个损伤节段的 60% 以上。而 Nishida 等采用磁性标记系统示踪发现,由于外磁场的磁力作用,大量 BMSCs 聚集于脊髓表面。有研究比较了腰椎穿刺经蛛网膜下腔途径和静脉途径移植细胞的不同,发现前者有更多的细胞迁移到损伤区。关于细胞移植次数问题,Li 等研究发现:多次移植可以促进脊髓神经功能恢复,且以 3 次为宜。Yoshihara 等发现骨髓源性的单核细胞(BM-MNCs)可用于自体移植,来源便捷且不需要培养,损伤后 1 小时将 BM-MNCs 移植入脑脊液中,急性期有神经保护及抗凋亡作用;移植 1 周后肢体功能恢复较对照组高;而后期可减少脊髓空洞形成。临床试验也证明 BMSCs 蛛网膜下腔注射移植是安全的。

3.静脉途径移植

经静脉注射使骨髓间充质干细胞通过血液循环到达损伤脊髓,进而发挥治疗作用,是一种更为便捷的方法。这种方法的优点是有广泛分布的潜能,具有传送大量细胞的能力,对神经组织的干扰比较小,并有重复应用的可行性。但也存在不利因素,如需要通过血-脑屏障,存在栓塞和并发症的可能。经尾静脉移植时,还存在肝脏的首过代谢,有毒害肝脏的潜在危险。同时经尾静脉移植时,干细胞要"长途跋涉",并要经过其他的组织器官,其中包括肝脏等,这样可能对干细胞造成了一定数量的破坏和局部分化,使得到达缺血部位的神经组织的干细胞数量少于直接移植。在骨髓间充质干细胞移植治疗脊髓脱髓鞘疾病中,大鼠脊髓局部注射和经静脉注射两种移植方法都可使脱髓鞘轴突发生不同程度的再髓鞘化。无论是局部注射或静脉注射,再髓鞘化的程度与注射细胞的数量呈正相关。但若要获得相同的再髓鞘化效果,则静脉注射的细胞数量需要比局部注射提高两个数量级。经 LacZ 转染的骨髓间充质干细胞静脉注射,证明了参与再髓鞘化的细胞包括少突胶质细胞 Schwann 细胞,且均来自移植细胞。Vaquero 等比较了局部注射和尾静脉注射两种方法对于脊髓损伤后 3 个月的大鼠的治疗效果,BBB 评分结果提示静脉注射动物的运动功能恢复是肯定的,但相比于局部注射而言,起效时间延迟近 3 个月。

4.干细胞治疗的最佳时机及治疗次数

(1)移植时间:选择合适的移植时间有利于受损神经系统再生,并促进移植干细胞的存活、迁移及向神经元分化。但目前对于脊髓损伤后细胞移植时机的选择仍未达成共识。一些学者认为脊髓损伤后的急性炎症反应及产生的大量神经毒性物质不利于移植物的存活、增殖、分化,故主张在脊髓损伤后一两周进行干细胞移植。Okano 等提出 SCI 后干细胞移植的最佳时间应选择在损伤后 1～2 周,在此期间进行移植,既可解除急性期各种炎性因子对移植细胞的损害,又可避免慢性期胶质瘢痕对轴突再生的干扰。也有学者认为脊髓损伤近期局部炎症对移植物影响不大,且在损伤后急性炎症反应期进行移植,可能通过改变损伤后脊髓的内部环境,阻断某些恶性循环,从而减轻脊髓损伤早期即出现大量神经细胞凋亡,并能减轻脊髓继发性损伤,故认为损伤后近期是神经干细胞植入的合适时机。

(2)移植次数:移植次数增加会增加达到受损组织的干细胞数量,提高治疗效果,但同时有可能导致二次损伤,加重患者的痛苦和经济负担,还可能造成医疗资源的浪费。Li 等用骨髓间充质干细胞治疗大鼠脊髓损伤中发现,骨髓间充质干细胞多次移植比单次移植更能促进脊髓损伤的恢复和神经功能的改善,但最佳次数为 3 次,超过 3 次后并不随着移植次数的增加而提高神经功能的改善情况。所以,选择合适的移植次数是必要的,不仅可达到最佳疗效,还可优化配置医疗资源。

(四)临床应用效果和评估

1.脊髓损伤的发病率

随着交通及建筑事业的发展,全球脊髓损伤(SCI)的发病率有逐年增加的趋势,根据近年的统计,SCI 在英美两国的年发病率分别为 12 人/百万人口和 30～32 人/百万人口,全世界 SCI 每年发生率是 15～40 人/百万人口。由于神经组织的自我修复能力非常有限,脊髓损伤后造成的神经功能障碍很难恢复,大多数 SCI 患者遗留完全性或不完全性的"四瘫"或"截瘫",生活不能自理,给家庭和社会带来巨大的经济负担。而目前公认的大量激素在急性期脊髓损伤的冲击疗法的确是可以明显改善受损神经功能后期恢复,但是由于激素的不良反应和其严格的治疗时间窗,使其治疗受到很大的限制。

2.临床应用现状

近年来随着干细胞研究的进展,干细胞不仅可以在体外扩增,其在特定的条件下还能分化成各种成体细胞,并且维持其在体内的部分生物学特性,因此使干细胞移植治疗脊髓损伤成为可能。在治疗脊髓损伤的试验和临床研究中,研究者采取了一系列干预措施,就目前的资料看,骨髓间充质干细胞是比较理想的移植材料。试验表明在动物脊髓损伤的模型中,MSCs 向病变部位组织渗透融合,一些移植的 MSCs 在新的环境下表达神经细胞表型,替代损伤细胞,重建神经通路,达到恢复神经功能的目的。MSCs 分泌的各种神经营养因子如神经生长因子、脑源性神经营养因子、胶质细胞源性神经营养因子,支持神经细胞生存,诱导内源性神经细胞再生,促进神经纤维在损伤部位再生,通过细胞间的接触、可溶性细胞因子分泌,抑制 T 淋巴细胞活性,调节炎性反应。

Sykova 等将自体骨髓间充质干细胞移植入 7 例急性脊髓损伤和 13 例慢性脊髓损伤的患者

体内,采用 ASIA 评分、Frankel 评分,记录运动和感觉诱发电位以及 MRI 等方式作为观察指标,随访 2 年,认为骨髓间充质干细胞移植安全、有效,且干细胞移植的最佳时间在脊髓损伤后第 9 天左右,此时局部的微环境比较适合神经干细胞的生长和分化。Moviglia 等报道了骨髓间充质干细胞治疗 2 例慢性脊髓损伤的初步临床结果,移植后并接受 Vojta 和 Bobath 神经康复,1 例 19 岁男性 T_8 节段截瘫患者,6 个月后运动平面恢复到 S_1,感觉平面恢复到 S_4 水平;另 1 例为 21 岁女性 C_3、C_5 水平损伤,治疗前为四肢瘫,治疗 6 个月后运动和感觉平面恢复到 T_5 水平。解放军 463 医院于 2003 年开始逐步应用干细胞移植治疗脊髓损伤,至 2008 年 8 月已治疗 400 余例脊髓损伤患者,通过随访发现,不完全性脊髓损伤患者针刺觉评分、轻触觉评分、运动评分均有明显改善,完全性脊髓损伤患者针刺觉评分、轻触觉评分、运动评分均无明显变化。空军总医院对 2008 年 1 月至 2010 年 10 月收治的 22 例脊髓损伤患者给予 MSCs 鞘内注射治疗,发现 13 例有效,9 例无效。不完全性脊髓损伤患者有效率达 81.25%,完全性脊髓损伤的 6 例患者均无效。本院于 2009 年开始把骨髓间充质干细胞应用于临床研究和治疗,到目前已治疗脊髓损伤患者 51 例,其中有 29 例均有不同程度的神经功能的恢复,但其中 15 例完全性脊髓损伤患者基本无效。

结合近几年脊髓损伤国内外干细胞治疗效果随访发现,对于不完全性脊髓损伤患者,干细胞治疗均可获得一定疗效,细胞移植时间越早(损伤后 7 天内),临床疗效越显著,而完全性脊髓损伤的治疗效果相对较差。

3.总结与展望

脊髓损伤研究一直是神经科学研究热点,特别是细胞移植,从动物试验到临床取得了阶段性成果。MSCs 来源丰富、取材方便、容易分离纯化和体外扩充增殖,自体移植克服了伦理学争议,无免疫排斥反应,可进行基因修饰后移植。MSCs 具有诱导分化为神经细胞的潜能,并且能在中枢神经组织里迁移和整合,为治疗脊髓损伤展示了一种全新和理想的方法。动物试验及临床初步应用中也有报道 MSCs 移植对脊髓损伤治疗有效并且是安全的。

但 MSCs 移植治疗脊髓损伤的研究只是一个起步,还有很多的基础理论和应用技术问题需要解决:①目前取得这些成果都是在啮齿类动物模型上取得的结果,不能完全代表人类,还有待在灵长类动物或人体上得到证实。②MSCs 在体内增殖、分化的机制以及如何控制 MSCs 在体内按需求增殖、分化的条件尚不明了,如何既控制其过度增殖而避免肿瘤的发生,又能在适当的时候启动所需要的途径进行分化,还有待进一步研究。MSCs 移植后在体内迁移并分化成神经样细胞,但是这些细胞是否具有神经细胞的功能,能否与健存的神经细胞形成突触联系并传导神经电信号,尚需进一步证实。③如何诱导干细胞向脊髓修复所需要的方向转化或分化,促进轴突再生形成功能性桥接也没有解决。④各种方法中再生轴突的数量、长度、类型有限,与远端的精确对接问题没有得到解决。在临床工作中发现仍无法控制和调控干细胞在体内的生长和分化,而且在临床统计数据中对照组的不确定性和评定标准的确定,临床工作中移植时机的把握、移植方式的选择等尚缺乏标准,仍然是一个难题。

六、脊髓损伤的展望

脊髓损伤的发病率高,给患者和家属带来严重的身体负担和经济负担,也消耗了大量的医疗资源。目前,对于脊髓损伤的治疗是全世界迫切需要解决的问题。从研究损伤的机制,到干细胞治疗,到转基因治疗,投入了大量的人力和资金。另外,为了脊髓损伤的康复治疗,各种先进的支具也逐渐得到研究发展。我们相信,经过不断地完善和改进,伴随着科学技术的发展,在治疗脊髓损伤上必将取得更大的突破,使更多的截瘫患者站起来成为可能。

(马升曾)

第二节　脊髓空洞症

脊髓空洞症是一种慢性进行性的脊髓变性疾病,是由于不同原因导致在脊髓中央管附近或后角底部有胶质增生或空洞形成的疾病。空洞常见于颈段,某些病例,空洞向上扩展到延髓和脑桥(称之为延髓空洞症),或向下延伸至胸髓甚至腰髓。由于空洞侵及周围的神经组织而引起受损节段的分离性感觉障碍、下运动神经元瘫痪,以及长传导束功能障碍与营养障碍。

一、病因和发病机制

脊髓空洞症与延髓空洞症的病因和发病机制目前尚未完全明确,概括起来有以下 4 种学说。

(一)脑脊液动力学异常

早在 1965 年,由 Gardner 等人认为由于第四脑室出口区先天异常,使正常脑脊液循环受阻,从而使得由脉络膜丛的收缩搏动产生的脑脊液压力搏动波通过第四脑室向下不断冲击,导致脊髓中央管逐渐扩大,最终形成空洞。支持这一学说的证据是脊髓空洞症常伴发颅颈交界畸形。其他影响正常脑脊液循环的病损如第四脑室顶部四周软脑膜的粘连也可伴发脊髓空洞症。通过手术解决颅颈交界处先天性病变后,脊髓空洞症所引起的某些症状可以获得改善。但是这种理论不能解释某些无第四脑室出口处阻塞或无颅颈交界畸形的脊髓空洞症,也不能解释空洞与中央管之间并无相互连接的病例。也有人认为传送到脊髓的搏动压力波太小,难以形成空洞。因此,他们认为空洞的形成是由于压力的影响,脑脊液从蛛网膜下腔沿着血管周围间隙(Virchow-Robin 间隙)或其他软脊膜下通道进入脊髓内所造成。

(二)先天发育异常

由于胚胎期神经管闭合不全或脊髓中央管形成障碍,在脊髓实质内残留的胚胎上皮细胞缺血、坏死而形成空洞。支持这一学说的证据是脊髓空洞症常伴发其他先天性异常,如颈肋、脊柱后侧突、脊椎裂、脑积水、Klippel-Feil 二联征(两个以上颈椎先天性融合)、先天性延髓下疝(Arnold-Chiari 畸形)、弓形足等。临床方面也不断有家族发病的报道。但该学说的一个最大缺陷在于空洞壁上从未发现过胚胎组织,故难以形成定论。

(三)血液循环异常

该学说认为脊髓空洞症是继发于血管畸形、脊髓肿瘤囊性变、脊髓损伤、脊髓炎伴中央软化、蛛网膜炎等而发生的。引起脊髓血液循环异常,产生髓内组织缺血、坏死、液化,形成空洞。

(四)继发于其他疾病

临床上屡有报道,脊髓空洞症继发于脊柱或脊髓外伤、脊髓内肿瘤、脊髓蛛网膜炎、脊髓炎及脑膜炎等疾病。因脊髓中央区是脊髓前后动脉的交界区,侧支循环差,外伤后该区易坏死软化形成空洞,常由受伤部的脊髓中央区(后柱的腹侧,后角的内后方)起始并向上延伸。脊髓内肿瘤囊性变可造成脊髓空洞症。继发性脊髓蛛网膜炎患者,可能由于炎症粘连、局部缺血和脑脊液循环障碍,脑脊液从蛛网膜下腔沿血管周围间隙进入脊髓内,使中央管扩大形成空洞。脊髓炎时由于炎症区脱髓鞘、软化、坏死,严重时坏死区有空洞形成。

目前,多数学者认为脊(延)髓空洞症不是单一病因所造成的一个独立病种,而是由多种致病因素造成的综合征。

二、病理

空洞较大时病变节段的脊髓外形可增大,但软膜并不增厚。空洞内有清亮液体填充,其成分多与脑脊液相似。有的空洞内含黄色液体,其蛋白增高,连续切片观察,空洞最常见于颈膨大,常向胸髓扩展,腰髓较少受累。偶见多发空洞,但互不相通。典型的颈膨大空洞多先累及灰质前连合,然后向后角扩展,呈"U"字形分布。可对称或不对称地侵及前角,继而压迫脊髓白质。空洞在各平面的范围可不相同,组织学改变在空洞形成早期,其囊壁常不规则,有退变的神经胶质和神经组织。如空洞形成较久,其周围有胶质增生及肥大星形细胞,形成致密的囊壁(1~2 mm厚。部分有薄层胶原组织包绕)。当空洞与中央管交通时,部分空洞内壁可见室管膜细胞覆盖。

空洞亦可发生在延髓,通常呈纵裂状,有时仅为胶质瘢痕而无空洞。延髓空洞有下列3种类型:①裂隙从第四脑室底部舌下神经核外侧向前侧方伸展,破坏三叉神经脊束核、孤束核及其纤维。②裂隙从第四脑室中缝扩展,累及内侧纵束。③空洞发生在锥体和下橄榄核之间,破坏舌下神经纤维。上述改变以①、②型多见,③型罕见。延髓空洞多为单侧,伸入脑桥者较多,伸入中脑者罕见。延髓空洞尚可侵犯网状结构,第Ⅹ、Ⅺ、Ⅻ脑神经及核,前庭神经下核至内侧纵束的纤维,脊髓丘系及锥体束等。

脑桥空洞常位于顶盖区,可侵犯第Ⅵ、Ⅶ脑神经核和中央顶盖束。

Barnett 等根据脊髓空洞症的病理改变及可能机制,将其分为 4 型,见表 9-2。

表 9-2　脊髓空洞症分型

1.脊髓空洞伴孟氏孔阻塞和中央管扩大
(1)伴Ⅰ型 Chiari 畸形
(2)伴颅后窝囊肿、肿瘤、蛛网膜炎等造成孟氏孔阻塞
2.脊髓空洞不伴孟氏孔阻塞(自发型)
3.继发性脊髓空洞:脊髓肿瘤(常为髓内)、脊髓外伤、脊蛛网膜炎、硬脊膜炎、脊髓压迫致继发性脊髓软化
4.真性脊髓积水,常伴脑积水

三、临床表现

发病年龄通常为 20~30 岁,偶尔发生于儿童期或成年以后,文献中最小年龄为 3 岁,最大为 70 岁。男性与女性比例为 3∶1。

(一)脊髓空洞症

病程进行缓慢,最早出现的症状常呈节段性分布,首先影响上肢。当空洞逐渐扩大时,由于压力或胶质增生的作用,脊髓白质内的长传导束也被累及,在空洞水平以下出现传导束型功能障碍。两个阶段之间可以间隔数年。

1.感觉症状

由于空洞时常始于中央管背侧灰质的一侧或双侧后角底部,最早症状常是单侧的痛觉、温度觉障碍。如病变侵及前连合时可有双侧的手部、臂部尺侧或一部分颈部、胸部的痛、温觉丧失,而触觉及深感觉完整或相对地正常,称为分离性感觉障碍。患者常在手部发生灼伤或刺、割伤后才发现痛、温觉的缺损。以后痛、温觉丧失范围可以扩大到两侧上肢、胸、背部,呈短上衣样分布。如向上影响到三叉丘脑束交叉处,可以造成面部痛、温觉减退或消失,包括角膜反射消失。许多患者在痛、温觉消失区域内有自发性的中枢痛。晚期后柱及脊髓丘脑束也被累及,造成病变水平以下痛、温、触觉及深感觉的感觉异常及不同程度的障碍。

2.运动障碍

前角细胞受累后,手部小肌肉及前臂尺侧肌肉萎缩,软弱无力,且可有肌束颤动,逐渐波及上肢其他肌肉、肩胛肌及一部分肋间肌。腱反射及肌张力减低。以后在空洞水平以下出现锥体束征、肌张力增高及腱反射亢进、腹壁反射消失、Babinskin 征呈阳性。空洞内如果发生出血,病情可突然恶化。空洞如果在腰骶部,则在下肢部位出现上述的运动及感觉症状。

3.营养性障碍及其他症状

关节的痛觉缺失引起关节磨损、萎缩和畸形,关节肿大,活动度增加,运动时有摩擦音而无痛觉,称为夏科(Charcot)关节。在痛觉消失区域,表皮的烫伤及其他损伤可以造成顽固性溃疡及瘢痕形成。如果皮下组织增厚、肿胀及异样发软,伴有局部溃疡及感觉缺失时,甚至指、趾末端发生无痛性坏死、脱失,称为 Mervan 综合征。颈胸段病变损害交感神经通路时,可产生颈交感神经麻痹(Horner)综合征。病损节段可有出汗功能障碍,出汗过多或出汗减少。晚期可以有神经源性膀胱及大便失禁现象。其他如脊柱侧突、后突畸形、脊柱裂、弓形足等亦属常见。

(二)延髓空洞症

由于延髓空洞常不对称,症状和体征通常为单侧型。累及疑核可造成吞咽困难及口吃、软腭与咽喉肌无力、悬雍垂偏斜;舌下神经核受影响时造成伸舌偏向患侧,同侧舌肌萎缩伴有肌束颤动;如面神经核被累及时可出现下运动神经元型面瘫;三叉神经下行束受累时造成同侧面部感觉呈中枢型痛、温觉障碍;侵及内侧弓状纤维则出现半身触觉、深感觉缺失;如果前庭小脑通路被阻断可引起眩晕,可能伴有步态不稳及眼球震颤;有时也可能出现其他长传导束征象,但后者常与脊髓空洞症同时存在。

四、辅助检查

(一)腰椎穿刺及奎肯试验

腰椎穿刺及奎肯试验一般无异常发现。如空洞较大则偶可导致脊腔部分梗阻引起脑脊液蛋白含量增高。

(二)X 线检查

X 线检查可发现骨骼 Charcot 关节、颈枕区畸形及其他畸形。

(三)延迟脊髓 CT 扫描(DMCT)

DMCT 即在蛛网膜下腔注入水溶性阳性造影剂,延迟一定时间,分别在注射后 6 小时、12 小时、18 小时和24 小时再行脊髓 CT 检查,可显示出高密度的空洞影像。

(四)磁共振成像(MRI)

磁共振成像是诊断本病最准确的方法。不仅因为其为无创伤检查,更因其能多平面、分节段获得全椎管轮廓,可在纵、横断面上清楚显示出空洞的位置及大小、累及范围、与脊髓的对应关系等,以及是否合并 Arnol-chiari 畸形,以鉴别空洞是继发性还是原发性,有助于选择手术适应证和设计手术方案。

(五)肌电图

上肢萎缩肌肉有失神经表现,但在麻木的手部,感觉传导速度仍正常,是因病变位于后根神经节的近端之故。

五、诊断与鉴别诊断

(一)诊断

成年期发病,起病隐袭,缓慢发展,临床表现为节段性分布的分离性感觉障碍,手部和上肢的肌肉萎缩,以及皮肤和关节的营养障碍。如合并有其他先天性缺陷存在,则不难做出诊断。MRI检查可确诊。

(二)鉴别诊断

本病须与下列疾病鉴别。

1.脊髓内肿瘤

脊髓内肿瘤可以类似脊髓空洞症,尤其是位于下颈髓时。但肿瘤病变节段短,进展较快,膀胱功能障碍出现较早,而营养性障碍少见,脑脊液蛋白含量增高,可以与本病相区别。对疑难病例可做脊髓造影和 MRI 鉴别之。

2.颈椎骨关节病

颈椎骨关节病可出现手部及上肢的肌肉萎缩,但根痛常见,感觉障碍为呈根性分布而非节段性分布的分离性感觉障碍。可行颈椎摄片,必要时做 CT 和 MRI 检查可明确诊断。

3.肌萎缩性侧索硬化症

肌萎缩性侧索硬化症不容易与脊髓空洞症相混淆,因为它不引起感觉异常或感觉缺失。

4.脑干肿瘤

脊髓空洞症合并延髓空洞症时,需要与脑干肿瘤鉴别。脑干肿瘤好发于 5~15 岁儿童,病程较短,开始常为脑桥下段症状而不是延髓症状,临床表现为展神经、三叉神经麻痹,且可有眼球震颤等;其后随肿瘤长大而有更多的脑神经麻痹症状,出现交叉性瘫痪。如双侧脑干肿瘤则出现双侧脑神经麻痹及四肢瘫。疾病后期可出现颅内压力增高等,可与延髓空洞症相鉴别。

5.麻风

虽可有上肢肌萎缩与麻木,但无分离性感觉障碍,所有深浅感觉均消失,且常可摸到粗大的周围神经(如尺神经、桡神经及臂丛神经干),有时可见到躯干上有散在的脱色素斑、手指溃疡等,不难鉴别。

六、治疗

本病目前尚无特殊疗法,可从以下几方面着手。

(一)支持治疗

一般对症处理,如给予镇痛药、B 族维生素、三磷酸腺苷、辅酶 A、肌苷等。痛觉消失者应防止烫伤或冻伤。加强护理,辅助按摩、被动运动、针刺治疗等,防止关节挛缩。

(二)放射治疗

对脊髓病变部位进行照射,可缓解疼痛,可用深部 X 线疗法或放射性核素[131]碘疗法,以后者较好。方法有以下几种。

1.口服法

先用复方碘溶液封闭甲状腺,然后空腹口服钠[131]碘溶液 50～200 μCi,每周服 2 次,总量 500 μCi为1 个疗程,2～3 个月后重复疗程。

2.椎管注射法

按常规做腰椎穿刺,取头低位 15°,穿刺针头倾向头部,注射无菌钠[131]碘溶液 0.4～1.0 μCi/mL,每15 天1 次,共 3 或 4 次。

(三)手术治疗

对 Chairi 畸形、扁平颅底、第四脑室正中孔闭锁等情况可采用手术矫治。凡空洞/脊髓的比值超过 30% 者,有手术指征。手术的目的如下。

(1)纠正伴同存在的颅骨及神经组织畸形。

(2)椎板及枕骨下减压。

(3)对张力性空洞,可行脊髓切开和空洞-蛛网膜下腔分流术或空洞-腹膜腔分流术。

(四)中药治疗

有人采用补肾活血汤加减治疗该病,据报道有效。但至少持续服药 3 个月以上,否则疗效不佳。

七、预后

本病进展缓慢,如能早期治疗,部分患者症状可有不同程度缓解。少数患者可停止进展,迁延数年至数十年无明显进展。部分患者进展至瘫痪而卧床不起,易发生并发症,预后不良。

(王顺利)

第三节　脊髓脊索瘤

一、概述

脊髓脊索瘤又称脊髓细胞瘤、脊索母细胞瘤、脊索癌、脊索肉瘤,是起源于胚胎结构——脊索的残余组织(脊索剩件)。脊索是由多角形的上皮样细胞所组成,细胞体较大,胞浆丰实,内有空泡,含有黏液样物质。细胞核染色较淡,有一较大的核仁,也有空泡,但未能鉴定其内容。在胚胎早期,脊索从尾骨部延伸至头部。当胎儿达到 3 个月时,脊索开始退化,至 4 个月时被完全吸收,其所在位置由脊椎骨所替代。但在正常的椎间盘内尚遗有少量组织,即所谓髓核。在成人骶尾部,颅底等处也可不正常的遗有脊索组织的残余,脊索瘤的发生就在这些部位。因此,脊索瘤主要发生在颅底和骶尾部脊柱,发生在椎管内者较少。据大组病例统计,颅内型占 44%,骶尾型 41%。脊髓型仅占 15%。约占椎管内肿瘤的 5%。本节主要介绍脊髓脊索瘤。

脊髓脊索瘤主要发生在硬膜外,其主要临床表现为脊髓压迫症状和神经根症状。

二、病因

脊髓脊索瘤是由残余或迷走的脊索组织发生的。因这些残存的脊索通常位于脊柱的两端,故以骶尾部和颅底、颈椎段较多见。有低度恶性,约10%的脊索瘤可发生转移。

三、病理

(一)大体形态

脊索瘤质软,呈胶胨状,常无明显包膜,与脊髓界限尚清。多在硬膜外,其常与其发生的脊椎相联系,骨质可有破坏,异位者可原发于脊髓硬膜外,可穿破硬膜而达硬膜下,可压迫脊髓,侵入者少见。瘤内含有数量不等的黏液性物质,为肿瘤变性的产物,故其含量越多,越为良性。其内可钙化,钙化越多,说明恶性程度越高。

(二)组织形态

显微镜下可见肿瘤为上皮样细胞所组成,细胞的形态与脊索细胞很相似,常排列成条或岛状,埋于疏松的黏液状组织中,可含有软骨组织、钙化斑及小片骨骼组织。其周围为网状结缔组织所包绕,将肿瘤分割为不规则的小叶状。瘤细胞的胞浆中含有大量空泡,能染上黏液染色,称为空泡细胞。有时这些空泡合并将细胞核推到一旁,称为"戒指样"细胞。有的地方的细胞的界线消失,形成大块黏液状合体。大量的空泡细胞及黏液的形成是本病病理形态特征。约10%的脊索瘤呈恶性。细胞增殖活跃,黏液显著减少并有核分裂象。少数肿瘤能经血流转移至肺、肝、肾、心或其他脏器。个别报道可导致蛛网膜下腔种植性播散,可以转移至脊髓或马尾。

(三)电镜检查

电镜检查可见特殊的线粒体内质网复合体,并有桥粒连接,体现有上皮的性质。

(四)免疫组化

显示 S-100、Keratin、EMA、Vimentin 均为阳性,CEA 很少阳性。另外,5-核苷酸酶强阳性也有诊断意义。

四、临床表现

脊髓脊索瘤病程较长,早期症状不明显,主要表现为病灶局部和根性放射痛。肿瘤增殖到一定程度后,压迫脊髓而出现脊髓不完全性损害和完全损害的症状。可发生于任何年龄,以40～50岁多见。主要在骶尾段和颅底蝶骨及颈段脊髓,少数产生在胸腰段。

(一)疼痛

早期出现局部疼痛,多引不起重视,直至局部疼痛严重和出现神经根刺激和脊髓损害症状时,方才就医。

1.骶尾部

发生在骶尾部的脊索瘤主要表现为骶部的疼痛,早期为钝痛。继之出现一侧或双侧下肢疼痛,呈放射性,剧烈,从腰部向足底放射。局部棘突有叩压痛,同时伴有疼痛区的感觉异常。

2.颈及颅底部

此部的脊索瘤主要表现为颈枕部的疼痛,有时可以延至上肢。

3.胸部脊索瘤

表现为肋间神经痛和沿肋间分布的感觉异常。

(二)感觉异常

早期主要根性刺激症状,表现为腰骶及下肢的麻木、蚁走感、烧灼感和痛、温觉减退,晚期可消失,以鞍区为多见。颈胸部脊索瘤表现为胸腹部相应部位的感觉障碍,早期为节段性,晚期为传导束型。

(三)运动障碍

早期表现病变局部肌肉瘫痪和萎缩,后期表现为中枢性的单瘫和截瘫、四肢瘫,为脊髓受压之故。高颈髓和颅底者可导致语言不清、吞咽困难和其他脑神经麻痹的症状,晚期可有四肢瘫痪。

(四)括约肌功能障碍

因本瘤好发于骶尾段,故早期可出现括约肌障碍,表现为大小便失禁和潴留。

五、辅助检查

(一)实验室检查

血常规中有时可见血色素和红细胞计数减少呈贫血象,白细胞轻度升高;腰椎穿刺脑脊液动力学检查显示椎管有不同程度的梗阻,脑脊液蛋白增高;细胞学检查可发现脊索瘤细胞。

(二)X 线脊柱照片

X 线脊柱照片可显示椎管和椎间孔扩大,椎骨可见溶骨性破坏。与脊椎脊索瘤不同的是其骨的病变较轻或无。

(三)CT 与 MRI 检查

CT 与 MRI 检查可显示脊索瘤的位置,以及与脊髓及椎骨的关系。

六、诊断

根据 50 岁以上发病,起病慢,病程长,病灶局部的进行性加重的疼痛和逐渐出现的脊髓压迫的表现,尤其发生在骶尾部的脊髓压迫症,更应想到脊索瘤的可能。X 线、CT、MRI 显示脊椎骨破坏较轻,腰椎穿刺显示椎管阻塞,脑脊液检查蛋白增高。临床可初步诊断脊髓脊索瘤,确诊有赖于术后瘤组织病理检查。

七、鉴别诊断

本病起病年龄较大,病程长,有转移倾向,可与其他脊髓压迫症鉴别。但有时临床鉴别有一定困难,鉴别须依靠病理检查。

八、治疗

(一)手术治疗

因其多位于脊髓硬膜外,故手术多可切除。如来自脊椎的脊索瘤及脊髓脊索瘤晚期和恶变者,手术完全切除较困难,可行大部切除和椎板减压术,术后辅以放射治疗,发现复发后应再切除,以提高疗效。

(二)放射治疗

脊索瘤可行放射治疗,多采用的放射治疗剂量为 50 Gy 左右,多采用手术切除与放射治疗相结合的治疗方案。

(二)化学治疗

化疗无肯定疗效,在脊索瘤恶变或恶性脊索瘤可以应用。可用长春新碱、丙卡巴肼、阿霉素等。

(三)放射性核素治疗

O'Neill 等提出用 90 钇局部埋藏有治疗作用。

(四)对症治疗

主要为止痛,轻者可用索米痛片 0.5 g/d,重者可用哌替啶、吗啡等强力镇痛剂。尽力减轻患者痛苦,提高患者生活质量。

九、预后

脊髓脊索瘤由迷走、异位脊索生成者多。位于硬膜外者,早期多可完全切除;与脊椎有密切联系者,多难完全切除。尤其为晚期病者,做部分切除或椎板减压,可减轻患者痛苦,延长生命。部分复发患者经放疗后,仍可生存数年。恶性脊索瘤,尤其有转移者预后不良。

O'Neill 等报道英国 Eding Burgh 及 Dundce 神经外科中心在过去 50 年治疗脊索瘤 12 例,平均生存寿命为 7.7 年,Clark 等(1982)用外科切除与放射治疗相结合,可使患者的平均寿命延长 24.9 年。

(王顺利)

第四节　脊髓血管畸形与血管瘤

一、概述

血管畸形与血管瘤占椎管内肿瘤的 3.6%～8.0%。以中青年多见,包括毛细血管扩张症、海绵状血管瘤、动静脉畸形与静脉畸形等。发病部位分布较广,经常侵犯多个节段,可累及硬膜外、髓外硬膜内、蛛网膜下腔和脊髓内。

二、病理

(一)毛细血管扩张症

1.概况

该病在 30～80 岁的成年人均可发生,最常见于 40～60 岁,性别无差异。本病并非罕见,常于尸检时发现,有时病灶很少,易被遗漏,所以其实际发病数要比文献报告多。脊髓受累者相对较少,多数为单发,亦可为多发。多发者常有家族史,常见的为 OSLER 病,此为遗传性疾病,皮肤、黏膜及脊膜的毛细血管及小静脉高度扩张,常引起脊蛛网膜下腔出血。可伴有脊髓海绵状血管瘤及肾、肝囊肿。

2.大体形态

病灶界限不清,呈紫红色或灰红色。当毛细血管过度扩张时,切面呈一排列密集的血管斑点,可以发生间歇性脊蛛网膜下腔出血。

3.组织形态

病灶为一团高度扩张的界限不清的毛细血管。其扩张的口径及形状不一,有呈梭形囊状,有呈袋状,充满血液,管壁菲薄。衬有内皮细胞,缺乏肌肉和弹力纤维,偶因管壁胶原纤维增生而增厚。瘤中营养动脉无异常,但引流小静脉可特别扩张,扩张毛细血管之间的周围脊髓组织可以正常亦可因受压而受损。

(二)海绵状血管瘤

1.概况

本瘤多见于 20～60 岁,其他年龄组偶见。22 例统计中,占中枢神经系统肿瘤的 1.9%,说明脊髓海绵状血管瘤少见。其中 21～60 岁 18 例,20 岁以下 4 例,男多于女(6∶5)。可同时伴有头、颈、面、四肢和躯干皮肤的海绵状血管瘤,亦可伴肝、肾囊肿等先天性畸形。

2.大体形态

病变由界限清楚的分叶状的一簇高度扩张的血管所构成,切面呈海绵状或蜂窝状。腔内充满血液,扩张的血管之间为菲薄的间隔,并相互通联。肿瘤小者如针头大,大者可累及数个脊髓节段,大肿瘤内常有血栓形成或钙化。因常有自发性出血,故瘤周组织常呈棕黄色,病灶周围无异常增大的动脉和静脉。

3.组织形态

肉眼观察病灶为局限性,但镜下却没有包膜,肿瘤常压迫脊髓而引起脊髓萎缩。瘤中央部全为紧密的血管所构成,血管壁仅有菲薄的胶原纤维和内皮细胞构成,无肌肉和弹力纤维。管腔内常见新鲜血栓或机化的血栓,管壁内可有钙化和骨化。

4.鉴别和诊断

有的学者将毛细血管扩张症与海绵状血管瘤合并为一型,认为海绵状血管瘤是毛细血管扩张发展的晚期,有人发现单发与多发的毛细血管扩张还与海绵状血管瘤并存。有人曾发现二者之间的过度,二者又都可表现为家族史,并伴有血管畸形以外的其他畸形,说明两者有共同的发病基础——先天性发育障碍。事实证明海绵状血管瘤并非毛细血管扩张症发展而来,后者常发生于生命的早期:幼儿和新生儿。多个新生儿、2 个月、2 岁病例的报告。有 1 例是有 42 个病灶的海绵状血管瘤,最小的病灶肉眼刚可见到,仍然是海绵状血管瘤,而非毛细血管扩张症。另外海绵状血管瘤无粗大的引流静脉,虽然两型均可有自发性出血,而后者更经常更严重。

(三)动、静脉畸形(AVM)

1.概况

本病好发于青少年,虽然本病为先天性,但多在 20～30 岁发病。男多于女,约 2∶1,脊髓动、静脉畸形较少见,可见于脊髓动脉。常见于第七胸椎与腰椎上段之间,脊髓的后方和颈膨大的前方。脊髓的血管畸形,可伴有视网膜血管畸形,亦可伴有相应皮节或不相应的躯干、四肢皮肤的血管瘤,Willis 称此为"同存性皮肤和脊髓膜的血管瘤",亦有报告脊髓与颅内血管畸形同存,但较罕见。

2.大体形态

病变界限不清,为一团迂曲蔓状或蚓状动、静脉攀。尸解时不如手术时所见清楚,因死后血管塌陷,手术时血管充盈,并有脉搏跳动。异常血管多在软脊膜下聚集,亦可伸向脊髓内。动、静脉的长度和口径都发生了变化,怒张甚者迂曲变粗。细致观察可见动、静脉交通而形成的动、静脉瘘或动脉瘤,管壁厚薄不一,可见明显的动脉粥样硬化斑块,并有钙化。管腔内可见到新旧血栓,致使部分或完全闭塞。病变周围的供应动脉和引流静脉也相应怒张。

病变区脊髓常因受压而损伤,甚至萎缩。病变区脊膜变厚,因常发生自发性出血,软脊膜和病变区脊髓常呈深浅不一的铁锈色。

血管破裂常发生在脊髓表面,造成脊蛛网膜下腔出血。

3.组织形态

病变区血管口径相差悬殊,有的近乎正常,有的显著扩张,以致管壁的肌肉、弹力纤维均消失而仅残存一层薄膜,腔内充满血液。许多动脉的弹力纤维层分裂或断裂,肌层厚薄不均,有的萎缩消失,代之以胶原纤维,有的则可呈结节状增厚。静脉的管壁多呈透明变性而变薄,肌肉纤维萎缩。

病变处脊髓可发生萎缩或软化,神经元减少或消失,神经胶原增生。其中可见淋巴细胞和巨噬细胞浸润,后者常见含铁血黄素颗粒。

(四)静脉性畸形(VM)

1.概况

静脉性畸形以脊髓为最常见,占全部脊髓肿瘤的 $3\%\sim4\%$,占脊髓血管畸形的 20.9% 。 82% 发生在 $20\sim60$ 岁。男性比女性多3倍,多发生在脊髓下部,背侧较腹侧多见。

2.大体形态

病变界限不明,一条或多条怒张的静脉,在脊髓颇似蔓状托物盘绕于架柱上,多聚集在脊髓的表面,亦可穿入脊髓深部引起压迫性脊髓萎缩,灰质与白质界限模糊,并因胶质增生而变硬。

3.组织形态

异常静脉主要分布在软脊膜内,或伸展于神经实质内,静脉口径大小不一,多都高度扩张。管壁内的肌肉增生或萎缩,代之以透明变性的胶原纤维,而致管腔狭窄,管腔内常有新鲜或陈旧的血栓形成,使管腔闭塞,脊髓的实质组织常发生继发性软化,久后萎缩变形。

三、临床表现

脊髓血管畸形与血管瘤的临床表现主要为两大部分。第一部分主要为血管畸形与肿瘤压迫脊髓及神经所致;第二部分主要为脊髓蛛网膜下腔出血引起。

(一)一般情况

本病为先天性异常,多在青壮年时发病,亦可在儿童期或老年期发病,男性多于女性。其症状与肿瘤的部位、性质、发病情况及有否出血而不同。

(二)脊髓压迫症状

脊髓血管畸形可发生于脊髓任何节段,但以下胸段及腰段为多见,故早期神经根刺激期,可表现腰背痛,或上下肢局限性肌萎缩、四肢麻木和无力,以双下肢麻木无力、肌萎缩为最常见。脊髓压迫期可表现为四肢及双下肢瘫痪,传导束性感觉障碍和括约肌功能障碍,大小便失禁或潴留。缪中荣等报告 64 例 AVM,其中 43 例表现为渐进型感觉、运动、括约肌功能障碍,此种表现以胸腰部病变为多见。

(三)脊蛛网膜下腔出血

脊髓血管畸形与动脉瘤,可以脊部蛛网膜下腔出血为首发症状,亦可在脊髓压迫症状出现后,而反复发生脊蛛网膜下腔出血。患者往往诉述在突然用力或剧烈活动后出现腰或背部剧烈疼痛,沿脊髓腔传播。出血进入脑蛛网膜下腔后可出现剧烈头痛;伴有恶心、呕吐、脑膜刺激症状。有学者报告 64 例脊髓内 AVM,其中 21 例表现为脊蛛网膜下腔出血,此种类型以颈段者为多见,腰穿可得均匀一致血性脑脊液,脑脊液动力学试验可显示椎管完全性或不完全性梗阻。

四、辅助检查

(一)腰穿脑脊液检查

在肿瘤未破裂前,脑脊液可正常。动力学试验可显示椎管不同程度的梗阻。

(二)X 线检查

X 线脊柱平片,可见椎管扩大,骨质侵蚀,椎体呈栅栏状或蜂窝状骨质破坏。脊髓造影可显示虫蚀样改变,并可显示出脊髓腔狭窄。脊髓动脉造影可显示畸形血管团,在海绵状血管瘤可显示为血管区的占位性病变。

(三)CT

病变区椎体密度较高,硬脊膜外脂间隙消失。

(四)MRI

病变椎体可呈长 T_1、T_2,椎旁可见软组织肿块影,脊髓受压,增强后明显强化。

五、诊断

根据起病于青少年,表现为缓慢进展的脊髓压迫症状,反复发生的脊蛛网膜下腔出血,确诊有赖于 MRI、CT 检查,选择性脊髓动脉造影可显示畸形血管团。

六、鉴别诊断

血管扩张症无引流静脉,亦无灌注动脉。海绵状血管瘤为血管团,无灌注动脉和引流静脉,动静脉畸形,则有明显灌注动脉和引流静脉。静脉血管畸形,则无灌注动脉,在选择性脊髓动脉 DSA 时可明确诊断,以便确定治疗方案。

七、治疗

(一)手术治疗

病变若位于硬膜外,应将肿瘤全切除,血肿清除及时解除脊髓压迫。髓内血管畸形、海绵状血管瘤完全切除有困难,目前主张清除血肿和异常血管,部分患者可使症状缓解或处于稳定状态。脊髓血管瘤造成脊髓受压时,可行单纯椎板减压术。

(二)栓塞治疗

缪中荣等总结髓内 64 例动静脉畸形,男 44 例,女 20 例,平均年龄 20.9 岁(5~56 岁)。用栓塞治疗经脊髓动脉造影确诊为 AVM 者中 14 例临床神经症状恢复,47 例改善,8 例无效,5 例加重。所有患者都在抗凝状态下接受了栓塞治疗。栓塞剂以微粒为主,有各种规格(150~1 000 μm)的 Embcsphere、Lvalon、5-0 的丝线,另外少数患者使用了液体栓塞剂 IBCA、NBCA 及弹簧圈。髓内 AVM 的栓塞全部用导丝导向的微导管,有 Tracker-18、Tracker-10、cordis、Jestream-18、Jestream-10 等。栓塞时微粒与造影剂混合,将微导管尽量超远至供血动脉远端,最好进入畸形团内沟联合动脉,通过血流导向,在透视下或示踪路图下将栓塞剂注入畸形团内。栓塞的原则:①先注射大的 700~1 000 μm 的颗粒使其向畸形团远端弥散,使较大的动静脉分流及动脉瘤闭塞。②随时观察血流速度变化,当速度减慢后再注射 500~700 μm 的微粒,使畸形团逐渐缩小。③在栓塞过程中要不断地进行造影,适可而止。④一定要保留供血动脉主干存在,在造影过程中,如发现原来不显影的脊髓动脉主干显影,应立即停止栓塞。

(三)栓塞加手术治疗

在栓塞的基础上手术治疗,病例选择标准:①经多次栓塞后畸形团仍然存在或供血动脉过分迂曲致微导管不能进入供血动脉;②多次栓塞后临床症状无明显改善并有加重趋势;③沟联合动脉长,引流静脉位于脊髓前方;④髓内畸形团呈团块状。缪中荣等报告 17 例在栓塞后行外科手术治疗,其中 14 例患者达到完全切除(82%),3 例在术后复查中发现少量残余畸形团。经术后治疗,4 例(23%)临床痊愈;12 例(70%)好转;1 例(5%)加重。本组有 5 例出现永久性并发症,4 例出现一过性并发症经扩容等抢救恢复。随访 3 个月、6 个月、12 个月再通率分别为 67%、78%、89%,但临床症状都能保持稳定或改善。手术患者在拆线后即行造影复查,解剖治愈14 例。一般认为髓内 AVM 经血管内栓塞治疗为首选治疗方法。术前栓塞可使手术更安全,要达到解剖治愈,在栓塞后再通前切除畸形团。术前栓塞可以通过闭塞畸形血管团,减低血管张力,便于分离和电凝止血。与单独栓塞相比,一些原来认为不能手术的弥散性或伴有动脉瘤的 AVM,现均可得到彻底治愈。提高对髓内 AVM 血管结构或影像学的理解,应用娴熟的纤维外科技巧,在栓塞后争取切除病变是提高解剖治愈率的有效方法。

(四)放射治疗

对于手术未能完全切除畸形团的患者,或未做手术治疗的脊髓血管畸形患者,可进行放射治疗,减低生长速度,缓解临床症状。

八、预后

本病预后与畸形发生部位,诊断时脊髓压迫程度和时间有关。一般髓外血管畸形,大都可完全手术切除,故预后较好,如发生在髓内,压迫脊髓较重,反复发生的脊蛛网膜下腔出血,手术不能完全切除,栓塞又无效者,预后较差。

九、预防

对皮肤黏膜有血管畸形,或者有家族史,青壮年发生的蛛网膜下腔出血,应想到本病可能,应争取早做脊髓动脉造影,以便早期诊断早期治疗,并避免剧烈运动,以防脊蛛网膜下腔出血而加重病情,甚至危及生命。

(王顺利)

第五节　脊髓神经鞘瘤

一、发病率

脊髓神经鞘瘤,又称神经纤维瘤为脊髓肿瘤中最常见的良性肿瘤,约占脊髓肿瘤 40% 左右,占脊髓外硬脊膜内肿瘤的 70% 以上。多见于青壮年,以 20～40 岁发病率高。男性发病率略高于女性。

二、临床表现

神经纤维瘤病情发展与其他脊髓良性肿瘤大致相同,临床表现可为早期刺激症状,脊髓部分受压症状,脊髓横贯性损害症状三个阶段。其特点有以下几点。

(1)肿瘤生长较缓慢,病程一般较长。如果肿瘤囊性变或恶性变,病情可突然加重。

(2)因脊髓神经纤维瘤多发生于脊髓神经后根,肿瘤直接刺激和牵拉感觉神经,首发症状为肿瘤所在相应的部位有根性疼痛,如位于上颈段表现为枕颈部疼痛,位于下颈段表现为肩或上肢疼,位于上胸段多为胸背疼或束带样感,位于下胸段可出现腹部疼痛。位于腰骶部多出现下肢疼。神经根痛在脊髓受压症状出现之前即可发生。

(3)脊髓神经纤维瘤多位于脊髓旁侧,故随着肿瘤长大部分脊髓受压,临床上易出现脊髓半切综合征。

(4)脊髓横贯性损害及自主神经功能障碍大都在晚期出现。

三、腰椎穿刺及脑脊液检查

因脊髓神经纤维瘤多发生于蛛网膜下腔,肿瘤生长较容易造成蛛网膜下腔堵塞,所以腰椎穿刺压颈试验,多表现为不同程度蛛网膜下腔梗阻。因蛛网膜下腔梗阻,使肿瘤所在部位以下脑脊液循环发生障碍,以及肿瘤代谢细胞脱落,造成脑脊液蛋白含量增高。故腰椎穿刺放出脑脊液后症状可以加重,这是由于椎管腔内动力学改变肿瘤加重压迫脊髓所致。

四、影像学检查

1.X 线平片检查

肿瘤在椎管内呈膨胀性生长,不但压迫脊髓及脊神经,同时也压迫相应的椎管壁,慢性压迫造成椎管腔隙扩大,X 线平片表现为肿瘤相应部位椎弓根变窄,椎弓根间距增宽。如果肿瘤位于脊髓腹侧压迫椎体后缘,侧位片可见有椎体后缘有弧形硬化现象。如果肿瘤呈哑铃型可见有椎间孔扩大,少数可出现椎旁软组织阴影。

2.椎管造影

造影剂在肿瘤梗阻处停滞,呈杯口头充盈缺损。如果肿瘤位于硬脊膜外,梗阻呈毛刷状。在没有 MRI 检查设备情况下,术前进行椎管造影对于确定病灶部位很有帮助。

3.CT 检查

分辨率较高的 CT 可以检出 5 mm 直径的肿瘤,强化扫描使图像更清晰。

4.MRI

目前诊断脊髓肿瘤最好的手段之一。对于脊髓病变的定位、病变形态和性质提供最有价值的诊断信息。使不同轴位的断层图像及解剖结构清晰可见。

五、诊断要点

(1)起病缓慢,病史较长,青壮年发病率高,儿童少见。

(2)首发症状多为肿瘤相应部位的根性疼痛且持续时间较长,脊髓半切症状多见。脊髓横贯性损害及自主神经功能障碍出现较晚,且不严重。

(3)腰椎穿刺蛛网膜下腔梗阻发生较早,脑脊液检查蛋白定量显著增多。甚至脑脊液呈黄色放置凝固。腰椎穿刺后症状大都加重。

(4)X线平片表现为椎弓根变窄,椎弓根间距增宽。脊髓碘油造影,造影剂梗阻端多呈杯口状充盈缺损。

(5)CT 和 MRI 检查可以明确诊断。

六、治疗

脊髓神经纤维瘤为良性肿瘤,包膜完整,应予手术切除,一般手术效果良好。若肿瘤压迫脊髓出现横贯性损害,由于长期脊髓压迫变性,有时脊髓功能恢复并不理想,因此手术宜早期进行。

(1)位于硬脊膜外神经纤维瘤:在切除肿瘤部位的椎板,即可发现肿瘤。生长在硬脊膜下,位于脊髓背侧、背外侧或旁侧,剪开硬脊膜即能看到瘤体。剪开肿瘤表现的蛛网膜放出脑脊液,分离肿瘤四周,提起肿瘤剪断蒂部神经根摘除肿瘤。并将受压的脊髓复位,如有蛛网膜粘连给予分离。

(2)位于脊髓腹侧或腹外侧肿瘤:剪开硬脊膜,见肿瘤所在部位脊髓向后膨出。剪开蛛网膜放出脑脊液后,用棉片保护脊髓,将脊髓轻轻推移,可发现肿瘤。如果肿瘤较大可分块切除。

(3)哑铃型肿瘤:先将伸入椎间孔肿瘤峡部切除,再分别切除椎管及其内外部瘤组织。如果椎管外部瘤组织较大一次切除困难,则应二期另选入路切除。

(4)切除马尾部的神经纤维瘤:剪开蛛网膜后提起肿瘤,仔细分离与其周围粘连的神经,然后摘除肿瘤。如果肿瘤较大和马尾神经粘连明显,广泛勉强整个切除,可能损伤马尾神经较多,应先行包膜内分块大部切除,然后剥离切除肿瘤包膜。

(5)肿瘤切除后可行压颈、压腹试验了解蛛网膜下腔通畅情况。硬脊膜一般应缝合。

(幸文利)

第六节　脊　膜　瘤

一、发病率

在脊髓肿瘤中,脊膜瘤发病率仅次于神经纤维瘤,居第二位,占脊髓肿瘤的 $10\%\sim15\%$。多见于中、老年人,青年人发病率低,儿童极少见。女性发病率明显高于男性。

二、病理

脊膜瘤起源于蛛网膜内皮细胞或硬脊膜的纤维细胞,为良性脊髓肿瘤。在椎管内局限性生长,包膜完整,与硬脊膜紧密附着,有较宽的基底。肿瘤血运来自蛛网膜或硬脊膜的血管供应且比较丰富,大多为单发。瘤体一般不大,多呈扁圆形或椭圆形,肿瘤组织结构较致密硬实,切面呈灰红色。有时肿瘤基底部有钙化砂粒,瘤体内出血坏死较少见。脊膜瘤大都位于硬脊膜内,少数位于硬脊膜外,哑铃状较少见。显微镜下脊膜瘤的组织结构和颅内脑膜瘤大致相同,有以下 3 种类型。

(一)内皮型

肿瘤是由多边形的内皮细胞镶嵌排列而成,有时可见有旋涡状结构。肿瘤细胞分化良好。此种类型脊膜瘤,多起源于蛛网膜内皮细胞。

(二)成纤维型

肿瘤是由梭形细胞交错排列组成,富有网状纤维和胶原纤维,有时可见有玻璃样变。此种类型脊膜瘤,多起源于硬脊膜的纤维细胞。

(三)砂粒型

砂粒型脊膜是在内皮型或纤维型的基础上,有散在多数砂粒小体。

三、临床表现

脊膜瘤生长较缓慢,早期症状多不明显,故一般病史较长。常见的首发症状,是肿瘤所在部位相应的肢体麻木;其次是乏力;根性疼痛者居第三位。脊髓受压的症状及病情发展,和脊髓神经纤维瘤病程发展相似。

四、神经影像学检查及腰椎穿刺

脊膜瘤和神经纤维瘤同属脊髓外、硬脊膜内的良性肿瘤,在 X 线平片及脊髓碘油造影检查,大致相同;不同点是脊膜瘤在 X 线检查时,有的可发现砂粒状钙化。

腰椎穿刺压颈试验,蛛网膜下腔出现梗阻,一般较神经纤维瘤晚。脑脊液蛋白含量一般为中度增加。

CT 及 MRI 表现如前所述,采用 MRI 检查可以对此作出定位和定位诊断。

五、诊断要点

(1)病史较长,早期症状不明显,首发症状以肿瘤所在部位相应肢体麻木不适多见。

(2)多发生于中年以上女性。

(3)X 线检查,有的可见有砂粒样钙化。

(4)腰椎穿刺后症状可加重,脑脊液蛋白质中度增加。

六、治疗

脊膜瘤属于良性脊髓肿瘤,手术切除治疗效果良好。有的患者虽已出现脊髓横贯性损害,但肿瘤切除后,脊髓功能仍可能恢复。手术技巧如下。

(1)脊膜瘤大都和硬脊膜有紧密相连的较宽基底,术中可在显微镜下操作,先沿肿瘤基底硬脊膜内层剥离,如有困难可将附着的硬脊膜全层切除,以减少出血和肿瘤复发。

(2)脊膜瘤大都血运较丰富,手术时应先电凝阻断通往肿瘤供血,以减少出血。

(3)对于生长在脊髓背侧或背外侧的肿瘤,经剥离肿瘤基底阻断血运后,肿瘤体积缩小游离后,再分离瘤体周围粘连以完整取下肿瘤。

(4)对于位于脊髓前方或前侧方的肿瘤,切忌勉强作整个切除,以免过度牵拉脊髓造成损伤,应先行包膜内分块切除,肿瘤体积缩小后再切除包膜。为了充分暴露术野,有时需要切断 1~2 个神经根和齿状韧带。

（晃　鑫）

参考文献

[1] 安宏伟.神经外科疾病学[M].天津:天津科学技术出版社,2020.

[2] 杨军.神经外科诊疗基础与手术实践[M].北京:中国纺织出版社,2021.

[3] 何锦华.神经外科疾病治疗与显微手术[M].北京:科学技术文献出版社,2020.

[4] 王文杰,谈山峰,罗洪海,等.现代神经外科疾病诊治[M].开封:河南大学出版社,2021.

[5] 王文鹏,陈德强,李宗枝,等.外科医师临床必备[M].哈尔滨:黑龙江科学技术出版社,2022.

[6] 姬云翔,叶小帆,钟伟健.神经外科治疗精要与微创技术应用[M].开封:河南大学出版社,2020.

[7] 赵宗茂,丛璐璐,刘津,等.功能神经外科疾病诊疗规范与典型病例分析[M].哈尔滨:黑龙江科学技术出版社,2021.

[8] 王琦.神经外科疾病诊断与手术实践[M].哈尔滨:黑龙江科学技术出版社,2021.

[9] 李勇.神经外科常见病诊治进展[M].昆明:云南科技出版社,2020.

[10] 张振兴,宋小峰.神经外科脑血管疾病诊疗[M].北京:科学技术文献出版社,2021.

[11] 程勇,吴英昌,李成林,等.外科疾病诊断与手术[M].青岛:中国海洋大学出版社,2022.

[12] 周焜.神经外科常见病症临床诊治[M].北京:中国纺织出版社,2020.

[13] 孙义程.临床神经外科疾病诊治与手术[M].北京:科学技术文献出版社,2021.

[14] 夏佃喜.临床神经外科诊疗[M].长春:吉林科学技术出版社,2019.

[15] 陈会召,伍军,赵东升,等.神经外科疾病诊断与手术精要[M].长春:吉林科学技术出版社,2020.

[16] 杨东红.临床外科疾病诊治与微创技术应用[M].北京:中国纺织出版社,2021.

[17] 刘兆才.神经外科疾病临床诊疗[M].长春:吉林科学技术出版社,2019.

[18] 王义彪.临床神经外科实践指南[M].天津:天津科学技术出版社,2020.

[19] 徐冬,肖建伟,李坤,等.实用临床外科疾病综合诊疗学[M].青岛:中国海洋大学出版社,2021.

[20] 邓昌武.现代神经外科诊疗学[M].长春:吉林科学技术出版社,2019.

[21] 孟胜利.神经外科诊断与治疗精要[M].哈尔滨:黑龙江科学技术出版社,2020.

[22] 刘小雷.实用外科疾病诊疗思维[M].北京:科学技术文献出版社,2021.

[23] 马新强.神经外科诊疗基础与手术实践[M].昆明:云南科技出版社,2019.

[24] 潘继明.神经外科临床理论与实践[M].北京:科学技术文献出版社,2020.

［25］李明军.现代神经外科治疗精要［M］.北京:中国纺织出版社,2022.

［26］李晓飞.实用神经外科学［M］.北京:中国纺织出版社,2022.

［27］李盛善.实用神经外科诊断与治疗［M］.北京:科学技术文献出版社,2020.

［28］李兴泽.神经外科临床诊疗方法［M］.北京:科学技术文献出版社,2019.

［29］杨涛.精编神经外科疾病临床诊疗学［M］.长春:吉林科学技术出版社,2019.

［30］单波.现代神经外科临床诊治［M］.北京:科学技术文献出版社,2020.

［31］杨涛.精编神经外科诊疗基础与技巧［M］.长春:吉林科学技术出版社,2019.

［32］郭良文.临床常见神经外科疾病学［M］.汕头:汕头大学出版社,2019.

［33］沈风彪.神经外科诊断治疗精要［M］.南昌:江西科学技术出版社,2020.

［34］董孟宁.临床神经外科疾病诊治学［M］.长春:吉林科学技术出版社,2019.

［35］李先强,焉兆利,李海芹.神经外科疾病诊治实践［M］.天津:天津科学技术出版社,2020.

［36］孙英,刘影,孙晓羽,等.舒血宁注射液联合倍他司汀治疗椎基底动脉供血不足眩晕的临床效果及对血液流变学和预后的影响［J］.解放军医药杂志,2021,33(3):104-107.

［37］肖波,龙泓羽.浅谈抗癫痫药物应用现状与前景展望［J］.中华神经科杂志,2021,54(1):5-8.

［38］张贺,姜立刚.帕金森病非运动症状研究现状［J］.中国实用神经疾病杂志,2021,24(1):72-76.

［39］李伟,戴嵬,杨咏波,等.血管内联合显微外科手术治疗颅内动静脉畸形的临床疗效［J］.中华神经外科杂志,2021,37(6):572-576.

［40］田婷,李晓光.脊髓损伤再生修复中的问题与挑战［J］.中国组织工程研究,2021,25(19):3039-3048.